主编——王亮

# 骨内科临床病例荟萃

科学技术文献出版社
SCIENTIFIC AND TECHNICAL DOCUMENTATION PRESS
·北京·

图书在版编目（CIP）数据

骨内科临床病例荟萃/王亮主编. —北京：科学技术文献出版社，2020.12（2021.7重印）
ISBN 978-7-5189-7409-2

Ⅰ.①骨… Ⅱ.①王… Ⅲ.①骨科学—内科学—病案 Ⅳ.①R68

中国版本图书馆 CIP 数据核字（2020）第 241236 号

骨内科临床病例荟萃

策划编辑：张博冲　　责任编辑：胡　丹　张博冲　　责任校对：张吲哚　　责任出版：张志平

| 出　版　者 | 科学技术文献出版社 |
| 地　　　址 | 北京市复兴路 15 号　邮编 100038 |
| 编　务　部 | （010）58882938，58882087（传真） |
| 发　行　部 | （010）58882868，58882870（传真） |
| 邮　购　部 | （010）58882873 |
| 官方网址 | www.stdp.com.cn |
| 发　行　者 | 科学技术文献出版社发行　全国各地新华书店经销 |
| 印　刷　者 | 北京虎彩文化传播有限公司 |
| 版　　　次 | 2020 年 12 月第 1 版　2021 年 7 月第 2 次印刷 |
| 开　　　本 | 787×1092　1/16 |
| 字　　　数 | 644 千 |
| 印　　　张 | 28.5 |
| 书　　　号 | ISBN 978-7-5189-7409-2 |
| 定　　　价 | 138.00 元 |

# 编委会

顾　问　邱贵兴　黄公怡　马远征　孙材江　陶天尊
　　　　朱丽华　潘长玉　王　莉　邢小平　李春霖
　　　　秦　岭　杨乃龙

主　编　王　亮

副主编　（按姓氏音序排序）
　　　　阿　力　晁爱军　陈　狄　罗展鹏　马伟凤
　　　　宋若先　苏天娇　孙　沛　王　春　王　蕾
　　　　王　月　王金榜　王天天　王晓东　吴佳佳
　　　　曾玉红　翟武杰　张　岩　张金花　张俊红
　　　　张润云　周　萍

编　委　（按姓氏音序排序）
　　　　毕　娜　陈　琼　陈锦波　邱佳美　范　敏
　　　　冯清雅　弓　滟　关长勇　郭灵怡　郭玉松
　　　　韩　弘　侯艳红　纪冉冉　金　毅　金义光
　　　　李大伟　李鹏涛　廖京辉　刘　莹　刘婷婷
　　　　刘玉兰　马　健　毛　玲　牛香香　乔　娟
　　　　宋晓艳　孙　晶　孙　强　孙　杨　孙伟珊
　　　　汤玉萌　王　冰　王　芳　王　俐　王　凝
　　　　王　霞　王　艳　王丽芹　肖　军　谢金凤
　　　　徐　明　徐浩民　杨　雪　于　龙　于浩天
　　　　张寒璐　张静梅　张丽侠　张新菊　郑　伟
　　　　周　清　周　曦　左小霞

# 编著者单位

中国人民解放军总医院第八医学中心

上海中医药大学附属龙华医院

广东药科大学附属第一医院

天津市天津医院

河北省唐山市第二医院

西安交通大学医学院附属红会医院

哈尔滨医科大学附属第二医院

新疆生产建设兵团医院

中国人民解放军联勤保障部队第九六〇医院

北京积水潭医院

青岛西海岸新区中心医院

# 序

中国人民解放军总医院第八医学中心全军骨科中心在 2006 年就提出了"综合骨科"理念，综合骨科强调"骨内外科一体化、手术康复一体化、医护患一体化、中西医一体化"，是集骨外科、骨内科、康复科、中医骨伤科等为一体的新型骨科医疗管理模式，涵盖与骨科相关联的学科内容，达到为患者综合诊疗的目的。"综合骨科"打破传统外科医生手术诊疗骨科患者的单一模式，使骨科领域中不能手术或不适宜手术的疾病得到妥善解决；骨内、外科相互协作，共同预防和治疗骨科疾病，可有助于实现"预防为主"和"防治结合"的长远规划。

2009 年 3 月，中国人民解放军总医院第八医学中心全军骨科中心建立了全国首个综合骨科骨内科。骨内科疾病种类繁多，包括各种骨病非手术诊疗、围手术期骨病管理、内分泌代谢相关骨病、风湿免疫相关骨病、肾性骨病、老年骨病合并多种内科疾病等。骨内科自建科以来，专注于骨病的非手术诊疗，同时建立了骨内科疾病规范诊疗体系，对骨内科患者坚持早期干预、早期筛查、早期诊断、早期治疗，将健康教育、营养处方、运动处方、药物、理疗、心理诊疗等融为一体，让每一个患者得到全程个体化管理。

本书主要收集了我科病例，同时也得到了国内多位骨内科专家支持并分享病例。病例内容涵盖骨质疏松及骨折、脊柱关节、骨肿瘤、骨感染、风湿、内分泌、肾病其他相关骨病等，从临床、护理、康复、中医、健康教育等多方面进行阐述，展示骨内科对患者全方位、多维度的管理及骨病非手术诊疗方案。本书旨在抛砖引玉，推动骨内科诊疗模式的落地。

感谢前辈专家的指导和谆谆教诲，对提供病例的全国专家，在此表示感谢，也感谢本书参编人员在百忙中付出的努力。因时间仓促及作者阅读文献有限等原因，难免有不足之处，望同行们提出宝贵意见。

中国人民解放军总医院第八医学中心全军骨科中心

王　亮

# 目　录

**骨质疏松症及骨折** ·········································· 1

001 原发性骨质疏松症一例 ······························· 1

002 骨质疏松伴椎体多发性骨折一例 ················· 6

003 骨质疏松合并股骨粗隆间骨折一例 ············· 10

004 反复骨质疏松性骨折一例 ···························· 14

005 骨质疏松性骨折合并消化道出血伴脑梗死一例 ······· 19

006 肝源性骨质疏松症一例 ······························· 23

007 乳碱综合征一例 ········································ 27

008 老年性骨质疏松伴病理性骨折一例 ············· 31

009 骨质疏松性骨折、乙型肝炎、范可尼综合征一例 ··· 35

010 骨质疏松椎体多发骨折误诊冠心病一例 ········ 40

011 继发性骨质疏松症一例 ······························· 42

012 骨质疏松伴椎体压缩性骨折一例 ················· 46

013 骨质疏松伴病理性骨折一例 ························· 50

014 绝经后骨质疏松伴多发性椎体骨折一例 ········ 55

015 骨质疏松伴骨折合并肾移植、脑梗死及消化道出血一例 ··· 60

016 肾移植术后合并骨质疏松症一例 ················· 65

017 骨质疏松合并糖尿病一例 ···························· 69

018 骨质疏松合并甲状腺功能减退一例 ············· 73

019 胫骨骨折保守治疗一例 ······························· 77

020 痛风性关节炎合并骨质疏松症一例 ············· 81

021 骨质疏松性脊柱骨折、大疱性类天疱疮一例 ··· 85

022 骨质疏松合并低钾性周期性麻痹一例 ·········· 89

023 骨质疏松性骨折、不安腿综合征一例 ·········· 94

024 绝经后骨质疏松症一例 ······························· 99

025 骨质疏松伴多发肋骨骨折一例 ··················· 107

026 特发性骨质疏松症一例 ······························· 112

027 妊娠相关性骨质疏松症伴椎体多发性骨折一例 ··· 116

**脊柱及关节** ............................................................ 121

028　股骨头坏死一例 ............................................. 121

029　胸腰段椎体骨折伴截瘫一例 ............................. 125

030　骨质疏松伴腰椎骨折围手术诊疗一例 ................. 129

031　强直性脊柱炎合并股骨头坏死一例 ..................... 133

032　肩关节周围炎一例 ......................................... 139

033　急性肌纤维组织炎一例 ................................... 143

034　膝骨关节炎一例 ............................................. 146

035　膝骨关节炎（重度）一例 ................................. 151

036　颈椎病一例 .................................................... 157

037　肾移植伴股骨头坏死一例 ................................. 162

038　强直性脊柱炎合并股骨头坏死一例 ..................... 166

039　脊髓亚急性联合变性一例 ................................. 170

040　膝骨关节炎、压力性损伤一例 ........................... 174

041　腰椎间盘突出症一例 ....................................... 180

**骨肿瘤** ................................................................ 185

042　股骨骨肉瘤一例 ............................................. 185

043　胸腺瘤伴骨转移一例 ....................................... 189

044　骨髓转移瘤继发多处椎体及双侧股骨颈病理性骨折一例 ... 192

045　多发性骨髓瘤一例 ......................................... 196

046　直肠癌骨转移一例 ......................................... 202

047　前列腺癌术后药物治疗引起的骨质疏松症一例 ...... 206

048　多发性骨髓瘤伴骨质疏松一例 ........................... 210

049　肢体韧带样纤维瘤术后复发一例 ....................... 214

050　骨质疏松伴骨折合并骨髓增生异常综合征一例 ...... 218

051　骨纤维异常增生症一例 ................................... 223

052　海绵状血管瘤一例 ......................................... 227

053　骨质疏松伴骨折、腰椎间盘突出症、宫颈癌术后一例 ... 230

054　多发性骨纤维异常增生症一例 ........................... 235

055　多发性骨髓瘤合并多发胸腰椎骨折一例 .............. 238

**骨感染** ................................................................ 243

056　脊柱结核一例 ................................................ 243

057　脊柱感染一例 ................................................ 248

058　布氏杆菌性脊柱炎一例 ................................... 253

059 脊柱结核合并骨髓增生异常综合征一例 …………………………… 257
060 感染性关节炎一例 ……………………………………………… 261
061 膝关节结核一例 ………………………………………………… 265
062 糖尿病合并脊柱感染一例 ……………………………………… 269
063 布鲁杆菌感染一例 ……………………………………………… 274
064 丹毒一例 ………………………………………………………… 277

风湿、内分泌及肾病相关骨病 ……………………………………… 282

065 Paget 骨病一例 ………………………………………………… 282
066 肾小管酸中毒一例 ……………………………………………… 285
067 甲状旁腺功能减退 HDR 综合征一例 ………………………… 290
068 骨质疏松合并强直性脊柱炎一例 ……………………………… 293
069 反应性关节炎合并骨量减少一例 ……………………………… 298
070 糖尿病足一例 …………………………………………………… 302
071 骨质疏松合并甲状旁腺功能亢进一例 ………………………… 306
072 原发性甲状旁腺功能亢进并重度骨质疏松症一例 …………… 311
073 原发性甲状旁腺功能亢进症一例 ……………………………… 316
074 散发性低磷性骨软化症一例 …………………………………… 320
075 成骨不全症一例 ………………………………………………… 324
076 甲状腺功能亢进症合并骨质疏松症一例 ……………………… 328
077 骨质疏松合并系统性红斑狼疮一例 …………………………… 332
078 糖尿病足、类天疱疮一例 ……………………………………… 337
079 强直性脊柱炎一例 ……………………………………………… 341
080 痛风性肾病一例 ………………………………………………… 345
081 佝偻病一例 ……………………………………………………… 348
082 骨质疏松症合并类风湿性关节炎一例 ………………………… 352
083 骨质疏松症合并类风湿性关节炎一例 ………………………… 356
084 甲状腺功能亢进致骨质疏松性椎体多发骨折一例 …………… 361
085 垂体瘤继发骨质疏松症一例 …………………………………… 367
086 骨软化症一例 …………………………………………………… 371
087 原发性甲状旁腺功能亢进症一例 ……………………………… 375

其他 …………………………………………………………………… 379

088 唑来膦酸治疗骨质疏松后血小板降低一例 …………………… 379
089 骨斑点症一例 …………………………………………………… 382
090 股骨粗隆间骨折伴难治性下肢疼痛一例 ……………………… 385
091 SAPHO 综合征一例 …………………………………………… 387

092 唑来膦酸注射液静脉应用抗骨质疏松治疗一例 ……………………… 392

093 妊娠哺乳相关骨质疏松症一例 …………………………………………… 396

094 妊娠哺乳相关骨质疏松性骨折一例 ……………………………………… 400

095 骨质疏松伴椎体多发性骨折一例 ………………………………………… 407

096 腰椎间盘突出症一例 ……………………………………………………… 413

097 骨质疏松伴椎体多发性骨折一例 ………………………………………… 417

098 椎体压缩性骨折合并严重骨质疏松症一例 ……………………………… 423

099 超高龄骨质疏松性骨折一例 ……………………………………………… 426

100 重度骨质疏松伴椎体压缩性骨折一例 …………………………………… 431

101 阿德福韦酯相关低磷性骨软化一例 ……………………………………… 438

102 库欣综合征合并多发胸腰椎骨折一例 …………………………………… 443

# 骨质疏松症及骨折

## 001　原发性骨质疏松症一例

☞ **患者基本信息**

患者，女性，67 岁，身高 162 cm，体重 61 kg，已婚，退休。

[在院时间] 2016 年 12 月 16 日入院，2016 年 12 月 23 日出院。

[主诉] 腰背部疼痛 16 年，加重 3 月余。

[主要诊断] 原发性骨质疏松症。

☞ **病史摘要**

[现病史] 患者于 16 年前无明显诱因出现腰背部疼痛，疼痛为弥漫性钝痛，负荷增加时疼痛加重、休息后略有缓解，未治疗；1 年前于我院门诊筛查骨密度提示骨质疏松（具体不详），未治疗；3 个月前患者无明显诱因自觉腰背部疼痛加重，疼痛为弥漫性钝痛，休息后无缓解，为进一步检查及治疗来我院就诊，门诊以"骨质疏松症"收入院。发病以来，患者无畏寒、怕热、多汗、烦渴、多饮、多尿等情况，无关节肿痛、发热、皮肤淤点、牙龈出血，无腹胀、腹泻、反酸、呕血、便血、黄疸等症状，身高较前变矮约 5 cm。目前患者精神尚可，食欲、睡眠正常，体重无明显变化，大小便正常。

[既往史] 腰椎间盘突出症、腰椎退行性骨关节炎 6 年；高脂血症 4 年，间断口服他汀类药物治疗。2 年前患直肠肿瘤，行微创手术（具体术式不详）治疗，现定期复查，病情平稳。曾于 5 年前平地摔倒后出现右侧尺骨鹰嘴骨折，现已痊愈。11 年前车祸受伤后出现尾骨骨折，现已自愈。否认高血压、糖尿病、冠心病等病史，否认肝炎、结核、疟疾等传染病史，否认输血史，否认药物、食物过敏史，预防接种随当地进行。

[个人史] 生于北京市海淀区，久居于本地，否认疫区居住史，否认疫水、疫源、

放射物质、有毒物质及毒品接触史，否认冶游史，否认吸烟、饮酒史。

[孕育史] 无异常。

[家族史] 无异常。

# ☞ 入院检查

[一般查体] 体温 36 ℃，脉搏 74 次/分，呼吸 18 次/分，血压 120/80 mmHg。自动体位，神志清楚，查体合作。甲状腺正常，未触及明显震颤，未见肿块。心肺腹查体未见明显异常。

[专科查体] 脊柱发育正常，无畸形，生理弯曲存在，脊柱各棘突及棘上韧带未及压痛及叩击痛，活动略受限。四肢无畸形，无明显水肿，无下肢静脉曲张。双侧足背动脉搏动均正常。四肢浅感觉正常，双侧膝腱反射对称正常存在，双侧巴宾斯基征未引出，Kernig 征阴性。

[实验室检查] 血常规：平均血红蛋白（HGB）浓度 368 g/L ↑↑，淋巴细胞百分比41.00% ↑↑。生化：总胆固醇 5.82 mmol/L ↑↑，低密度脂蛋白胆固醇 3.97 mmol/L ↑↑，脂蛋白 a（Lpa）30.39 mg/dL ↑↑。骨代谢标志物：1,25 - 二羟基维生素 $D_3$ 15.35 ng/mL，Ⅰ型胶原氨基前肽（P1NP）46.952 ng/mL，抗酒石酸酸性磷酸酶（5b）2.543 U/L，全段甲状旁腺激素（iPTH）37.75 pg/mL，骨特异碱性磷酸酶（Bone ALP）9.597 IU/L。血钙、磷和血碱性磷酸酶水平、血清蛋白电泳、性激素六项、24 小时尿钙、尿磷均未见异常，类风湿因子（－）、自身抗体谱及抗核抗体（－）。

[影像学检查] 2016 年 12 月 16 日全脊柱 MRI 示全脊柱退行性改变（骨质增生；椎间盘变性；$C_5 \sim C_6$、$C_6 \sim C_7$、$L_4 \sim L_5$ 椎间盘轻度突出）（图 1.1）。2016 年 12 月 19 日双能 X 线骨密度检查示骨质疏松（表 1.1）。

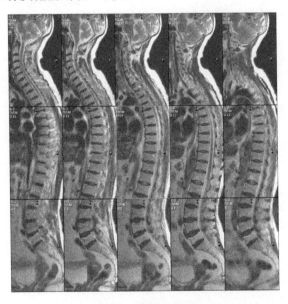

图 1.1　全脊柱 MRI

表1.1　双能X线骨密度检查结果

| 日　期 | | 腰椎 | 股骨颈 | 髋部 |
|---|---|---|---|---|
| 2016年12月19日 | BMD（g/cm²） | 0.610 | 0.504 | 0.294 |
| | T值 | -4.0 | -3.1 | -3.8 |

## ☞ 诊治经过

患者入院后完善相关检验、检查。根据前述检查结果基本排除继发性因素，考虑绝经后骨质疏松症，且患者曾于5年前发生脆性骨折，属于严重骨质疏松症。在治疗上加强对患者骨质疏松的健康教育，嘱其高钙饮食、每天晒太阳、防跌倒；予补充钙剂及维生素D（包括普通及活性维生素D），静脉输注唑来膦酸盐抑制骨破坏治疗，后观察2天，患者未出现发热及关节、肌肉酸痛等症状，遂出院。

## ☞ 出院诊断

①原发性骨质疏松症；②腰椎间盘突出症；③腰椎退行性病变；④直肠肿瘤术后；⑤高脂血症。

## ☞ 出院医嘱及随访

（1）多吃含钙、磷高的食品，坚持低盐、低脂饮食，注意多饮水、多晒太阳以促进维生素D的合成，适量的负重锻炼（如散步、慢跑、爬楼梯等）。

（2）坚持补充钙剂及维生素D，定期复查血钙、尿钙及肝肾功能等（建议每3个月复查1次），1年后复查骨代谢指标及DXA骨密度。

（3）复诊及随访：患者依从性良好，连续3年坚持复查及治疗，复查结果显示成骨细胞及破骨细胞的活性均较前降低，3年期间患者未发生骨折，骨密度较前增长（表1.2，表1.3）。

表1.2　连续3年DXA骨密度变化图表（BMD g/cm²）

| 日　期 | 腰椎 | 股骨颈 | 髋部 |
|---|---|---|---|
| 2016年12月19日 | 0.587 | 0.504 | 0.294 |
| 2017年12月12日 | 0.638 | 0.529 | 0.316 |
| 2018年11月21日 | 0.658 | 0.531 | 0.348 |

表1.3　连续3年骨代谢标志物变化图表

| 名　　称 | 2016年 | 2017年 | 2018年 |
|---|---|---|---|
| Ⅰ型胶原氨基前肽（P1NP）（ng/mL） | 46.952 | 19.68 | 17.14 |
| 骨特异碱性磷酸酶（Bone ALP）（IU/L） | 9.597 | 6.41 | 5.87 |
| 抗酒石酸酸性磷酸酶（5b）（U/L） | 2.543 | 2.014 | 1.990 |
| 1,25-二羟基维生素 D₃（ng/mL） | 19.858 | 16.21 | 15.35 |

## ☞ 病例小结

原发性骨质疏松是随着年龄增长必然发生的一种生理退行性病变，可分为绝经后骨质疏松症（Ⅰ型）和老年性骨质疏松症（Ⅱ型），在临床上需排除继发性骨质疏松症方可诊断。在治疗上需长期规范及个体化治疗，才能有效预防骨折，降低骨折发生率，稳定骨量或获得骨量增加，减轻骨骼症状和骨骼畸形，提高生活质量。

## ☞ 护理部分

### （一）入院评估

1. 主诉腰背部疼痛，VAS 评分 3 分。
2. Morse 评分 35 分，存在中度跌倒风险。
3. 双能 X 线骨密度检查示骨质疏松症。
4. 缺乏骨质疏松饮食、运动等相关知识。

### （二）护理问题

1. 疼痛：腰背部疼痛，VAS 评分 3 分。
2. 受伤风险：与骨质疏松导致的骨骼脆性增加有关。
3. 潜在并发症：再次骨折。
4. 知识缺乏：缺乏骨质疏松饮食、运动等相关知识。

### （三）护理措施

1. 动态评估患者疼痛不适部位、性质、程度、缓解及加重的诱因。减少搬动次数，避免诱发疼痛的原因，急性期指导患者卧床休养，恢复期指导患者正确佩戴保护具进行适度活动。增加陪伴，指导家属共同参与患者疼痛的管理、理解患者的各种不适。讲解疼痛的原因及评估方法，鼓励患者正确表达疼痛，教会患者放松技巧。

2. 客观准确地评估患者发生跌倒的原因及现存的危险因素，及时排除危险因素，保证住院环境安全，加强日常生活护理，患者住院期间洗漱及用餐时应加强管控，预防意外发生，向患者及家属讲解跌倒的后果及预防要点，共同参与患者安全管理。

3. 专科健康教育小组成员通过视频、手册等多种形式向患者及家属讲解骨质疏松骨折的原因、后果及预防措施。为患者制定骨质疏松骨折健康管理处方，包括饮食、运动及康复训练等内容，提高患者的骨密度与肌力，降低骨折风险。告知患者定期复查骨密度等相关指标，及时调整治疗方案。

4. 骨科专病小组主动为患者讲解骨质疏松相关知识，给患者讲解骨质疏松药物的药理作用，鼓励患者坚持治疗，鼓励患者主动参与康复锻炼，增加负重练习，增加晒太阳时间。指导患者及家属积极治疗原发病，合理使用不同疾病预防及治疗方法，实现医护患一体化管理模式。

### （四）护理评价

1. 患者出院时主诉疼痛缓解，复评 VAS 评分 1～2 分。

2. 患者及陪护人员住院期间能够掌握安全防范相关注意事项，正确采取防跌倒相关措施，患者自我防护意识增强，住院期间未发生意外跌倒事件。

3. 患者住院期间，积极配合治疗，主动避免潜在并发症，未发生再次骨折。

4. 患者能够说出抗骨质疏松相关运动、高钙饮食的种类，以及服药注意事项等。

### （五）护理小结

患者为老年女性，是典型的原发性骨质疏松病例，给予骨科专科治疗的同时，应重点加强对患者生活方式的指导，如患者的饮食、运动、服药等，提高患者及家属日常对抗骨质疏松的重视程度及抗骨质疏松意识，形成健康生活方式，使全家人受益，提前预防骨质疏松发生。

## ☞ 康复治疗

### （一）物理治疗

主要目的是镇痛、消炎，促进组织再生，兴奋神经肌肉和松解粘连，促进腰背部及患肢功能的恢复。增加腰背部韧性，提高骨量，缓解骨质疏松带来的疼痛。常用物理因子治疗有：骨质疏松治疗仪，超短波、直流电药物离子导入，低频调制的中频干扰电，红外线、紫外线坐骨神经区分野照射，蜡疗及水疗等。

### （二）运动治疗

1. 适当户外运动：阳光照射可促进皮肤合成维生素 D，运动可以增加肌肉力量、改善机体协调能力、降低跌倒风险、提高生活质量。

2. 运动方式：快步走、慢跑及各种适当的体育运动项目。5～7 次/周，45～60 分钟/次，尽量在阳光下训练，患者可以根据自身身体状况选择运动方式。

3. 运动强度：运动强度为中等的练习对于防治骨质疏松症、减少骨折的危险性效果最好。

4. 运动频率：根据患者年龄，运动频率可以调整，不宜太频繁，要坚持不懈。

（王春、周清、汤玉萌、孙沛）

# 002　骨质疏松伴椎体多发性骨折一例

## ☞ 患者基本信息

患者，女性，65 岁，身高 163 cm，体重 60 kg，已婚，农民。

[在院时间] 2018 年 7 月 21 日入院，2018 年 8 月 15 日出院。

[主诉] 反复腰背部困痛 10 余年，加重 1 个月。

[主要诊断] 骨质疏松伴椎体多发性骨折。

## ☞ 病史摘要

[现病史] 患者于 10 余年前无明显诱因出现腰背部酸痛，负荷增加时加重、休息后略有缓解，未治疗。4 年前患者搬重物时出现腰部剧烈疼痛，活动受限，自行卧床休息 2 个月后好转。3 年前劳累后再次出现背部剧烈疼痛，再次自行卧床休息后好转。均未就诊。6 个月前无明显诱因再次出现腰背部疼痛，卧床休息 2 周后未见明显缓解，就诊于忻州市某医院，行胸椎 MRI 示胸椎多发压缩性骨折（$T_5$、$T_6$、$T_8$、$T_{11}$、$T_{12}$ 为陈旧性骨折），行腰椎 MRI 示腰椎压缩性骨折（$L_1$、$L_2$ 为新鲜骨折，$L_3$、$L_4$ 为陈旧性骨折），住院行腰椎球囊扩张成形术，术后症状好转出院，出院后继续服用钙片、骨化三醇。1 个月前劳累后再次出现腰部疼痛加重，为行进一步系统诊疗，就诊于我院，门诊以"骨质疏松症骨折"收住院。起病以来，患者无畏寒、怕热、多汗、烦渴、多饮、多尿等情况，无关节肿痛、发热、皮肤淤点、牙龈出血、腹胀、腹泻、反酸、呕血、便血、黄疸等症状，身高较前变矮 5 cm 以上。近期体重无明显减轻，精神、饮食、睡眠正常，大小便正常。

[既往史] 2017 年 12 月于忻州市某医院行腰椎球囊扩张成形术，否认其他手术史，否认外伤史，否认高血压、糖尿病、冠心病等病史，否认肝炎、结核、疟疾等传染病史，否认输血史，否认药物、食物过敏史，否认激素应用史，预防接种随当地进行。

[个人史] 生于山西省，久居于本地，否认疫区居住史，否认疫水、疫源、放射物质、有毒物质及毒品接触史，否认冶游史，否认吸烟、饮酒史。

[婚育史、月经史] 已婚，22 岁结婚，配偶健康状况良好。月经量、颜色均正常，无痛经，经期规律。孕 2 产 2。

[家族史] 父母健在，父亲患有脑出血，母亲及姐姐体健，家族无传染病及遗传病史。

## ☞ 入院检查

[一般查体] 体温 37.2 ℃，脉搏 80 次/分，呼吸 18 次/分，血压 100/60 mmHg。自动体位，查体合作，神志清楚，心肺腹查体未见明显异常。

[专科查体] 脊柱生理弯曲存在，无明显侧弯，四肢肌肉无明显萎缩。$L_1 \sim L_4$ 椎体棘突压痛阳性，椎旁肌紧张。$L_1 \sim L_4$ 椎体及棘突叩痛阳性。双下肢浅感觉减退。

[实验室检查] 血、便常规正常。尿常规：尿酸碱度（pH）7.0 ↑↑、尿比重（SG）1.010 ↓↓。凝血四项、血沉、高敏 C-反应蛋白正常。生化示总胆固醇 6.08 mmol/L ↑↑、低密度脂蛋白胆固醇 4.16 mmol/L ↑↑。肝肾功能，血钙、磷和碱性磷酸酶水平，血清蛋白电泳，性激素六项均未见异常，同型半胱氨酸 16.0 μmol/L ↑↑。24 小时尿钙、磷正常。肿瘤五项示糖类抗原 50（CA50）25.39 U/mL ↑↑。骨代谢标志物示全段甲状旁腺激素（iPTH）34.44 pg/mL，1,25 - 二羟基维生素 $D_3$ 18.14 ng/mL、Ⅰ型胶原氨基前肽（P1NP）116.3 ng/mL、抗酒石酸酸性磷酸酶（5b）2.810 U/L。类风湿因子（-）、自身抗体谱及抗核抗体（-）。

[影像学检查] 2018 年 7 月 17 日，双光能 X 线骨密度检查示骨质疏松症。全身骨显像未见异常浓聚信号（表 2.1）。2018 年 7 月 26 日，全脊柱 MRI 示 $T_{11}$、$L_1$、$L_2$ 椎体新发压缩性骨折并 $L_1$、$L_2$ 椎体骨水泥注入术后改变，全脊柱退行性变（骨质增生、疏松；椎间盘变性；$C_4 \sim C_5$、$C_5 \sim C_6$、$C_6 \sim C_7$、$L_4 \sim L_5$、$L_5 \sim S_1$ 椎间盘轻度突出，多发黄韧带增厚）（图 2.1）。

表 2.1　双能 X 线骨密度检查结果

| 日　期 | | 左髋部 | 左股骨颈 | 右髋部 | 右股骨颈 |
|---|---|---|---|---|---|
| 2018 年 7 月 17 日 | BMD（g/cm²） | 0.312 | 0.324 | 0.248 | 0.357 |
| | T 值 | - 3.5 | - 2.8 | - 4.1 | - 3.4 |

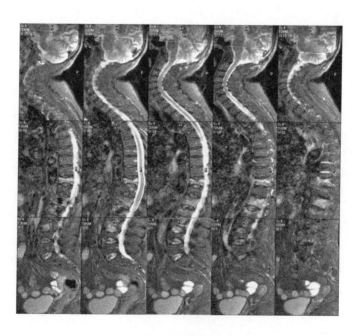

图 2.1　全脊柱 MRI

## ☞ 诊治经过

患者为老年女性，主诉反复腰背部疼痛 10 余年，近 1 个月加重，入院后完善相关检验、检查。根据前述检查结果，结合椎体反复脆性骨折史，排除转移性骨肿瘤、胸腰椎结核、多发性骨髓瘤、甲状旁腺功能亢进等内分泌疾病、类风湿性关节炎等免疫性疾病、长期服用糖皮质激素及其他影响骨代谢药物、各种先天或获得性骨代谢异常疾病后，明确诊断为骨质疏松伴椎体多发骨折。在治疗上选择高钙饮食，同时进行骨质疏松相关健康教育。给予药物钙 0.6 g/次、每日 1 次，骨化三醇胶丸 0.5 μg/次、每日 1 次，特立帕肽注射液 20 μg/次、皮下注射、每日 1 次，联合中药等综合治疗，1 周后复查血钙及肝肾功能未见异常，患者自诉腰背部疼痛略缓解后出院。

## ☞ 出院诊断

①骨质疏松伴多发椎体骨折；②脊柱退行性病变。

## ☞ 出院医嘱及随访

出院后选择高钙饮食、晒太阳、防摔倒，继续目前方案抗骨质疏松治疗，监测血钙水平（开始时每 1～2 周监测 1 次，正常后每 2 个月监测 1 次），3 个月后复查血常规、肝肾功能。半年后复查骨代谢标志物，1 年后复查骨密度。不适时骨内科门诊随诊。随访 1 年后，患者腰背部疼痛明显好转，未再发生椎体及其他部位骨折，继续于山西省当地医院复查及治疗。

## ☞ 病例小结

首先，对于一个患有腰背部疼痛的老年患者，尤其是疼痛明显、影响日常活动的老年患者，即使未受外伤，我们也应该提高警惕，应进一步行腰椎 X 线、CT 等影像学检查，排除导致椎体骨折发生的各种原因。其次，对于椎体骨折的诊断，尤其反复、多发椎体骨折的诊断，应尽可能完善相关检查，排除转移性骨肿瘤、胸腰椎结核、多发性骨髓瘤、其他感染性疾病、甲状旁腺功能亢进等内分泌疾病、类风湿性关节炎等免疫性疾病、长期服用糖皮质激素及其他影响骨代谢的药物、各种先天或获得性骨代谢异常疾病后，方可诊断为骨质疏松引起的脆性骨折，以免遗漏其他疾病。最后，目前国内外对骨质疏松引起脆性骨折的治疗，大部分局限于对骨折进行外科干预，如外科外固定和内固定术等，没有对骨质疏松病因引起足够重视并进行治疗，导致患者再次发生骨折的风险显著增高，所以在临床上，对已发生骨折的骨质疏松患者的健康教育及坚持治疗非常重要，虽是"亡羊补牢"，但为时未晚，可以明显地降低患者再次骨折的发生率。

## ☞ 护理部分

### （一）入院评估

1. 主诉腰部疼痛，VAS 评分为 3 分。

2. Morse 评分为 40 分，中度跌倒风险。

3. 腰部活动受限，双下肢浅感觉减退。

4. 不了解骨质疏松骨折的危险因素，反复骨折。

## （二）护理问题

1. 疼痛：腰部疼痛，VAS 评分为 3 分。

2. 有受伤的风险：中度跌倒风险。

3. 躯体活动障碍：与腰部活动受限有关。

4. 知识缺乏：缺乏骨质疏松骨折相关保健知识。

## （三）护理措施

1. 动态评估患者疼痛不适部位、性质、程度、缓解及加重的诱因。急性期指导患者卧床休养，恢复期指导患者正确佩戴保护具进行适度活动。增加陪伴，指导家属共同参与患者疼痛的管理、理解患者的各种不适。指导并协助患者轴线翻身，避免脊柱扭转加重损伤，讲解疼痛的原因及评估方法，鼓励患者正确表达疼痛，教会患者放松技巧。

2. 客观准确地评估患者发生跌倒的原因及现存的危险因素，及时去除危险因素，保证住院环境安全，加强日常生活护理，加强巡视，患者住院期间洗漱及用餐时应加强管控，预防意外的发生。向患者及家属讲解跌倒的后果及预防要点，共同参与患者安全管理。

3. 按时巡视病房，定时协助患者轴线翻身，告知患者翻身方法及要点，保持身体在一条直线上避免扭转。教会患者起卧等活动动作要领，必要时协助患者，减轻患者疼痛，避免再次损伤。告知患者掌握腰椎及下肢康复锻炼的方法与技巧，增加患者肌力。

4. 骨质疏松健康教育小组主动为患者讲解骨质疏松症相关知识，给患者讲解骨质疏松药物的药理作用及骨质疏松的运动方法等知识。遵医嘱使用特立帕肽，应皮下注射于大腿或腹部，不应使用超过使用期限的注射笔。药物应该储存于室内避光且温度在 2 ~ 8 ℃ 的地方。指导患者及家属积极治疗原发病，掌握不同疾病预防及治疗方法，实现医护患一体化管理模式。

## （四）护理评价

1. 患者出院时主诉疼痛缓解，VAS 评分 1 分。

2. 患者住院期间未发生跌倒或其他意外受伤情况。

3. 患者住院期间腰部活动度改善，感觉恢复。

4. 患者能够主动采取骨质疏松骨折预防保健措施。

## （五）护理小结

患者为老年女性，在没有明显外伤的情况下反复发生脊柱多节段骨折，且病情逐渐加重，在护理过程中，应在保证患者安全、积极配合医生落实诊疗计划的同时，加强对疾病相关知识的宣传教育，帮助患者掌握骨质疏松骨折的危险因素及防护措施，提高自身重视程度，促进患者采取健康的生活方式、主动采取有效防范措施，提高生活质量。

## ☞ 康复治疗

### （一）治疗目的

缓解腰背部疼痛，提高骨密度，增强骨质，改善生活质量。

### （二）物理疗法

1. 红外线疼痛治疗，缓解疼痛不适，促进局部血液循环。
2. 中频电疗，缓解疼痛，起到促进血液循环的作用。
3. 患者床旁采用气压式血液循环驱动器来促进双下肢血液循环，避免深静脉血栓的形成。
4. 低频脉冲电磁场疗法，抑制破骨细胞活性，促进成骨细胞形成，提高骨密度，缓解疼痛。

### （三）运动疗法

运动强度宜选择中等强度为好，以动作简单的运动项目为主，练习时间可以稍短。
1. 步行训练：老年骨质疏松患者每日步行以 5000~10 000 步为宜（2~3 千米），每分钟 80~90 步，每次步行 800~1000 米。
2. 太极拳：每次训练时间为 15~20 分钟。

（王春、周清、汤玉萌、王蕾）

# 003　骨质疏松合并股骨粗隆间骨折一例

## ☞ 患者基本信息

患者，女性，83 岁，身高 160 cm，体重 45 kg，BMI 17.58 kg/m²，已婚，农民。
[在院时间] 2019 年 11 月 21 日入院，2019 年 12 月 11 日出院。
[主诉] 左髋部疼痛 4 月余。
[主要诊断] 骨质疏松伴股骨粗隆间骨折。

## ☞ 病史摘要

[现病史] 患者自述于 4 个月前开冰箱时不慎摔倒出现左髋部肿胀疼痛，活动受限

明显，无头晕、恶心、腹痛等不适症状，未就医，自行家中卧床休息。现患者左髋部仍有疼痛，遂就诊于我院门诊。为进一步检查及治疗，门诊以骨质疏松症、股骨颈骨折收入院。患者目前精神尚可，食欲差，睡眠正常，体重无明显变化，身高较前变矮 3 cm，大便每 5 天 1 次，小便控制差。

[既往史] 30 年前患者诊断为肺结核，经过规范抗结核治疗后痊愈。有高血压病史（具体情况不详），否认冠心病、糖尿病病史，否认肝炎、疟疾等传染病病史，否认手术史，否认输血史，否认药物、食物过敏史，预防接种随当地。

[个人史] 生于北京市，久居本地，否认疫区居住史，否认疫水、疫源、放射物质、有毒物质及毒品接触史，否认冶游史，否认吸烟史，偶有少量饮酒。

[婚育史、月经史] 已婚，20 岁结婚，配偶健康状况良好。初潮年龄不详，月经量、颜色均正常，无痛经，经期规律，45 岁绝经。育有 5 男，健康状况良好。

[家族史] 父母已故（死因不详），父母均无髋部骨折史。

## ☞ 入院检查

[一般查体] 生命体征平稳，心肺腹听诊未见明显异常。

[专科查体] 左髋部无明显肿胀，左下肢内收、外旋、短缩畸形，左髋部无红肿及淤血。左腹股沟韧带终点下方有深压痛，触诊局部皮温不高。左髋关节疼痛活动受限，"4" 字征无法完成。左下肢较右下肢短缩 2 cm。双下肢感觉及血运未及明显异常。双下肢肌力正常。

[实验室检查] 完善便常规、凝血功能、空腹血糖、肝肾功能、血钙、血磷、碱性磷酸酶、24 小时尿钙、尿磷，补体、免疫球蛋白、感染八项、蛋白电泳、甲状腺功能、激素水平及肿瘤全套检查均未见明显异常。

血常规：白细胞 $10.78 \times 10^9$/L↑，红细胞 $2.8 \times 10^{12}$/L↓，血红蛋白 90 g/L↓，红细胞比容 0.26 L/L↓，中性粒细胞百分比 83.0% ↑，淋巴细胞百分比 11.8% ↓，中性粒细胞 $8.95 \times 10^9$/L↑。C-反应蛋白（CRP）55.66 mg/L↑，血沉（ESR）36 mm/h↑。尿常规：尿白细胞计数 977.10/μL↑，尿红细胞计数 7664.80/μL↑，白细胞（高视野）175.90/HP↑，尿白细胞（++），隐血（++），尿蛋白（+），尿酸碱度 7.0，尿微量白蛋白 >150 mg/L↑。尿培养鉴别结果：溶血性葡萄球菌。血生化：血钾 3.0 mmol/L↓，白蛋白 29.4 g/L↓。骨标志物：1,25 – 二羟基维生素 $D_3$ 6.00 ng/mL↓↓。

[影像学检查] 骨盆正位 X 线检查示左股骨粗隆间骨折；股骨头无菌性坏死待排；骨盆骨质疏松（图 3.1）。双髋关节 MRI 示左股骨粗隆间陈旧性骨折；双侧髂肌、臀部肌肉及股内侧肌群水肿；左股骨头小缺血灶（图 3.2）。肺部 CT 示右肺多发支气管扩张伴感染；左肺少许感染、陈旧性病灶；局限性肺气肿、肺大疱，可见骨质疏松，局部肋骨陈旧骨折可能。腹部 CT 示动脉硬化；重度骨质疏松；扫描所及左侧粗隆间骨折。头颅 MRI 示多发腔隙性脑梗死、脑缺血灶，脑干右侧缘软化灶，脑白质变性，老年性脑改变；右侧上颌窦、部分筛窦炎症，以右侧上颌窦为甚；骨密度检查结果示骨质疏松（表 3.1）。

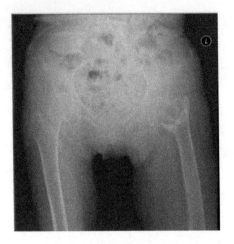

图 3.1　骨盆正位 X 线

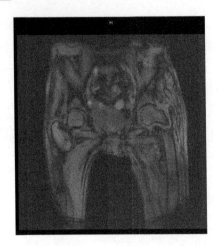

图 3.2　双髋关节 MRI

表 3.1　骨密度检查结果

| 日　期 | | 腰椎 | 股骨颈 | 髋部 |
| --- | --- | --- | --- | --- |
| 2019 年 11 月 21 日 | BMD（g/cm²） | 0.540 | 0.298 | 0.363 |
| | T 值 | −4.6 | −5.0 | −4.7 |

## ☞ 诊治经过

结合检查结果，排除继发性骨质疏松症的可能，考虑"骨质疏松伴股骨粗隆间骨折"。患者属陈旧性骨折，且患者营养状态差、高龄、基础疾病多，应给予骨质疏松健康教育、物理治疗、钙的基础补充剂及抑制破骨细胞活性的药物，行规范抗骨质疏松治疗，减缓其疼痛症状，防治骨质疏松的进一步发展及预防骨质疏松骨折再次发生。

患者泌尿系统感染、支气管扩张伴感染，给予抗感染、控制血压、均衡营养等对症治疗。

## ☞ 出院诊断

①骨质疏松伴股骨粗隆间骨折（左）；②贫血；③泌尿系统感染；④支气管扩张伴感染；⑤高血压 3 级（极高危）；⑥低蛋白血症；⑦低钾血症；⑧股骨头无菌性坏死（左）。

## ☞ 出院医嘱及随访

出院后选择高钙饮食，适当运动，多晒太阳，坚持规范抗骨质疏松治疗方案，定期复查（肝肾功能、血钙、血磷、骨代谢标志物及骨密度），不适时骨内科门诊随诊。

## ☞ 病例小结

骨质疏松性骨折是骨质疏松最严重的并发症。据统计约 50% 的股骨颈骨折患者因并发症死亡，50% 以上的存活者遗留有残疾或躯体功能障碍。骨折合并卧床会增加肺部感染、泌尿系统感染、压力性损伤、血栓形成等风险，增加死亡率。所以对于这样的患者需要加强防护意识，积极防治并发症的发生。

研究发现，住院患者营养不良风险发生率超过 40%，且超过 58% 的营养不良风险患者未得到任何形式的营养支持。营养状态不良会导致体重丢失、治疗耐受下降、感染风险增加、伤口愈合延迟、虚弱、疲劳和心情抑郁等危害。所以，对于一个长期卧床的高龄骨质疏松老人来说，我们一定要注意其营养状态，注意补充足量的钙、丰富的维生素、适量的无机盐和适量的蛋白质，以便保证营养充足，促进疾病恢复。

# ☞ 护理部分

## （一）入院评估

1. 评估患者髋部卧床静息时无痛，改变体位疼痛，疼痛 VAS 评分 4~6 分，为中度疼痛。
2. 患者卧床，Braden 压力性损伤评估量表评分 14 分，存在中度压力性损伤风险。
3. Autar 评分 12 分，存在低度深静脉血栓形成风险。
4. MNA - SF 营养量表评估为 4 分，营养缺乏。

## （二）护理问题

1. 慢性疼痛：与骨折、严重骨质疏松有关。
2. 皮肤完整性受损的危险：与骨折后长期卧床有关。
3. 营养失调：营养低于机体需要量，与饮食量不足、蛋白质与钾的摄入量过低有关。
4. 生活自理能力缺陷：与患者卧床活动受限有关。
5. 潜在并发症：有再次骨折、深静脉血栓形成风险。

## （三）护理措施

1. 动态评估患者的疼痛，指导患者舒适卧位，保持患肢功能位，减轻患者翻身时的疼痛。可使用骨科辅助护具。
2. 做好患者皮肤护理，保持皮肤的清洁、干燥。
3. 记录患者的进食量，根据患者的热量需要，制订饮食计划。鼓励患者多进食高蛋白、高热量、高纤维素的食物。
4. 做好患者生活护理，家属或陪护 24 小时陪伴。
5. 做好各项基础护理及安全护理，防止骨折发生。
6. 骨科专病小组主动为患者讲解骨质疏松相关知识、骨质疏松药物的药理作用。鼓励患者坚持治疗，鼓励患者在康复师指导下进行康复锻炼。讲解家庭日常护理知识，嘱其定期进行复查。

## （四）护理评价

1. 患者主诉疼痛缓解，复评 VAS 评分 1~2 分。
2. 患者住院期间未发生压力性损伤。

3. 患者饮食量有所增加，化验指标好转。

4. 住院期间生活照护良好。

5. 患者自我防范意识增强，住院期间未出现并发症。

### （五）护理小结

患者为老年女性，典型骨质疏松伴陈旧性骨折病例，给予保守骨科与内科治疗，患者卧床，不能行走，遵医嘱给予患者规范骨质疏松治疗的同时要做好患者股骨颈骨折后的护理。患者因年龄较大并患有严重骨质疏松症，护理过程中对患者的皮肤护理、翻身注意事项、卧位、饮食护理、呼吸道感染及预防等基础护理尤为重要，同时应关注患者的心理变化，给予鼓励和心理指导，指导患者及其家属调整适应角色，促进患者康复。

## ☞ 康复治疗

### （一）物理治疗

1. 红外线疼痛治疗，缓解疼痛不适，促进局部血液循环。

2. 中频电疗，用于缓解疼痛，起到促进血液循环的作用。

3. 患者床旁采用气压式血液循环驱动器来促进双下肢血液循环，避免深静脉血栓的形成。

4. 低频脉冲电磁场疗法，可以抑制破骨细胞活性，促进成骨细胞形成，提高骨密度，减轻疼痛。

### （二）运动治疗

1. 患者要加强锻炼，卧床时根据患者的耐受程度进行绷腿或直腿抬高等静力收缩训练增加肌力，循序渐进，逐渐增加训练时间，与此同时加强患者上肢力量的训练。

2. 根据肌力训练情况进行站立训练，先是通过使用站立床从被动站立到主动站立，健侧负重，同时，双上肢辅助减重，通过适当的应力刺激，既可以增加下肢骨密度，也可增加下肢肌力，提高患者生活质量，预防血栓、压力性损伤与肺炎的发生。

3. 患者训练使用助行器行走，健侧和上肢负重，提高患者在家的自理能力。

（马伟凤、苏天娇、汤玉萌、王月）

# 004  反复骨质疏松性骨折一例

## ☞ 患者基本信息

患者，女性，89 岁，已退休。

[在院时间] 2018 年 3 月 27 日入院，2018 年 4 月 6 日出院。

［**主诉**］胸背部疼痛 5 年，加重 1 个月。

［**主要诊断**］骨质疏松症伴病理性骨折。

## 病史摘要

［**现病史**］患者自诉于 5 年前跌倒后出现腰背部疼痛，疼痛剧烈，无法忍受，遂就诊于当地医院，行影像学检查（具体不详）后，诊断为脊柱骨折，给予止痛药物（具体药物及剂量不详）及理疗（膏药等）后，症状缓解。之后患者腰背部疼痛症状反复发作，多次就诊于当地医院，给予药物（具体药物及剂量不详）治疗后，症状可缓解。1 年半前，患者再次跌倒后，腰背部疼痛再次出现，卧床休息后症状缓解不佳，遂就诊于我院，行全脊柱 MRI 检查示 $T_{12}$ 椎体新发压缩性骨折，于 2016 年 11 月 17 日行椎体活检术与经皮穿刺椎体成形术，术后患者症状缓解。期间患者腰背部疼痛反复发作，1 个月前，患者无明显诱因腰背部疼痛再次出现并加重，休息后症状缓解不佳，再次就诊于我院，行全脊柱 MRI 检查示 $T_9$ 椎体新发骨折；$T_{12}$ 椎体术后改变，$T_{10}$、$T_{11}$ 及 $L_5$ 椎体陈旧性骨折。为进一步治疗，门诊以"骨质疏松伴骨折"收入我科。患者自发病以来精神状态可，食欲、睡眠差，便秘，小便正常。身高较前变矮 6 cm，体重未见明显减轻。

［**既往史**］高血压病史 40 年，最高可达 160/100 mmHg，自服苯磺酸氨氯地平 2.5 mg/次、每日 1 次，未规律监测血压，自认为血压控制尚可。冠心病病史 40 年，自服三七粉（具体剂量不详）治疗，胆结石病史 3 年，慢性胃炎病史 30 年，自服奥美拉唑肠溶片治疗。否认糖尿病病史，否认肝炎及结核等传染病史，否认中毒、输血史，否认药物及食物过敏史，预防接种史随当地。

［**个人史**］生于河南省，否认去过疫区，否认有毒物质及毒品接触史，否认特殊职业史，否认吸烟、饮酒史。

［**婚育史、月经史**］20 岁结婚，配偶已故，死因不详，育有 1 女 3 子，1 女 3 子均体健。14 岁月经初潮，48 岁绝经，月经周期 28~32 天，经期 5~7 天，月经规律，月经量适中，无痛经等不适。

［**家族史**］父母已故，死因不详，兄弟姐妹均体健，家族无显性遗传疾病史。

## 入院检查

［**一般查体**］体温 36.6 ℃，脉搏 90 次/分，呼吸 19 次/分，血压 138/80 mmHg；查体欠合作，急性病容。心肺腹未见异常。

［**专科查体**］平车推入病房，脊柱后凸畸形，四肢肌容积轻度萎缩。触诊：$T_9$ 棘突及棘上韧带压痛阳性。$T_9$ 棘突叩击痛阳性。脊柱活动明显受限。四肢及躯干感觉正常对称。四肢肌力 V 级，肌张力正常，生理反射正常存在，病理反射未引出。

［**实验室检查**］化验结果：血、尿、便常规未见明显异常，肝肾功能、血糖、血脂、电解质未见明显异常，血沉（ESR）及 C-反应蛋白正常。

［**影像学检查**］2016 年 11 月 3 日，双能 X 线骨密度检查示腰椎 T 值 -3.6，股骨颈部 T 值 -4.1。2018 年 3 月 21 日全脊柱 MRI 示 $T_9$ 椎体新发骨折，$T_{12}$ 椎体术后改变，$T_{10}$、$T_{11}$ 及 $L_5$ 椎体陈旧性骨折。全脊柱退行性改变，$C_3 \sim C_4$、$C_4 \sim C_5$、$C_5 \sim C_6$、$C_6 \sim C_7$，

$L_2 \sim L_3$、$L_3 \sim L_4$、$L_4 \sim L_5$、$L_5 \sim S_1$ 椎间盘突出（图 4.1）。腰椎 CT 示 $T_9$ 椎体新发骨折，$T_{12}$ 椎体术后改变，$T_{10}$、$T_{11}$ 及 $L_5$ 椎体陈旧性骨折。腰椎退行性改变（图 4.2）。

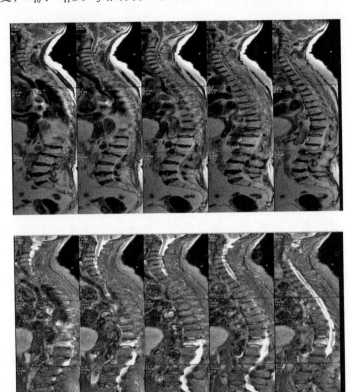

图 4.1　全脊柱 MRI

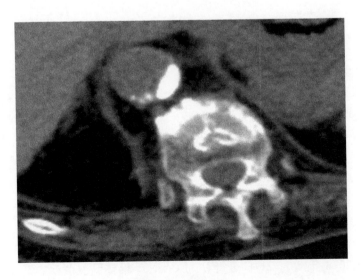

图 4.2　腰椎 CT

## ☞ 诊治经过

患者年龄较大，基础疾病较多，身体条件较差，要求保守治疗，给予抗骨质疏松、促进骨愈合及非甾体抗炎止痛药等对症治疗，患者存在慢性胃炎，给予唑来膦酸钠抗骨质疏松治疗，给予患者腰部支架保护、加强双下肢功能锻炼及预防骨折并发症的治疗。

## ☞ 出院诊断

①骨质疏松症伴病理性骨折；②腰椎退变性骨关节炎；③高血压2级；④冠状动脉粥样硬化性心脏病；⑤慢性胃炎；⑥胆结石；⑦腰椎间盘突出症；⑧颈椎病。

## ☞ 出院医嘱及随访

注意休息、在护具保护下适当功能锻炼，继续抗骨质疏松治疗，预防再次跌倒，门诊定期复查，不适时随诊。

## ☞ 病例小结

骨质疏松症（osteoporosis，OP）是一种以骨量低下、骨微结构破坏导致骨脆性增加、易发生骨折为特征的全身性骨病。许多患者早期常无明显的自觉症状，往往在骨折发生后经X线或骨密度检查时才发现骨质疏松，主要临床表现如下。①疼痛：患者可有腰背疼痛或周身酸痛，负荷增加时疼痛加重或活动受限，严重时翻身、起坐及行走有困难。骨痛通常表现为弥漫性，无固定部位，检查时不能发现压痛点。②脊柱变形：骨质疏松严重者可有身高变矮和驼背。椎体压缩性骨折会导致胸廓畸形、腹部受压、影响心肺功能等。③骨折：轻度外伤或日常活动后发生的骨折为脆性骨折。常见部位有胸椎、腰椎、髋部、桡、尺骨远端和肱骨近端。如果发生一次脆性骨折后，再次发生骨折的风险会明显增加。骨质疏松骨折为其最严重的并发症。

本例患者反复多次出现脊柱骨折，多次就诊于医院，均给予手术及对症止痛治疗，对骨质疏松均未引起足够的重视，未给予抗骨质疏松治疗，导致骨折反复发生，增加了患者的痛苦及经济负担。目前，骨质疏松症在骨科疾病中尚未引起医生足够的重视，应加强对骨质疏松症危害的宣传。

## ☞ 护理部分

### （一）护理评估

1. VAS疼痛评分4分，中度疼痛。
2. Morse跌倒评分75分，高危风险。
3. 脊柱多发骨折，骨密度T值-4.9。
4. 胃肠不适，排便费力。
5. 主诉入睡困难，睡眠质量差。

## （二）护理问题

1. 疼痛：VAS 疼痛评分 4 分。
2. 有受伤的风险：高度跌倒风险。
3. 潜在并发症：骨折。
4. 排便形态异常：便秘。
5. 睡眠形态紊乱。

## （三）护理措施

1. 避免疼痛诱因，急性期卧床休养，恢复期正确佩戴保护具适度活动。遵医嘱正确使用止痛药物，观察效果。鼓励患者正确评估疼痛，指导放松技巧。
2. 指导安全转移方法及辅助器具使用注意事项，对患者居家环境进行评估，强调安全防范措施与意义。
3. 讲解骨质疏松及脊柱骨折的原因及危害，进行多种形式的自我监测及防治指导，提高患者认识以促进其配合康复，防止跌倒、骨折。
4. 调整饮食，指导腹部按摩、定时排便促进胃肠蠕动，必要时药物辅助排便。
5. 提供安静舒适的休养环境，酌情增加午睡时间或遵医嘱使用辅助睡眠的药物。
6. 动态评估风险因素及干预效果，调整护理措施。

## （四）护理评价

1. 患者住院期间疼痛明显改善，VAS 评分 2 分。
2. 患者住院期间未发生跌倒等意外事件。
3. 患者住院期间未发现新发骨折。
4. 患者住院期间每日排便不少于 1 次。
5. 患者能够适应住院环境，睡眠质量改善。

## （五）护理小结

在护理过程中应保证患者安全，避免再次发生骨折，定时监测其睡眠与排泄状况，减少并发症，提供舒适安全的诊疗环境，理解患者感受，体现更多的人文关怀，提高患者生活质量。

# ☞ 康复治疗

## （一）物理疗法

1. 红外线疼痛治疗，缓解疼痛不适，促进局部血液循环。
2. 患者居家采用水疗法，热水浴（39～40 ℃），具有活血镇痛作用。
3. 中频电疗，用于缓解疼痛，起到促进血液循环的作用。
4. 低频脉冲电磁场疗法，抑制破骨细胞活性，促进成骨细胞的形成，提高骨密度。

5. 气压式血液循环驱动器促进下肢血液循环，防止深静脉血栓形成。

### （二）运动疗法

1. 关节活动训练：由于患者年事已高，所以需要给予患者患肢被动关节活动度的训练，并帮助其更好地完成训练，同时指导她进行关节主动活动，避免关节僵硬，肢体活动不利。

2. 肌力训练：考虑患者年龄和身体状况，采用简单的肢体活动，双下肢做踝泵运动，防止深静脉血栓形成，双上肢进行举胳膊、握拳锻炼等，加速全身的血液循环。做绷腿或直腿抬高等静力收缩训练增加肌力，循序渐进增加训练时间，增加肌耐力。通过适当的应力刺激，既可以增加下肢骨密度，也可增加下肢肌力，提高患者生活质量。

（王天天、杨雪、汤玉萌、王金榜）

# 005　骨质疏松性骨折合并消化道出血伴脑梗死一例

## ☞ 基本信息

患者，男性，85 岁，已退休。

[在院时间] 2017 年 1 月 6 日入院，2017 年 2 月 13 日出院。

[主诉] 在家中摔倒后腰背部疼痛，下肢活动受限 6 日。

[主要诊断] 骨质疏松性骨折合并消化道出血伴脑梗死。

## ☞ 病史摘要

[现病史] 患者家中保姆代诉，患者于 2017 年 1 月 1 日在家中不慎摔倒，腰背部着地，头部磕到暖气片上，起身后，腰背部疼痛，下肢活动受限，当时给予云南白药喷雾剂和膏药等治疗，未予特殊处理。2017 年 1 月 6 日至我院神经内科就诊，行 X 线检查示 $T_{12}$ 椎体骨折，遂收入我科，进行进一步检查及治疗。患者目前精神尚可，偶有头晕、头痛，神志不清，有嗜睡，无晕厥、黑蒙，无恶心、呕吐，无腹痛、腹泻，食欲正常，体重无明显变化，有黑便，每日 1 次，排尿正常。

[既往史] 既往有冠状动脉粥样硬化性心脏病、心力衰竭、心律失常、心房纤颤、心动过缓、高血压 3 级、结肠癌（术后乙状结肠造瘘）、贫血、陈旧性脑梗死等病史，测量收缩压最高时可达 180 mmHg，休息可缓解，长期服用硝苯地平控释片治疗，收缩压控制在 160 mmHg，于 2 个月前改用坎地沙坦酯片，血压控制良好，可达 130/90 mmHg，否认糖尿病、肾炎等病史，否认肝炎、结核、疟疾等传染病史，2010 年曾行白内障摘除术，2014 年因结肠癌在我院行结肠及直肠切除术，术后留乙状结肠造瘘。2016 年 1 月因

脑梗死,在海淀区某医院住院治疗,出院后遗留言语欠清症状。2016 年 3 月因咳嗽、咳痰在海淀区某医院就诊,诊断为肺部感染,1 个月内未发作。2016 年 4 月 16 日及 2016 年 10 月 5 日两次因间断头晕,再发伴憋喘、心率慢就诊于我院心血管内科,诊断为冠状动脉粥样硬化性心脏病、心力衰竭、心律失常、心房纤颤、心动过缓、高血压 3 级,给予对症治疗,遵嘱服用达比加群酯治疗,并在心率偏快时服用地高辛治疗,症状得以控制,遗留胃肠出血症状。否认外伤史,3 年前因患结肠癌输 O 型血,具体量不详,无输血反应,否认药物、食物过敏史,预防接种随当地进行。

[个人史] 吸烟 65 年,约每日 5 支,现未戒烟,否认饮酒史,余无特殊。

[婚育史] 丧偶,配偶曾患骨髓癌。3 子健康。

[家族史] 无特殊。

## ☞ 入院检查

[一般查体] 体温 36.3 ℃,脉搏 78 次/分,呼吸 18 次/分,血压 120/70 mmHg。平车推入病房,被动体位,查体不合作,心肺查体未见异常,外置结肠袋,位置正常,内可见柏油便。

[专科查体] 平车推入病房,脊柱生理曲度存在,四肢肌容积正常,四肢肌肉未见明显萎缩。$T_{12}$ 棘突及棘上韧带压痛阳性。胸椎活动明显受限。四肢及躯干感觉正常对称。四肢肌力 V 级,肌张力正常,生理反射正常存在,病理反射未引出。

[实验室检查] 患者入院后给予完善相关检查,化验结果示红细胞(RBC)$2.6 \times 10^{12}$/L、血红蛋白(HGB)50 g/L、便潜血试验(+)。肝肾功能、血糖、血脂及电解质未见明显异常。给予输血、止痛、护胃等对症治疗,复查血常规示红细胞(RBC)$2.5 \times 10^{12}$/L、血红蛋白(HGB)53 g/L。

[影像学检查] 2017 年 1 月 9 日,行全脊柱 MRI 检查示 $T_{12}$ 椎体压缩性骨折;$L_1$ 椎体压缩性骨折骨水泥填充术后改变;$T_7$ 椎体血管瘤;$L_4$ 椎体向前滑脱(Ⅰ°)。全脊柱退行性改变,骨质增生、疏松;椎间盘变性;$C_3 \sim C_4$、$C_4 \sim C_5$、$T_4 \sim T_5$、$T_5 \sim T_6$、$T_6 \sim T_7$、$L_4 \sim L_5$、$L_5 \sim S_1$ 椎间盘突出(图 5.1)。头颅 CT 示大面积脑梗死。

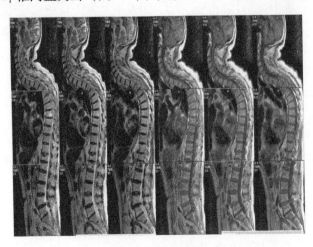

图 5.1　全脊柱 MRI

## ☞ 诊治经过

患者为老年男性，年龄较大，基础疾病较多，身体条件差，消化道出血持续存在，严重贫血，病情较重，向患者家属交代病情，考虑到患者情况，给予保护胃肠道、抗骨质疏松及促进骨愈合等治疗，患者治疗期间出现左侧肢体功能障碍，头颅 CT 示脑梗死，请神经内科会诊后，给予改善循环及加强肢体康复治疗，患者胸背部疼痛基本消失，未再出现明显消化道出血，化验结果示红细胞（RBC）$3.3 \times 10^{12}$/L、血红蛋白（HGB）70 g/L、白细胞（WBC）$4.00 \times 10^{9}$/L、血小板（PLT）$233 \times 10^{9}$/L。患者左侧肢体无力，乙状结肠造瘘处未见明显异常，一般情况尚可，查体示高级智能减退，有局限性神经功能损伤，给予盐酸多奈哌齐改善智力、活血化瘀等治疗。

## ☞ 出院诊断

①骨质疏松伴病理性骨折（$T_{12}$）；②陈旧性 $L_1$ 椎体骨折；③消化道出血；④冠状动脉粥样硬化性心脏病、心力衰竭、心律失常、心房纤颤、心动过缓；⑤高血压 3 级（极高危）；⑥结肠癌术后乙状结肠造瘘；⑦贫血；⑧陈旧性脑梗死；⑨阿尔茨海默病。

## ☞ 出院时情况

现患者胸背部疼痛伴下肢活动受限症状缓解，精神、饮食、睡眠可，乙状结肠造瘘接大便袋中可见黄色大便。

## ☞ 病例小结

骨质疏松症是一种因骨量低下、骨微结构破坏，导致骨脆性增加、易发生骨折为特征的全身性骨病。许多患者早期常无明显的自觉症状，往往在骨折发生后经 X 线或骨密度检查时才发现骨质疏松。骨质疏松症多发生于老年患者，但老年患者常常合并多种疾病，需要多方面考虑，综合诊疗。

本例患者为骨质疏松伴病理性骨折，疼痛严重，患者消化道持续出血，红细胞（RBC）$2.6 \times 10^{12}$/L、血红蛋白（HGB）50 g/L，贫血严重，给予输血治疗，效果不佳，无法手术治疗，于我科保守治疗，给予对症止血治疗，患者出现脑梗死，经我科康复治疗后已痊愈，效果良好。

## ☞ 护理部分

### （一）护理评估

1. 神志不清，便潜血阳性，血压不稳。
2. ADL 自理能力评分 25 分，严重功能缺陷。
3. Braden 压力性损伤风险评分 12 分，高风险。
4. 肠造瘘术后接造口袋。
5. Autar 深静脉血栓风险评分 17 分，高风险。

### （二）护理问题

1. 潜在并发症：失血性休克、深静脉血栓形成。
2. 生活自理能力缺陷。
3. 有皮肤完整性受损的危险。
4. 排便形态异常：大便失禁。

### （三）护理措施

1. 密切监测生命体征，观察意识状态、排泄情况，给予饮食指导，保护皮肤黏膜。
2. 建立静脉通路，遵医嘱补液治疗，正确采取标本复查。
3. 按等级落实基础护理服务项目，满足患者自理需求，提供舒适卧位，防止误吸。
4. 建立翻身卡，使用气垫床及保护敷料，保持皮肤完整性。
5. 及时更换造口袋，执行造口护理操作流程。
6. 动态评估风险因素，进行预防宣教，指导进行下肢主、被动活动，观察双下肢皮温、颜色、周径变化。

### （四）护理评价

1. 患者住院期间未发生失血性休克。
2. 患者住院期间生活自理需求得到满足。
3. 患者住院期间未发生压力性损伤。
4. 患者住院期间粪便及时清理，造口周围清洁。
5. 患者住院期间未发生深静脉血栓。

### （五）护理小结

患者有多种慢性病，语言沟通障碍，肢体活动受限，需要更加细心地观察、评估患者存在的护理风险及主要护理问题，主动采取针对性的护理干预措施，解决患者潜在和现存的护理问题，预防各种并发症的发生，确保患者诊疗安全，满足患者自理需求，提高护理质量。

## ☞ 康复治疗

### （一）物理治疗

1. 红外线疼痛治疗，缓解疼痛不适。
2. 采用低频脉冲电磁场疗法，提高骨密度。
3. 中频电疗，用于缓解疼痛，起到促进血液循环的作用。
4. 患者床旁采用气压式血液循环驱动器来促进双下肢血液循环，避免深静脉血栓的形成。

## （二）运动治疗

1. 关节活动训练：由于患者卧床，我们要给予患者肢体关节主动活动度的训练，帮助其更好完成关节活动，避免关节僵硬、肢体萎缩。

2. 肌力训练：患者卧床，要加强肢体活动，双下肢做踝泵运动，防止深静脉血栓形成，辅助患者双上肢进行举胳膊、握拳锻炼等，加速全身的血液循环。帮助患者做绷腿或直腿抬高等静力收缩训练增加肌力，循序渐进增加训练时间，要调动患者治疗积极性，引导患者配合康复锻炼。

## （三）中医治疗

1. 针灸治疗，可以对患者患肢按照经络腧穴进行针刺，主要以阳明经和足太阳膀胱经为主，防止肌肉萎缩，也可以利用电针疗法来刺激患侧，帮助其疏通经络，活血化瘀，缓解患者疼痛。

2. 艾灸治疗，借艾灸热力的作用，通过经络的传导，以起到温通气血、扶正祛邪、疏经通络、缓解疼痛的作用。

（王天天、杨雪、汤玉萌、吴佳佳）

# 006 肝源性骨质疏松症一例

## ☞ 患者基本信息

患者，女性，66 岁，身高 162 cm，体重 75 kg，BMI 28.57 kg/m$^2$。

[在院时间] 2017 年 10 月 18 日入院，2017 年 11 月 4 日出院。

[主诉] 腰背疼痛 1 年余，加重 1 周。

[主要诊断] 肝源性骨质疏松症。

## ☞ 病史摘要

[现病史] 患者 1 年前不慎跌倒后出现腰背部疼痛，表现为刺痛，夜间疼痛明显（影响睡眠），就诊于当地医院给予物理治疗及卧床休息后症状缓解。日后腰背部疼痛间断出现，未予以重视。1 周前，患者因咳嗽后出现腰背疼痛加重，疼痛剧烈，活动受限明显，就诊于当地医院，完善胸、腰段 MRI 示腰椎退行性病变，多发椎体及附件异常信号，$T_{12} \sim L_4$ 椎体多发压缩性骨折，病理性待排，$T_{11} \sim T_{12}$、$L_3 \sim S_1$ 椎间盘膨出、突出，继发椎管狭窄。骨密度检查示左髋部 T 值 -1.5、腰椎 T 值 -2.7，为进一步系统检查及治疗入院。

[既往史] 冠心病病史 20 余年，现症状稳定；高脂血症病史 5 年，服用阿托伐他汀钙

片 20 mg/次、每日 1 次，膝骨关节炎病史 5 年，长期服用硫酸氨基葡萄糖胶囊 0.25 mg/次、每日 2 次。否认高血压、糖尿病病史，否认手术史，否认药物过敏史。

[个人史] 否认吸烟史，否认饮酒史。

[婚育史、月经史] 29 岁结婚，育有 1 女，体健，配偶已故（死因不详），14 岁月经初潮，41 岁绝经，月经正常。

[家族史] 父母已故，有 3 个妹妹（体健），1 个弟弟（已故）。

## ☞ 入院检查

[一般查体] 体温 37.0 ℃，脉搏 70 次/分，呼吸 20 次/分，血压 120/62 mmHg，心、肺、膈、腹部无异常，右胸前有一蜘蛛痣（0.1 cm×0.1 cm）。

[专科查体] 脊柱生理弯曲存在，无明显侧弯，四肢肌肉无明显萎缩。$T_{12}$～$L_4$ 棘突、棘上韧带压痛阳性，相应椎旁肌压痛阳性，椎旁肌紧张。$T_{12}$～$S_1$ 椎体叩击痛阳性。感觉未见明显异常。心电图示窦性心律，ST－T 段改变。

[实验室检查] 尿常规、便常规、24 小时尿蛋白定量、尿钙、尿磷、感染八项、激素六项、甲状腺功能全套及自身抗体未见明显异常。血常规：白细胞 $3.25×10^9$/L，中性粒细胞百分比 51.70%，红细胞 $3.98×10^9$/L，血红蛋白 133 g/L，血沉（ESR）16 mm/h，C-反应蛋白（CRP）1.44 mg/L，糖化血红蛋白 5.2%。骨代谢标志物：甲状旁腺激素（iPTH）40.09 pg/mL，1,25－二羟基维生素 $D_3$ 25.661 ng/mL，Ⅰ 型胶原氨基前肽（P1NP）88.42ng/mL，抗酒石酸酸性磷酸酶（5b）3.749。骨密度：腰椎 T 值 -2.7，左髋 T 值 -2.2。

[影像学检查] 胸部 CT 示慢性支气管炎、肺气肿、肺部轻微感染征象及动脉硬化。心脏超声检查示主动脉瓣中度狭窄，主动脉瓣钙化伴轻度关闭不全，二尖瓣钙化，左心室舒张功能减退，左心室射血分数（EF）63%。腹部超声检查示左肾囊肿，肝胆胰脾右肾未见明显异常。全脊柱 MRI 示 $T_{12}$、$L_4$ 椎体新发压缩性骨折，全脊柱退行性改变（骨质疏松增生，椎间盘变性，$L_3$～$S_1$ 椎体终板炎，$C_5$～$C_6$、$C_6$～$C_7$ 椎间盘轻度突出，$L_3$～$L_4$、$L_4$～$L_5$ 椎间盘膨出，$L_5$～$S_1$ 椎间盘突出、膨出）（图 6.1）。全身骨显像示 $T_{12}$、$L_4$、右第 11 后肋骨活性增强改变。PET－CT 示双肺间质改变，右肺上叶前段陈旧病变，支气管扩张，骨质疏松，脊柱退行性改变，$T_{12}$、$L_4$ 椎体压缩性骨折，肝硬化，门脉高压，脾大，双侧臀部皮下多发钙化灶，脑部未见明显异常。

## ☞ 诊治经过

患者为老年女性，有骨质疏松脆性骨折病史。患者 2 年前查体时发现白细胞数及血小板数低下未重视，请血液科会诊，诊断为白细胞减少症、血小板减少症，建议做骨髓检查，患者拒绝。发现患者右胸前有一蜘蛛痣（0.1 cm×0.1 cm）。再次询问病史，患者自述于 30 余年前，因大量饮酒出现肝功能异常、肝昏迷。考虑其骨质疏松与其肝硬化有关。综合患者的检查、检验结果，考虑患者为肝源性骨质疏松症伴有多发骨折，给予钙与维生素 D 的基础补充剂，以及唑来膦酸钠抗骨质疏松治疗。

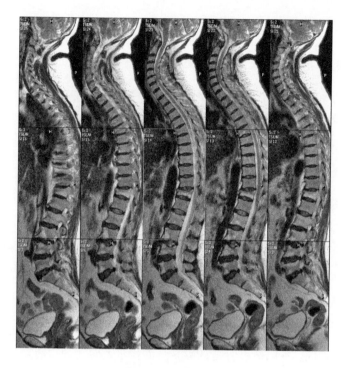

图6.1　全脊柱 MRI

## ☞ 出院诊断

①肝源性骨质疏松症伴骨折；②腰椎间盘突出症；③颈椎病；④冠状动脉粥样硬化性心脏病；⑤高脂血症；⑥膝骨关节炎。

## ☞ 出院医嘱及随访

骨质疏松健康教育：坚持高钙饮食，晒太阳，适当运动，防止跌倒。坚持服用钙和维生素 D 的基础补充剂。定期检测肝肾功能、血钙、血磷、碱性磷酸酶及骨代谢标志物水平，1 年后复查骨密度。

## ☞ 病例小结

目前，随着肝硬化及其并发症的增多，肝源性骨质疏松症逐渐引起临床重视。肝源性骨质疏松症发病机制如下。①维生素 $D_3$ 和甲状旁腺激素是调节血钙、血磷及骨骼代谢的重要激素。②降钙素可使溶骨作用减弱，成骨作用增强，使血钙、血磷降低，还能抑制肾小管对血钙、血磷的重吸收。③胰岛素样生长因子－Ⅰ（IGF－Ⅰ）对于骨重构和骨量的维持具有重要作用。④肝硬化患者可导致下丘脑释放促性腺激素减少，加速性腺功能的减退，性激素分泌不足，可导致骨量丢失。该患者完善相关检查并结合既往病史，考虑为肝源性骨质疏松症，给予唑来膦酸钠治疗肝硬化合并的骨质疏松症安全、有效。

## ☞ 护理部分

### （一）入院评估

1. 评估患者腰背部疼痛，VAS 评分 3～4 分，为中度疼痛。
2. Morse 评分 45 分，存在高度跌倒风险。
3. Autar 评分 6 分，存在极低深静脉血栓形成风险。

### （二）护理问题

1. 疼痛：与腰椎骨折、严重骨质疏松有关。
2. 受伤的危险：与患者腰椎疼痛，下肢乏力有关。
3. 生活自理能力缺陷：与骨折疼痛引起活动受限有关。
4. 潜在并发症：有再次骨折的风险。

### （三）护理措施

1. 动态评估患者疼痛，指导患者卧床休息，使用骨科护具，保持患者脊柱功能位。
2. 做好安全管理，穿防滑、合适的鞋，地面积水及时清理，清理过道和床旁可能引起跌倒的障碍物。避免因环境改变造成危险。
3. 家属或陪护 24 小时陪伴。
4. 做好并发症护理，避免用不正确的弯腰姿势搬重物，不当的动作会造成腰椎异常受力，导致腰椎再次骨折。严格按医嘱要求使用护具。

### （四）健康教育

骨科专病小组主动为患者讲解骨质疏松相关知识、家庭日常保健知识，指导患者学会护具佩戴和正确的起卧姿势。鼓励患者主动参与康复锻炼。

### （五）护理评价

1. 患者主诉疼痛缓解，复评 VAS 评分 1～2 分。
2. 患者自我防护意识增强，住院期间未发生跌倒等不良事件。
3. 患者可独立完成如厕、自行下床、进餐等活动。
4. 患者下地活动，步伐稳健，未再次发生骨折。

### （六）护理小结

患者为中老年女性，典型继发性骨质疏松症，患者既往有多种疾病均处于稳定期，目前给予患者骨内科综合骨质疏松症规范治疗。住院期间结合患者情况给予患者全面的骨质疏松症用药、运动、饮食、晒太阳等指导，指导患者预防跌倒、采取正确的身体姿态防止再次骨折发生。指导患者正确认识骨质疏松症及其危害，按时服用抗骨质疏松药物，增加日晒，形成健康的生活方式，同时注意对原发病的复查，定期随访。

## ☞ 康复治疗

### （一）物理治疗

1. 热疗法红外线疼痛治疗，缓解疼痛不适。
2. 中频电疗，用于缓解疼痛，起到促进血液循环作用。
3. 患者床旁采用气压式血液循环驱动器来促进双下肢血液循环，避免深静脉血栓的形成。
4. 低频脉冲电磁场疗法，可以通过抑制破骨细胞活性，促进成骨细胞的形成，提高骨密度。

### （二）运动治疗

1. 肌力训练：患者可采用简单的肢体活动，双下肢做踝泵运动，防止深静脉血栓形成。双上肢进行举胳膊、握拳锻炼等，加速全身的血液循环。做绷腿或直腿抬高等静力收缩训练增加肌力。通过适当的应力刺激，既可以增加下肢骨密度，也可增加下肢肌力，提高患者生活质量。
2. 牵张训练：患者进行手法被动牵张，利用和缓、轻柔、低强度手法。患者也可以利用自身重力进行自我牵张。

### （三）中医治疗

1. 针灸治疗，可以对患侧肢体按照经络穴位进行针刺，也可以利用电针疗法来刺激患侧，帮助其经络疏通、活血化瘀。
2. 艾灸治疗，运用艾绒在体表的穴位上烧灼、温熨，借灸火的热力以及药物的作用，通过经络的传导，以起到温通气血、扶正祛邪，达到缓解疼痛、疏经通络的作用。

（马伟凤、苏天娇、汤玉萌、张岩）

# 007  乳碱综合征一例

## ☞ 患者基本信息

患者，女性，84 岁，身高 155 cm，体重 58 kg，已婚，退休。

[在院时间] 2018 年 1 月 12 日入院，2018 年 1 月 25 日出院。

[主诉] 右股骨颈骨折术后食欲缺乏 20 余天，伴嗜睡 2 天。

[主要诊断] 乳碱综合征（Milk - Alkali Syndrome，MAS）。

## ☞ 病史摘要

[现病史] 患者入院前 20 天因右股骨颈骨折术后出现食欲缺乏，伴胃部不适，自行口服质子泵抑制剂（PPI）类药物治疗，但仍不能正常进食，每天只靠喝大量牛奶（1200～1500 mL）维持生命体征，曾因进食少出现低血糖昏迷，于外院抢救后恢复。因骨质疏松，口服碳酸钙 $D_3$ 片 1 片/次、每天 2 次治疗。2 天前出现反应迟钝、嗜睡，为进一步检查及治疗就诊我院急诊，化验血发现高钙血症，以"嗜睡、高钙血症"收入我科。入院时患者精神差，呈嗜睡状态，食欲差，大便正常，排尿正常。体重较手术前减轻约 4 kg。

[既往史] 骨质疏松病史 1 年，未治疗；否认高血压、冠心病、糖尿病等病史，否认肝炎、结核、疟疾等传染病史，患者 2017 年 12 月 14 日因右侧股骨颈骨折于北京市某医院行右髋关节置换术，否认其他手术史，否认外伤史，否认输血史，否认药物、食物过敏史，预防接种随当地进行。

[个人史] 生于北京市，久居于本地，否认疫区居住史，否认疫水、疫源接触史，否认放射物质、有毒物质及毒品接触史，否认冶游史，否认吸烟、饮酒史。

[婚育史] 无特殊。

[家族史] 无特殊。

## ☞ 入院检查

[一般查体] 体温 36.5 ℃，脉搏 72 次/分，呼吸 19 次/分，血压 130/80 mmHg，发育正常，营养差，体型匀称，平车推入病房，被动体位，查体不合作，嗜睡，精神差，正常面容，表情淡漠，语言正常，声音低微，对答不切题，右髋部可见一长约 12 cm 手术瘢痕，愈合良好。

[实验室检查] 动脉血气分析示氢离子活度（37.0 ℃）7.514 ↑↑，二氧化碳分压（37.0 ℃）48.1 mmHg ↑↑，氧分压（37.0 ℃）134 mmHg ↑↑，实际碳酸氢盐（$HCO_3^-$）38.8 mmol/L ↑↑，二氧化碳总量（$TCO_2$）40 mmol/L ↑↑，细胞外液碱剩余（BEcef）16 mmol/L ↑↑，血氧饱和度（$SaO_2$%）99% ↑↑，D - 二聚体 2880 μg/L ↑↑，钾（K）3.18 mmol/L ↓↓、总钙（Ca）2.94 mmol/L ↑↑。红细胞（RBC）$3.4×10^{12}$/L、血红蛋白（HGB）107 g/L、红细胞比容（HCT）0.32 L/L。1,25 - 二羟基维生素 $D_3$ 11.94 ng/mL，Ⅰ型胶原氨基前肽（P1NP）112.3 ng/mL，抗酒石酸酸性磷酸酶（5b）3.948 U/L。

[影像学检查] 胸部 CT 示两侧少许胸腔积液、动脉硬化。头颅 CT 示老年性脑改变。

## ☞ 诊治经过

该患者为老年女性，以食欲缺乏、嗜睡为主要表现；有较长时间大量服用牛奶、钙剂，使用质子泵抑制剂等碱性药物史；查体：嗜睡，精神差，正常面容，表情淡漠，语言正常，声音低微，对答不切题。辅助检查：动脉血气分析提示代谢性碱中毒；生化提示低钾血症、高钙血症、肾功能不全。头颅 CT 检查未见异常，排除甲状旁腺功能亢进、肿瘤、多发性骨髓瘤及维生素 D 中毒等引起的高钙血症，且患者无使用氢氯噻嗪治疗等引起高钙血症的情况，考虑乳碱综合征。治疗上：首先停用牛奶及碱剂，低钙饮食，给予生理盐水静脉滴注扩容充分水化，肌内注射降钙素治疗高钙血症，予氯化钾补钾（不能用枸橼酸钾，因其属于碱性），通过鼻饲予全能营养素加强肠内营养，3 天后患者意识逐渐好转，动态监测动脉血气示代谢性碱中毒逐渐纠正，1 周后患者意识、精神状况基本正常，复查动脉血气 pH 7.43，细胞外液碱剩余（BEcef）6 mmol/L，电解质正常出院。

## ☞ 出院诊断

①乳碱综合征；②原发性骨质疏松症；③髋关节置换术后。

## ☞ 出院医嘱及随访

出院前拔掉鼻饲管，患者食欲缺乏症状明显好转，嘱其避免再次大剂量、长时间服用牛奶及碱性药物，出院后坚持骨质疏松症治疗，避免再次发生骨折，2 周后复查电解质，6 个月后复查骨代谢指标，1 年后复查骨密度。随访 8 个月，患者病情完全恢复，髋关节术后康复良好，生活质量较高。

## ☞ 病例小结

乳碱综合征的特征是高钙血症、代谢性碱中毒和不同程度肾损伤三联征，通常由于钙和可吸收碱的联合摄入而发生，如不及时治疗，可发展为急性肾衰竭和转移性钙化。该综合征最早在 20 世纪初因大量应用牛奶及碱剂联合治疗消化性溃疡在临床上经常遇到，后期由于质子泵抑制剂及抗组胺 2 型受体阻滞剂问世并用于治疗溃疡，此病几乎消失。但近年来随着碳酸钙的应用，乳碱综合征发病率明显升高，在临床上应详细询问病史，借助现代先进的实验室检查，尽早明确诊断及进行治疗，减少不良预后，同时加强患者健康教育，合理科学补钙，避免大剂量使用牛奶及含钙的保健品、食品等，来避免高钙血症及该综合征的发生。

## ☞ 护理部分

### （一）入院评估

1. 患者骶尾部有一处 9 cm×9 cm 大小的压力性损伤，Braden 评分 12 分。
2. 患者精神、食欲差，呈嗜睡状态，平车推入病房，ADL 评分 20 分。
3. 入院时呈嗜睡状态，留置胃管，导管滑脱评分 4 分。坠床评分 8 分，存在坠床的风险。
4. 有长时间大量服用牛奶及碱性药物史，缺乏乳碱综合征的相关知识。

### （二）护理问题

1. 皮肤完整性受损：患者骶尾部有一处 9 cm×9 cm 大小的压力性损伤，存在重度压力性损伤风险。

2. 生活自理能力缺陷：嗜睡，ADL 评分 20 分。

3. 有受伤的风险：坠床评分 8 分，导管滑脱评分 4 分，Braden 评分 12 分。

4. 知识缺乏：缺乏乳碱综合征的相关知识。

## （三）护理措施

1. 制定翻身表，一种姿势不超过 2 小时。受压发红的部位在翻身 1 小时后仍未消失时，必须增加翻身次数，避免局部长期受压。翻身避免拖、拉、拽等动作，骨隆突部位可垫气圈或海绵垫，保持床铺平整、清洁、干燥、无皱褶、无渣屑。每次更换体位时应观察压力性损伤的好发部位。

2. 对患者实施被动的全关节活动的锻炼，卧床期间协助患者勤翻身，保持皮肤完整，预防坠积性肺炎，预防便秘。卧床期间协助患者完成洗漱、进食、大小便及个人卫生等生活护理。指导家属制订并实施切实可行的康复计划，协助患者进行力所能及的自理活动。

3. 加强胃管管理，妥善双固定，衔接紧密，防止引流管折叠、扭曲、受压和滑脱，保持引流管通畅，将插管与皮肤接触处做好标记，每班观察是否有引流管脱出。使用胃管进食前后均需用温水冲管，以免堵管。告知患者或家属，患者有坠床的危险，并签署预防坠床告知单，护士将床挡拉起，切勿翻越床护栏或自行取下护栏。

4. 给患者家属讲解乳碱综合征相关知识，床边备吸痰盘、吸痰器，密切观察呼吸频率、深浅度、指脉氧及痰鸣音情况，在病情允许的情况下定时翻身叩背，每 2 小时 1 次，及时吸痰，保持呼吸道通畅，吸痰时加大氧流量，痰液黏稠不易咳出时，遵医嘱配合雾化吸入，减轻黏膜水肿及稀释痰液，有利于痰液咳出。

## （四）护理评价

1. 患者压力性损伤较之前好转出院。

2. 患者出院时生活自理缺陷有所改善，ADL 评分 80 分。

3. 患者住院期间未出现跌倒、坠床及新的压力性损伤。

4. 患者出院时家属掌握了乳碱综合征的饮食相关知识。

## （五）护理小结

患者为老年女性，因精神差、食欲差、呈嗜睡状态、病情危急入院，及时配合医生给予留置胃管、纠正电解质紊乱等对症处理，有效缓解了患者病情。该病例提示了对老年患者进行健康教育的重要性，患者右股骨颈骨折术后由于缺乏正确的饮食知识，误以为大量服用牛奶、补钙可以补充营养，促进康复，导致危及生命的情况出现。在该病例护理过程中，通过对家属及患者全面的健康教育，帮助他们建立正确的健康观，采用科学的饮食处方，实现预防疾病、促进康复的目的。

（王春、周清、汤玉萌、张金花）

# 008　老年性骨质疏松伴病理性骨折一例

## ☞ 患者基本信息

患者，女性，90 岁，退休。

[在院时间] 2019 年 7 月 5 日入院，2019 年 7 月 19 日出院

[主诉] 腰背部疼痛伴双髋关节疼痛 10 年，加重 2 周。

[主要诊断] 骨质疏松伴骨折。

## ☞ 病史摘要

[现病史] 患者自诉于 10 年前无明显诱因出现腰背部疼痛伴双髋关节疼痛，活动后加重，休息后缓解，未重视，未行系统正规治疗。期间患者上述症状反复发作，逐渐加重。2 周前，患者不慎跌倒，致腰背部及双髋部疼痛加重，伴双下肢放射痛，休息后症状缓解不佳，不能下地及直立行走。为进一步治疗，就诊于我院，行全脊柱 MRI 及骨盆 X 线检查，诊断为脊柱骨折及骨盆骨折，门诊以"骨质疏松伴骨折"收入我科。患者自发病以来精神状态可，食欲、睡眠可，二便正常。身高较前变矮 3 cm，体重未见明显减轻。

[既往史] 周围神经病变病史 10 年，否认高血压、糖尿病及冠心病病史；否认乙肝及结核等传染病史，10 年前因"右侧股骨颈骨折"于北京市某医院行手术治疗（具体手术方式不详），否认输血史，否认药物及食物过敏史；预防接种随当地。

[个人史] 无特殊。

[婚育史、月经史] 无特殊。

[家族史] 父母及兄弟姐妹已故，死因不详，家族无显性遗传疾病史。

## ☞ 入院检查

[一般查体] 体温 36.6 ℃，脉搏 90 次/分，呼吸 19 次/分，血压 138/80 mmHg。心肺腹查体未见明显异常。

[专科查体] 轮椅推入病房，脊柱生理曲度消失，四肢肌容积正常，四肢肌肉未见明显萎缩。$T_7$ 椎体、腰骶部疼痛，棘突及棘上韧带压痛阳性。$T_7$ 椎体、腰骶部叩击痛阳性。腰椎活动明显受限。四肢及躯干感觉正常对称。四肢肌力 Ⅴ 级，肌张力正常，生理反射正常存在，病理反射未引出。

[实验室检查] 入院化验结果示血、尿、便常规未见明显异常，肝肾功能、血糖、血脂及电解质未见明显异常，血沉（ESR）30 mm/h，C-反应蛋白（CRP）25 mg/L。全段甲状旁腺激素（iPTH）23.60 pg/mL，1,25 - 二羟基维生素 $D_3$ 12.47 ng/mL，Ⅰ型胶原氨基前肽（P1NP）163.0 ng/mL，Ⅰ型胶原 β 降解产物（β - CTX）1.09 ng/mL，骨钙素

（N－MID）17.61 ng/mL。

[**影像学检查**] 心电图、胸部 X 线及心脏、血管、腹部超声未见明显异常。双能 X 线骨密度检查示腰椎 T 值 -4.2，股骨颈 T 值 -3.7。全脊柱 MRI 示 $T_7$、$S_1 \sim S_4$ 压缩性骨折，胸腰段多发骨折，全脊柱退行性改变，骨质增生，多发椎间盘突出伴椎管狭窄（图 8.1）。骨盆正位 X 线检查示内固定装置位置正常，右耻骨下支及髋臼骨折（图 8.2）。

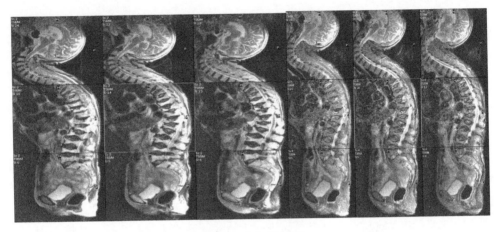

图 8.1　全脊柱 MRI

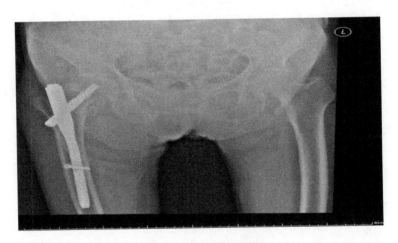

图 8.2　骨盆正位 X 线

## ☞ 诊治经过

给予患者抗感染止痛、促进骨愈合、抗骨质疏松及营养神经等对症治疗。现患者腰背部疼痛伴双髋关节疼痛症状缓解。

## ☞ 出院诊断

①骨质疏松伴骨折（$T_7$、$S_1 \sim S_4$ 新发）；②腰椎间盘突出症；③脊柱退行性骨关节炎（重度）；④髋关节置换术后；⑤腰椎管狭窄症；⑥周围神经病变。

## ☞ 出院医嘱及随访

注意休息，在护具保护下适当功能锻炼，继续抗骨质疏松治疗，预防再次跌倒，门诊定期复查，不适时随诊。

## ☞ 病例小结

本例患者为重度骨质疏松症，既往有明确髋部骨折病史，但未行系统抗骨质疏松治疗，导致脊柱及骨盆再次骨折，考虑其骨折原因为骨质疏松所致，给予规律抗骨质疏松治疗，防止其再次发生骨折。

## ☞ 护理部分

### （一）入院评估

1. 腰背及双髋疼痛，VAS 评分 4 分。
2. ADL 评分 55 分，中度功能缺陷。
3. 患者消瘦，简易营养评价精法（MNA – SF）9 分。
4. 尿液细菌培养、白细胞计数、红细胞沉降率均高于正常。
5. 多处骨折史，骨密度低，存在再次骨折的风险。

### （二）护理问题

1. 急性疼痛。
2. 生活自理能力部分缺陷。
3. 有营养不良的风险。
4. 泌尿系感染。
5. 潜在并发症：骨折。

### （三）护理措施

1. 分期给予药物、理疗、体位管理等对症治疗以缓解疼痛。使用骨盆固定带防止骨折移位加重疼痛。

2. 辅助患者完成体位变换、进食、更衣等自理项目，鼓励患者完成力所能及的自理项目。

3. 计算患者每日所需总热量，鼓励患者适当增加活动以促进食欲及营养吸收，监测营养指标，遵医嘱补充蛋白质。

4. 监测体温变化，观察尿液颜色、性质和量，遵医嘱使用抗感染药物，注意无菌操作。

5. 加强防跌倒评估与指导，改善环境中的高危因素，避免跌倒引起骨折。

6. 给予卫生指导及专科知识宣教，提高患者自我防护意识。

### （四）护理评价

1. 患者住院期间疼痛明显缓解，VAS 评分 2 分。
2. 患者住院期间生活自理需求得到满足，自理能力提升。
3. 患者住院期间未发生营养不良，营养需求得到满足。
4. 患者住院期间泌尿系感染得到控制，尿细菌明显减少。
5. 患者住院期间未发生再骨折。

### （五）护理小结

本例患者为老年女性，曾有过骨折史，属于骨质疏松性骨折的高发人群。住院期间应重点落实基础护理，满足患者基本需求。在护理过程中，应嘱患者积极配合医生开展抗骨质疏松治疗，给予患者专科知识宣教，提高其防范意识及依从性，对预防再次骨折意义重大。

## ☞ 康复治疗

### （一）物理治疗

1. 热疗法，红外线疼痛治疗，缓解疼痛不适。
2. 中频电疗，用于缓解疼痛，起到促进血液循环作用。
3. 患者床旁采用气压式血液循环驱动器来促进双下肢血液循环，防止深静脉血栓的形成。

### （三）运动治疗

1. 关节活动训练：由于患者年事已高，我们要指导患者进行关节活动度的训练，帮助其更好地完成关节活动，避免关节僵硬、肢体活动不利。
2. 肌力训练：考虑患者年龄和身体状况，采用简单的肢体活动，双下肢做踝泵运动，防止深静脉血栓形成。双上肢进行举胳膊、握拳锻炼等，加速全身血液的循环。做绷腿或直腿抬高等静力收缩训练增加肌力，循序渐进增加训练时间，增加肌耐力。
3. 日常活动锻炼：老年骨质疏松患者适合耐力性项目，不宜进行速度性项目。
4. 太极拳：每次训练时间为 15～20 分钟。

### （四）中医治疗

1. 针灸治疗，可以对患侧肢体按照经络穴位进行针刺，也可以利用电针疗法来刺激患侧，帮助其疏通经络、活血化瘀，恢复肢体功能。
2. 拔罐疗法，可以通过闪罐配合局部留罐，疏通经络，散寒祛湿。

（王天天、杨雪、汤玉萌、张俊红）

# 009　骨质疏松性骨折、乙型肝炎、范可尼综合征一例

## ☞ 患者基本信息

患者，女性，56 岁，身高 156 cm，体重 41 kg，已婚。

[在院时间] 2019 年 11 月 20 日入院，2019 年 12 月 12 日出院。

[主诉] 双髋疼痛、跛行 2 年余，伴胸腰部疼痛 1 个月。

[主要诊断] 继发性骨质疏松症。

## ☞ 病史摘要

[现病史] 患者于 2017 年底在家不慎摔倒，双侧肢体着地，当即感到双侧髋部疼痛，程度中等，呈持续性，双侧髋关节活动稍受限，尚可直立行走，无其他损伤及不适，当时未就诊。患者于 2018 年初就诊于北京市某三甲医院 A，行 X 线检查示双侧股骨颈骨折，卧床保守治疗 3 个月后复查，结果显示左侧愈合，右侧仍可见明显骨折线。患者跛行明显，就诊于北京市某三甲医院 B，继续卧床保守治疗 3 个月，未复查。患者行走困难进一步加重，下肢无力，需助行器，于 2019 年 2 月再次就诊于北京市某三甲医院 B，行 X 线检查示右股骨颈骨折仍未愈合，于 2019 年 3 月 4 日行右髋全髋关节置换术，术后行走困难较前无明显缓解。2019 年 10 月中旬，患者无明显诱因出现腰背部疼痛，翻身及活动明显受限，卧床休息半个月后无法缓解，就诊于北京市某三甲医院 C，行脊柱 MRI 检查示 $T_{11}$、$T_{12}$、$L_1$ 椎体新发骨折，于该院行骨折椎体成形术后疼痛缓解出院。现患者为行骨质疏松治疗，就诊于我院。患者自发病以来，无畏寒、怕热、多汗、烦渴、多饮、多尿，无关节肿痛、发热、皮肤淤点、牙龈出血，无腹胀、腹泻、反酸、呕血、便血、黄疸等，身高较前变矮 3 cm，近期体重无明显减轻，精神、饮食、睡眠可，二便无殊。

[既往史] 乙肝病史 15 年，坚持服用阿德福韦酯片（10 mg/片）1 片/次、每日 1 次，5 年前增加服用恩替卡韦片（5 mg/片）1 片/次、每日 1 次，目前每日各 1 片。高血压病史 1 年，收缩压最高 200 mmHg，舒张压不详，间断口服苯磺酸左旋氨氯地平片（施慧达）治疗，平素血压 125/70 mmHg 左右。否认冠心病、糖尿病等病史，否认结核、疟疾等其他传染病史，2016 年因滑倒致双髋骨折，2019 年 3 月于北京市某三甲医院 B 因髋部骨折行右侧股骨头置换术，2019 年 11 月上旬于北京市某三甲医院 C 行椎体经皮骨水泥成形术。输尿管结石，于北京市某三甲医院 B 激光碎石术后 1 年，胆囊结石 1 年。剖宫产手术史，输血史不详，否认其他手术史，否认药物、食物过敏史，预防接种随当地进行。

[个人史] 生于北京市朝阳区，久居于本地，否认疫区居住史，否认疫水、疫源接触史，否认放射物质、有毒物质及毒品接触史，否认冶游史，否认吸烟、饮酒史。

[**婚育史、月经史**] 无异常。

[**家族史**] 无异常。

## ☞ 入院检查

[**一般查体**] 体温 36.4 ℃，脉搏 80 次/分，呼吸 18 次/分，血压 120/80 mmHg，自动体位，查体合作，神志清楚，心肺腹查体未见明显异常。

[**专科查体**] 轮椅入院，助行器行走，跛行步态，脊柱生理弯曲存在，无明显侧弯，四肢肌肉无明显萎缩，四肢活动自如，无畸形、下肢静脉曲张、杵状指（趾），关节正常，双下肢无浮肿。胸椎、腰椎、背部、胸骨、双侧肋区、骨盆及双侧髋部叩压痛（+），双上肢肌力Ⅴ级，双下肢肌力Ⅳ级，生理反射存在，病理反射未引出。

[**实验室检查**] 血常规：白细胞 $3.80 \times 10^9/L \downarrow\downarrow$，红细胞 $2.7 \times 10^{12}/L \downarrow\downarrow$，血红蛋白 87 g/L $\downarrow\downarrow$，红细胞比容 0.25 L/L $\downarrow\downarrow$，平均血红蛋白含量 32 pg/L $\uparrow\uparrow$，单核细胞百分比 9.70% $\uparrow\uparrow$。甲状腺功能全套检验：游离甲状腺素（$FT_4$）11.79 pmol/L $\downarrow\downarrow$。肿瘤全套检验：非小细胞肺癌抗原（CA211）4.04 ng/mL $\uparrow\uparrow$，$\beta_2$ 微球蛋白（$B_2$ – MG）8.72 μg/mL $\uparrow\uparrow$，铁蛋白（FE）139.3 ng/mL $\uparrow\uparrow$。骨代谢标志物：1,25 – 二羟基维生素 $D_3$ 3.58 ng/mL，Ⅰ型胶原氨基前肽（P1NP）> 1200 ng/mL，β – 胶原特殊序列（β – Crosslaps）测定 5.79 ng/mL，全段甲状旁腺激素（iPTH）163.3 pg/mL $\uparrow\uparrow$。生化检验：白蛋白（ALB）33.6 g/L $\downarrow\downarrow$，碱性磷酸酶（ALP）1416 IU/L $\uparrow\uparrow$，肌酐（CRE）163.0 μmol/L $\uparrow\uparrow$，尿酸（UA）138 μmol/L $\downarrow\downarrow$，总钙（Ca）2.13 mmol/L $\downarrow\downarrow$，磷（P）0.75 mmol/L $\downarrow\downarrow$。感染八项：乙肝表面抗原（HBsAg）> 250.00 ng/mL，乙肝 e 抗原（HBeAg）99.631 PEIU/mL，乙肝核心抗体（HBcAb）7.24 PEIU/mL。尿常规：尿白细胞计数 1246.40/μL $\uparrow\uparrow$，细菌（BACT）8667/μL $\uparrow\uparrow$，白细胞（高视野）224.37/HP $\uparrow\uparrow$、细菌（高视野）86.67/HP $\uparrow\uparrow$，尿微量白蛋白 73 mg/L $\uparrow\uparrow$，尿酸碱度（pH）6.0。动脉血气分析：氢离子活度（37.0 ℃）7.26 $\downarrow\downarrow$，二氧化碳分压（37.0 ℃）26 mmHg $\downarrow\downarrow$，细胞外液碱剩余（BEcef）–15.4 mmol/L $\downarrow\downarrow$，实际碳酸氢盐（$HCO_3^-$）11.7 mmol/L $\downarrow\downarrow$，二氧化碳总量（$TCO_2$）12.5 mmol/L $\downarrow\downarrow$，铁（Fe）19.8 μmol/L。总铁结合力 43.7 μmol/L $\downarrow\downarrow$。

[**影像学检查**] 2019 年 12 月 4 日，双膝、下肢 X 线检查示骨质疏松症（图 9.1）。右髋股骨头置换术后，行双髋 X 线检查（图 9.2）。2019 年 12 月 5 日，胸、腰椎 MRI 示 $T_{12}$、$L_1$ 椎体新发骨折（图 9.3）。双能 X 线骨密度示骨质疏松症。2019 年 12 月 6 日，全身骨显像示右侧上颌骨、左侧下颌骨、右侧第 6~第 9 肋骨，左侧第 5、第 6 肋骨骨质代谢增强，考虑为骨质疏松所致骨折改变可能。

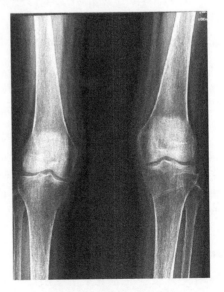

**图 9.1 双膝、下肢 X 线**

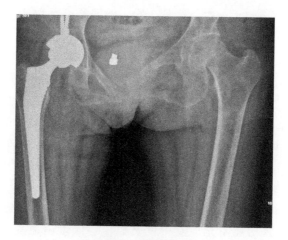

图9.2　双髋X线

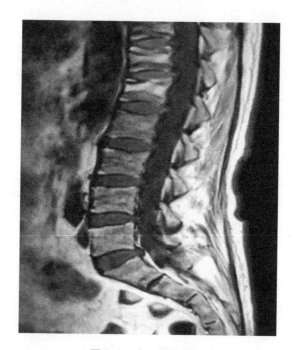

图9.3　胸、腰椎MRI

## ☞ 诊治经过

　　患者为中年女性，56岁，主因双髋疼痛、跛行2年余，伴胸腰部疼痛1个月就诊，既往乙肝病史15年，查体：身高变矮，跛行，胸、腰椎，背部及胸骨，双侧肋区、骨盆、双侧髋部叩压痛（＋），双下肢肌力Ⅳ级。影像及实验室检查示多发骨折，重度骨质疏松，代谢性酸中毒，低血钙、低血磷症，高血氯、低尿酸血症，肾功能不全，骨代谢高转化状态。综合考虑为范可尼综合征、骨软化症、继发性骨质疏松伴多发病理性骨折、继发性甲状旁腺功能亢进。治疗上：①停阿德福韦酯片，继续口服恩替卡韦片。

②纠正酸中毒：碳酸氢钠，1 g/次、每日 3 次，枸橼酸钾颗粒，1.45 g/次、每日 3 次。
③治疗骨软化：骨化三醇 0.25 μg/次、每日 2 次，碳酸钙 D₃ 片，1 片/次、每日 1 次，中性磷溶液 1～3 g/d、分 5 次口服。护肾治疗：百令胶囊，2 g/次、每日 3 次，尿毒清颗粒 5 g/次、每日 3 次。④纠正贫血：生血宝合剂 10 mL/次、每日 3 次，综合治疗 8 天后复查血气恢复正常。生化示白球比（A/G）1.40 ↓↓、碱性磷酸酶（ALP）1584 IU/L ↑↑、肌酐（CRE）123.2 μmol/L ↑↑、尿酸（UA）147 μmol/L ↓↓、钠（Na）131 mmol/L ↓↓。血沉（ESR）54 mm/h ↑↑。肌酐较前降低出院。

## ☞ 出院诊断

①范可尼综合征；②骨软化症；③继发性骨质疏松伴多发病理性骨折；④继发性甲状旁腺功能亢进；⑤肾功能不全；⑥中度贫血；⑦低蛋白血症；⑧慢性病毒性乙型肝炎。

## ☞ 出院医嘱及随访

按时口服药物，避免剧烈活动及摔倒，继续康复训练。定期复查血常规、肾功能、电解质、血气分析，监测尿钙、尿磷（建议 1～2 周）及骨代谢指标（建议 1～3 个月）。随访 3 个月期间，患者血气正常，肾功能进一步好转。

## ☞ 病例小结

范可尼综合征（Fanconi syndrome）也称 Fanconi – de Toni 综合征、骨软化 – 肾性糖尿 – 氨基酸尿 – 高磷酸尿综合征、多种肾小管功能障碍性疾病。是指遗传性或获得性近端肾小管的功能异常引起的一组综合征。临床表现为肾性过多丢失而产生的全氨基酸尿、磷酸盐尿、葡萄糖尿、碳酸氢盐尿及尿酸等有机酸尿。丢失过多电解质而产生的各种代谢性并发症，如低磷血症、低钙血症、高氯性代谢性酸中毒、维生素 D 缺乏病、骨质疏松症、脱水、生长迟缓等。因丢失分子量小于 5 万的蛋白质而产生肾小管性蛋白尿。治疗上：①病因治疗，继发性范可尼综合征应治疗基础疾病。②对症治疗，a. 纠正酸中毒，根据碳酸氢根丢失情况补充碱剂，2～10 mmoL/（kg·d），可用重碳酸氢盐、枸橼酸盐、乳酸盐等，4～5 次/日，分次给服，以血中碳酸氢盐水平恢复正常为标准。补钠可使低血钾症加重，应注意检测。对已患有低血钾症者宜同时补钾 2～4 mmoL/（kg·d）。若碱剂用量过大患者不能耐受时，可加用氢氯噻嗪（双氢克尿塞）2～3 mg/（kg·d），它可使细胞外液缩减而促进碳酸氢根的再吸收，但应谨慎防止肾小球滤过率下降。b. 纠正低血容量，范可尼综合征常因多尿而致脱水，除了针对病因治疗外，应补足含盐的液体（包括钠、钾、钙等），可定时口服，必要时临时追加。c. 纠正低磷血症，应用中性磷酸盐 1～3 g/d，分 5 次服用。如有腹泻或腹部不适可减量。注意补磷可加重低血钙与骨病，故应合用维生素 D 5000 U/d 或 1,25 – 二羟基维生素 D₃ 0.25～0.5 μg/d，应从少量开始，逐渐加至足量。为防止肾钙化，应监测尿钙排量，以不超过 0.6 g/d 为标准。d. 低尿酸血症、氨基酸尿及蛋白尿一般不需治疗。e. 肾功能衰竭宜进行透析或肾移植。

## ☞ 护理部分

### （一）入院评估

1. 主诉双髋部及胸腰部疼痛，VAS 评分 4 分，为中度疼痛。
2. 轮椅入院，助行器行走，跛行步态。
3. 总钙（Ca）2.13 mmol/L、磷（P）0.75 mmol/L。
4. Morse 评分 80 分，存在高度跌倒风险，坠床评分 3 分，存在坠床风险。
5. 双能 X 线骨密度示骨质疏松症。

### （二）护理问题

1. 疼痛：双髋部及胸腰部疼痛，VAS 评分 4 分。
2. 躯体活动受限：与双下肢及髋部疼痛和下肢活动跛行有关。
3. 电解质紊乱：总钙（Ca）2.13 mmol/L、磷（P）0.75 mmol/L。
4. 有受伤的风险：高度跌倒及坠床风险。
5. 潜在并发症：骨折。

### （三）护理措施

1. 动态评估患者疼痛不适部位、性质、程度、缓解及加重的诱因。

增加陪伴，指导家属共同参与患者疼痛的管理、理解患者的各种不适。卧床期间，指导并协助患者轴线翻身，避免脊柱扭转加重损伤，讲解疼痛的原因及评估方法，鼓励患者正确表达疼痛，教会患者放松技巧。

2. 主动告知患者佩戴护具的相关知识。定时协助患者轴线翻身，告知患者翻身方法及要点，保持身体在一直线上避免扭转。教会患者起卧等活动动作要领，必要时协助患者，减轻患者疼痛，避免再次损伤。告知患者腰椎及下肢康复锻炼的方法与技巧，增加患者肌力。

3. 监测血钙，并观察患者有无出现口唇、面部、手足麻木感，如果一旦出现抽搐应当静脉补充葡萄糖酸钙，与此同时也应做好相应的保护措施，避免抽搐时发生坠床、舌咬伤、碰撞等意外伤害。该患者有范可尼综合征，此时尿磷酸盐排出明显增加，血磷减少，一般给予高蛋白、高维生素、易消化食物，如脱脂或低脂牛奶、加强营养，改善患者全身症状。定期监测血钙及血磷，避免因补充过度，引起高钙血症及高磷血症。

4. 客观准确地评估患者发生跌倒的原因及现存的危险因素，及时去除危险因素，指导患者安全转移的方法及辅助器具的使用注意事项，加强日常生活护理，加强巡视，患者住院期间洗漱及用餐时应加强管控，以防止意外的发生。指导患者正确的功能锻炼。

5. 专科健康教育小组成员通过视频、手册等多种形式向患者及家属讲解骨质疏松骨折的原因、后果及预防措施。多学科团队协作，为患者制定骨质疏松骨折健康管理处方，包括饮食、运动及康复训练等内容，提高骨密度与肌力，降低骨折风险。告知患者定期复查骨密度等相关指标，及时调整治疗方案。

### （四）护理评价

1. 患者出院时疼痛症状得到控制，复评 VAS 评分 1～2 分。

2. 患者出院时躯体活动较前恢复，能够佩戴护具行走，跛行症状未缓解。

3. 患者出院时血钙、血磷趋于正常。

4. 患者住院期间能够掌握正确的运动方法，合理安排运动时间，运动期间安全，未发生意外受伤情况。

5. 患者住院期间能主动避免并发症，未发生骨折等。

### （五）护理小结

范可尼综合征的预后效果取决于肾小管上皮细胞受到损伤的程度，药物应用时间的长短及剂量大小，也决定着患者的预后情况会有不同，大部分患者得到较好的治疗可以使病情得到控制，但少数患者肾脏的损伤是没办法逆转的，所以这部分患者最终会出现肾功能完全毁损，需要进行肾移植的替代治疗。影响范可尼综合征预后的因素有以下三点。①取决于其原发病的严重程度。②取决于他接受治疗的时间的迟与早。③取决于患者接受治疗的是否正规。医疗水平不够发达的地区，不能及时早期诊断并给予正确的干预，患者预后相对较差。该患者辗转治疗，一直未明确诊断该疾病，掌握该病的发病机制及临床症状，能够协助医生诊断。

（王春、周清、汤玉萌、张润云）

# 010  骨质疏松椎体多发骨折误诊冠心病一例

## ☞ 患者基本信息

患者，女性，年龄 82 岁，已婚。

[在院时间] 2018 年 6 月 13 日入院，2018 年 6 月 23 日出院。

[主诉] 前胸及肋部疼痛 8 天，加重 1 天。

[主要诊断] 严重骨质疏松症，前臂及椎体多发骨折，稳定性冠心病。

## ☞ 病史摘要

[现病史] 患者于 8 天前自述无明显诱因开始出现前胸及肋部疼痛，呈持续性压榨样疼痛，主要累及胸骨后、左肋骨下、后背、双肩及左上肢，伴有恶心，无呕吐，无咳嗽、咳痰，无呼吸困难，无咯血、发热，无头晕、头痛等，曾就诊于当地医院，未予明

确诊治。1 天前患者自诉疼痛呈进行性加重不能忍受，疼痛性质描述不清，为求进一步诊治就诊于我院，门诊考虑为心绞痛，于 2018 年 6 月 13 日按冠心病心绞痛送入冠心病重症监护室。病程中患者二便尚可，饮食、睡眠欠佳。

[既往史] 平素健康状况尚可，有胃溃疡手术史，无传染病史，无药物、食物过敏史，否认高血压、糖尿病病史，有轻微腔隙性脑梗死病史。2 个月前跌倒后右前臂骨折史。

[个人史] 否认疫区居住史，否认疫水、疫源接触史，否认放射物质、有毒物质及毒品接触史，否认冶游史，否认吸烟、饮酒史。

[婚育史、月经史] 已婚，孕 3 产 3，48 岁绝经。

[家族史] 父母已故，家族无传染病及遗传病史。

## ☞ 入院检查

[一般查体] 体温 36 ℃，脉搏 77 次/分，呼吸 18 次/分，血压 125/74 mmHg 平卧位，右前臂夹板绷带固定中，神志清楚，查体合作，心率 77 次/分，节律整齐，双肺呼吸音清，腹部查体未见明显异常。

[专科查体] 脊柱生理弯曲存在，脊柱侧弯，四肢肌肉无明显萎缩，$L_3 \sim L_4$ 叩痛阳性。心电图Ⅲ、AVF 导联 T 波低平，无 ST 段压低。

[实验室检查] 血、便常规正常，心肌酶、肌钙蛋白、B 型利钠肽（BNP）正常。尿常规示尿酸碱度（pH）7.5、尿比重（SG）1.010↓↓。凝血象正常，C-反应蛋白（CRP）28.8 mg/L，肝肾功能正常，同型半胱氨酸 12.09 μmol/L；肿瘤系列正常，1,25 - 二羟基维生素 $D_3$ 18 ng/mL。类风湿因子（-）、自身抗体谱及抗核抗体（-）。免疫球蛋白定量 IgE 142 IU/mg。

[影像学检查] 心脏彩超示心收缩功能正常，室壁运动尚协调，左心室顺应性减退。肋骨三维重建示肋骨三维重建未见明显异常，脊柱侧弯畸形（图 10.1）。

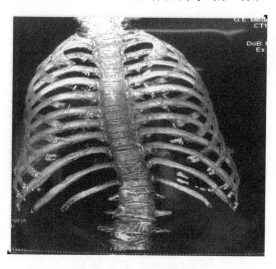

**图 10.1　肋骨三维重建**

## ☞ 诊治经过

　　患者为老年女性，主诉胸痛 8 天，门诊按冠心病心绞痛收入冠心病重症监护室，给予扩张冠状动脉血管、抗血小板、抗凝、调脂等治疗后，疼痛无明显缓解。请老年科会诊后，通过既往骨折史及椎体压缩性骨折的相关检验、检查排除继发因素，明确诊断为严重骨质疏松症。治疗上给予高钙饮食，碳酸钙 0.6 g/次、每日 1 次，阿法骨化醇胶囊 1 μg/次、每日 1 次，密钙息注射液 50 U，肌内注射 7 天后，疼痛有所减轻，考虑为多处骨质疏松性骨折，直接给予特立帕肽治疗。2 个月后随访疼痛明显缓解，可离床行走。

## ☞ 出院诊断

　　①严重骨质疏松症；②前臂及椎体多发骨折；③稳定性冠心病。

## ☞ 出院医嘱及随访

　　出院后坚持高钙饮食、晒太阳，预防摔倒，继续按照目前方案进行抗骨质疏松治疗，监测血钙水平（开始每 1~2 周 1 次，正常后每 2 个月 1 次），3 个月后复查血常规、肝肾功能，半年后复查骨代谢标志物水平，1 年后复查骨密度。不适时老年科门诊随诊。

## ☞ 病例小结

　　老年胸背部疼痛患者，往往症状不典型，当患者多病共存时，使病情更加复杂，患者不清楚该去哪个科室就诊，专科医生一般只关注专科疾病，而骨质疏松症是涉及多学科的疾病，患者可能会因为胸痛就诊于心内科，也可能会因为胸廓畸形导致的呼吸困难而就诊于呼吸科等。

　　对骨质疏松性骨折风险预测，最大的危险因素就是既往骨折史，研究表明，50 岁以上的患者在初次骨折后的最初几年再次骨折风险更高，如果 10 年内未发生再次骨折，其骨折风险会下降至初次骨折前的水平。该患者几个月前刚刚发生过前臂脆性骨折，未经系统治疗，再次发生骨折的风险非常高，应引以为戒。

（周萍）

# 011　继发性骨质疏松症一例

## ☞ 患者基本信息

　　患者，女性，年龄 40 岁，身高 160 cm，体重 59 kg，未婚。

　　[在院时间] 2018 年 5 月 21 日入院，2018 年 5 月 28 日出院。

[**主诉**] 腰背部疼痛 5 年，加重 1 个月。

[**主要诊断**] 继发性骨质疏松症。

## ☞ 病史摘要

[**现病史**] 患者于 5 年前无明显诱因出现腰背部疼痛，疼痛为弥漫性钝痛，负荷增加时疼痛加重，休息后略有缓解，未治疗。2 年前患者上述症状加重，行骨密度检查诊断为骨质疏松症，就诊于北京市某三甲医院，给予雌激素（具体不详）口服，1 年后患者自行停药，未再治疗。1 个月前患者因劳累后自觉腰背部疼痛明显加重，为进一步检查及治疗就诊于我院，门诊以骨质疏松症收入院。患者入院时精神尚可，食欲正常，睡眠正常，体重无明显变化，大小便正常。身高较前变矮 3 cm。

[**既往史**] 既往先天性卵巢发育不全症。十二指肠溃疡病史 2 年，未规律治疗。否认其他病史，否认肝炎、结核、疟疾等传染病史，否认手术史，否认外伤史，否认输血史，自诉对青霉素过敏，否认其他药物过敏史，预防接种随当地进行。

[**个人史**] 否认疫区居住史，否认疫水、疫源接触史，否认放射物质、有毒物质及毒品接触史，否认冶游史，否认吸烟、饮酒史。

[**婚育史、月经史**] 未婚未育，月经量少，色淡，无痛经，经期不规律。

[**家族史**] 父母健在，1 个姐姐、2 个姑姑均患有先天性卵巢发育不全症。家族无传染病及其他遗传病史。

## ☞ 入院检查

[**一般查体**] 体温 36.5 ℃，脉搏 78 次/分，呼吸 18 次/分，血压 110/70 mmHg，双侧乳房未发育，呈男性化，心肺听诊未见异常，腹部查体未见异常。

[**专科查体**] 脊柱无明显畸形，各椎体无压痛、叩击痛，脊柱伸展无明显受限。身高较前变矮 3 cm。

[**实验室检查**] 血、尿、便常规未见异常，骨代谢标志物示全段甲状旁腺激素（iPTH）37.14 pg/mL，1,25 - 二羟基维生素 $D_3$ 19.71 ng/mL，Ⅰ 型胶原氨基前肽（P1NP）124.2 ng/mL，骨特异碱性磷酸酶（Bone ALP）17.60 μg/L，抗酒石酸酸性磷酸酶（5b）4.030 U/L。激素六项示雌二醇（E2）41 pg/mL，促卵泡刺激素（FSH）80.01 IU/L，促黄体生成素（LH）26.37 IU/L，血清黄体酮（Prog）1.31 ng/mL，催乳素（Prol）306.18 mIU/L，血清睾酮（T）0.66 ng/mL。

[**影像学检查**] 胸部 X 线示双肺心膈未见明显异常。胸腰椎 X 线未见明显异常。双能 X 线骨密度示骨质疏松症（表 11.1）。

**表 11.1　双能 X 线骨密度检查结果**

| 日　期 | | 腰椎 | 股骨颈 | 髋部 |
|---|---|---|---|---|
| 2018 年 5 月 23 日 | BMD($g/cm^2$) | 0.606 | 0.497 | 0.425 |
| | T 值 | −4.4 | −3.2 | −2.6 |

## ☞ 诊治经过

患者为青年女性，腰背部疼痛，休息后缓解不明显，查体未见明显异常。既往先天性卵巢发育不全。入院后行双能 X 线骨密度检查示脊柱 T 值为 −2.6，髋部 T 值为 −4.4。考虑是因患者先天性卵巢发育不全，不能分泌足够的雌、孕激素，进而导致的继发性骨质疏松症。治疗上，予补充钙剂及活性维生素 D，改善骨代谢，妇科评估后给予激素替代治疗。

## ☞ 出院诊断

①先天性卵巢发育不全；②继发性骨质疏松症。

## ☞ 出院医嘱及随访

出院后坚持激素替代治疗，定期妇科评估，定期复查骨密度及骨代谢指标，预防骨折。

## ☞ 病例小结

先天性卵巢发育不全综合征是特纳在 1938 年首先描述的，也称特纳综合征，发生率为新生婴儿的 10.7 人次/10 万和女婴的 22 人次/10 万，占胚胎死亡的 6.5%，患者寿命与正常人相同，缺失一条 X 染色体，主要是认为单一的 X 染色体来自母亲，失去的染色体是因父亲的精母细胞性染色体不分离造成。临床主要表现为生殖器和第二性征不发育，躯体的发育异常，身高一般低于 150 cm，女性的外阴发育幼稚，有阴道、子宫小或缺如，躯体特征为多痣、眼睑下垂、耳大位低、腭弓高、后发际低、颈短而宽、有颈蹼、胸廓桶状或盾形、乳头间距大、乳房及乳头均不发育、肘外翻、掌纹通关手、下肢淋巴水肿、肾发育畸形及主动脉弓狭窄等。该类患者绝大多数患有早发的骨质疏松症，主要原因为先天性卵巢发育不全，患者卵巢组织不产生或只产生少量雌激素，引起成骨细胞活性降低，骨吸收加强，血清中钙与磷的浓度升高，导致骨密度降低。治疗方面主要为雌激素替代治疗。饮食上，多进食雌激素含量较高的食物，以补充体内缺乏的雌激素。

## ☞ 护理部分

### （一）入院评估

1. 主诉腰背部疼痛，VAS 评分为 3 分，活动时加重，休息不能缓解。
2. 双能 X 线骨密度示脊柱 T 值为 −2.6，髋部 T 值为 −3.9，诊断为骨质疏松症。
3. Morse 为 45 分，存在高度跌倒风险，坠床 2 分。
4. 缺乏继发性骨质疏松症的相关知识。

### （二）护理问题

1. 疼痛：腰背部疼痛。

2. 潜在并发症：骨折。

3. 有受伤的风险：跌倒、坠床。

4. 知识缺乏：缺乏骨质疏松饮食、运动等相关知识。

## （三）护理措施

1. 根据患者病情变化，遵医嘱给予对症治疗，缓解疼痛，急性期进行药物治疗，缓解期进行物理治疗，恢复期进行体位管理。指导患者活动时佩戴保护支具，保护脊柱，减轻负重。积极地调节心理状态，保持乐观豁达的心态，消除心理负担。

2. 专科健康教育小组成员通过视频、手册等多种形式向患者及家属讲解骨质疏松骨折的原因、后果及预防措施。多学科团队协作，为患者制定骨质疏松骨折健康管理处方，包括饮食、运动及康复训练等内容，提高骨密度与肌力，降低骨折风险。告知患者定期复查骨密度等相关指标，及时调整治疗方案。

3. 客观准确地评估患者发生跌倒的原因及现存的危险因素，及时去除危险因素，向患者及家属讲解跌倒的后果及预防要点，共同参与患者安全管理。正确使用床挡保护，去除病房内多余物品，合理摆放物品并保持地面清洁、干燥，提供安全环境。

4. 骨科专病小组主动为患者讲解骨质疏松相关知识，给患者讲解骨质疏松药物的药理作用。鼓励患者坚持治疗，主动参与康复锻炼，增加负重练习，增加晒太阳时间。尽量延缓和减轻骨量丢失的速度和程度，除一般生活、运动指导外，还应早期补充雌激素和雄、孕激素合成剂。

指导患者摄入富含钙的食物，保证蛋白质和维生素的摄入。避免咖啡因的摄入，少饮含碳酸饮料，少吃糖及食用盐。多进行步行、游泳、慢跑、骑自行车等户外运动，应尽量避免剧烈有危险的运动，运动要循序渐进，持之以恒。

## （四）护理评价

1. 患者出院时疼痛症状消失。

2. 患者在住院期间未发生骨折等潜在并发症。

3. 患者及陪护人员能够掌握安全防范相关注意事项，正确采取防跌倒相关措施，患者自我防护意识增强，住院期间未发生意外跌倒、坠床等事件。

4. 患者能够说出抗骨质疏松相关运动、高钙饮食的种类，以及服用注意事项等。

## （五）护理小结

患者主要因先天性卵巢发育不全，卵巢组织不产生或只产生少量雌激素，引起成骨细胞活性降低，骨吸收加强，血清钙与磷浓度升高，导致骨密度降低。治疗方面主要为雌激素替代治疗。饮食上，多进食雌激素含量较高的食物，以补充体内缺乏的雌激素，给予骨科专科治疗的同时，应重点加强对患者的生活方式的指导，如患者的饮食、运动、服药等，增加患者日常对抗骨质疏松的重视程度，形成健康生活方式。

☞ **康复治疗**

**（一）物理治疗**

1. 红外线疼痛治疗，缓解疼痛不适，促进局部血液循环。

2. 患者床旁采用气压式血液循环驱动器来促进双下肢血液循环，避免深静脉血栓的形成。

3. 低频脉冲电磁场疗法，抑制破骨细胞活性，促进成骨细胞的形成，提高骨密度。

**（二）运动治疗**

骨质疏松患者适合耐力性项目，不宜进行速度性项目。

1. 静力性体位训练：坐或立位时应伸直腰背，收缩腹肌和臀肌，或背靠椅背坐直。卧位时应平仰、低枕，尽量使背部伸直，坚持睡硬板床。

2. 步行训练：建议该患者每日步行以 5000 ~ 10 000 步为宜（2 ~ 3 千米），每分钟 80 ~ 90 步，每次步行 800 ~ 1000 米。

3. 慢跑：长距离慢跑对身体各部位的锻炼作用大于行走。

4. 走跑交替：开始训练时，每次跑 50 步，走 50 步，每天 5 次。适应后每日每次增加 1 次跑，直至增到 10 次。

5. 太极拳：每次训练时间为 15 ~ 20 分钟。

（王春、周清、汤玉萌）

# 012 骨质疏松伴椎体压缩性骨折一例

☞ **患者基本信息**

患者，女性，81 岁，身高 160 cm，体重 70 kg，退休。

[**在院时间**] 2018 年 10 月 31 日入院，2018 年 11 月 8 日出院。

[**主诉**] 反复腰背部疼痛 8 年，加重 1 周。

[**主要诊断**] 骨质疏松伴椎体压缩性骨折。

☞ **病史摘要**

[**现病史**] 患者于 8 年前无明显诱因出现阵发性腰背部疼痛，负重及活动后疼痛明显，休息后疼痛略有缓解，未予重视，未系统治疗。5 年前腰背部疼痛加重，影响日常活动，就诊于哈尔滨市某三甲医院，经腰椎 X 线、双能 X 线骨密度检查及相关实验室检查后确诊为骨质疏松症，给予唑来膦酸注射液（密固达）5 mg/100 mL，静脉滴注，每

年 1 次，已连续 3 年。出院后口服钙片及骨化三醇继续治疗，唑来膦酸注射液因药物假期已停用一年，中间未按医嘱来院进行骨折风险评估。1 周前弯腰抬重物后出现腰部剧烈疼痛，活动受限，不敢翻身，为进一步系统诊疗，就诊于我院，门诊行椎体 MRI 检查示 $T_{12} \sim L_1$ 椎体压缩性骨折（中度），以"严重骨质疏松"收入院。病程中无低热、盗汗，无烦渴、多饮、多尿、消瘦，无关节红肿热痛，无腹胀、腹泻、反酸、呕血、便血、黄疸等，无明显消瘦。身高较前变矮 3 cm，精神尚可，偏食不喝奶制品、睡眠较差，二便正常。

[**既往史**] 既往有高血压、冠心病、高脂血症病史，口服苯磺酸左氨氯地平片（施慧达）、富马酸比索洛尔片（康忻）、阿托伐他汀钙片（立普妥）、拜阿司匹林等药物，否认糖尿病史、否认肝炎、结核等传染病史，否认手术外伤史，否认输血史，否认药物、食物过敏史，否认激素应用史，预防接种随当地进行。

[**个人史**] 否认疫区居住史，否认疫水、疫源接触史，否认放射物质、有毒物质及毒品接触史，无吸烟及饮酒嗜好。

[**婚育史、月经史**] 已婚丧偶，25 岁结婚。月经量正常，颜色正常，无痛经，经期规律。孕 3 产 3。

[**家族史**] 配偶已故，子女健康，妹妹健在，无家族传染病及遗传病史。

## ☞ 入院检查

[**一般查体**] 体温 36.2 ℃，脉搏 60 次/分，呼吸 18 次/分，血压 130/80 mmHg，平卧位，查体合作，神志清楚，心肺腹查体未见明显异常。

[**专科查体**] 脊柱生理弯曲存在，无明显侧弯，四肢肌肉无明显萎缩。$T_{12} \sim L_2$ 棘突压痛阳性，椎旁肌紧张。$L_1$ 椎体及棘突叩痛阳性。双下肢浅感觉减退。

[**实验室检查**] 血常规与尿常规正常。C-反应蛋白（CRP）3.71 mg/L，生化检验示总胆固醇 3.33 mmol/L，肝肾功能，血钙、磷和碱性磷酸酶水平，同型半胱氨酸均未见异常，24 小时尿钙、磷正常，肿瘤标志物（CEA、CA199、SCC、CA153 等）在正常范围内，骨髓瘤检查阴性，1,25 - 二羟基维生素 $D_3$ 15.6 ng/mL。类风湿因子阴性、自身抗体谱及抗核抗体阴性。

[**影像学检查**] 2018 年 10 月 31 日行腰椎 MRI 检查示 $T_{12}$、$L_1$ 椎体压缩性骨折，腰椎退变，$L_1 \sim L_2$、$L_3 \sim L_4$、$L_4 \sim L_5$ 椎间盘突出，压迫硬膜囊（图 12.1）。2016 年与 2018 年 DXA 骨密度对比，骨密度降低，超过最小有意义变化值（least significant change, LSC）（表 12.1），2017 年患者未遵医嘱做骨密度检测。

表 12.1 2016 年与 2018 年 DXA 骨密度对比

| 日 期 | 股骨颈 | | 总髋部 | | 腰椎 | | 前臂 | |
|---|---|---|---|---|---|---|---|---|
| | BMD（g/cm²） | T 值 | BMD（g/cm²） | T 值 | BMD（g/cm²） | T 值 | BMD（g/cm²） | T 值 |
| 2016 年 9 月 23 日 | 0.542 | − 2.8 | 0.647 | − 2.4 | 0.698 | − 2.9 | 0.479 | − 3.4 |
| 2018 年 11 月 1 日 | 0.519 | − 3.0 | 0.624 | − 2.5 | 0.674 | − 3.4 | 0.390 | − 3.6 |

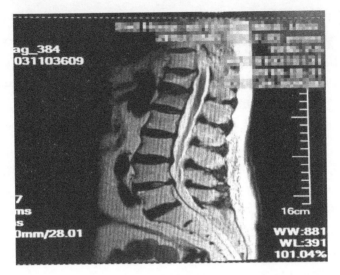

图 12.1　腰椎 MRI

## 👉 诊治经过

患者为老年女性，主诉反复腰背部疼痛 8 余年，1 周前加重，入院后完善相关检查，全脊柱 MRI 示 $T_{12}$、$L_1$ 椎体压缩性骨折，腰椎退变，$L_1 \sim L_2$、$L_3 \sim L_4$、$L_4 \sim L_5$ 椎间盘突出，压迫硬膜囊。双能 X 线骨密度对比示 2018 年髋部和椎体骨密度较 2016 年降低，变化超过最小有意义变化值，2017 年患者未遵医嘱做骨密度检测，椎体新发压缩性骨折，征求患者及家属意见，选择保守治疗，入院后排除转移性骨肿瘤、胸腰椎结核、多发性骨髓瘤、甲状旁腺功能亢进等内分泌疾病、类风湿性关节炎等免疫性疾病、长期服用糖皮质激素及其他影响骨代谢药物、各种先天或获得性骨代谢异常疾病后，明确诊断为严重骨质疏松伴椎体压缩性骨折。

治疗上，给予高钙饮食及骨质疏松相关健康教育，给予基础治疗，碳酸钙 0.6 g/次、每日 1 次，骨化三醇胶丸 0.5 μg/次、每日 1 次，考虑到唑来膦酸注射液静脉注射已连续 3 年，间隔 1 年，患者未按医嘱进行骨折风险评估及骨代谢标志物的检测，于第 5 年时受到轻微外力后出现新发椎体压缩性骨折，属于骨质疏松性骨折高危人群，故给予特立帕肽序惯治疗，20 μg/d、皮下注射，配合康复锻炼，1 周后复查血钙及肝肾功能未见异常，出院后继续随访，患者自诉于第 2 个月开始腰背部疼痛明显缓解，可离床在室内散步。

## 👉 出院诊断

①严重骨质疏松伴椎体压缩性骨折；②腰椎间盘突出症；③冠心病；④高血压病 2 级（极高危）；⑤腔隙性脑梗死。

## 👉 出院医嘱及随访

出院后坚持高钙饮食、多晒太阳、防摔倒，继续按照目前方案进行抗骨质疏松治疗，特立帕肽应用1年，监测血钙水平（开始时每1~2周1次，正常后每3个月1次），3个月后复查血常规、肝肾功能，监测骨代谢标志物，1年后复查骨密度。不适时随诊。随访半年，无明显不良反应，患者腰背部疼痛第2个月开始明显好转，未发生椎体及其他部位骨折。

## ☞ 病例小结

1. 排除继发因素：

对于老年人腰背部疼痛，尤其是疼痛明显，影响日常活动时，即使未受外伤，我们也应该提高警惕，应进一步行腰椎 X 线、CT 等影像学检查，并完善相关生化检验，排除转移性骨肿瘤、胸腰椎结核及其他感染性疾病、甲状旁腺功能亢进等内分泌疾病、类风湿性关节炎等免疫性疾病、长期服用糖皮质激素及其他影响骨代谢药物、各种先天或获得性骨代谢异常疾病后，方可诊断为骨质疏松引起的脆性骨折，以免遗漏其他疾病。

2. 治疗期间疗效监测和骨折风险评估很重要：

（1）双能 X 线吸收测定法（dualenergy X – ray absorptiometry，DXA），监测时间间隔：测定椎体和髋部基线 DXA，每1~2年重复测定 DXA 至结果稳定，随后根据临床情况每1~2年或更长的时间进行随访。

（2）塞规式测量系统（bone mineral density，BMD），测量部位：腰椎或髋部、股骨颈。若两者皆不可评估时，可考虑测量桡骨远端33%部位的骨密度。BMD 监测注意事项：患者随访应由同一所医疗机构、同样的设备来实施。

（3）骨转换标志物（bone turnover markers，BTMs）监测意义：使用 BTMs 评估患者的依从性和治疗效果，如在抗骨吸收治疗时显著降低，与骨折发生减少有关，显著升高表明促骨形成剂治疗效果良好。

（4）骨质疏松症治疗成功的判断标准：①骨密度稳定或增加，无新发骨折或骨折进展的表现。②抗骨吸收药物治疗的患者，治疗成功的目标是 BTMs 达到或低于绝经前妇女中位值水平。③对于治疗时出现再发骨折或骨量丢失严重的患者，考虑替代疗法或重新评估是否存在继发因素。④治疗期间出现一次骨折不代表治疗失败，但表明患者骨折的风险较高。

3. 骨质疏松患者治疗持续时间及序贯治疗：

（1）口服双膦酸盐药物假期：中度骨折风险患者，经过 5 年稳定治疗后考虑。高度骨折风险患者，经过 6~10 年稳定治疗后考虑。

（2）静脉注射唑来膦酸药物假期：中度骨折风险患者使用 3 年，高度骨折风险患者使用 5 年后考虑。

（3）高度骨折风险患者可于双膦酸盐药物假期期间使用特立帕肽或雷洛昔芬治疗。双膦酸盐类药物假期结束时间应视患者的个体情况而定（骨折发生、BMD 明显下降、BTMs 恢复到基线水平），只要临床治疗适宜，其他药物应持续使用。

## ☞ 护理部分

1. 入院时主诉腰部疼痛，VAS 评分为 8 分，出院 3 个月后的 VAS 评分为 3 分。

2. Morse 评分为 40 分，中度跌倒风险。向患者及家属进行健康宣教，讲解跌倒后骨质疏松性骨折的危害及预防要点，指导家属共同参与患者安全管理、居家环境改善等，避免跌倒。

3. 存在老年共病及多重用药问题，指导用药并提高治疗依从性。

4. MNA 简易营养评估 23 分，具有潜在营养不良风险，给予肠外营养补充剂。

（周萍）

# 013　骨质疏松伴病理性骨折一例

## ☞ 患者基本信息

患者，女性，78 岁，身高 150 cm，体重 55 kg，已婚，退休。

[在院时间] 2019 年 1 月 19 日入院，2019 年 1 月 28 日出院。

[主诉] 反复胸背部痛 3 个月，再发 3 天。

[主要诊断] 骨质疏松伴病理性骨折。

## ☞ 病史摘要

[现病史] 患者于 3 个月前不慎扭伤致胸背部疼痛，伴脊柱活动受限，至广州市某三甲医院就诊，X 线检查示 $T_{12}$ 椎体压缩性骨折，行椎体压缩性骨折椎体成形术治疗，术后胸背部疼痛症状好转，但是仍时有隐痛不适，无下肢放射痛、双髋部疼痛，无下肢乏力、麻木。3 天前无明显诱因再次出现上述症状，性质同前，无发热、畏寒，无咳嗽、咳痰，无盗汗，无咯血，无消瘦、食欲不振，现为进一步诊治，来我院就诊，收入我科。自起病以来，患者精神、睡眠、饮食尚可，大小便基本正常，近 1 个月体重无明显下降。

[既往史] 有 2 型糖尿病病史 21 年，平素规律使用二甲双胍片，0.5 g/次、每日 2 次，瑞格列奈片，0.12 g/次、每日 2 次，罗格列酮片，4 mg/次、每日 1 次。自诉血糖控制尚可。有高血压病史 18 年，血压最高达 160/90 mmHg，平素规律使用氨氯地平片，2.5 mg/次、每日 1 次，自诉血压控制在 110～130/70～90 mmHg。有冠心病、心律不齐病史 2 年，平素规律使用丹参滴丸。否认肝炎、结核、疟疾等传染病史。否认手术史、重大外伤史、输血史。否认药物、食物过敏史。否认激素应用史。预防接种随当地进行。

[个人史] 否认疫区居住史，否认疫水、疫源接触史，否认放射物质、有毒物质及毒品接触史，否认冶游史，否认吸烟、饮酒史。

[婚育史、月经史] 已婚，适龄结婚，育有 1 子 1 女，配偶及子女体健。50 岁绝经，绝经后无异常阴道流血、流液。

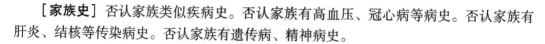

[**家族史**] 否认家族类似疾病史。否认家族有高血压、冠心病等病史。否认家族有肝炎、结核等传染病史。否认家族有遗传病、精神病史。

## ☞ 入院检查

[**一般查体**] 体温 36.0 ℃，脉搏 62 次/分，呼吸 19 次/分，血压 179/88 mmHg，自动体位，查体合作，神志清楚，心肺腹查体未见明显异常。

[**专科查体**] 脊柱生理弯曲存在，无明显侧弯，四肢肌肉无明显萎缩。腰椎棘突压痛、叩痛阳性，椎旁肌紧张。双下肢感觉正常。

[**实验室检查**] 血常规：血红蛋白浓度 100 g/L，血小板计数 $386 \times 10^9$/L，白细胞计数 $8.37 \times 10^9$/L；空腹血糖 8.8 mmol/L。肝功能七项：白蛋白（ALB）39.5 g/L。血脂全套：甘油三酯 0.69 mmol/L，低密度脂蛋白胆固醇 1.64 mmol/L，总胆固醇 3.35 mmol/L，糖化血红蛋白（HbA1c）7.7%。凝血五项：D－二聚体 1.37 μg/mL，血浆纤维蛋白原含量 4.11 g/L，血沉（ESR）29 mm/h。性激素六项：垂体泌乳素 651.380 μIU/mL。甲状腺功能五项：促甲状腺素 4.9533 μIU/mL。1,25－二羟基维生素 $D_3$、肿瘤七项、电解质六项、碱性磷酸酶（ALP）、肾功五项、心肌酶四项、风湿四项、骨代谢标志物三项、全段甲状旁腺激素（PTH）未见异常。

[**影像学检查**] 2019 年 8 月（广州市某三甲医院）行 MRI 检查示 $T_{12}$ 椎体新发压缩性骨折，椎间盘软组织、背侧软组织轻度水肿，$L_3 \sim L_4$、$L_4 \sim L_5$、$L_5 \sim S_1$ 椎间盘膨出，胸椎、腰椎退行性变，$L_4 \sim L_5$ 椎体失稳，椎管狭窄，椎体脂肪变性、骨质疏松。

2019 年 8 月（我院）行双能 X 线骨密度示符合 WHO 骨质疏松症诊断标准（T 值 ≤ － 2.5）（表 13.1）。2019 年 12 月 10 日（我院）行 X 线检查示 $L_3$ 椎体压缩性骨折，$T_{12}$ 椎体成形术后改变，胸、腰、骶椎骨质疏松，胸、腰、骶椎退行性改变伴 $L_4$ 椎体前滑移 I 度，轻度侧弯，考虑 $L_3 \sim L_4$、$L_4 \sim L_5$、$L_5 \sim S_1$ 椎间盘突出，腹主动脉粥样硬化。

表 13.1　双能 X 线骨密度结果

| 检查时间 | 扫描部位 | 具体部位 | BMD（g/cm²） | T 值 |
|---|---|---|---|---|
| 2019 年 8 月 12 日 | 腰椎 | $L_1$ | 0.814 | － 1.8 |
| | | $L_2$ | 0.762 | － 2.9 |
| | | $L_3$ | 0.903 | － 2.1 |
| | | $L_4$ | 0.809 | － 2.8 |
| | | 总计 | 0.828 | － 2.5 |

2019 年 11 月 21 日（我院）行腰椎 MRI 检查示 $L_3$ 椎体压缩性骨折，$T_{12}$ 椎体成形术后改变，腰、骶椎退行性改变伴 $L_4$ 椎体前滑移 I 度，腰、骶椎骨质疏松，$L_1 \sim L_2$ 椎间盘向右后方突出，$L_4 \sim L_5$ 及 $L_5 \sim S_1$ 椎间盘向后突出，$L_2 \sim L_3$ 及 $L_3 \sim L_4$ 椎间盘向周围膨出，$L_2 \sim L_3$、$L_3 \sim L_4$、$L_4 \sim L_5$ 双侧黄韧带不同程度增厚，椎管狭窄（图 13.1）。

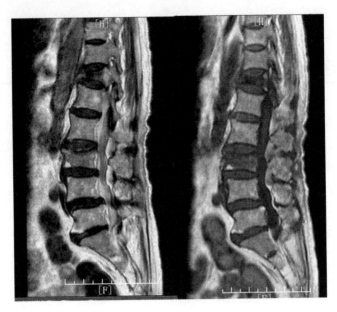

图 13.1　腰椎 MRI

## ☞ 诊治经过

患者为老年女性，主因反复胸背部痛 3 个月，再发 3 天入院，入院后完善相关检验、检查。查腰椎 MRI 示 $L_3$ 椎体压缩性骨折。双能 X 线骨密度检查示骨质疏松，结合抽血、影像学检查，排除转移性骨肿瘤、胸腰椎结核、多发性骨髓瘤、甲状旁腺功能亢进等内分泌疾病、类风湿性关节炎等免疫性疾病、长期服用糖皮质激素及其他影响骨代谢药物、各种先天或获得性骨代谢异常疾病后，明确诊断为骨质疏松伴病理性骨折。治疗上，给予高钙饮食及骨质疏松相关健康教育，给予抗骨质疏松、调节骨代谢、营养神经、止痛、护胃、控制血糖血压、理疗等综合治疗后，患者腰背部疼痛减轻出院。

## ☞ 出院诊断

①严重骨质疏松伴 $L_3$ 椎体压缩性骨折；②胸椎骨折成形术后；③腰椎间盘突出。

## ☞ 出院医嘱及随访

出院后坚持高钙饮食、多晒太阳、防摔倒，继续按照目前方案进行抗骨质疏松治疗，监测血钙水平（开始时每 1~2 周 1 次，正常后每 2 个月 1 次），3 个月后复查血常规、肝肾功能。3~6 个月后复查骨代谢标志物，1 年后复查骨密度。不适时骨内科门诊随诊。随访 1 年，患者胸背部疼痛明显好转，未再发生椎体及其他部位骨折，继续于本院复查及治疗。

## ☞ 病例小结

对于老年人的胸腰背部疼痛，影响日常活动时，虽未发生外伤，但也应考虑有无骨折可能。应行胸腰椎 X 线、CT 和 MRI 等影像学检查，排除骨质疏松以外的原因导致的骨折。其次，对于椎体骨折的诊断，尤其是反复、多发椎体骨折的诊断，应尽可能完善相关检查，排除转移性骨肿瘤、胸腰椎结核及其他感染性疾病、多发性骨髓瘤、甲状旁腺功能亢进等内分泌疾病、类风湿性关节炎等免疫性疾病、长期服用糖皮质激素及其他影响骨代谢药物、各种先天或获得性骨代谢异常疾病后，方可诊断为骨质疏松引起的脆性骨折，以免遗漏其他疾病。另外，很多人认为随着年龄增长就会出现骨质疏松，因此对其不重视，除非出现骨折，所以在临床上对已发生骨折的骨质疏松患者的健康教育及坚持治疗非常重要。

## ☞ 护理部分

### （一）入院评估

1. 主诉胸背部疼痛，VAS 评分为 3 分。
2. Morse 评分为 40 分，中度跌倒风险。
3. 胸腰背部活动受限，双下肢浅感觉减退。
4. 不了解骨质疏松骨折危险因素，反复骨折。

### （二）护理问题

1. 疼痛：胸背部疼痛，VAS 评分 3 分。
2. 有受伤的风险：中度跌倒风险。
3. 躯体活动障碍：与腰部活动受限有关。
4. 知识缺乏：缺乏骨质疏松骨折相关保健知识。

### （三）护理措施

1. 疼痛护理：①动态评估患者疼痛不适部位、性质、程度、缓解及加重的诱因。②减少搬动次数，避免诱发疼痛的原因，急性期指导患者卧床休养，恢复期指导患者正确佩戴保护具进行适度活动。③增加陪伴，指导家属共同参与患者疼痛的管理、理解患者的各种不适。必要时遵医嘱应用药物控制，密切观察用药后反应。④卧床期间，指导并协助患者轴线翻身，避免脊柱扭转加重损伤，加剧疼痛。⑤讲解疼痛的原因及评估方法，鼓励患者正确表达疼痛，教会患者放松技巧。

2. 安全护理：①客观准确地评估患者发生跌倒的原因及现存的危险因素，及时去除危险因素，给予针对性安全指导。②指导患者安全转移的方法及辅助器具的使用注意事项，协助患者完成从床到轮椅、平车的转移，正确使用助行器等辅助器具。③保证住院环境安全，如楼梯有扶手，阶梯有防滑边缘，病房地面和浴室地面干燥，灯光明暗适宜，床椅不可经常更换位置，过道避免有障碍物。④加强日常生活护理，将日常所用的用具放于患者易于取拿的位置，加强巡视，患者住院期间洗漱及用餐时应加强管控，防止意外的发生。⑤向患者及家属讲解跌倒的后果及预防要点，共同参与患者安全管理。

3. 体位护理：①主动告知患者佩戴护具的相关知识。②按时巡视病房，定时协助患者轴线翻身，告知患者翻身方法及要点，保持身体在一直线上避免扭转。③教会患者起卧等活动动作要领，必要时协助患者，减轻患者疼痛，避免再次损伤。④鼓励患者在床上进行康复锻炼，告知患者腰椎及下肢康复锻炼的方法与技巧，增加患者肌力。

4. 健康教育：①骨质疏松健康教育小组主动为患者讲解骨质疏松症相关知识，给患者讲解骨质疏松药物的药理作用及骨质疏松的运动方法等知识。②遵医嘱使用特立帕肽，应皮下注射于大腿或腹部，不应使用超过使用期限的注射笔。药物应该储存于室内避光且温度在 2～8 ℃的地方。③及时告知患者存在的各种护理风险及影响因素，与患者共同制订切实可行的护理计划，积极发挥患者的主观能动性，提高干预效果，避免再次发生骨折。④指导患者及家属积极治疗原发病，掌握不同疾病预防及治疗方法，实现医护患一体化管理模式。⑤讲解出院手续办理流程及家庭日常保健知识，定期进行复查。

### （四）护理评价

1. 患者出院时主诉疼痛缓解，VAS 评分 1 分。
2. 患者住院期间未发生跌倒或其他意外受伤情况。
3. 患者住院期间腰部活动度改善，感觉恢复。
4. 患者能够主动采取骨质疏松骨折预防保健措施。

### （五）护理小结

患者为老年女性，在没有明显外伤的情况下反复多次发生脊柱多节段骨折，且病情逐渐加重，在护理过程中，应在保证患者安全、积极配合医生落实诊疗计划的同时，加强对疾病相关知识的宣传教育，帮助患者掌握骨质疏松骨折的危险因素及防护措施，提高自身重视程度，促进患者采取健康的生活方式、主动采取有效防范措施，预防再次骨折等并发症的发生，提高生活质量。

## ☞ 康复治疗

### （一）治疗目的

缓解胸背部疼痛，提高骨密度，增强骨质，改善生活质量。

### （二）物理治疗

1. 超激光疼痛治疗，缓解疼痛不适，促进局部血液循环。
2. 患者在家用毛巾对疼痛部位进行热敷，温度大概在 39～40 ℃，具有镇痛作用。
3. 中医定向透药治疗，缓解疼痛，起到促进血液循环作用。
4. 低频脉冲电磁场疗法，抑制破骨细胞活性，促进成骨细胞形成，提高骨密度，缓解疼痛。

### （三）运动治疗

1. 运动强度，宜选择中等偏低强度。运动类型和时间以动作简单的运动项目为主，建议每周坚持 3 小时。

2. 运动方法包括：①步行训练：每天往返田地及平日走路时，步行速度尽量控制在每分钟 80 ~ 90 步，每天坚持步行约 5000 步，嘱咐家人协助调整步行速度；②每天进行养生健康操锻炼，动作应强度小、简单易学，坚持每天 15 ~ 20 分钟。

（王晓东）

# 014　绝经后骨质疏松伴多发性椎体骨折一例

## ☞ 患者基本信息

患者，女性，54 岁，身高 156 cm，体重 48.3 kg，已婚，退休。

[在院时间] 2018 年 3 月 12 日入院，2018 年 3 月 20 日出院。

[主诉] 反复腰背部疼痛 6 年余，再发加重 1 个月。

[主要诊断] 绝经后骨质疏松伴多发性椎体骨折。

## ☞ 病史摘要

[现病史] 患者于 6 年前出现腰背部疼痛，为持续性钝痛，期间可阵发性加重，无向他处放射，伴有左髋部疼痛，无一侧肢体偏瘫，无四肢麻木，无晕厥、黑蒙，无胸闷、胸痛，无发热、畏寒，遂至当地医院就诊，完善胸腰椎 X 线检查示 $T_{11}$、$T_{12}$、$L_1$、$L_3$ 椎体压缩性骨折，分 3 次行经皮椎体后凸成形术（percutaneous vertebroplasty，PKP），出院后予以腰围固定腰部至今，服用钙剂和阿法骨化醇。1 个月前患者再发腰痛，多为持续性钝痛，间有阵发性刀割样疼痛，可向前胸放射，平躺休息后可缓解，有活动受限，行走困难，不能自行坐起、翻身，伴四肢酸胀不适，有四肢麻木，自行服用止痛药，无改善。近期患者有咳嗽，有少量白色黏痰，可咳出，间有上腹痛、腹胀、反酸、恶心等不适，多于饱食后发作，偶有胸闷、头晕、头痛，自发病以来，患者精神一般，饮食、睡眠不佳，大便基本正常，近期有尿频、尿急，无尿痛，尿量适中，无明显消瘦。

[既往史] 6 年余前"被他人打伤"，诊断为左耻骨上、下支骨折，左侧第 1、第 3、第 4 肋骨及右侧第 9 肋骨隐性骨折。有子宫肌瘤病史，未处理。否认高血压、糖尿病、冠心病等病史，否认肝炎、结核、疟疾等传染病史，否认其他手术史，否认药物、食物过敏史，否认激素应用史，预防接种随当地进行。

[个人史] 否认疫区居住史，否认疫水、疫源接触史，否认放射物质、有毒物质、毒品接触史，否认冶游史，否认吸烟、饮酒史。

[婚育史、月经史] 已婚，配偶健康状况良好。月经量正常，颜色正常，无痛经，经期规律。孕 2 产 2。

[**家族史**] 父母健在，否认家族类似病史，否认家族有高血压、冠心病等病史，否认家族有传染病及遗传病史。

# ☞ 入院检查

[**一般查体**] 体温36.5℃，脉搏80次/分，呼吸19次/分，血压97/68 mmHg，平车入院，自主平卧，查体合作，神志清楚，体毛稀少，腋窝及会阴部无体毛，头发分布正常，心肺腹查体未见明显异常。

[**专科查体**] 脊柱生理弯曲减退，无侧弯，四肢肌肉无明显萎缩。$T_6 \sim T_7$、$L_3 \sim L_4$、$L_5 \sim S_1$ 椎体棘突压痛、叩痛阳性，椎旁肌紧张，腰部屈伸、旋转、侧弯均明显受限。双下肢浅感觉基本正常。直腿抬高试验（−），双"4字"试验（−），骨盆挤压征（±）。

[**实验室检查**] 血、便常规正常。尿常规：上皮细胞16个/μL、鳞状上皮细胞14个/μL、小圆上皮细胞2个/μL。骨代谢三项：甲状旁腺素2.22 pmol/L，Ⅰ型胶原氨基前肽（P1NP）25.14 ng/mL，B−胶原特殊序列（B−CTX）0.321 ng/mL。碱性磷酸酶（ALP）98 U/L。性激素6项中泌乳素1049 μIU/mL，其余符合绝经后水平。甲状旁腺素、降钙素原、本周蛋白定性试验、凝血四项、D−二聚体、血沉、肝肾功能、心肌酶血脂、血糖、抗链球菌溶血素"O"、类风湿因子、抗环瓜氨酸肽抗体、电解质六项（包括钙磷）、肿瘤七项等无异常。

[**影像学检查**] 2018年3月14日，行胸腰椎MRI示胸腰椎骨质疏松，$T_5$、$T_7$、$T_9$、$T_{11}$、$T_{12}$椎体及$L_1$、$L_3$、$L_4$、$L_5$椎体压缩性骨折，其中$T_5$新发压缩性骨折，$T_7$、$T_{11}$、$T_{12}$椎体及$L_1$、$L_3$、$L_4$、$L_5$椎体成形术后改变。胸腰椎退行性变，$L_2 \sim L_3$、$L_5 \sim S_1$椎间盘向后方轻度突出或膨出（图14.1）。双能X线骨密度检查示正位腰椎T值−4.6，右股骨T值−3.7，左股骨T值−3.3，结合脆性骨折史，考虑为严重骨质疏松症。垂体MRI平扫及增强示垂体前叶左侧偏后方结节，考虑垂体微腺瘤可能性大。双侧上颌窦及筛窦炎。

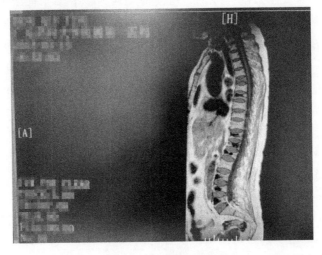

**图14.1 胸腰椎MRI**

## ☞ 诊治经过

患者为绝经后女性，主诉反复腰背痛6年，近1个月加重，入院后完善相关检查，胸腰椎 MRI 示 $T_5$ 椎体新发压缩性骨折，并胸腰段多发陈旧压缩性骨折及椎体骨水泥注入术后改变。双能 X 线骨密度示正位腰椎 T 值 −4.6，右股骨 T 值 −3.7，左股骨 T 值 −3.3，结合椎体反复脆性骨折史及 DXA 骨密度结果，排除转移性骨肿瘤、胸腰椎结核、多发性骨髓瘤、甲状旁腺功能亢进等内分泌疾病、类风湿性关节炎等免疫性疾病、无长期服用糖皮质激素及其他影响骨代谢药物、各种先天或获得性骨代谢异常疾病后，明确诊断为绝经后骨质疏松伴椎体多发骨折。治疗上，给予高钙饮食及骨质疏松相关健康教育，给予药物钙0.6 g/次、每日1次，阿法骨化醇胶丸1 μg/次、每日1次，特立帕肽注射液20 μg/次、皮下注射、每日1次，联合伤科接骨片（中成药）等综合治疗，1周后复查血钙及肝肾功能未见异常，患者自诉腰背部疼痛略缓解后出院。

## ☞ 出院诊断

绝经后骨质疏松伴多发性椎体骨折。

## ☞ 出院医嘱及随访

坚持高钙饮食、晒太阳、防摔倒，继续按照目前方案进行抗骨质疏松治疗，监测血钙水平（开始时每1~2周1次，正常后每2个月1次），3个月后复查血常规、肝肾功能。半年后复查骨代谢标志物，1年后复查骨密度。不适时骨内科门诊随诊。随访1年，患者腰背部疼痛明显好转，未再发生椎体及其他部位骨折，继续于当地医院复查及治疗。

## ☞ 病例小结

首先，对于中老年人腰背部疼痛，尤其是疼痛明显，影响日常活动时，即使未受外伤，我们也应该提高警惕，应进一步行胸腰椎 X 线、CT 等影像学检查，排除各种原因导致的椎体骨折。其次，对于椎体骨折的诊断，尤其是反复多发椎体骨折的诊断，应尽可能完善相关检查，排除转移性骨肿瘤、胸腰椎结核及其他感染性疾病、多发性骨髓瘤、甲状旁腺功能亢进等内分泌疾病、类风湿性关节炎等免疫性疾病、长期服用糖皮质激素及其他影响骨代谢药物、各种先天或获得性骨代谢异常疾病后，方可诊断为绝经后骨质疏松引起的脆性骨折，以免遗漏其他疾病。最后，目前国内外对骨质疏松引起脆性骨折的治疗，大部分局限于对骨折进行外科干预，如外科外固定和内固定术手术、椎体成形术等，并没有对骨质疏松病因引起足够重视及进行治疗，导致患者再次发生骨折的风险显著增高，所以在临床上，对已发生骨折的骨质疏松患者进行健康教育及坚持治疗非常重要，虽是"亡羊补牢"，但为时不晚，可以明显地降低患者再次骨折的发生率。

# ☞ 护理部分

## （一）入院评估

1. 主诉腰部疼痛，VAS 评分为 3 分。
2. Morse 评分为 40 分，中度跌倒风险。
3. 腰部活动受限，双下肢浅感觉减退。
4. 不了解骨质疏松骨折危险因素，反复骨折。

## （二）护理问题

1. 疼痛：腰部疼痛，VAS 评分 3 分。
2. 有受伤的风险：中度跌倒风险。
3. 躯体活动障碍：与腰部活动受限有关。
4. 知识缺乏：缺乏骨质疏松骨折相关保健知识。

## （三）护理措施

1. 疼痛护理：①动态评估患者疼痛不适部位、性质、程度、缓解及加重的诱因。②减少搬动次数，避免诱发疼痛的原因，急性期指导患者卧床休养，恢复期指导患者正确佩戴保护具进行适度活动。③增加陪伴，指导家属共同参与患者疼痛的管理、理解患者的各种不适。必要时遵医嘱应用药物控制，密切观察用药后反应。④卧床期间，指导并协助患者轴线翻身，避免脊柱扭转加重损伤、加剧疼痛。⑤讲解疼痛的原因及评估方法，鼓励患者正确表达疼痛，教会患者放松技巧。

2. 安全护理：①客观准确地评估患者发生跌倒的原因及现存的危险因素，及时去除危险因素，给予针对性安全指导。②指导患者安全转移的方法及辅助器具的使用注意事项，协助患者完成从床到轮椅、平车的转移，正确使用助行器等辅助器具。③保证住院环境安全，如楼梯有扶手，阶梯有防滑边缘，病房地面和浴室地面干燥，灯光明暗适宜，床椅不可经常更换位置，过道避免有障碍物等。④加强日常生活护理，将日常所用的用具放于患者易于取拿的位置。加强巡视，患者住院期间洗漱及用餐时应加强管控，防止意外的发生。⑤向患者及家属讲解跌倒的后果及预防要点，共同参与患者安全管理。

3. 体位护理：①主动告知患者佩戴护具的相关知识。②按时巡视病房，定时协助患者轴线翻身，告知患者翻身方法及要点，保持身体在一条直线上避免扭转。③教会患者起卧等活动动作要领，必要时协助患者，减轻患者疼痛，避免再次损伤。④鼓励患者在床上进行康复锻炼，告知患者腰椎及下肢康复锻炼的方法与技巧，增加患者肌力。

4. 健康教育：①骨质疏松健康教育小组主动为患者讲解骨质疏松症相关知识，给患者讲解骨质疏松药物的药理作用及骨质疏松的运动方法等知识。②遵医嘱使用特立帕肽，应皮下注射于大腿或腹部，不应使用超过使用期限的注射笔。药物应该储存于室内避光且温度在 $2 \sim 8 \, ^\circ\!\text{C}$ 的地方。③及时告知患者存在的各种护理风险及影响因素，与患者共同制订切实可行的护理计划，积极发挥患者的主观能动性，提高干预效果，避免再次发生骨折。④指导患者及家属积极治疗原发病，掌握不同疾病预防及治疗方法，实现医护患一体化管理模式。⑤讲解出院手续办理流程及家庭日常保健知识，定期进行复查。

### （四）护理评价

1. 患者出院时主诉疼痛缓解，VAS 评分 1 分。
2. 患者住院期间未发生跌倒或其他意外受伤情况。
3. 患者住院期间腰部活动度改善，感觉恢复。
4. 患者能够主动采取骨质疏松骨折预防保健措施。

### （五）护理小结

患者为老年女性，在没有明显外伤的情况下反复多次发生脊柱多节段骨折，且病情逐渐加重，在护理过程中，应在保证患者安全、积极配合医生落实诊疗计划的同时，加强对疾病相关知识的宣教，帮助患者掌握骨质疏松骨折的危险因素及防护措施，提高自身重视程度，促进患者采取健康的生活方式、主动采取有效防范措施，预防再骨折等并发症的发生，提高生活质量。

## ☞ 康复治疗

### （一）治疗目的

缓解腰背部疼痛，提高骨密度，增强骨质，改善生活质量。

### （二）物理治疗

①红外线疼痛治疗，缓解疼痛不适，促进局部血液循环。
②患者居家采用水疗法，热水浴 39～40 ℃，具有镇痛作用。
③中频电疗，用于缓解疼痛，起到促进血液循环作用。
④患者床旁采用气压式血液循环驱动器来促进双下肢血液循环，避免深静脉血栓的形成。
⑤低频脉冲电磁场疗法，抑制破骨细胞活性，促进成骨细胞形成，提高骨密度，缓解疼痛。

### （三）运动治疗

1. 运动疗法：运动强度，宜选择中等强度为好。运动类型和时间：以动作简单的运动项目为主，练习时间可以稍短。
2. 运动方法：
（1）步行训练：老年骨质疏松患者每日步行以 5000～10 000 步为宜（2～3 千米），每分钟 80～90 步，每次步行 800～1000 米。

（2）走跑交替：开始训练时，每次跑 50 步，走 50 步，每天 5 次；适应后每日增加 1 次跑，直至增到 10 次。

（3）太极拳：每次训练时间为 15～20 分钟。

（王晓东）

# 015 骨质疏松伴骨折合并肾移植、脑梗死及消化道出血一例

## ☞ 患者基本信息

患者，男性，85 岁，已婚，退休。

[在院时间] 2019 年 6 月 24 日入院，2019 年 7 月 31 日出院。

[主诉] 胸背部疼痛 3 小时。

[主要诊断] 骨质疏松骨折合并脑梗死及消化道出血。

## ☞ 病史摘要

[现病史] 患者自诉于 2019 年 6 月 24 日上午 11 时许，于家中不慎摔倒，腰背部着地，当即感觉腰背部疼痛，活动受限，无昏迷及意识障碍，经休息疼痛未见减轻，被家人送往我院就诊，行 CT 检查示 $T_{12}$ 椎体骨折。为进一步检查及治疗，门诊以骨质疏松伴骨折收入我科。患者目前精神差，食欲正常，睡眠正常，体重无明显变化，大小便正常。

[既往史] 冠心病病史 20 年，心房颤动病史 8 年，高血压病史 20 年，最高时可达 180/100 mmHg，自服琥珀酸美托洛尔缓释片 1 片/次、每日 1 次，血压平稳。1993 年于北京市某三甲医院行肾移植手术，规律服用环孢素 2 粒/次、每日 2 次，吗替麦考酚酯胶囊 1 粒/次、每日 2 次，甲泼尼龙片 2 片/次、每日 1 次，每 3 个月复查 1 次。2008 年因外伤行我院行左髋关节置换术，后因下肢静脉血栓行下腔静脉滤器植入术。痛风 3 年余，间断服用苯溴马隆片 1 片/次、每日 1 次，碳酸氢钠片 1 片/次、每日 1 次。慢性乙型病毒性肝炎病史 3 年，未服药。脑梗死病史 2 年余。消化道大出血病史 1 个月，贫血病史 1 个月，溶血性黄疸半个月，肺部感染病史半个月，低蛋白血症病史半个月，电解质紊乱病史半个月。否认糖尿病等病史，否认结核、疟疾等传染病史，有 4 次输血史，否认药物、食物过敏史，预防接种随当地进行。

[个人史] 无特殊。

[婚育史] 22 岁结婚，配偶体健，育有 2 子，2 子均体健。

[家族史] 无特殊。

## ☞ 入院检查

[一般查体] 体温 36.6 ℃，脉搏 90 次/分，呼吸 19 次/分，血压 138/80 mmHg；心

肺腹查体未见明显异常。

[**专科查体**] 平车推入病房，脊柱生理曲度存在，四肢肌容积正常，四肢肌肉未见明显萎缩。$T_{12}$棘突及棘上韧带压痛阳性。$T_{12}$棘突叩击痛阳性。脊柱活动明显受限。四肢及躯干感觉正常对称。四肢肌力Ⅴ级，肌张力正常，生理反射正常，病理反射未引出。

[**实验室检查**] 2019 年 7 月 3 日，白细胞 $9.63 \times 10^9$/L，红细胞 $2.87 \times 10^{12}$/L，血小板 $204 \times 10^9$/L，血红蛋白 103 g/L。2019 年 7 月 4 日，白细胞 $11.40 \times 10^9$/L，红细胞 $1.8 \times 10^{12}$/L，血小板 $320 \times 10^9$/L，血红蛋白 63 g/L，便潜血试验强（＋）。2019 年 7 月 20 日，白细胞 $6.66 \times 10^9$/L，红细胞 $3.15 \times 10^{12}$/L，血小板 $1760 \times 10^9$/L，血红蛋白 97 g/L。

[**影像学检查**] 2019 年 6 月 25 日行腰椎 CT 示 $T_{12}$ 椎体压缩性骨折，胸腰段退行性变，骨质疏松（图 15.1）。2019 年 6 月 26 日腰椎 X 线检查示 $T_{12}$ 椎体压缩性骨折，胸腰段退行性变，骨质疏松（图 15.2）。2019 年 7 月 2 日行腰椎 CT 示 $T_{12}$ 椎体压缩性骨折，胸腰段退行性变，骨质疏松（图 15.3）。肺部 CT 示两肺炎性、陈旧性病变，动脉硬化，两侧胸腔积液，相邻肺组织膨胀不全。2019 年 7 月 19 日胸正位 X 线检查示双肺纹理增多、紊乱，双肺门影不大。纵隔不宽，气管居中。心影增大，主动脉增宽、迂曲伴钙化。右侧肋膈角锐利，左侧浅钝。

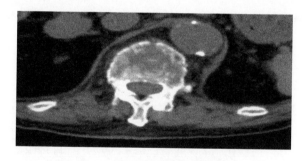

图 15.1　2019 年 6 月 25 日腰椎 CT

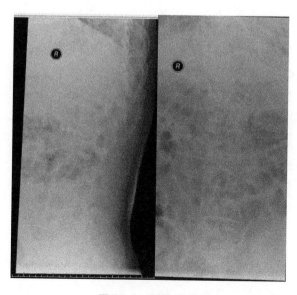

图 15.2　腰椎 X 线

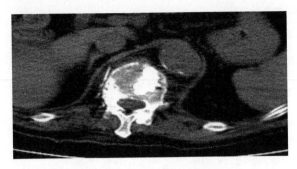

**图 15.3　2019 年 7 月 2 日腰椎 CT**

## 👉 诊治经过

　　患者入院后完善术前相关检查，诊断明确，于 2019 年 6 月 26 日在局部麻醉下行经皮穿刺胸椎骨折椎体成形术，术后给予消炎止痛等对症治疗，伤口定期换药，现患者需进一步行抗骨质疏松及术后综合治疗，于 2019 年 6 月 28 日转入我科继续治疗，于 2019 年 6 月 28 日晚 20 点，患者出现意识障碍、躁动、胡言乱语，给予急查头颅 CT 示多发腔隙性脑梗死灶、脑软化灶。请神经内科急会诊，建议给予改善循环及改善脑功能等治疗，患者长期卧床，给予低分子肝素钙注射液 6000 IU 皮下注射，1 次/日抗凝治疗，其余无特殊处理。患者疼痛，继续给予抗炎止痛治疗。骨质疏松症，给予钙剂（600 mg 口服、1 次/日）、维生素 D（1000 IU 口服、1 次/日）及降钙素（依降钙素 20 U 肌内注射，2 次/周）治疗。肾移植继续给予激素（甲泼尼龙片 2 片/次、1 次/日）及抗排异（环孢素 2 粒/次、2 次/日，吗替麦考酚酯胶囊 1 粒/次、2 次/日）治疗。2019 年 7 月 4 日，患者突发呕吐，呕吐出血性胃内容物约 300 mL，自排暗红色血便 300 g。血压 85/50 mmHg，心率 145 次/分，急查血常规示红细胞由 $2.87 \times 10^{12}$/L 降至 $1.8 \times 10^{12}$/L，血红蛋白由 103 g/L 降至 63 g/L，考虑为消化道大出血，请消化科急会诊，给予羟乙基淀粉 40 氯化钠注射液 1000 mL 补充血容量，给予 B 悬浮红细胞 6 个单位，给予奥美拉唑注射液（5 mg/h）持续泵入。2019 年 7 月 8 日，患者红细胞再次降至 $2.0 \times 10^{12}$/L；血红蛋白 64 g/L，再次给予输注 B 悬浮红细胞 4 个单位，期间患者出现溶血性黄疸，给予对症治疗。2019 年 7 月 11 日，患者出现发热症状，体温最高可达 38.8 ℃，行胸部 X 线检查，考虑肺部感染，给予盐酸莫西沙星氯化钠注射液 250 mL 治疗，体温持续升高，红细胞沉降率及 C-反应蛋白持续升高，患者为老年患者，感染较重，长期卧床，基础疾病较多，合并消化道大出血，总蛋白及白蛋白偏低，给予调整为注射用头孢他啶他唑巴坦钠（2.4 g/次、1 次/12 时）及左氧氟沙星（0.3 g/次、1 次/12 时）治疗，患者体温恢复正常。

## 👉 出院诊断

　　①骨质疏松症伴病理性骨折（$T_{12}$ 椎体骨折）；②$T_7$ 椎体陈旧性骨折，③冠状动脉粥样硬化性心脏病；④脑梗死后遗症；⑤高血压 1 级；⑥下腔静脉滤器植入术后（左）；

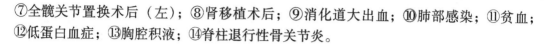

⑦全髋关节置换术后（左）；⑧肾移植术后；⑨消化道大出血；⑩肺部感染；⑪贫血；⑫低蛋白血症；⑬胸腔积液；⑭脊柱退行性骨关节炎。

## ☞ 出院医嘱及随访

出院后患者胸背部疼痛症状缓解，体温恢复正常，消化道未再次新发出血，精神可，饮食、睡眠可，大小便正常，术后功能康复好，四肢肌力Ⅴ级、肌张力正常。

## ☞ 病例小结

本例患者为骨质疏松性骨折，经手术后出现精神意识障碍、躁动及胡言乱语，考虑与其应激性创伤、术后高凝状态及其脑梗死有关，加之患者长期卧床，遂给予改善循环及抗凝治疗。患者疼痛严重，给予非甾体抗炎止痛治疗。患者出现消化道出血，考虑与其应激性溃疡有关，以及与长期肝炎病史，使用改善循环、抗凝、激素及抗炎止痛药物有关，给予输血及保护消化道治疗。患者肾移植术后，必须服用激素及免疫抑制剂治疗，加之其长期卧床，出现肺部感染，给予抗感染治疗。患者患有多种疾病，均需治疗，治疗方案间存在矛盾，治疗难度大，需寻找治疗平衡点，老年患者在治疗中常牵一发而动全身，需慎重制定其治疗方案。

## ☞ 护理部分

### （一）入院评估

1. 便潜血强阳性，意识障碍，被动体位。
2. ADL生活自理能力评分25分，严重缺陷。
3. 肺部感染，间断发热。
4. MNA-SF营养评分4分，营养不良。
5. Autar评分22分，高风险

### （二）护理问题

1. 活动无耐力：与失血性周围循环衰竭有关。
2. 生活自理能力部分缺陷。
3. 感染：与肺部感染有关。
4. 营养失衡：摄入营养低于机体需要量。
5. 潜在并发症：深静脉血栓形成。

### （三）护理措施

1. 密切监测血压、心率、呼吸变化，观察排便情况及皮肤黏膜颜色等，准确记录出入量，床旁备负压吸引装置。
2. 采集标本，遵医嘱输血及补液改善循环衰竭，准确记录执行情况及症状变化。
3. 及时清理呼吸道分泌物，抬高床头防止窒息，落实晨、晚间护理项目，合理使用床挡，防止坠床。

4. 遵医嘱合理使用抗感染药物，严格无菌操作，监测并记录体温变化。

5. 监测营养指标，执行营养处方，必要时给予肠内外营养支持。

6. 协助患者进行下肢被动活动，监测凝血指标，动态评估，遵医嘱调整用药。

### （四）护理评价

1. 患者住院期间循环血容量增加，活动耐力提升。

2. 患者住院期间自理需求得到满足，能独立完成翻身等动作。

3. 患者住院期间肺部感染得到控制，清理呼吸道有效。

4. 患者住院期间营养状况改善。

5. 患者住院期间未形成深静脉血栓。

### （五）护理小结

患者存在多种既往史，基础疾病多，全身情况差，并发症多，病情危重，护理过程中通过严密观察，全面评估，细致护理，主动与多学科团队沟通，可显著提高治疗效果，促进患者康复。

## ☞ 康复治疗

考虑患者年龄，所有的康复活动均以轻柔和缓为主，强度、频率较小为宜。

### （一）物理治疗

1. 热疗法，红外线疼痛治疗，缓解疼痛不适。

2. 中频电疗，用于缓解疼痛，起到促进血液循环的作用。

3. 患者床旁采用气压式血液循环驱动器来促进双下肢血液循环，防止深静脉血栓的形成。

4. 低频脉冲疗法，可用于提高骨密度。

### （二）运动治疗

1. 关节活动训练：由于患者卧床，我们要给予患者肢体关节主动活动度的训练，帮助其更好完成关节活动，避免关节僵硬、肢体萎缩。

2. 肌力训练：患者卧床，要加强肢体活动，双下肢做踝泵运动，防止深静脉血栓形成，双上肢进行举胳膊、握拳锻炼等，加速全身血液的循环。做绷腿或直腿抬高等静力收缩训练增加肌力，循序渐进增加训练时间增加肌耐力。

### （三）中医治疗

1. 针灸治疗：可以对患者肢体按照经络俞穴进行针刺，主要以手足阳明经为主，"治痿独取阳明"防止肌肉萎缩，也可以利用电针疗法来刺激患侧，帮助其经络疏通、活血化瘀，缓解患者疼痛。

2. 艾灸治疗：艾条在体表的穴位上温煦，借灸火的热力以及药物的作用，通过经络的传导，以起到温通气血、扶正祛邪，达到缓解疼痛、疏经通络的作用。

（王天天、杨雪、汤玉萌）

# 016  肾移植术后合并骨质疏松症一例

## ☞ 患者基本信息

患者，女性，63 岁，身高 162 cm，体重 63 kg，退休。

[在院时间] 2019 年 10 月 8 日入院，2019 年 10 月 17 日出院。

[主诉] 腰背部疼痛 3 年余，近 1 个月加重。

[主要诊断] 肾移植术后合并骨质疏松症。

## ☞ 病史摘要

[现病史] 患者 3 年前行肾移植术后逐渐出现腰背部疼痛，疼痛为弥漫性钝痛，劳累后疼痛加重，休息后疼痛缓解。半年前患者上述症状加重，休息后未见明显缓解，遂就诊于我院门诊，双能 X 线骨密度检查示髋部 T 值 −2.6，腰椎 T 值 −2.9，诊断为骨质疏松，给予钙剂、维生素 D 及阿仑膦酸钠片进行抗骨质疏松治疗。入院前 3 个月，患者自行停服抗骨质疏松药物，入院前 1 个月，出现腰背部疼痛明显加重，活动轻度受限，病程中无发热，无尿频、尿急、尿痛，无大小便失禁，为进一步检查及治疗，门诊以骨质疏松症收入院。患者目前精神尚可，食欲正常，睡眠正常，体重无明显变化，大小便正常。

[既往史] 既往系统性红斑狼疮、狼疮肾病病史 27 年，2006 年开始透析，2016 年行肾移植术，术后口服泼尼松片，10 mg/次、每日 1 次，他克莫司，1 mg/次、每日 2 次（早晚各 1 次），吗替麦考酚酯胶囊，每日早间 1 次（0.5 g），每日晚间 1 次（0.25 g）。患者既往高血压 27 年，血压最高时可达 180/100 mmHg，现口服苯磺酸氨氯地平片 5 mg/次、每日 1 次，氯沙坦钾片 0.1 g/次、每日 1 次。血压未监测。既往高脂血症 10 余年，现口服阿托伐他汀钙片治疗。失眠病史 1 年，口服艾司唑仑片治疗。高尿酸血症、肾功能不全、心功能不全半年。否认肝炎、结核、疟疾等传染病史，30 余年前行甲状腺结节切除术，14 年前因甲状旁腺功能亢进行甲状旁腺切除术，否认外伤史，否认输血史，对磺胺类、鲑鱼降钙素注射液过敏，否认食物过敏史，预防接种随当地进行。

[个人史] 否认疫区居住史，否认疫水、疫源接触史，否认放射物质、有毒物质及毒品接触史，否认冶游史，否认吸烟、饮酒史。

[婚育史、月经史] 已婚，28 岁结婚，配偶健康状况良好。月经量正常，颜色正常，无痛经，经期规律。孕 1 产 0。

[家族史] 父母健在，身体健康状况良好，2 兄，体健，家族无传染病及遗传病史。

## ☞ 入院检查

[**一般查体**]体温 36 ℃，脉搏 74 次/分，呼吸 18 次/分，血压 122/80 mmHg，自动体位，查体合作，神志清楚，甲状腺右叶未触及，左叶可触及结节，未触及明显震颤，未见包块。心肺腹查体未见明显异常。

[**专科查体**]脊柱生理弯曲存在，无明显侧弯，四肢肌肉无明显萎缩。各椎体及椎旁肌压痛阴性。各椎体及椎旁肌叩痛阴性。四肢感觉正常。

[**实验室检查**]血常规：白细胞（WBC）$3.70 \times 10^9/L$ ↓↓、血红蛋白（HGB）109 g/L ↓↓、红细胞压积（HCT）0.32 ↓↓、血小板（PLT）$98 \times 10^9/L$ ↓、B 型利钠肽（BNP）288 pg/mL ↑↑。生化检验：尿素氮（BUN）15.49 mmol/L ↑、肌酐（CRE）136.4 μmol/L ↑↑、尿酸（UA）185 μmol/L ↓↓、总钙（Ca）2.63 mmol/L ↑↑、磷（P）0.45 mmol/L、氯（CL）113.43 mmol/L ↑↑。抗 SS - A 阳性（+）、抗核抗体（ANA）1：100 着丝点型、CENP B 阳性（++）。肿瘤标志物：癌胚抗原（CEA）9.01 ng/mL ↑↑、糖类抗原 724（CA72 - 4）62.11 U/mL ↑↑、$β_2$ 微球蛋白（β2 - MG）9.99 μg/mL ↑↑、铁蛋白（FE）266.4 ng/mL ↑↑。甲状腺功能五项：三碘甲状腺原氨酸（$T_3$）1.26 nmol/L ↓↓。骨代谢标志物：全段甲状旁腺激素（iPTH）91.64 pg/mL ↑↑、1,25 - 二羟基维生素 $D_3$ 25.19 ng/mL、β - 胶原特殊序列（β - CTX）测定 0.262 ng/mL、Ⅰ型胶原氨基前肽（P1NP）30.86 ng/mL、抗甲状腺过氧化物酶抗（AntiTPO）16.29 IU/mL、骨钙素 N 端中分子片段（N - MID）测定 11.12 ng/mL。

[**影像学检查**]腹部超声示肝内多发钙化灶、胆囊多发息肉样病变、副脾？双肾萎缩，双肾弥漫性病变，双肾多发囊肿，胰超声检查未见异常。心脏超声示左心增大（以左心房为著），升主动脉增宽，主肺动脉内径正常高限，主动脉瓣钙化伴轻度关闭不全，二、三尖瓣反流（少量），左心室舒张功能减低。甲状旁腺超声示甲状腺左叶下极后方可疑实性结节。胸腰椎 X 线示腰椎退行性病变，$L_3 \sim L_4$、$L_4 \sim L_5$ 椎体骨质增生。双能 X 线骨密度检查示骨质疏松症（表 16.1）。

表 16.1 双能 X 线骨密度检查结果

| 日 期 | | 腰椎 | 股骨颈 | 髋部 |
|---|---|---|---|---|
| 2019 年 10 月 12 日 | BMD（g/cm²） | 0.610 | 0.504 | 0.294 |
| | T 值 | -4.0 | -3.1 | -3.6 |

## ☞ 诊治经过

患者为老年女性，主因腰背部疼痛 3 年余，近 1 个月加重入院，既往系统性红斑狼疮、狼疮肾病病史，长期血液透析病史，肾移植术后、继发性甲状旁腺功能亢进病史，入院后查血肌酐（CRE）136.4 μmol/L ↑↑、血钙（Ca）2.63 mmol/L ↑↑、血磷（P）0.45 mmol/L、全段甲状旁腺激素（iPTH）91.64 pg/mL ↑↑，双能 X 线骨密度检查示骨质疏松症，甲状旁腺超声示甲状腺左叶下极后方可疑实性结节。根据双能 X 线骨密度检查结果明确诊断为骨质疏松症，考虑系统性红斑狼疮、狼疮肾炎引起继发性甲状旁腺功能亢进，长期口服抗排异药物、糖皮质激素等进而造成继发性骨质疏松。治疗上，患者目前存在继发性甲状旁腺功能亢进（已于外院预约甲状旁腺手术）、高钙血症，对症予依降钙素肌内注射，抑制破骨细胞的活性，从而抑制骨盐溶解，阻止钙由骨释出，抑制肾小管对钙和磷的重吸收，使尿中钙和磷的排泄增加，血钙也随之下降。同时给予护肾、降糖、降脂等对症治疗，1周后血钙降至正常标准后出院。

## ☞ 出院诊断

①继发性骨质疏松症；②系统性红斑狼疮；③肾移植术后；④继发性甲状旁腺功能亢进；⑤高血压3级（高危组）；⑥高脂血症；⑦肾功能不全；⑧心功能不全；⑨高尿酸血症。

## ☞ 出院医嘱

出院1周后复查血常规及生化全套检查、血钙、血磷等，及时外院诊治甲状旁腺功能亢进，避免过度劳累，注意个人卫生，预防感染，定期复查，不适时随诊。

## ☞ 病例小结

肾移植术后骨丢失和骨质疏松症的发病机制目前还不清楚，有人认为主要与术后使用免疫抑制剂有关。其中类固醇是器官移植最常用的免疫抑制剂，是导致肾移植术后骨丢失和骨质疏松症的主要原因。一方面，类固醇可直接抑制成骨细胞分化，减少骨的形成和增加骨的再吸收，使成熟的成骨细胞和骨细胞发生凋亡；另一方面，类固醇通过减少小肠吸收钙和增加肾钙的排泄，导致钙的负平衡，引起继发性甲状旁腺功能亢进。此外，类固醇还通过抑制性腺激素的分泌，引起性腺发育不全，间接导致骨丢失和骨质疏松症，其他抗排异药物如他克莫司、环孢素等均可导致骨量流失。也有观点认为，在肾移植前长期慢性肾功能不全导致甲状旁腺长期受到低血钙、低血镁或高血磷的刺激而分泌过量的甲状旁腺激素（iPTH），PTH促进骨质溶解、破骨细胞增多、骨细胞骨质分解亢进、骨皮质变薄、全身骨骼普遍脱钙进而引起骨质疏松症。

## ☞ 护理部分

### （一）入院评估

1. 主诉背部疼痛，VAS评分3分，存在中度疼痛。
2. Morse评分45分，存在高度跌倒风险。
3. Autar评分为4分，存在极低度深静脉血栓形成风险。
4. 缺乏骨质疏松症的保健知识。

### （二）护理问题

1. 疼痛：主诉背部疼痛，VAS评分3分。

2. 潜在并发症：骨折、肾衰竭。

3. 有受伤的风险：跌倒。

4. 知识缺乏：与患者缺乏骨质疏松症的保健知识有关。

### （三）护理措施

1. 及时客观评估患者疼痛情况，鼓励患者正确表达疼痛感受，协助患者取合适的体位，适当变换体位，缓解疼痛。为患者创造一个舒适、干净、整洁的病房环境，从而消除心理方面的疼痛感受。

2. 给予患者及家属防跌倒教育，评估患者存在的跌倒危险因素，避免跌倒引起骨折。为患者制定骨质疏松骨折健康管理处方，包括饮食、运动及康复训练等内容，提高骨密度与肌力，降低骨折风险。告知患者定期复查骨密度等相关指标，及时调整治疗方案。给患者及家属讲解骨质疏松骨折的原因、后果及预防措施。

3. 评估患者跌倒的危险因素及风险等级，及时告知评估结果，提高患者自我防范意识，确保环境安全。

4. 指导患者按时服药，注意服药对肝脏和肾脏的损害及其他不良反应，应定时监测心功能。告知患者低盐、低脂的肾脏病饮食的意义，按照饮食管理处方，选择优质植物蛋白等，避免加重心肾负担。避免从事造成骨紧张的活动，如跑步、高撞击有氧健身操或者单一腿部负重锻炼。

### （四）护理评价

1. 患者出院时疼痛症状减轻，VAS 评分 1 分。

2. 患者积极配合治疗，主动避免并发症，出院时，未出现并发症。

3. 患者住院期间未出现跌倒等不良事件。

4. 患者出院时了解骨质疏松饮食及康复锻炼的要求。

### （五）护理小结

该患者为肾移植术后，容易出现免疫性疾病，如皮肤受损、口腔黏膜受损等，必须保持皮肤及口腔黏膜清洁，按时服用抗排异药物，同时观察对抗排异药物有无药物反应，出现药物反应时，应立即停药。通过多进食高钙、维生素 D 含量高的食物及晒太阳等预防骨质疏松症。正确的体位与制动是控制疼痛感的最佳方式。骨质疏松症患者经常会发生骨折症状，骨折初期会存在非常明显的局部疼痛感，同时在活动的时候疼痛感会相当明显，适当的制动可以有效地减轻疼痛，并减少局部组织的软组织损伤。

## ☞ 康复治疗

### （一）治疗目的

减轻患者关节疼痛，保护关节，提高骨密度，改善生活质量。

## （二）治疗方法

1．运动强度：从运动的安全性、有效性角度考虑，宜选择中等强度为好。

2．运动时间和频率：在确定的运动强度范围内，以轻微疲劳而休息后得以缓解为前提，动作简单的运动项目，练习时间可以稍长，动作复杂的运动项目，练习时间可以稍短。

3．运动方法：

（1）步行训练：建议该患者每日步行以 5000～10 000 步为宜（2～3 km），每分钟 80～90 步，每次步行 800～1000 米。

（2）慢跑：长距离慢跑对身体各部位的锻炼作用大于行走。

（3）太极拳：每次训练时间为 15～20 分钟。

（4）游泳：训练中应采取活动量小，运动不太剧烈的游泳姿势如仰泳等。

（王春、周清、汤玉萌）

# 017　骨质疏松合并糖尿病一例

## ☞ 患者基本信息

患者，女性，62 岁，身高 165 cm，体重 62 kg，已婚。

[在院时间] 2019 年 3 月 14 日入院，2019 年 3 月 28 日出院。

[主诉] 发现血糖升高 12 年，控制不佳 2 月余。

[主要诊断] 骨质疏松合并糖尿病。

## ☞ 病史摘要

[现病史] 患者自述于 2007 年无明显诱因出现口干、多饮、消瘦（2 个月内体重减轻 13 kg），遂就诊我院体健中心，测空腹血糖 19.5 mmol/L，给予胰岛素泵治疗，12 天后患者血糖控制稳定，改用门冬胰岛素注射液 5 IU，甘精胰岛素注射液 5 IU，控制血糖。血糖控制可。6 年前患者因血糖控制差就诊我院内分泌科，调整胰岛素剂量，血糖控制好转后出院。1 年患者曾发生严重低血糖昏迷，自行调整胰岛素剂量后，症状缓解，未就医。此后患者根据血糖情况自行调整胰岛素剂量至今。患者自觉口干症状明显，多次发生低血糖反应，未重视。现血糖控制差，视物模糊，为进一步检查及治疗就诊于我院，门诊以 2 型糖尿病收入院。患者目前精神尚可，食欲正常，睡眠正常，体重无明显变化，大小便正常。

[既往史] 既往肺结节病史 6 年余，已治愈，定期复查。腰椎管狭窄病史 2 月余，现患者出现腰骶部疼痛及左下肢疼痛麻木症状，否认高血压、冠心病等病史，否认肝

炎、结核、疟疾等传染病史，20 余年前患者因功能性子宫出血在北京市某三甲医院行子宫切除术，否认外伤史，否认输血史，既往灯盏细辛注射液、青霉素过敏，预防接种随当地进行。

[**个人史**] 否认疫区居住史，否认疫水、疫源接触史，否认放射物质、有毒物质及毒品接触史，否认冶游史，否认吸烟史，饮酒每次 50 mL，酒龄 10 年，未戒酒。

[**婚育史、月经史**] 无特殊。

[**家族史**] 无特殊。

## ☞ 入院检查

[**一般查体**] 血压 130/76 mmHg，脉搏 88 次/分，双肺呼吸音清，未闻及干、湿啰音，心律齐。

[**专科查体**] 脊柱发育正常，无畸形。脊柱生理弯曲存在，棘突无叩击痛，活动自如。左侧直腿抬高试验阳性，四肢无畸形，无明显水肿，无下肢静脉曲张。双足皮肤营养状况较差，足背动脉搏动左侧减弱，右侧未触及。四肢浅感觉减退，双侧膝腱反射对称正常存在，双侧巴宾斯基征未引出，Kernig 征阴性。

[**实验室检查**] 血尿便常规、24 h 尿微量白蛋白、电解质、肝肾功能、血尿酸、血钙、血磷、血酮体、甲状腺功能，激素水平均未见异常。

总胆固醇 4.82 mmol/L，甘油三酯 1.11 mmol/L，高密度脂蛋白胆固醇（HDL-C）1.76 mmol/L，低密度脂蛋白胆固醇（LDL-C）2.54 mmol/L，糖化血红蛋白（HbA1c）11.2% ↑，空腹葡萄糖（GLU）14.06 mmol/l ↑、C 肽（C-Peptide）< 0.01 ng/mL ↓。餐后 1 小时葡萄糖 16.72 mmol/L ↑，C 肽（C-Peptide）< 0.01 ng/mL ↓。餐后 2 小时葡萄糖 16.71 mmol/L ↑，C 肽（C-Peptide）< 0.01 ng/mL ↓。肿瘤全套：糖类抗原 199（CA199）31.54 U/mL ↑，$\beta_2$ 微球蛋白（$\beta_2$-MG）3.66 μg/mL ↑。

骨代谢标志物：1,25-二羟基维生素 $D_3$ 13.45 ng/mL ↓，Ⅰ 型胶原氨基前肽（P1NP）31.40 ng/mL，骨特异碱性磷酸酶（Bone ALP）9.57 μg/L，抗酒石酸酸性磷酸酶（5b）2.927 U/L，全段甲状旁腺激素（iPTH）39.43 pg/mL。

[**影像学检查**] 肺部 X 线检查示双肺野阴影，结合病史及 CT 检查。肺部 CT 示两侧胸膜多处不规则增厚、结节影，两肺胸膜下少许斑条影，动脉硬化，右侧第 5 后肋局部良性骨病变。较前相仿，请结合临床。

感觉神经传导速度示运动神经传导：双侧正中神经掌-腕段、双侧胫神经及腓总神经传导速度减慢（运动纤维受损）。感觉神经传导：左侧腓肠神经传导波幅减低，右侧腓肠神经传导未引出。余受检神经传导未见明显异常。心电图未见明显异常。外周血管超声、颈动脉和下肢动脉彩超示动脉粥样硬化。心脏超声未见明显异常。

## ☞ 诊治经过

患者主因发现血糖升高 12 年，控制不佳 2 月余收入院。入院后对其进行健康教育，严格控制饮食，坚持餐后运动。完善糖尿病及糖尿病并发症相关检查示糖化血红蛋白 11.2% ↑。空腹葡萄糖（GLU）14.06 mmol/l ↑、C 肽（C-Peptide）< 0.01 ng/mL ↓。

餐后 1 小时葡萄糖 16.72 mmol/L↑、C 肽（C - Peptide）＜0.01 ng/mL↓。餐后 2 小时葡萄糖 16.71 mmol/L↑、C 肽（C - Peptide）＜0.01 ng/mL↓。患者入院当晚凌晨 3 点出现心慌、出冷汗、面色苍白等不适症状，急测血糖为 2.8 mmol/L。给予进食后症状缓解。入院后监测血糖变化，空腹血糖波动在 2.2～7.9 mmol/L，餐后血糖波动在 4.0～15.0 mmol/L。患者血糖控制差，多次发生低血糖，综合评估患者血糖变化情况，考虑患者为脆性糖尿病，给予胰岛素泵强化治疗。规律监测血糖变化，及时调整胰岛素剂量，防止低血糖发生，血糖控制可。评估糖尿病并发症情况，完善心脑、血管、神经、肾脏等检查，患者存在糖尿病周围神经病变，给予营养神经等对症治疗。请眼科会诊，诊断为糖尿病视网膜病变，建议血糖稳定后进行手术治疗，患者拒绝手术。严格控制血糖防治病变的进一步发展。因患者骨量减少，建议调整生活方式（补充营养、多运动、多晒太阳等），给予骨健康基本补充剂（钙、维生素 D）联合降钙素治疗。

## ☞ 出院诊断

①2 型糖尿病；②糖尿病性视网膜病变；③糖尿病性周围神经病变；④腰椎间盘突出症；⑤骨量减少。

## ☞ 出院医嘱及随诊

糖尿病健康教育：糖尿病高钙饮食，坚持餐后运动，保持心情愉悦，监测血糖变化。预防跌倒：注意环境因素、健康因素、神经肌肉因素、恐惧性因素。坚持目前治疗方案，定期门诊复查随诊。

## ☞ 病例小结

现如今骨质疏松与糖尿病的关系越来越受到人们的重视。研究发现，与正常人群相比，2 型糖尿病并发骨质疏松的患者发病率明显偏高。有资料显示，患有 2 型糖尿病的患者其合并骨量较低、患有骨质疏松症的概率为 50%～60%。患有 2 型糖尿病的患者机体内的胰岛素分泌不足，这会增加骨基质胶原蛋白的分解及钙的丢失，并降低骨密度。

和男性相比，女性的发病率更高，这与其骨架小及特殊的生理因素有关。当女性的年龄在 40 岁左右时，雌激素的分泌水平减少，雌激素和骨量的丢失呈负相关。雌激素水平的下降，会降低骨骼当中钙的结合水平，影响骨密度。

此外，高血糖患者会诱发钙、磷、镁的排泄量增加，因此血糖管控差会诱发钙、磷、镁代谢呈现出负平衡状态。低血镁会激发甲状旁腺激素的分泌，该激素的提升也对骨质的吸取有推动作用，进一步加重了骨密度的下降。长时间的高血糖会导致大量糖基化终末产物生成，出现白细胞介素，其对破骨细胞有刺激作用，能促进破骨细胞的活性及骨吸收的速度。另外增多的糖基化终末产物可对诸多细胞上非酶糖化终产物的受体直接产生作用，形成非常多的细胞因子，对骨吸收起到加速作用。

总之，2 型糖尿病患者中，女性患者和血糖控制差的患者更容易发生骨密度降低，骨质疏松症发生率更高，临床应予以关注。

## ☞ 护理部分

### （一）入院评估

1. 评估患者无疼痛不适，VAS 评分 0 分。
2. Morse 评分 45 分，存在高度跌倒风险。
3. Autar 评分 12 分，存在中度深静脉血栓形成风险。
4. MNA‐SF 营养评分为 10 分，无其他营养异常指标。

### （二）护理问题

1. 潜在并发症：低血糖与患者处于血糖调整期有关。
2. 潜在并发症：酮症酸中毒与化验尿酮体阳性有关。
3. 有受伤的风险：Morse 评分 45，存在高度跌倒风险。
4. 潜在并发症：糖尿病足等。
5. 知识缺乏：与缺乏骨质疏松症、糖尿病相关知识有关。

### （三）护理措施

1. 合理使用降糖药物，胰岛素强化治疗期间，严密监测血糖变化，做好记录，及时调整胰岛素和降糖药物的用量。防止低血糖发生。
2. 严密观察和记录患者的生命体征、神志情况、24 小时出入量等，遵医嘱定时监测血糖、血钠和渗透压的变化。
3. 指导患者正确用药，密切观察药物不良反应，避免降糖药物或胰岛素等引起低血糖导致意外跌倒。
4. 评估患者既往有足破溃史、神经病变的症状和体征、严重的足畸形或其他危险个人因素，应定期做足部保护性感觉的测试，保持足部清洁，避免感染，避免外伤。
5. 向患者及家属交代病情，并指导患者认识脆性糖尿病的危险程度。并进行干预性的健康指导。

### （四）护理评价

1. 患者血糖控制理想和较好，体重无明显减轻。
2. 患者无感染发生或发生时得到及时发现和控制。
3. 足部无溃疡感染等发生，局部血液循环良好。
4. 无发生糖尿病急性并发症。
5. 患者无跌倒等意外发生。

### （五）护理小结

患者为老年女性，骨质疏松合并脆性糖尿病，既往发生严重低血糖昏迷，患者血糖不稳定，时高时低，难以控制。在其护理过程中，重点监测患者血糖变化，指导患者了解糖尿病相关饮食、运动、用药、监测、胰岛素治疗的自我防护和日常保健的知识并严格遵守。同时关注糖尿病并发症的预防及注意事项，预防糖尿病足。治疗糖尿病的同时重视骨质疏松的干预和治疗，避免发生跌倒等诱发骨质疏松骨折。

## ☞ 康复治疗

### （一）物理治疗

1. 热疗法，红外线疼痛治疗，缓解疼痛不适，注意温度不可过高，以免烫伤。
2. 腰部采用无热量超短波和干扰电治疗来给神经根消肿。
3. 中频电疗，用于缓解疼痛，起到促进血液循环的作用。
4. 患者采用气压式血液循环驱动器来促进双下肢血液循环，避免深静脉血栓的形成。

### （二）运动治疗

1. 以低至中等强度有氧训练为主，包括步行、登山、游泳、划船、有氧体操、球类等活动，也可采用活动平板、功率自行车等器械。
2. 每次运动时间一般在 10 分钟以上，逐步延长至 30~40 分钟。
3. 运动时间过短达不到体内代谢效应，运动时间也不宜过长或运动强度过大，运动前一定要有热身活动和放松运动。
4. 腰背肌的训练，可以采取五点支撑法来增强腰背肌的力量。加强肌力训练，平衡训练缓解疼痛症状。

（马伟凤、苏天娇、汤玉萌）

# 018　骨质疏松合并甲状腺功能减退一例

## ☞ 患者基本信息

患者，女性，60 岁，身高 160 cm，体重 53 kg，已婚，农民。

[在院时间] 2014 年 11 月 23 日入院，2014 年 12 月 11 日出院。

[主诉] 反复腰背疼痛 23 年，近 3 个月加重。

[主要诊断] 骨质疏松合并甲状腺功能减退。

## ☞ 病史摘要

[现病史] 患者自述于 23 年前不慎跌倒导致腰背疼痛，就诊于当地医院完善相关检查，考虑 $T_{10}$ 椎体压缩性骨折，卧床休息后上述症状缓解。此后腰背疼痛间断出现，不能负重，逐渐出现间歇性跛行、驼背，身高较年轻时变矮约 7 cm。3 年前行骨密度检查

发现骨质疏松，T 值（腰椎）为 -5.64，坚持服用碳酸钙 $D_3$ 片，口服，1 片/次，每日 1 次，阿仑膦酸钠片，口服，70 mg/次、每周 1 次，$\alpha$ - 骨化醇片，口服，0.5 $\mu$g/次、每日 1 次。定期复查，骨密度值逐年上升。入院前 3 个月患者腰背疼痛加重，翻身困难，晨起腰背部僵硬、疼痛，休息后症状缓解不明显。当地医院复查骨密度 T 值（腰椎）为 -3.19。为进一步检查治疗入住我科。

[既往史] 既往冠心病、高血压病史 10 年，血压最高时为 168/70 mmHg，现服用单硝酸异山梨酯缓释片，口服，40 mg/次、每日 1 次，苯磺酸氨氯地平片，口服，5 mg/次、每日 1 次。冠心病症状稳定，血压控制好。否认糖尿病病史。否认肝炎、结核、疟疾等传染病史，否认手术史，否认输血史，否认药物、食物过敏史，预防接种随当地进行。

[个人史] 16 岁月经初潮，月经规律，48 岁绝经。

[婚育史] 适龄结婚，孕 2 产 2。

[家族史] 母亲曾有多处轻微外力下骨折史。

## ☞ 入院检查

[一般查体] 体温 36.6 ℃，脉搏 70 次/分，呼吸 20 次/分，血压 100/70 mmHg，心肺听诊未见明显异常。

[专科查体] 脊柱轻度后凸畸形，$T_9$、$T_{10}$、$L_1$ 棘突，棘上韧带压痛阳性，相应椎旁肌压痛阳性，$T_9$、$L_1$ 棘突叩击痛阳性。腰椎前屈受限，双髋关节外展受限。

[实验室检查] 血、尿、便常规，碱性磷酸酶无异常，白蛋白、电解质、肝肾功能无异常。血钙（Ca）2.04 mmol/L，血磷（P）1.17 mmol/L，促甲状腺激素（TSH）68.65 $\mu$IU/mL，血小板生成素（TPO）216.5 IU/mL，三碘甲状腺原氨酸（$T_3$）1.45 nmol/L，甲状腺素（$T_4$）98.40 nmol/L。肿瘤全套、激素水平、蛋白电泳未见明显异常。骨代谢标志物：骨特异性碱性磷酸酶（Bone ALP）12.14 $\mu$g/L，1,25 - 二羟基维生素 $D_3$ 18.36 nmol/L↓，Ⅰ型胶原氨基前肽（P1NP）0.314 ng/mL，骨钙素 16.51 ng/mL，全段甲状旁腺激素（iPTH）16.5 ng/dL。

[影像学检查] 全脊柱 MRI 示 $T_9$、$T_{10}$ 椎体压缩性骨折，$T_{10}$ 椎陈旧性压缩骨折，$L_1$ 椎体许莫氏结节，$C_4$ ~ $C_7$ 及 $L_4$ ~ $L_5$ 椎间盘轻度突出、膨出，$C_4$ ~ $C_5$ 椎体终板炎，脊椎部分椎体骨质增生（图 18.1）。

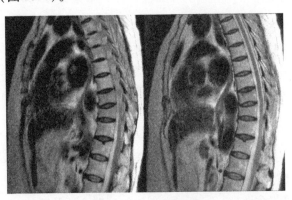

图 18.1　全脊柱 MRI

## ☞ 诊治经过

患者为老年女性，存在脆性骨折史，双能 X 线骨密度检查示腰椎 T 值为 -3.17，明确诊断为骨质疏松症伴病理性骨折。临床表现为进行性骨痛，骨骼畸形（驼背），轻微外力下骨折史，活动困难，身高变矮。胸椎下段后突，椎体叩压痛（+）。行全脊柱 MRI 和双能 X 线骨密度检查后，考虑诊断为严重骨质疏松症。患者促甲状腺激素（TSH）68.65 μIU/mL，血小板生成素（TPO）216.5 IU/mL，三碘甲状腺原氨酸（$T_3$）1.45 nmol/L，甲状腺素（$T_4$）98.40 nmol/L，考虑甲状腺功能减退，建议完善甲状腺超声及甲状腺显像，进一步完善甲状腺功能减退等相关检查，患者拒绝。给予左甲状腺素钠片（优甲乐）替代治疗，嘱其定期复查。

## ☞ 出院诊断

①严重骨质疏松症；②$T_9$、$T_{10}$椎体压缩性骨折；③甲状腺功能减退（甲减）；④腰椎间盘突出症。

## ☞ 出院医嘱及随访

1. 骨质疏松症的综合治疗：
（1）改善生活方式：高钙饮食，晒太阳，适当运动，防跌倒。
（2）外科微创治疗：经皮椎体成形术（PVP）。
（3）药物治疗：钙剂，骨化三醇，唑来膦酸钠。
2. 甲状腺功能减退：左甲状腺素钠片，口服，12.5 μg/次，每日 1 次。
3. 定期复查，门诊随诊。

## ☞ 病例小结

本病例为骨质疏松合并甲状腺功能减退病例。

骨质疏松：骨质疏松骨折行 PVP 手术治疗，术后腰背疼痛很快明显减轻，灌注的骨水泥使压缩的椎体近 80% 以上有不同程度的复原，而且增加了椎体内强度，符合生物力学的治疗要求。微创手术处理脆性骨折后给予钙、维生素 D 及唑来膦酸钠治疗后，患者骨痛逐渐减轻，活动能力有所提高。1 年后腰椎及髋部骨密度有所增加。

甲状腺功能减退：左甲状腺素钠片（优甲乐）替代治疗，能够有效改善甲状腺功能减退症状。但应注意其对骨密度的影响。

该患者骨质疏松病史多年，37 岁（未绝经）时发生骨质疏松性骨折，我们完善继发性骨质疏松相关检查，未找到继发性骨质疏松诊断的证据。给予规范抗骨质疏松治疗，定期复查。患者既往无甲状腺功能减退病史，此次入院治疗才发现甲状腺功能减退，故可排除甲状腺功能减退所致继发性骨质疏松可能。但甲状腺功能减退会影响骨质疏松的发展。而且大量使用甲状腺素对骨骼有直接作用，可使骨转换加快，骨吸收和形成均加强，但骨吸收更为突出，呈现负钙平衡，骨钙流失增加，有发生甲状腺功能亢进性骨病的风险。所以甲状腺功能减退患者长期服用左甲状腺素钠片（优甲乐）应警惕其导致骨质疏松的风险，应定期复查骨密度，必要时增加钙摄入量。

# ☞ 护理部分

## （一）入院评估

1. 评估患者腰背部疼痛，VAS 评分 3～4 分，为中度疼痛。
2. Morse 评分 45 分，存在高度跌倒风险。
3. MNA－SF 营养评分 10 分，无其他营养异常指标。

## （二）护理问题

1. 疼痛：骨痛，与骨质疏松有关。
2. 有受伤的风险：骨质疏松导致骨骼脆性增加。
3. 知识缺乏：与缺乏骨质疏松饮食、运动等相关知识有关。

## （三）护理措施

1. 动态评估患者疼痛，根据疼痛程度遵医嘱给予患者非甾体镇痛药，并观察患者用药效果。
2. 保证住院环境安全，预防跌倒等意外发生。
3. 指导患者摄入足量的富含钙的食物，保证蛋白质、维生素的摄入。运动要循序渐进，持之以恒。按时服药，学会自我监测药物不良反应，应用激素治疗的患者应定期检查。

## （四）护理评价

1. 患者主诉疼痛缓解，复评 VAS 评分 1～2 分。
2. 患者及陪护人员能够掌握安全防范相关注意事项，正确采取防跌倒相关措施，患者自我防护意识增强，住院期间未发生意外跌倒事件。
3. 患者能够说出抗骨质疏松相关运动、高钙饮食的种类，以及服用注意事项等。

## （五）护理小结

患者为中老年女性，给予骨科专科规范骨质疏松治疗的同时加强对患者内分泌相关疾病的治疗和复查，重点加强对患者生活方式的指导，如患者的饮食、运动、晒太阳、服药等，增加患者日常对抗骨质疏松的重视程度，形成健康的生活方式。定期复查甲状腺功能的各项指标，提高抗骨质疏松意识。

# ☞ 康复治疗

## （一）物理治疗

1. 采用红外线疼痛治疗，缓解疼痛不适，促进局部血液循环。

2. 低频脉冲电磁场疗法，抑制破骨细胞活性，促进成骨细胞形成，提高骨密度，缓解疼痛。

3. 中频电疗，用于缓解疼痛，起到促进血液循环的作用。

4. 患者床旁采用气压式血液循环驱动器来促进双下肢血液循环，避免深静脉血栓的形成。

## （二）运动治疗

1. 静力性体位训练：坐或立位时应伸直腰背，收缩腹肌和臀肌，或背靠椅背坐直。卧位时应平仰、低枕，尽量使背部伸直，坚持睡硬板床。

2. 老年骨质疏松患者适合耐力性项目，不宜进行速度性项目。可以进行适当户外运动，光照促进皮肤合成维生素 D，运动来改善机体协调能力，降低跌倒风险。

3. 步行训练：建议该患者每次步行 2～3 圈（400 米/圈），80～90 分钟。注意抬头、挺胸、直腰、四肢摆动自如，两臂用力向前摆动。

4. 练习太极拳，调整呼吸。动作以腰为轴，腰为主宰，训练时以意念引导气血运行周身。重点在腰部，尤其在太极推手训练时要重视腰椎的感觉。

（马伟凤、苏天娇、汤玉萌）

# 019 胫骨骨折保守治疗一例

## ☞ 患者基本信息

患者，女性，63 岁，身高 163 cm，体重 60 kg，已婚，农民。

[在院时间] 2019 年 7 月 21 日入院，2019 年 8 月 8 日出院。

[主诉] 摔伤致右膝及小腿肿痛 7 小时余。

[主要诊断] 胫骨骨折。

## ☞ 病史摘要

[现病史] 患者自述于 2019 年 7 月 21 日 10 时许，因踏空台阶摔伤后即感右膝关节及小腿肿痛，活动受限，无一过性晕厥，无大小便失禁。由家人送至北京市某医院，行 CT 及三维重建检查示右胫骨平台髁间嵴、腓骨头骨折不连续。为求进一步诊治，来我院就诊，急诊以胫腓骨骨折收入我科。患者自受伤以来，无头晕、头痛，无恶心、呕吐，二便未解，近期睡眠及饮食正常，体重无明显改变。

[既往史] 高血压病史 10 余年，血压最高时可达 210/110 mmHg，长期规律口服硝苯地平控释片 30 mg/h，目前血压波动于 140～150/80～90 mmHg。右肾肿瘤 14 年，于 2005 年在北京市某医院行右肾切除术。膝骨关节炎病史 5 年，未治疗。慢性肾功能不全

病史半年，未治疗。2005 年发现丙型肝炎，目前已治愈。否认结核、疟疾等传染病史，否认其他手术史，曾于 20 年前受机械伤，导致右前臂缺如，因其输血，具体输血量不详，无输血反应，自诉对青霉素过敏，预防接种随当地进行。

[个人史] 否认疫区居住史，否认疫水、疫源接触史，否认放射物质、有毒物质及毒品接触史，否认冶游史，否认吸烟、饮酒史。

[婚育史、月经史] 无异常。

[家族史] 无异常。

# ☞ 入院检查

[一般查体] 体温 36.8 ℃，脉搏 78 次/分，呼吸 20 次/分，血压 140/80 mmHg。平车推入病房，自动体位，查体合作，神志清楚，心肺腹查体未见明显异常。

[专科查体] 双下肢及双足多处擦伤及皮下淤青，右膝关节及小腿肿胀明显，无畸形，皮下青紫淤斑，未见张力性水泡。右侧膝关节压痛阳性，轴向叩痛阳性，右小腿近端可触及确切骨擦感及异常活动，右膝关节活动受限。可触及右足背动脉搏动，右小腿皮肤感觉无明显异常。

[实验室检查] 血、尿、便常规未见异常，尿素氮（BUN）7.91 mmol/L，肌酐（CRE）100.6 μmol/L，尿酸（UA）294 μmol/L，总胆固醇 4.74 mmol/L，甘油三酯（TG）0.98 mmol/L，高密度脂蛋白胆固醇（HDL‑c）1.34 mmol/L，低密度脂蛋白胆固醇（LDL‑c）3.05 mmol/L，超氧化物歧化酶 110 U/mL，脂蛋白 a（Lpa）3.2 mg/dL，游离脂肪酸（NEFA）1.05 mmol/L，类风湿因子（RF）14.4 IU/mL，同型半胱氨酸 19.0 μmol/L，视黄醇结合蛋白（RBP）32.0 mg/L，血清胱抑素 C 1.37 mg/L，抗链球菌溶血素"O"45 U/mL，

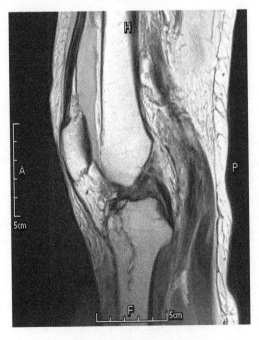

D‑二聚体 3158 μg/L。骨代谢标志物：全段甲状旁腺激素（iPTH）15.30 pg/mL，1,25‑二羟基维生素 $D_3$ 20.06 ng/mL，Ⅰ 型胶原氨基前肽（P1NP）97.63 ng/mL，骨特异碱性磷酸酶（Bone ALP）11.95 μg/L。

[影像学检查] 右膝关节 CT + 三维重建示右胫骨平台髁间嵴不连续。下肢血管超声示双侧股、腘动脉硬化改变，斑块形成，双侧股、腘静脉彩色血流未见异常。心脏超声示心脏结构及血流大致正常、左心室舒张功能减低。双能 X 线骨密度检查示脊柱 T 值为 -1,2，髋部 T 值为 0.8。右膝关节 MRI 示右胫骨平台髁间嵴、腓骨头骨折，部分骨挫伤，滑膜炎、积液并滑膜结节形成，半月板损伤、退变，内外侧副韧带水肿，软组织损伤、水肿（图 19.1）。

图 19.1　右膝关节 MRI

## ☞ 诊治经过

患者为老年女性，主因摔伤致右膝及小腿肿痛 7 小时余入院。查体示右前臂缺如，双下肢及双足多处擦伤及皮下淤青，右膝关节及小腿肿胀明显，无畸形，皮下青紫淤斑，未见张力性水泡。右侧膝关节压痛阳性，轴向叩痛阳性，右小腿近端可触及确切骨擦感及异常活动，右膝关节活动受限。可触及右足背动脉搏动，右小腿皮肤感觉无明显异常。右膝关节 CT + 三维重建示右胫骨平台髁间嵴不连续。明确诊断为右胫腓骨骨折，治疗上患者拒绝手术，要求保守治疗，外科予石膏固定后，在我科予减轻神经根水肿、抗凝、促进骨愈合、指导康复训练等综合治疗 14 天后，患者患肢疼痛及水肿明显好转，伤口愈合良好后予拆线出院。

## ☞ 出院诊断

①右胫骨骨折；②右腓骨骨折；③高血压 3 级（极高危）；④慢性肾功能不全；⑤右肾切除术后。

## ☞ 出院医嘱及随访

出院后继续给予护具固定 4 周，3 个月之内避免负重。复查肝肾功能，3 个月后复查 X 线，随访半年功能恢复良好。

## ☞ 病例小结

对于骨折保守治疗是需要条件的，第一是骨折比较稳定，没有明显移位的，可以保守治疗；第二是针对无法耐受手术或者拒绝手术的，可以采取保守治疗。但仍需要观察及对症治疗下肢肿胀情况，预防骨筋膜室综合征，及时予消肿、止痛治疗的同时也需要抗凝和预防血栓形成，应该关注卧床后骨量的快速流失，可给予降钙素止痛及抑制骨量流失治疗，根据复查结果，及时调整方案，必要时选择手术治疗。

## ☞ 护理部分

### （一）入院评估

1. 主诉右膝关节疼痛，VAS 评分 3 分，为中度疼痛。
2. 右膝关节及小腿肿痛，活动受限，生活部分自理能力缺陷。
3. Morse 评分 60 分，存在高度跌倒风险。
4. 双能 X 线骨密度检查示脊柱 T 值为 −1，2，髋部 T 值为 0.8。

### （二）护理问题

1. 疼痛：主诉右膝关节疼痛，VAS 评分 3 分。
2. 生活自理能力部分缺陷：与肢体活动受限有关。
3. 有受伤的风险：高度跌倒风险。

4. 潜在并发症：再次骨折。

### （三）护理措施

1. 各班次动态评估患者疼痛程度及性质，及时给予对症处理，减轻疼痛程度及持续时间。嘱患者缓慢行动，避免肌肉及关节损伤。适当转移患者注意力。

2. 评估患者自理程度及需要帮助项目，鼓励患者尽力完成力所能及的项目，及时巡视病房，落实基础护理服务项目，为患者提供舒适安全的环境，确保患者基础护理质量。

3. 动态评估患者跌倒高危因素及风险程度，及时对患者及家属进行相关知识宣教，提高患者及家属防护意识。

4. 给予患者佩戴合适护具，协助患者轴线翻身，教会患者起卧等活动动作要领，减轻患者疼痛，避免再次损伤。增加下肢康复锻炼的方法与技巧，增加患者肌力。按医嘱给予抗骨质疏松治疗。

### （四）护理评价

1. 患者出院时疼痛症状消失。
2. 患者出院时肢体功能恢复，能逐步增加活动，且活动无明显不适。
3. 患者住院期间未发生跌倒等不良事件。
4. 患者住院期间主动预防各项护理风险的发生，未出现再次骨折。

### （五）护理小结

患者为老年女性，骨折后活动不方便，应对家属及陪护进行优质的健康宣教，协助患者生活护理，帮助患者翻身等，避免形成压力性损伤。患者选择保守治疗，注意观察下肢肿胀情况，预防骨筋膜室综合征，及时给予消肿、止痛治疗，并注意患者骨量是否正常，给患者及家属讲解预防骨量丢失的相关知识。

## ☞ 康复治疗

### （一）物理治疗

1. 局部紫外线照射，可促进钙质沉积与镇痛。
2. 红外线、蜡疗可作为手法治疗前的辅助治疗，可促进血液循环、软化纤维瘢痕组织。
3. 中频电、超声波疗法可软化瘢痕、松解粘连。

### （二）恢复关节活动度：

1. 主动运动：非受累关节进行各运动轴方向的主动运动，轻柔牵伸挛缩、粘连的组织。每个动作要求达到最大活动范围，重复多遍，每日数次。
2. 助力运动和被动运动：刚去除外固定的患者可先采用主动助力运动，以后随着关节活动范围的增加而相应减少助力。对组织挛缩、粘连严重者，可使用被动运动，但被动运动方向与范围应符合解剖及生理功能。动作应平稳、缓和、有节奏，以不引起明显疼痛及肌肉痉挛为宜。

3. 关节松动术：对骨折愈合良好、僵硬的关节，可配合热疗进行手法松动。

4. 牵张训练：增加关节周围软组织弹性，恢复肌力，逐步增加肌肉训练强度，引起肌肉的适度疲劳。

（王春、周清、汤玉萌）

# 020 痛风性关节炎合并骨质疏松症一例

## ☞ 患者基本信息

患者，男性，53 岁，身高 175 cm，体重 65 kg，已婚。

［入院时间］2018 年 12 月 13 日。

［主诉］反复左踝关节肿痛 8 年余，加重 1 天。

［主要诊断］痛风性关节炎合并骨质疏松症。

## ☞ 病史摘要

［现病史］患者自述 8 年前进食高嘌呤食物后，突发左踝关节肿胀、疼痛，性质呈刀割样，局部皮肤颜色无明显改变，自行口服消炎止痛药物后缓解。之后患者右足第一趾指关节、右踝关节多次发生红肿热痛，均自行口服药物、到诊所肌内注射止痛针缓解症状，1 年半前患者进食高嘌呤饮食后，左踝关节肿痛再次发作，自诉较前疼痛剧烈，不能忍受，就诊于我院，门诊以痛风性关节炎收入我科，住院治疗后好转出院。1 天前患者进食海鲜后左踝关节红肿热痛再次发作，今晨为求进一步治疗再次就诊于我院，门诊以痛风性关节炎收入我科，患者自发病以来无发热、寒战，无游走性大关节疼痛，无双下肢麻木，精神、饮食、睡眠尚可，二便正常。身高体重无明显变化。

［既往史］反流性食管炎 2 年，未治疗。否认糖尿病、高血压及冠心病病史，否认肝炎、结核、疟疾等传染病史，否认手术史，否认外伤史，否认输血史，否认药物、食物过敏史，预防接种随当地进行。

［个人史］否认疫区居住史，否认疫水、疫源接触史，否认放射物质、有毒物质及毒品接触史，否认冶游史，否认吸烟史，饮酒 30 余年，每天 1~2 两白酒，现未戒酒。

［婚育史］无异常。

［家族史］无异常。

## ☞ 入院检查

［一般查体］体温 36.4 ℃，脉搏 76 次/分，呼吸 18 次/分，血压 115/80 mmHg，发

育正常，营养良好，神志清楚，查体合作，急性病容。全身皮肤及巩膜无黄染，头颈部浅表淋巴结无肿大。双侧瞳孔等大正圆，对光反射正常。双耳粗听力正常，外耳道无异常分泌物。各鼻旁窦区无压痛，鼻中隔无偏曲。咽部无充血，双侧扁桃体无肿大，伸舌居中。颈软，气管居中位，颈部血管无异常搏动。胸廓外形无异常，双侧胸廓呼吸动度对称一致，双肺叩诊呈清音，双肺呼吸音清，双肺未闻及干、湿啰音，未触及胸膜摩擦感。心界正常，心律齐整，心率78次/分，心音有力，心脏各听诊区未闻及杂音及心包摩擦音。腹平软，肝脾肋下未触及，全腹未触及异常包块，移动性浊音阴性，肠鸣音无异常。

[**专科查体**] 步入病房，跛行步态，脊柱生理曲度存在，四肢肌肉无明显萎缩，左踝关节红肿，皮温升高，触痛阳性，活动受限。左踝部痛觉过敏，余四肢、躯干及会阴部感觉基本正常。

[**实验室检查**] 血常规：白细胞（WBC）$4.70 \times 10^9$/L，红细胞压积（HCT）0.36 ↓↓，红细胞平均体积98 fL ↑↑，平均血红蛋白含量34 pg ↑↑，单核细胞百分比10.30% ↑↑，C-反应蛋白（CRP）99.20 mg/L ↑↑，凝血四项：纤维蛋白原含量（FIB）4.78 g/L ↑↑。血沉（ESR）30 mm/h ↑↑。尿常规：尿红细胞计数585.70/μL ↑↑，细菌（BACT）153/μL ↑↑，隐血（BLD）(+++)，尿比重（SG）1.010 ↓↓、尿酸碱度（pH）7.0 ↑↑。便常规未见异常。生化全套检查：谷丙转氨酶（ALT）47.4 U/L ↑↑，谷草转氨酶（AST）64.8 U/L ↑↑，总胆红素24.4 μmol/L ↑↑，直接胆红素7.0 μmol/L ↑↑，空腹葡萄糖（GLU）6.93 mmol/L ↑↑，尿酸（UA）643 μmol/L ↑↑，总钙（Ca）2.14 mmol/L ↓↓，同型半胱氨酸21.7 μmol/L ↑↑。

[**影像学检查**] 2018年12月26日第一次出院后发生骨折，我院急诊行右髋部X线检查示右股骨粗隆间骨折。2018年12月31日，骨盆X线检查示右股骨粗隆间骨折内固定术后改变（图20.1）。2019年1月4日，双能X线骨密度检查示骨质疏松症（表20.1）。

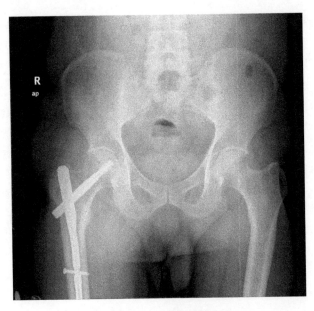

图20.1　骨盆X线

表 20.1　双能 X 线骨密度检查结果

| 日　　期 | | 腰椎 | 股骨颈 | 髋部 |
|---|---|---|---|---|
| 2019 年 1 月 4 日 | BMD($g/cm^2$) | 0.548 | 0.583 | 0.590 |
| | T 值 | -2.7 | -2.2 | -2.3 |

## ☞ 诊治经过

患者主因反复左踝关节肿痛 2 年余，加重 3 天入院。查体：轮椅推入病房，脊柱生理曲度存在，四肢肌肉无明显萎缩，右足拇趾第一跖趾关节底部红肿。左踝关节底部皮肤皮温升高，触痛阳性，活动受限。左踝部痛觉过敏，余四肢、躯干及会阴部感觉基本正常。根据典型症状、体征考虑为痛风性关节炎。治疗上：住院期间给予消炎止痛、补液、抑酸等治疗后左踝关节红肿热痛明显好转，患者出院当天不慎平地摔倒，右髋部着地，当即疼痛难忍，立即就诊于我院急诊，行右髋部 X 线检查示右股骨粗隆间骨折，收入创伤科完善术前检查，排除手术禁忌，在腰麻下行右侧股骨粗隆间骨折闭合复位 PFNA 内固定术，术后给予对症治疗，在影像学检查中发现患者患有明显骨质疏松症，术后我科查房会诊，患者脆性骨折，无其他病理征，考虑为骨质疏松症引起的骨折，制定抗骨质疏松方案，给予高钙饮食及骨质疏松相关健康教育，在给予补充钙剂、维生素 D 的基础上静脉滴注唑来膦酸注射液（推荐剂量为 5 mg/次、每年 1 次）。恢复良好后出院。

## ☞ 出院诊断

①痛风性关节炎；②骨质疏松症；③右股骨粗隆间骨折；④反流性食管炎。

## ☞ 出院医嘱及随访

坚持低嘌呤饮食，避免剧烈运动及大汗，2 周后复查血尿酸，根据检查结果制定降尿酸方案。伤口隔日换药，术后 2 周拆线，右下肢 4 周内避免负重，4 周后门诊复诊。坚持骨质疏松治疗。行下肢功能康复治疗，不适时随诊。

## ☞ 病例小结

在临床上，痛风的患者往往合并骨质疏松症，发病机制主要为痛风造成了肾脏损害，即尿酸性肾病，使肾功能受损，肾脏合成 1,25 - 二羟基维生素 $D_3$ 的能力下降，因而影响了肠道钙的吸收，血钙下降，为了维持血钙的正常，骨骼中的钙释放进入血液中，于是造成骨脱钙和骨质疏松。痛风患者如果已因关节炎导致关节畸形和活动障碍，则可由于活动减少而造成废用性骨质疏松。这种情况造成的骨质疏松一旦恢复正常体力活动，就可逐渐复原，而前面两种情况造成的骨质疏松较难纠正。但是痛风的患者多见于青壮年男性，在临床上容易忽略骨质疏松问题，使该类患者长期得不到治疗，最终容易导致骨折的发生，所以在临床上，应引起重视。

## ☞ 护理部分

### （一）入院评估

1. 左踝关节疼痛，VAS 评分 5 分。
2. 左踝关节活动受限，骨折。
3. Morse 评分 45 分，存在高度跌倒风险。
4. 紧张、焦虑，担心疾病预后情况。

### （二）护理问题

1. 疼痛：左踝关节疼痛，VAS 评分 5 分。
2. 躯体活动障碍：左踝关节活动受限，骨折。
3. 有受伤的危险：高危跌倒风险。
4. 紧张、焦虑：担心疾病预后情况。

### （三）护理措施

1. 痛风急性发作时应嘱患者卧床休息，评估患者疼痛性质、程度、缓解及加重的原因，指导患者自我放松技巧，根据疼痛分级采取物理治疗、针灸推拿、局部外敷等措施。

2. 评估患者踝关节活动情况，指导患者循序渐进地进行运动锻炼。痛风发作时应停止运动，轻微的关节炎发作也应该终止锻炼，运动前应充分做好准备工作，保证运动过程中的安全，防止意外发生。

3. 评估患者存在的高危因素，履行告知义务，加强安全防护。保持病室环境舒适，地面清洁，物品摆放合理，指导患者选择防滑鞋子及合体的着装，告知患者及家属避免患者独自外出等，防止意外受伤。

4. 通过多种形式的健康教育帮助患者正确认识疾病，树立治疗疾病的信心。鼓励患者参加健康教育小课堂，多与同类患者交流，积极面对疾病。及时告知患者治疗进展，增强其治疗的信心，积极发挥患者的主观能动性，提高干预效果。

### （四）护理评价

1. 患者主诉治疗后疼痛明显缓解，不因疼痛影响睡眠，患者使用止痛药的频次和数量显著减少，住院期间能够掌握疼痛评估方法，准确表达疼痛感受，出院时复评 VAS 评分 1~2 分。

2. 患者出院时躯体活动正常，不影响患者运动锻炼。

3. 患者住院期间能够掌握正确的运动方法，合理安排运动时间，运动期间安全，未发生意外受伤情况。

4. 患者住院期间紧张、焦虑情绪得到缓解，树立了治疗信心。

### （五）护理小结

痛风性关节炎中单尿酸盐结晶沉积于肾脏，导致钙磷代谢失常，可能是造成继发性骨质疏松症的原因之一。痛风性关节炎合并骨质疏松症患者骨代谢处于高转换状态，据此能指导痛风性关节炎合并骨质疏松症的合理临床用药。预防骨折风险及药物疗效评估至关重要，目前，大部分患者对于骨质疏松症的预防及治疗了解少，必须给患者做好健康宣教，告知患者骨质疏松症治疗的重要性，以免再次发生骨折。

## ☞ 康复治疗

1. 多饮水，戒烟限酒。每日饮水量能保证尿量每天在 1500 mL 以上，最好每天在 2000 mL 以上。同时提倡戒烟，禁啤酒和白酒，红酒适量。

2. 注意避寒保暖，鞋袜要宽松，以吸汗棉质为宜，避免因足部血液循环不良加重病情，注意气候变化，即使是在夏季，变天时也要及时采取保暖、防湿等措施。

3. 痛风患者适当进行体育锻炼，可以减少内脏脂肪生成，减轻胰岛素的抵抗性，从而有利于预防痛风发作，在运动前，应接受专业指导，先做有关检查，循序渐进地增加运动量，不要剧烈运动。

4. 维持理想的体重，肥胖也是造成尿酸高的原因之一，减轻体重有助于尿酸的控制。但应该慢慢减重，以每个月减轻 1 kg 体重为宜，以免肌肉组织被分解而产生更多的尿酸。

（王春、周清、汤玉萌）

# 021　骨质疏松性脊柱骨折、大疱性类天疱疮一例

## ☞ 患者基本信息

患者，女性，67 岁，身高卧床，体重卧床，已婚，退休。

[在院时间] 2019 年 12 月 5 日入院，2019 年 12 月 19 日出院

[主诉] 胸、腰背部疼痛 5 天。

[主要诊断] 骨质疏松性脊柱骨折、大疱性类天疱疮。

## ☞ 病史摘要

[现病史] 患者自述 5 天前弯腰负重后出现胸、腰部疼痛，活动受限，尤其体位变动后疼痛加重，自行理疗（膏药等）后，症状缓解不佳。1 天前，患者腰背部疼痛明显加重，疼痛剧烈，不能直立行走，被家人急送我院，行腰椎 CT 检查。腰椎 CT 检查提示：$T_{12}$、$L_1$ 椎体骨折，腰椎退行性改变。为进一步治疗，门诊以"骨质疏松伴骨折"收入我科。患者自发病以来，精神状态可，食欲可，睡眠欠佳，大小便正常，体重未见明显减轻。

[**既往史**] 有高脂血症病史 2 年，自服匹伐他汀片治疗；4 个月前因大疱性类天疱疮开始服用激素，目前甲泼尼龙片已减至 8 mg、每日一次，皮肤感染 4 个月，给予盐酸米诺环素胶囊治疗；反流性食管炎病史 4 个月，骨质疏松症病史 4 个月，自服碳酸钙 $D_3$ 片 1 片/次、每日一次，骨化三醇胶丸 0.5 μg/次、每日一次。否认高血压、冠心病及糖尿病病史。否认肝炎及结核等传染病史，否认手术史，否认药物及食物过敏史，预防接种史随当地。

[**个人史**] 生于河南，否认去过疫区，无明显毒物接触史或肺结核病接触史，无特殊职业史。否认吸烟及饮酒史。

[**婚育史、月经史**] 27 岁结婚，配偶体健，育有 1 子，1 子体健，12 岁月经初潮，57 岁绝经，月经周期 28 ~ 32 天，经期 5 ~ 7 天，无痛经等不适。

[**家族史**] 父母已故，母亲有青光眼病史，兄弟姐妹体健，家族无显性遗传疾病史。

## ☞ 入院检查

[**一般查体**] 体温 36.2 ℃，脉搏 78 次/分，呼吸 18 次/分，血压 128/72 mmHg。发育正常，营养良好，神志清楚，查体合作，急性病容。满月脸，手臂皮肤可见多处红斑伴局部破溃，头颈部浅表淋巴结无肿大。心肺腹查体未见明显异常。

[**专科查体**] 轮椅推入病房，脊柱生理曲度存在，四肢肌容积正常，四肢肌肉未见明显萎缩，皮肤多处红斑。$T_{12}$、$L_1$ 棘突及棘上韧带压痛阳性。$T_{12}$、$L_1$ 棘突叩击痛阳性。腰椎活动明显受限。四肢及躯干感觉正常对称。四肢肌力 V 级，肌张力正常，生理反射正常存在，病理反射未引出。

[**实验室检查**] 入院后完善相关检查，血、尿、便常规未见明显异常，肝肾功能、电解质等未见异常，血沉及 C-反应蛋白正常，甘油三酯、总胆固醇及低密度脂蛋白胆固醇偏高，PNCA 阳性。

[**影像学检查**] 2019 年 8 月 14 日行全脊柱 MRI 示①$T_{12}$、$L_1$ 椎体新发压缩骨折。②全脊柱退行性变，骨质增生；颈椎及 $L_3$ ~ $S_1$ 椎间盘变性；$C_3$ ~ $C_7$ 椎间盘突出，$L_3$ ~ $L_4$、$L_4$ ~ $L_5$、$L_5$ ~ $S_1$ 椎间盘突出（图 21.1）。

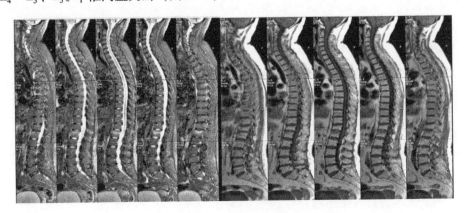

图 21.1　全脊柱 MRI

## ☞ 诊治经过

患者入院后完善相关检查，行全脊柱 MRI + 抑脂像检查，提示 $T_{12}$、$L_1$ 椎体新发骨折，诊断明确；考虑患者大疱性类天疱疮现仍尚不稳定，仍服用激素药物治疗，以及患者无明显脊髓圆锥压迫症状，暂不宜行手术治疗，给予抗感染止痛、促进骨愈合、抗骨质疏松及佩戴支具等对症治疗。

## ☞ 出院诊断

①继发性骨质疏松性骨折（$T_{12}$、$L_1$）；②骨质疏松症；③腰椎退行性骨关节炎（重度）；④大疱性类天疱疮；⑤高脂血症；⑥周围神经病变；⑦皮肤感染；⑧反流性食管炎。

## ☞ 出院医嘱及随访

①嘱患者出院后继续佩带腰部护具；②继续抗骨质疏松及抗风湿治疗；③门诊 3 个月复查，不适时随诊。

## ☞ 病例小结

继发性骨质疏松症是由于疾病或药物等原因导致的骨量减少、骨微结构破坏、骨脆性增加和易于骨折的代谢性疾病。引起继发性骨质疏松症的病因很多，糖皮质激素性骨质疏松症在药物导致的骨质疏松症中最为常见。糖皮质激素被广泛用于慢性非感染性炎性疾病（包括结缔组织病）、过敏性疾病及器官移植，骨质疏松为其最严重的副作用之一，即使是生理剂量的糖皮质激素也可引起严重的骨量丢失，绝经后妇女及 50 岁以上的男性为高危人群。糖皮质激素通过促进破骨细胞介导的骨吸收及抑制成骨细胞介导的骨形成引起骨质疏松。

使用糖皮质激素，无论时间长短及剂量大小均可以增加骨折的风险，同时，随着时间的延长及剂量的增加风险也逐渐增大。

患者为中年女性，既往有大疱性类天疱疮病史，存在服用激素史并且现在正在服用激素，患者轻微活动后出现腰背部疼痛，休息后不缓解，并逐渐加重，门诊行腰椎间盘 CT 检查，仅提示 $L_4 \sim L_5$ 椎间盘轻度突出，与患者症状、体征不符，入院进一步行全脊柱 MRI 检查，提示 $T_{12}$、$L_1$ 椎体新发骨折，考虑与其长期服用激素有关，为继发性骨质疏松症（glucocorticoid – induced osteoporosis，GIO），给予抗骨质疏松治疗，同时患者大疱性类天疱疮病情不稳定，仍需服用较大剂量激素，遂暂不行手术治疗，给予对症保守及抗骨质疏松（因患者存在反流性食管炎给予唑来膦酸钠静脉滴注，每年一次）治疗。

## ☞ 护理部分

### （一）入院评估

1. 胸腰部疼痛，VAS 评分 3 分。

2. 局部皮肤大疱，皮肤感染。

3. 主诉入睡困难，易醒，睡眠不足。

4. 口服激素治疗，有再次骨折的风险。

5. 对皮肤与骨折诊疗及自我保健知识不了解。

### （二）护理问题

1. 疼痛：急性疼痛。

2. 感染：皮肤感染。

3. 睡眠形态紊乱。

4. 潜在并发症：骨折。

5. 知识缺乏：缺乏皮肤护理及骨折预防知识。

### （三）护理措施

1. 指导患者轴线翻身及支具佩戴方法，遵医嘱正确使用止痛药，给予物理治疗，教会患者自我放松技巧，树立无痛信心。

2. 保持痂皮完整，注意口腔护理，观察记录水疱大小及渗出情况，合理使用药物。

3. 安排安静、舒适的病房，帮助患者调整心理状态，必要时遵医嘱使用助眠药物。

4. 配合医生治疗原发疾病，加强安全防范指导，提高患者肌肉力量，预防再骨折的发生。

5. 进行多种形式的脊柱骨折相关知识宣教，讲解激素类药物使用的注意事项，给予日常保健指导。

### （四）护理评价

1. 患者住院期间疼痛明显缓解，VAS 评分 1 分。

2. 患者出院前皮肤感染得到控制，皮肤颜色、疱疹等明显恢复。

3. 患者住院期间每日睡眠 6～7 个小时，晨起精神可，能够规律睡眠。

4. 患者住院期间未发生任何新发骨折。

5. 患者住院期间能够主动参与相关知识学习，积极配合诊疗。

### （五）护理小结

对绝经后且口服激素治疗的骨质疏松性骨折高风险人群，在护理过程中应采取针对性的个体化宣教，鼓励患者在病情允许的情况下积极进行运动锻炼，配合医生治疗皮肤疱疹等原发病，提高免疫力，促进康复，提高治疗效果。

## ☞ 康复治疗

### （一）物理治疗

1. 热疗法，红外线疼痛治疗，缓解疼痛不适。

2. 低频脉冲电磁场疗法，抑制破骨细胞活性，促进成骨细胞形成，提高骨密度。

3. 采用中频电疗缓解疼痛，促进血液循环。

4. 患者床旁采用气压式血液循环驱动器来促进双下肢血液循环，避免深静脉血栓的形成。

### （二）运动治疗

1. 关节活动训练：由于患者年事已高，我们要给予患者患肢被动关节活动度的训练，帮助其更好完成关节活动，同时指导她进行关节主动活动，避免关节僵硬、肢体活动不利。

2. 肌力训练：考虑患者年龄和身体状况，进行简单的肢体活动，双下肢做踝泵运动，防止深静脉血栓形成，双上肢进行举胳膊、握拳锻炼等，加速全身血液的循环。做绷腿或直腿抬高等静力收缩训练增加肌力，循序渐进增加训练时间及肌耐力。通过适当的应力刺激，既可以增加下肢骨密度，也可增加下肢肌力，提高患者生活质量

3. 牵张训练：患者进行手法被动牵张，利用和缓、轻柔、低强度手法。患者也可以利用自身重力进行自我牵张。

4. 步行训练：建议该患者佩戴护具散步，每次步行 2～3 圈（400 米/圈），80～90 分钟。注意要抬头、挺胸、直腰、四肢摆动自如，两臂用力向前摆动。

### （三）中医治疗

1. 针灸治疗，可以对患侧肢体按照经络穴位进行针刺，也可以利用电针疗法来刺激患侧，帮助其经络疏通、活血化瘀，恢复肢体功能。

2. 艾灸治疗，运用艾绒在体表的穴位上温熨，借灸火的热力以及药物的作用，通过经络的传导，以起到温通气血、扶正祛邪，达到缓解疼痛、疏经通络的作用。

（王天天、杨雪、汤玉萌）

# 022　骨质疏松合并低钾性周期性麻痹一例

## ☞ 患者基本信息

患者，女性，60 岁，身高 153 cm，体重 60 kg，已婚，农民。

［在院时间］2019 年 9 月 10 日入院，2019 年 9 月 23 日出院。

［主诉］四肢乏力 6 个月。

［主要诊断］骨质疏松合并低钾性周期性麻痹。

## ☞ 病史摘要

［现病史］患者自述 6 个月前咳嗽，发热后出现四肢乏力，乏力症状间断出现，发

作时无走路时易摔倒、蹲下不能站立、上下楼梯困难等不适症状，不伴有肢体麻木疼痛，无眼睑下垂或复视，无吞咽困难，无呼吸困难，无大小便障碍，曾就诊于山西省某人民医院及山西大同某医院，均给予改善微循环及营养神经等对症治疗，症状未见明显缓解。为进一步检查及治疗来我院就诊，门诊以四肢乏力原因待查收入院。患者目前精神尚可，食欲正常，睡眠正常，体重无明显变化，大小便正常。

[**既往史**] 既往体健。无特殊药物服用史。

[**个人史**] 无特殊。

[**婚育史、月经史**] 已婚，适龄结婚，配偶健康状况，15 岁月经初潮，4 ~ 6 天/20 ~ 30 天，50 岁绝经，月经量正常，颜色正常，无痛经，经期规律。子女健康状况良好。

[**家族史**] 父母无髋部骨折史。

## ☞ 入院检查

[**一般查体**] 生命体征平稳，心肺腹听诊未见明显异常。

[**专科查体**] 脊柱发育正常，无畸形。脊柱生理弯曲存在，棘突无叩击痛，活动自如。四肢肌张力正常，无明显肌肉压痛，无明显肌肉萎缩，双肱二头肌、三头肌反射对称引出，双膝腱反射和跟腱反射减弱，四肢无畸形，无明显水肿，无下肢静脉曲张。足背动脉搏动：左侧正常，右侧正常。四肢浅感觉正常，双侧巴宾斯基征未引出，Kernig 征阴性。

[**实验室检查**] 2010 年 9 月 10 日血常规、便常规、血沉、C-反应蛋白、自身抗体谱、免疫球蛋白、感染八项、激素六项、蛋白电泳、肝肾功能、糖耐量试验、血脂、血钙、血磷、电解质、甲状腺功能及肿瘤全套未见明显异常。尿酸碱度（pH）7.0，碱性磷酸酶（ALP）142 IU/L↑，免疫球蛋白 G（IgG）17.07 g/L↑。骨代谢标志物：1,25 - 二羟基维生素 $D_3$ 14.99 ng/mL↓，Ⅰ型胶原氨基前肽（P1NP）75.70 ng/mL，β - 胶原特殊序列 0.863 ng/mL，骨钙素 N 端中分子片段（N – MID）26.88 ng/mL，全段甲状旁腺激素（iPTH）45.18 μIU/mL。

2010 年 9 月 13 日（患者四肢乏力发作时急查血结果）血常规、血沉、肝肾功能、蛋白、酮体等未见明显异常。血钾 3.13 mmol/L↓，血糖 8.60 mmol/L↑（考虑其发作时在进餐后半小时左右，故血糖高）。

2010 年 9 月 15 日复查碱性磷酸酶（ALP）126 IU/L↑，血钾 3.51 mmol/L，恢复正常。

2010 年 9 月 17 日（患者四肢乏力再次发作急查血）血钾 3.18 mmol/L↓。

2010 年 9 月 18 日（患者四肢乏力症状消失后复查血钾，根据血钾低原因，完善相关检查）血钾 3.52 mmol/L，24 小时尿钠 145.20 mmol/d，24 小时尿钾 25.34 mmol/d，24 小时尿氯 140.70 mmol/d。高血压节律未见异常，卧立位试验阴性，血气分析未见异常。

[**影像学检查**] 胸部 X 线、心电图、肌电图未见异常。全脊柱 MRI（2019 年 9 月 10 日）示 $L_4$ ~ $L_5$ 椎间盘突出、膨出、变性；脊椎骨质增生（图 22.1）。头颅 MRI

（2019 年 9 月 10 日）示脑内少许脑缺血灶，轻度脑白质变性。双侧上颌窦、部分筛窦、蝶窦炎性病变。肾上腺平扫 CT 示双侧肾上腺未见明显异常。骨密度检查结果见表 22.1。

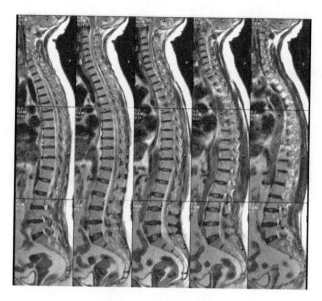

图 22.1　全脊柱 MRI

表 22.1　骨密度检查结果

| 日　　期 | | 腰椎 | 股骨颈 | 髋部 |
| --- | --- | --- | --- | --- |
| 2019 年 9 月 11 日 | BMD( g/cm²) | 0.8312 | 0.786 | 0.654 |
| | T 值 | − 2.19 | − 2.3 | − 3.1 |

## ☞ 诊治经过

患者入院后完善相关检查：血尿便常规、肝肾功能、电解质、白蛋白、甲状腺功能、肿瘤全套激素水平等未见明显异常，免疫球蛋白 G（IgG）17.07 g/L、碱性磷酸酶（ALP）142 IU/L、1,25 - 二羟基维生素 $D_3$ 14.99 ng/mL、P1NP 75.70 ng/mL。病程中患者四肢乏力，呈对称性，出现下肢重、上肢轻，近端重、远端轻等症状。查体：生命体征正常，神志清楚，心肺腹查体未见异常，颅神经未见异常，四肢肌力 V 级，四肢腱反射稍减弱，肌张力稍减弱，深浅感觉正常，病理反射未引出。每次发作时均发现血钾水平降低，症状恢复后复查电解质水平正常。给予补钾治疗后四肢乏力症状未再次发作，考虑低钾性周期性麻痹，建议完善低血钾症相关检查，排除盐皮质激素增多相关疾病。完善低钾血症相关检查，肾上腺节律、卧立位试验、血气分析、肾上腺 CT 扫描、24 小时尿钙、尿磷、尿钾等未见明显异常。患者饮食正常未见明显摄入不足，根据患者临床表现、检查结果，考虑低钾性周期性麻痹，建议完善基因检查，患者拒绝。要求继续补钾对症处理。

完善骨密度检查：T值为 -3.1。完善激素六项，蛋白电泳、肝肾功能、血糖、血脂、血钙、血磷、电解质、甲状腺功能及肿瘤全套未见明显异常。暂不考虑继发性骨质疏松症可能，给予骨质疏松健康教育，补充钙的基本补充剂，抑制破骨细胞活性，进行抗骨质疏松治疗，防止骨质疏松及骨质疏松性骨折的发生。

## ☞ 出院诊断

①低钾性周期性麻痹；②骨质疏松症。

## ☞ 出院医嘱及随访

通过补钾治疗未再出现四肢乏力症状，继续给予补钾对症治疗。给予骨质疏松健康教育：高钙饮食、晒太阳、防跌倒等，坚持补充钙的基本补充剂，抑制破骨细胞活性，进行抗骨质疏松治疗。嘱患者定期于门诊复查。随访至今患者拒绝完善基因检测。

## ☞ 病例小结

低钾性周期性麻痹：本病是常染色体显性遗传，有不完全外显率。致病基因位于 *1q31 - 32*。家族史明显，但散发病例也有报告。据报道88%病例首次发病在 20 ~ 40 岁，男性中多见。发作间歇期患者多无任何症状，无肌萎缩。间歇期可自数日至数年不等。发生麻痹的时间不定，以睡醒及休息时多见。过多食入碳水化合物、受凉、精神紧张、外伤、感染及经期等均为诱发因素。有时可因肢体浸入冷水而诱发局部弛缓性麻痹。将该肢体继之浸入温水后可渐缓解（多例报道中指出病例发作与其感冒病史有关，此病例也有感冒病史）。

诊断依据：①病史提供发作性骨骼肌弛缓性麻痹而无感觉障碍。②发作时血清钾低于 3.5 mmol/L，给予钾盐治疗有效。③排除其他疾病所致继发性低钾性麻痹。

低钾血症原因见图 22.2，低钾血症的鉴别诊断见图 22.3。

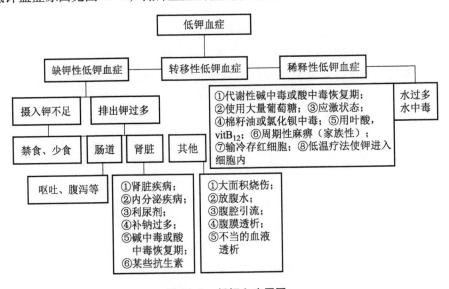

**图 22.2 低钾血症原因**

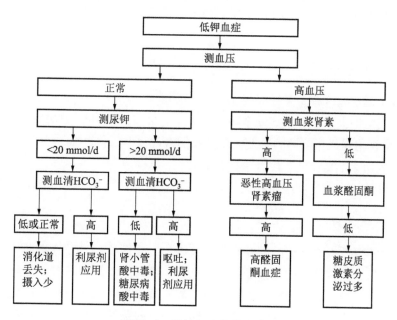

图22.3 低钾血症的鉴别诊断

　　该患者存在四肢乏力、肌力降低，无感觉障碍，发作时血钾低于 3.5 mmol/L，并且给予补钾治疗有效，完善其他低钾血症相关检查，考虑为低钾性周期性麻痹（家族性），建议完善基因检测，患者拒绝。给予补钾等对症治疗，嘱患者注意定期复查。此外，目前低钾性周期性麻痹（家族性）与骨质疏松的关系暂无报道，继续临床观察。

# ☞ 护理部分

## （一）入院评估

1. 评估患者无疼痛 VAS 评分 0 分。
2. Morse 评分 45 分，存在高度跌倒风险。
3. Autar 评分 6 分，存在极低深静脉血栓形成风险。

## （二）护理问题

1. 电解质紊乱：与患者钾低有关。
2. 有受伤的危险：与患者下肢无力易跌倒有关。
3. 焦虑：与担心疾病愈后有关。

## （三）护理措施

1. 补钾护理：指导患者多进食含钾高的饮食，根据医嘱给予患者口服或静脉补钾，遵守补钾原则。
2. 预防跌倒：保证住院环境安全，加强预防跌倒的宣传教育和保护措施落实。

3. 评估其焦虑程度，给予心理支持，鼓励患者说出自身感受并理解支持，鼓励患者树立战胜疾病的自信心。

### （四） 护理评价

1. 患者主诉疼痛缓解，复评 VAS 评分 1~2 分。

2. 患者及陪护人员能够掌握安全防范相关注意事项，正确采取防跌倒相关措施，患者自我防护意识增强，住院期间未发生意外跌倒事件。

3. 患者服用无不良反应。配合治疗良好。

4. 患者能够说出抗骨质疏松相关运动、高钙饮食的种类、服用注意事项等。

### （五） 护理小结

患者为老年女性，是典型的原发性骨质疏松症，血钾低，进而造成肌力下降、活动无力，遵医嘱给予骨科抗骨质疏松专科规范治疗，同时给予补钾治疗，加强对患者的饮食补钾的教育和指导，密切观察患者的病情发展，观察患者肌肉力量的变化，防止患者发生跌倒等意外，指导患者从饮食、运动、晒太阳、服药等多方面，增加抗骨质疏松的主动性，并指导患者定期到医院进行电解质的复查。给予患者对症治疗，效果较好，指导患者及家属形成健康生活方式。

（马伟凤、苏天娇、汤玉萌）

# 023 骨质疏松性骨折、不安腿综合征一例

## ☞ 患者基本信息

患者，女性，78 岁，身高 150 cm，体重 50 kg，已婚，高中，退休。

[在院时间] 2016 年 4 月 16 日入院，2016 年 4 月 29 日出院。

[主诉] 腰背疼痛 7 年，加重 1 周。

[主要诊断] 骨质疏松性骨折、不安腿综合征（restless leg syndrome，RLS）。

## ☞ 病史摘要

[现病史] 患者 7 年前无明显诱因出现腰部酸痛，无手脚抽搐麻木，劳累后加重，一直未予重视，未治疗，4 个月前就诊于连云港市某医院，因腰椎压缩性骨折行 $L_1$、$L_3$ 球囊扩张椎体后凸成形术，查骨密度提示骨质疏松。给予补钙及活血止痛的药物治疗，未见好转。2016 年 3 月 17 日于连云港某医院行腰椎 MRI 检查示 $T_{11}$、$L_1$、$L_2$ 椎体压缩性骨折，伴同层面椎管狭窄、$T_{11}$、$L_2$~$L_3$ 椎体骨髓水肿。$T_6$ 椎体陈旧性压缩性骨折，椎体退行性变。2016 年 3 月 22 日于连云港某医院行胸部 X 线检查示双肺纹理增多，心影

偏大。1 周前患者腰部疼痛明显加重，起床翻身等动作均引起腰部疼痛，为进一步检查及治疗门诊以骨质疏松伴骨折收入院。患者目前精神尚可，食欲正常，睡眠正常，体重无明显变化，大小便正常。

[既往史] 不安腿综合征病史 10 余年，规律口服普拉克索控制，50 余年前行甲状腺右叶切除术。否认高血压、糖尿病、冠心病等病史，否认肝炎、结核、疟疾等传染病史，否认手术史，否认外伤史，否认输血史，否认药物、食物过敏史，预防接种随当地进行。

[婚育史、月经史] 已婚，配偶身体健康，已绝经。孕 3 产 3，2 子 1 女身体健康。

[家族史] 父母已故，死因不详，6 兄弟姐妹，1 弟弟 1 妹妹体健，其余三人病故，死因不详，家族无传染病及遗传病史。

## ☞ 入院检查

[一般查体] 体温 36.5 ℃，脉搏 76 次/分，呼吸 20 次/分，血压 130/70 mmHg，心肺腹查体未见特殊异常。

[专科查体] 推入病房，脊柱生理弯曲存在，无明显侧弯，四肢肌肉无明显萎缩。$L_1 \sim L_3$ 棘突、棘上韧带压痛阳性。相应双侧椎旁肌压痛阳性。$L_1 \sim L_3$ 棘突叩击痛阳性。四肢活度自如，关节未见畸形，双下肢无明显水肿，无杵状指、趾。双侧跟、膝腱反射对称引出，无增强及减弱，四肢肌力 V 级，双侧巴宾斯基征阴性，克氏征、布氏征阴性。

[实验室检查] 血常规（2016 年 4 月 17 日，我院）：白细胞 $5.8 \times 10^9$/L、红细胞 $4.3 \times 10^{12}$/L、血红蛋白 124 g/L、中性粒细胞百分比 59%、淋巴细胞百分比 31.4%、血沉 17 mm/h。骨内科生化组合（血）：谷丙转氨酶（ALT）11.9 U/L、谷草转氨酶（AST）19.3 U/L、总蛋白 70.4 g/L、白蛋白 38.4 g/L、尿素氮 5.84 mmol/L、肌酐 71.7 μmol/L、尿酸（UA）228 μmol/L、白球比（A/G）1.20↓、甘油三酯（TG）1.92 mmol/L↑、钾离子 3.29 mmol/L↓、游离脂肪酸（NEFA）1.19 mmol/L↑、肌酸激酶 MB 型同工酶（CK-MB）质量法 0.5 ng/mL↓。流式尿沉渣全自动分析 + 尿微量白蛋白定量（尿液）：尿白细胞计数 202.00/μL↑、尿红细胞计数 99.90/μL↑、细菌（BACT）532/μL↑、白细胞（高视野）36.36/HP↑、红细胞（高视野）17.98/HP↑、细菌（高视野）5.32/HP↑、尿微量白蛋白 38 mg/L↑。肿瘤全套及甲状腺功能：糖类抗原 724（CA724）7.21 U/mL、铁蛋白 228.2 ng/mL、游离甲状腺素（FT₄）23.51 pmol/L。骨代谢标志物：全段甲状旁腺激素（PTH）40.2 pg/mL、Ⅰ型胶原氨基前肽（P1NP）54.115 ng/mL、血清 β-胶原降解产物（β-CTX）0.191 ng/mL、骨特异碱性磷酸酶（Bone ALP）25.404 μg/L、1,25-二羟基维生素 $D_3$ 25.482 ng/mL。

[影像学检查] 放射检查（2016 年 4 月 20 日，我院）示老年性心肺改变，胸椎多发椎体压缩骨折，$L_2$、$L_4$ 椎体骨水泥注入术后改变（图 23.1）。骨密度（2016 年 4 月 19 日，我院）检查结果见表 23.1。超声检查（2016 年 4 月 21 日，我院）示双侧颈动脉硬化改变、斑块形成；双侧椎动脉彩色血流未见异常；双上肢深动、静脉血管彩色血流未见异常。MRI 检查（2016 年 4 月 26 日，我院）：①$T_{12}$ 椎体新发压缩性骨折；$T_7$ 椎体陈旧性压缩骨折；$L_2$、$L_4$ 椎体骨水泥注入术后改变。②全脊柱退行性改变（骨质增生；椎间盘变性；$C_4 \sim C_5$、$C_5 \sim C_6$、$C_6 \sim C_7$、$L_3 \sim L_4$、$L_4 \sim L_5$ 椎间盘突出）（图 23.2）。

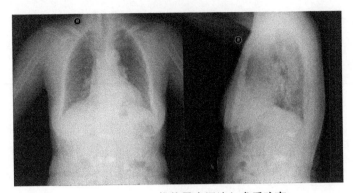

图 23.1 L₂、L₄ 椎体骨水泥注入术后改变

表 23.1 骨密度检查结果

| 左股骨颈 | | Neck | Troch | Inter | Total | Ward's |
|---|---|---|---|---|---|---|
| | BMD(g/cm²) | 0.396 | 0.437 | 0.719 | 0.570 | 0.208 |
| | T 值 | −4.1 | −2.6 | −2.5 | −3.0 | −4.5 |
| 右股骨颈 | | Neck | Troch | Inter | Total | Ward's |
| | BMD(g/cm²) | 0.349 | 0.405 | 0.589 | 0.481 | 0.164 |
| | T 值 | −4.5 | −2.9 | −3.3 | −3.8 | −4.9 |

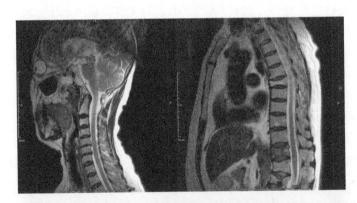

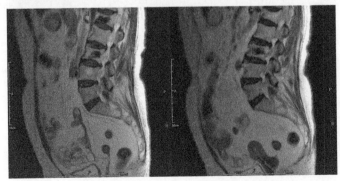

图 23.2 MRI 检查

## ☞ 诊治经过

患者入院后，积极完善相关检查、检验，给予阿仑磷酸抗骨质疏松治疗，患者腰痛未见明显好转，后调整抗骨质疏松药物，予依降钙素治疗骨质疏松骨痛，改善骨代谢，给予营养骨神经的药物。

## ☞ 出院诊断

①骨质疏松伴病理性骨折；②腰椎压缩性骨折；③不安腿综合征；④胸椎压缩性骨折；⑤腰椎成形术后。

## ☞ 出院时情况

患者精神、睡眠正常，饮食、大小便正常，可适当下地活动，现患者病情稳定，准予出院，门诊随诊。

## ☞ 病例小结

不安腿综合征是一种常见的感觉、运动障碍疾病，主要表现为存在一种难以抑制的移动患肢的冲动，以下肢常见，伴有难以言喻的不适感（如胀痛、麻木或蚁行感等），休息或夜间睡眠时加重，活动后可减轻。不安腿综合征主要分为原发性和继发性，原发性不安腿综合征患者往往伴有家族史。继发性不安腿综合征患者可见缺铁性贫血、孕妇或者产妇、肾脏疾病后期、风湿性疾病、糖尿病、帕金森病、Ⅱ型遗传性运动感觉神经病、Ⅰ/Ⅱ型脊髓小脑性共济失调及多发性硬化等。中医《内科摘要》中提到"夜间不寐，足内酸热，若酿久不寐，腿内亦然，且兼腿内筋似有抽缩意，致二腿左右移，辗转不安，必至倦极方寐。"形象地描述了患者小腿不舒、辗转反侧、夜不能眠的痛苦场景，与不安腿综合征症状极其相似。《灵枢·海论》中提到"髓海不足，则脑转耳鸣，胫酸眩冒，目无所见，懈怠安卧……精脱者，胫酸，耳聋也"，胫酸即小腿酸痛。《素问·玉机真脏论》中提到"弗治，肾传之心，病筋脉相引而急，名曰瘛疭。"瘛疭又称抽搐、抽搦、抽风，缩而急为瘛，伸而缓为疭，手足伸缩交替，抽动不已名为瘛疭。《医学入门》中提到"周身掣痛麻者，谓之周痹，乃肝气不行也"。痹证会导致小腿麻木不适。不安腿综合征临证与"胫酸""瘛疭""痹证"相似，现多将此病归为"痹证"范畴。

## ☞ 护理部分

### （一）入院评估

1. 疼痛评估：腰部疼痛，VAS 评分 4 分为中度疼痛。
2. MNA－SF 营养评估：11 分，有营养不良的风险。
3. 腰部疼痛、活动受限。
4. 缺少骨质疏松性骨折相关知识。

### （二）护理问题

1. 疼痛：与骨质疏松及腰椎压缩性骨折有关。
2. 营养失调：营养低于机体需要量与饮食中钙、蛋白质和维生素 D 摄入不足有关。
3. 躯体活动障碍：与骨折、骨痛引起的活动受限有关。
4. 潜在并发症：再次骨折。

### （三）护理措施

1. 疼痛评估，使用硬板床，卧床休息数天到一周。使用骨科辅助用具，以限制脊椎的活动度和给予脊柱支持，减轻疼痛。物理疗法给予湿热敷，局部肌肉按摩。保持病室环境安静，避免睡前阅读恐怖刺激性文字、视频，接触尼古丁、咖啡因等具有兴奋神经系统功能的物质。睡前用温水泡脚或冲热水澡，睡觉时在膝盖间放置软枕，保证睡眠质量，可缓解疼痛症状。

2. 在均衡营养的基础上多食奶制品、豆类及其制品、海产品、深绿色蔬菜、坚果、水果等。均衡营养：建议摄入富含钙、低盐、适量蛋白质和淀粉类的食品，推荐蛋白质摄入量为 $0.8 \sim 1.0\,g/(kg \cdot d)$，每天摄入牛奶 300 mL 或相当量的奶制品。减少食用会导致病情加重的食物，如咖啡、茶、酒等，会影响睡眠质量并影响神经系统。吃富含铁的食物，将铁水平保持在健康范围内有助于减轻不安腿综合征症状。

3. 给予生活护理，嘱卧床休息，保持关节功能位。下肢主动运动，进行踝泵运动、直腿抬高等。

4. 防跌倒措施：避免弯腰、负重等行为，告知患者会增加跌倒风险的疾病和药物，加强自身和环境的保护措施。给予骨质疏松性骨折病因、预防、饮食、药物、注意事项知识宣教。

### （四）护理评价

1. 患者疼痛较前缓解，复评 VAS 评分 1 分。
2. 患者掌握饮食种类及注意事项，MNA－SF 评估 12 分。
3. 患者住院期间掌握肢体功能锻炼方法。
4. 患者掌握预防骨质疏松性骨折相关知识，未再次发生骨折。

### （五）护理小结

骨质疏松性骨折合并不安腿综合征，在护理过程中，给予骨质疏松性骨折全程管理，加强健康教育，给予合理营养及功能锻炼指导，注意日常劳逸结合，保证良好睡眠，可减少其发生。

## ☞ 康复治疗

### （一）物理治疗

1. 红外线疼痛治疗，缓解关节疼痛不适。

2. 患者居家采用水疗法，热水浴 39～40 ℃，具有镇痛作用。

3. 中频电疗，用于缓解疼痛，起到促进血液循环作用。

4. 患者床旁采用气压式血液循环驱动器来促进双下肢血液循环，避免深静脉血栓的形成。

5. 低频脉冲电磁场疗法，可以抑制破骨细胞活性，促进成骨细胞的形成，提高骨密度。

### （二）运动治疗

1. 关节活动训练：由于患者年龄和身体状况，我们要给予患者患肢主动、被动关节活动度的训练，帮助其更好完成关节活动，同时帮助其恢复关节主动活动，避免关节僵硬、肢体萎缩。

2. 肌力训练：患者要加强肢体活动，双下肢做踝泵运动，防止深静脉血栓形成，双上肢进行举胳膊、握拳锻炼等，加速全身的血液循环。做绷腿或直腿抬高等静力收缩训练增加肌力，循序渐进增加训练时间，增加肌耐力。加强腰背肌锻炼，注意轻柔、和缓训练。

3. 牵张训练：患者进行手法被动牵张，利用和缓、轻柔、低强度手法。患者也可以利用自身重力进行自我牵张。

（翟武杰、邸佳美、汤玉萌）

# 024  绝经后骨质疏松症一例

## ☞ 患者基本信息

患者，女性，60 岁，146 cm，49.6 kg，已婚，农民。

[在院时间] 2019 年 3 月 4 日入院，2019 年 3 月 14 日出院。2020 年 4 月 14 日再次入院，2020 年 4 月 17 日再次出院。

[主诉] 全身骨关节疼痛半年余。

[主要诊断] 绝经后骨质疏松症。

## ☞ 病史摘要

[现病史] 患者诉半年余前无明显诱因出现胸、腰背部，双膝关节多处疼痛，多于负重、劳动后明显，休息时可缓解，无晨僵，无游走性疼痛，无皮疹，无口干、眼干，无畏寒、发热，当时未予重视。随后症状逐渐加重，出现四肢麻木、抽搐、疼痛不适，偶有头晕，呈昏沉感，无昏迷，偶诉胸闷，无明显心悸、气促及呼吸困难，无恶心、呕吐，为进一步诊治，今至我院门诊就诊，由门诊收入我科进一步治疗。自发病以来，患者精神、饮食、睡眠尚可，大小便正常，近期体重无明显变化。

[**既往史**] 否认高血压、冠心病、糖尿病等慢性病史，否认肝炎、结核等传染病史，既往因"大脖子病"于当地医院行甲状腺微创手术，具体不详，术后未行进一步复查。否认外伤史、输血史及其他手术史，否认过敏史，预防接种史不详。

[**个人史**] 生于广东省，久居本地，否认血吸虫疫水接触史，否认到过地方病高发及传染病流行地区。否认嗜酒史、吸烟史。无常用药品及麻醉毒品嗜好。否认工业毒物、粉尘、放射性物质接触史，否认冶游史。

[**婚育史、月经史**] 适龄婚育，家人体健，育有 1 子 3 女，均为顺产，生育第一胎时 21 岁，第四胎时 27 岁，生育后均正常哺乳，无异常溢乳情况。15 岁初潮，27 岁绝经（自述生产小儿子后未再有行经，未至妇产科就诊，无妇科手术史），绝经后无阴道异常出血及分泌物。

[**家族史**] 否认家族类似疾病史，否认家族有高血压、冠心病等病史，否认家族有肝炎、结核等传染病史，否认家族有其他遗传病史及精神病史。

## ☞ 入院检查

[**一般查体**] 体温 36.6 ℃，脉搏 79 次/分，呼吸 20 次/分，血压 159/93 mmHg。

自动体位，查体合作，神志清楚，心肺腹查体未见明显异常。

[**专科查体**] 脊柱侧凸，活动度稍受限，双下肢等长，四肢肌肉无明显萎缩。$L_1 \sim S_1$ 棘突、棘突旁压痛，双侧骶髂关节、髋关节无压痛，四肢感觉、肌力、肌张力正常。$L_1 \sim S_1$ 棘突旁叩痛阳性。活动度：颈椎、腰椎、髋关节活动范围正常。腹壁反射，双侧肱二、三头肌反射，桡反射、膝反射、跟腱反射正常，髌阵挛、踝阵挛阴性。压颈试验阴性、颈臂牵拉试验阴性，双侧直腿抬高试验阳性，4 字征阳性。

[**实验室检查**] 尿常规：白细胞反应（+），蛋白（++），白细胞（沉渣定量）236 个/$\mu$L，红细胞（沉渣定量）1771 个/$\mu$L。血、大便常规正常；血沉（ESR）82 mm/h。免疫球蛋白七项（含轻链）：免疫球蛋白 A7.38 g/L，免疫球蛋白轻链 $\lambda$ 2.55 g/L。风湿四项（hs - CRP、ASO、RF、CCP）、ENA 抗体、抗心磷脂抗体、抗中性粒细胞胞浆抗体正常。生化示血脂：总胆固醇/高密度 5.43，总胆固醇 7.66 mmol/L。甲状腺功能五项（$FT_3$、$FT_4$、TSH、TGAb、TPOAb）：游离 $T_4$（E）7.69 pmol/L，促甲状腺素（E）13.9186 $\mu$IU/mL，甲状腺球蛋白抗体（E）456.28 IU/mL，Anti - TPO（E）> 1000.00 IU/mL；甲状旁腺素、甲状腺球蛋白、心肌酶、肝肾功能、ALP、空腹血糖、电解质、性激素未见异常。肿瘤七项：糖类抗原 125（E）44.00 U/mL，糖类抗原 15 - 3（E）32.05 U/mL。骨代谢标志物：1,25 - 二羟基维生素 $D_3$ 63.63 nmol/L，总 I 型胶原氨基端延长肽 49.67（ng/mL），N - MID 骨钙素 26.54 ng/mL，$\beta$ - 胶原降解产物 0.594 ng/mL。

[**影像学检查**] 2019 年 3 月 7 日，胸腰椎 MRI 示①胸腰椎退行性改变；②$L_3 \sim L_4$ 椎间盘明显向左后方突出；③$L_1 \sim L_2$、$L_5 \sim S_1$ 椎间盘膨出或突出（图 24.1）。

2019 年 3 月 6 日，双能 X 线骨密度示骨质疏松症（表 24.1）。2019 年 3 月 5 日，双膝正侧位 + 双手正斜位 + 胸部正侧位 + 颈腰椎正侧位 + 骨盆正位 X 线示两肺未见明显异常，主动脉型心；颈椎退行性改变，胸腰椎退行性变，L2 椎体楔形变；双髋、双侧骶髂关节、双手、双膝关节退行性变（图 24.2）。

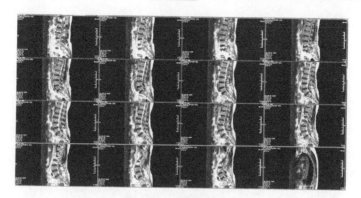

图 24.1　胸腰椎 MRI

表 24.1　双能 X 线骨密度

| 检查时间 | 具体部位 | T 值 |
|---|---|---|
| 2019 年 3 月 6 日 | 腰椎 $L_2 \sim L_4$ | −2.5 |
| | 左侧股骨近端 | −1.8 |
| | 右侧股骨近端 | −1.8 |

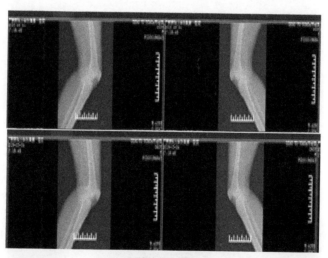

双膝关节正侧位

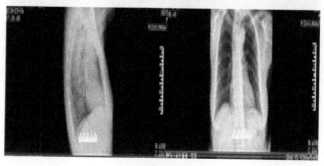

胸部正侧位

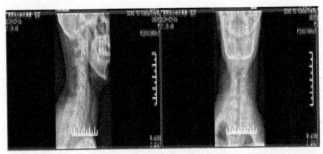

颈椎正侧位

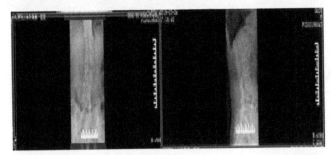

腰椎正侧位

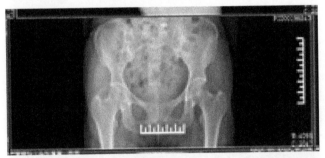

骨盆正位

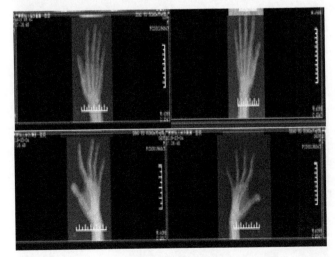

双手正斜位

**图 24.2　X 线检查**

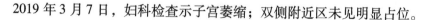

2019 年 3 月 7 日，妇科检查示子宫萎缩；双侧附近区未见明显占位。

## ☞ 诊治经过

患者为中年绝经后女性，主诉为全身骨关节疼痛半年余。入院后完善相关检验、检查，骨代谢指标未见异常，胸腰椎 MRI 示：①胸腰椎退行性改变；②$L_3 \sim L_4$ 椎间盘明显向左后方突出；③$L_1 \sim L_2$、$L_5 \sim S_1$ 椎间盘膨出或突出。双能 X 线骨密度示正位腰椎 $L_2 \sim L_4$ T 值 $-2.5$，左侧股骨近端 T 值 $-1.8$，右侧股骨近端 T 值 $-1.8$，符合 WHO 骨质疏松症诊断标准。结合病史及相关辅助检查，排除转移骨肿瘤、胸腰椎结核、多发性骨髓瘤、泌乳素瘤、甲状旁腺功能亢进等内分泌疾病，类风湿性关节炎等免疫性疾病，长期服用糖皮质激素及其他影响骨代谢药物、各种先天或获得性骨代谢异常疾病后，不考虑继发性骨质疏松症，明确诊断为原发性骨质疏松症，并且根据分型特点，此病例符合绝经后骨质疏松症（Ⅰ型）。治疗上，嘱患者高钙饮食及予骨质疏松相关健康教育。药物上，给予碳酸钙 $D_3$ 片（钙尔奇）1 片/次、每日 2 次，骨化三醇胶丸 0.25 μg/次、每日 2 次，唑来膦酸注射液（密固达）静脉滴注、5 mg/次、每年一次，及联合中成药等综合治疗，经治疗后患者全身骨关节疼痛症状较前明显好转后出院。

## ☞ 出院诊断

①绝经后骨质疏松症；②腰椎间盘突出；③颈椎退行性病变；④胸椎退行性病变；⑤腰椎退行性病变；⑥脊柱侧弯；⑦桥本甲状腺炎；⑧高脂血症；⑨腔隙性脑梗死；⑩膝关节病。

## ☞ 出院医嘱及随访

出院后嘱高钙清淡饮食，多晒太阳、防跌倒、适当运动，继续按照目前方案进行抗骨质疏松治疗，监测血钙水平（每 2 个月 1 次），3 个月后复查血常规、肝肾功能，半年后复查骨代谢标志物，1 年后复查骨密度，以及行第 2 次唑来膦酸注射液（密固达）抗骨质疏松治疗。不适时骨内科门诊随诊。随访 1 年期间，患者胸腰背部、双膝关节等全身多处疼痛总体明显好转，未发生骨折情况，定期复查血常规、肝肾功能未出现异常。

## ☞ 第二次入院情况

患者自诉与上次出院时（2019 年 3 月 14 日）相比，现胸腰背部、双膝关节等全身多处疼痛明显好转，无余不适。查体：生命体征平稳，自动体位，查体合作，心肺腹查体未见异常，专科查体：脊柱活动度不受限，$L_1 \sim S_1$ 棘突、棘突旁无明显压痛，$L_1 \sim S_1$ 棘突旁叩痛阴性。辅助检查：复查血常规、肝肾功能、电解质、骨代谢标志物正常，与抗骨质疏松治疗前相比，双能 X 线骨密度情况明显改善，颈、胸椎及腰椎 X 线检查结果情况基本同前，两次住院辅助检查对比结果如下（表 24.2、表 24.3）。

表24.2 骨代谢标志物

| 名　称 | 2019 年 3 月 5 日 | 2020 年 4 月 15 日 |
|---|---|---|
| 1,25 - 二羟基维生素 $D_3$ ( nmol/L) | 63.63 | 62.2 |
| 总 I 型胶原氨基端延长肽( ng/mL) | 49.67 | 21.24 |
| 骨钙素( ng/mL) | 26.54 | 11.85 |
| β - 胶原降解产物( ng/mL) | 0.594 | 0.243 |

表24.3 双能 X 线骨密度

| 部　位 | 2019 年 3 月 6 日(T 值) | 2020 年 4 月 15 日(T 值) |
|---|---|---|
| $L_2 \sim L_4$ | - 2.5 | - 1.7 |
| 左侧股骨近端 | - 1.8 | - 1.7 |
| 右侧股骨近端 | - 1.8 | - 1.5 |

从患者症状、体征及相关辅助检查结果分析可知患者治疗有效，且无副作用出现，继续维持原治疗方案，予唑来膦酸注射液（密固达）5 mg 抗骨质疏松治疗，输注过程顺利，患者无发热、全身多关节疼痛症状。出院后继续服用口服药物维持治疗：碳酸钙 $D_3$ 片（钙尔奇）1 片/次、每日 2 次，骨化三醇胶丸 0.25 μg/次、每日 2 次，并嘱患者定期复查血常规、肝肾功能、骨代谢标志物及骨密度等，不适时随诊。

## 👉 病例小结

首先，对于一个绝经后女性，出现全身多处关节特别是腰背部疼痛时，尤其多于负重、劳动后明显，休息时可缓解，应该进一步行骨代谢标志物、骨密度等检查，警惕骨质疏松症，而本病例患者的特殊之处在于，一般女性绝经年龄大约在 50 岁，但该患者提前在 27 岁时出现绝经，应详细询问病史及完善相关检查，重点排除泌乳素瘤、席汉综合征、卵巢肿瘤、多囊卵巢综合征、宫腔粘连等引起闭经的疾病，此外，也需排除类风湿性关节炎、强直性脊柱炎等免疫相关疾病，多发性骨髓瘤、转移性骨肿瘤等骨病，甲状旁腺功能亢进、甲状腺功能亢进症等内分泌疾病，长期服用糖皮质激素及其他影响骨代谢药物，以及各种先天或获得性骨代谢异常疾病，才能考虑原发性骨质疏松症，根据分型特点，该患者诊断为绝经后骨质疏松症。其次，骨质疏松常因轻微活动、负重、弯腰、跌倒后发生骨折，我们应该行胸腰椎等疼痛部位的 X 线、CT 影像学检查，排除骨折；在治疗方案的选择方面，患者现居住于农村，至医院就诊不方便，我们选择唑来膦酸注射液（密固达）进行治疗，优势在于每年只需进行输注 1 次，并联合口服碳酸钙 $D_3$ 片（钙尔奇）、骨化三醇胶丸等一般药店可购买得到的药物，该方案能够增加患者的依从性；经该方案治疗后，患者胸腰背部疼痛症状明显好转，复查骨代谢标志物显示破骨细胞活性较前下降，而且相同部位的双光能 X 线骨密度 T 值绝对值对比较前减小，证实该治疗方案有效，可继续维持治疗。

☞ **护理部分**

## （一）第一次入院评估

1. 主诉胸腰部等全身多处疼痛，VAS 评分为 5 分。
2. Morse 评分为 15 分，轻度跌倒风险。
3. 不了解骨质疏松骨折风险及相关危险因素。

## （二）护理问题

1. 全身多处疼痛的护理。
2. 有受伤的风险：轻度跌倒风险。
3. 知识缺乏：缺乏骨质疏松相关保健知识。

## （三）护理措施

1. 疼痛护理：
（1）动态评估患者疼痛不适部位、性质、程度、缓解及加重的诱因。
（2）增加陪伴，指导家属共同参与患者疼痛的管理、理解患者的各种不适。必要时遵医嘱应用药物控制，密切观察用药后反应。
（3）讲解疼痛的原因及评估方法，鼓励患者正确表达疼痛感受，教会患者放松技巧。
2. 安全护理：
（1）客观准确地评估患者发生跌倒的原因及现存的危险因素，及时去除危险因素，给予针对性安全指导。
（2）保证住院环境安全，病房地面和浴室地面干燥，灯光明暗适宜，床椅不可经常更换部位；过道避免有障碍物。
（3）加强日常生活护理，将日常所用的用具放于患者易于取拿的位置；加强巡视，患者住院期间洗漱及用餐时应加强管控，防止意外的发生。
（4）向患者及家属讲解跌倒的后果及预防要点，共同参与患者安全管理。
3. 健康教育：
（1）骨质疏松健康教育小组主动为患者讲解骨质疏松症相关知识，如讲解骨质疏松药物的药理作用及骨质疏松的运动方法等。
（2）及时告知患者存在的各种护理风险及影响因素，与患者共同制订切实可行的护理计划，积极发挥患者的主观能动性，提高干预效果。
（3）指导患者及家属积极治疗，实现医护患一体化管理模式。
（4）出院指导：讲解出院手续办理流程，给予家庭日常保健知识，定期进行复查。

## （四）护理评价

1. 患者出院时主诉疼痛缓解，VAS 评分 3 分。
2. 患者住院期间未发生跌倒或其他意外受伤情况。

3. 患者能够主动采取骨质疏松骨折预防保健措施。

### （五）第二次入院评估

1. 偶有腰背部疼痛，VAS 评分为 1 分。
2. Morse 评分为 10 分，轻度跌倒风险。
3. 基本了解骨质疏松骨折风险及相关危险因素。

### （六）两次入院护理评价

与第一次住院评估相比，本次住院患者疼痛情况 VAS 评分明显下降，跌倒风险较前减小，对骨质疏松的危害及预防骨折保健措施基本了解，说明患者所采取的抗骨质疏松治疗方案及护理方式取得了一定的成效。

### （七）护理小结

患者为老年女性，出现全身多处关节疼痛，诊断考虑骨质疏松，应注意防护，避免跌倒出现骨折，在护理过程中，应在保证患者安全、积极配合医生落实诊疗计划的同时，加强对疾病相关知识的宣教，帮助患者掌握骨质疏松骨折的危险因素及防护措施，提高自身重视程度，促进患者采取健康的生活方式、主动采取有效防范措施，预防骨折等并发症的发生，提高生活质量。

## ☞ 康复治疗

### （一）治疗目的

缓解胸腰背部等全身多处疼痛，提高骨密度，增强骨质，改善生活质量。

### （二）物理治疗

1. 超激光疼痛治疗，缓解疼痛不适，促进局部血液循环。
2. 患者在家用毛巾对疼痛部位进行热敷，温度大概在 39 ~ 40 ℃，具有镇痛作用。
3. 中医定向透药治疗，缓解疼痛，起到促进血液循环作用。
4. 低频脉冲电磁场疗法，抑制破骨细胞活性，促进成骨细胞形成，提高骨密度，缓解疼痛。

### （三）运动治疗

1. 运动强度，宜选择中等偏低强度。运动类型和时间：以动作简单的运动项目为主，建议每周坚持 3 小时。
2. 运动方法包括①步行训练：每天往返田地及平日走路时，步行速度尽量控制在每分钟 80 ~ 90 步，每天坚持步行约 5000 步，嘱咐家人协助调整步行速度；②每天进行养生健康操锻炼，动作应强度小、简单易学，每天坚持 15 ~ 20 分钟。

（王晓东）

# 025 骨质疏松伴多发肋骨骨折一例

## ☞ 患者基本信息

患者，女性，52岁，身高160 cm，体重67 kg，已婚，退（离）休。

[入院时间] 2019年10月8日入院，2019年10月19日出院。

[主诉] 双侧胸腰背部反复疼痛1年。

[主要诊断] 多发肋骨骨折、严重骨质疏松。

## ☞ 病史摘要

[现病史] 患者于1年前无明显诱因出现双侧腰胸背部疼痛，活动后加重，休息可逐渐减轻，无四肢放射痛，无乏力，无午后潮热、盗汗，无咳嗽、咳痰，无咯血，无消瘦、食欲不振，疼痛逐渐加重，在外院门诊就诊多次，曾接受多次针灸、理疗、按摩等治疗，未见好转（具体不详），疼痛时轻时重，游走性疼痛，夜间痛甚，6月份接受按摩治疗后疼痛明显加重，8月17日在肇庆某康复医院住院治疗1周，行胸部正侧位DR示胸椎退行性改变，行腰椎MRI示$L_4 \sim L_5$、$L_5 \sim S_1$椎间盘突出，行髋关节MRI示左侧骶髂关节炎，行消炎止痛、改善循环、小针刀松解、物理理疗等治疗后症状仍反复，未见明显缓解。为行进一步系统诊疗，就诊于我院。行X线检查示双侧肋骨多处骨折，门诊拟"绝经后骨质疏松伴病理性骨折"收入我科。患者自发病以来，精神、睡眠、饮食可，大小便正常，近1个月体重无明显下降。

[既往史] 有高血压病史4年，最高血压达150/90 mmHg，近期规律服用厄贝沙坦75 mg、每日1次，自诉血压控制尚可。否认肝炎、结核传染病史。否认冠心病、糖尿病慢性病史。否认重大外伤史、手术及输血史。否认过敏史。

[个人史] 生于广东省，现长期居住广州，否认疫水、疫区接触史，否认烟酒特殊嗜好，否认放射线及粉尘等接触史。

[婚育史、月经史] 适龄婚育，家人体健，51岁绝经，绝经后阴道无异常流血、流液。

[家族史] 否认家族其他人有高血压、糖尿病等遗传病史，否认家族有肝炎、结核等传染病史，否认家族遗传性疾病、免疫性疾病及精神病史。

## ☞ 入院检查

[一般查体] 体温36.5 ℃，呼吸20次/分，脉搏72次/分，血压136/99 mmHg。自动体位，查体合作，神志清楚，心肺腹查体未见明显异常。

[专科查体] 脊柱生理弯曲存在，无明显侧弯，四肢肌肉无明显萎缩。腰背肌双侧肌肉紧张，双侧肋弓和左侧腋后线第8、第9肋压痛阳性。胸腰椎棘突叩痛阴性。双下肢直腿抬高试验阴性，双下肢肌力正常，胸廓挤压征阳性。生理反射存在，病理反射未引出。

[**实验室检查**] 血、便常规正常。尿常规：潜血（+－），白细胞反应（+），白细胞 174 个/μL，蛋白（+），亚硝酸盐（+），葡萄糖（++）。骨代谢标志物三项：总 I 型胶原氨基端延长肽 112.7 ng/mL，β-胶原降解产物 1.27 ng/mL，N-MID 骨钙素 29.83 ng/mL；1,25-二羟基维生素 $D_3$ 63.4 nmol/L。痰涂片找细菌：革兰阴性杆菌（+）；未见真菌及菌丝，抗酸杆菌（－）。尿本周蛋白电泳、大便常规、空腹血糖、血脂、心肌酶、血沉、风湿四项、性激素六项、甲状旁腺素、甲状腺功能三项、肿瘤七项、抗心磷脂抗体、抗中性粒细胞胞浆抗体、ENA 抗体 15 项、感染三项未见异常。于 2019 年 10 月 12 日行骨髓穿刺术，后外周血涂片：淋巴细胞（血液）0.06，中性分叶核粒细胞（血液）0.87。骨髓涂片提示骨髓增生活跃，粒红巨三系比例形态无明显异常，未见异常浆细胞及其他肿瘤细胞。骨髓液浆细胞腹泻未检出异常细胞群。于 2019 年 10 月 17 日复查尿常规：葡萄糖（定性）（+）；余未见异常。

[**影像学检查**] 2019 年 10 月 8 日，颈椎、胸椎、腰椎 X 线示双下肺炎症，主动脉型心，主动脉硬化，胆囊结石可能性大，右侧第 9 后肋及左侧第 6、第 9、第 11 后肋骨折，颈、胸、腰椎退行性改变，$C_5 \sim C_6$、$L_4 \sim L_5$、$L_5 \sim S_1$ 椎间盘突出可能性大。2019 年 10 月 12 日，胸部 CT＋增强＋CTA 示右肺上叶前段混合毛玻璃结节，需与感染性病变与肺癌等鉴别，建议抗感染治疗后复查，两下肺局部间质性炎症，两侧胸腔少量积液，少量心包积液，骨性胸廓骨质疏松，左侧第 5、第 6、第 10 后肋及右侧第 5、第 9 后肋骨折，$L_7$、$L_{10}$ 椎体轻度楔形变，胸部 CTA 未见明显异常，肝多发囊肿，胆囊结石。

2019 年 10 月 8 日，双能 X 线骨密度示骨质疏松症（表 25.1）。

表 25.1 双能 X 线骨密度

| 检查时间 | 扫描部位 | 具体部位 | BMD（g/cm²） | T 值 |
|---|---|---|---|---|
| 2019 年 10 月 8 日 | 左髋部 | Neck | 0.562 | －3.1 |
| | | Troch | 0.545 | －3.2 |
| | | Inter | 0.586 | －2.9 |
| | | Ward's | 0.573 | －3.0 |
| | | Total | 0.569 | －3.1 |
| | 右髋部 | Neck | 0.592 | －2.9 |
| | | Troch | 0.538 | －3.2 |
| | | Inter | 0.512 | －3.5 |
| | | Ward's | 0.548 | －3.2 |
| | | Total | 0.567 | －3.1 |

☞ **诊治经过**

患者为中老年女性，主因反复腰胸背部疼痛 1 年，接受按摩治疗后疼痛加重 4 个月。

入院后完善相关检验、检查，结合患者病史、治疗史（4个月前接受按摩手法后症状明显加重）、影像学检查结果及 DXA 骨密度结果，排除转移性骨肿瘤、胸腰椎结核、多发性骨髓瘤、甲状旁腺功能亢进等内分泌疾病、类风湿性关节炎等免疫性疾病、长期服用糖皮质激素及其他影响骨代谢药物、各种先天或获得性骨代谢异常疾病后，明确诊断为骨质疏松伴肋骨多发骨折。

治疗上，患者病情较为平稳，同意继续予以"乐松"消炎镇痛，"云克"抗骨质疏松，"钙尔奇及骨化三醇胶丸"护骨，"头孢泊肟酯分散片"抗感染，"血栓通"改善循环，联合中医理疗等通络止痛对症治疗。12 天后患者诉双侧胸背部疼痛明显缓解，余无特殊不适，出院。

## ☞ 出院诊断

①肋骨多发骨折；②严重骨质疏松症；③脊柱退行性病变。

## ☞ 出院医嘱及随访

①注意休息，避免劳累。②定时监测血压，如有不适心内随诊。③出院后到呼吸内科或肿瘤科门诊随诊。④规律抗骨质疏松治疗，定期于我科门诊随诊。⑤出院带药：洛索洛芬钠片（乐松）（口服、60 mg/次、每日 3 次），碳酸钙 $D_3$ 片（钙尔奇）（口服、1 片/次、每日 1 次），骨化三醇胶丸（罗盖全）（口服、0.25 μg/次、每日 2 次），护骨胶囊（口服、1.80 g/次、每日 2 次），头孢泊肟酯分散片（口服、0.20 g/次、每日 2 次），盐酸氨溴索片（山德士）（口服、30 mg/次、每日 3 次），蛹虫草菌粉胶囊（口服、1 g/次、每日 3 次），厄贝沙坦片（浙江）（口服、75 mg/次、每日 1 次），艾普拉唑肠溶片（口服、5 mg/次、每日 1 次）。

## ☞ 病例小结

首先对于一个绝经后女性患者胸腰背部疼痛，尤其是疼痛明显时，不能忽视其骨质疏松症的发生，本例患者多处肋骨骨折发生的病因大有可能是本为骨质疏松症患者而接受较为粗暴的治疗手段后导致肋骨骨折，同时我们也应该提高警惕，应进一步行胸腰椎、肋骨 X 片、CT 等影像学检查，排除各种导致肋骨、胸腰椎或其他骨折的发生的因素；其次，对于肋骨骨折的诊断，尤其多处肋骨骨折的诊断，应尽可能完善相关检查，排除转移性骨肿瘤及其他感染性疾病、多发性骨髓瘤、甲状旁腺功能亢进等内分泌疾病、类风湿性关节炎等免疫性疾病、长期服用糖皮质激素及其他影响骨代谢药物、各种先天或获得性骨代谢异常疾病，以免遗漏其他疾病。最后，目前国内很多患者对骨质疏松症的发生和治疗并不重视，多数骨质疏松症患者第一次就诊多是因为疼痛，其初次就诊的科室也多为针灸、推拿、理疗等科室，导致错过了治疗骨质疏松症的最佳时机，甚至出现治疗不当的情况，所以在临床上对中老年患者的健康教育，尤其是社区的骨质疏松健康宣教，非常重要，其可以明显地降低患者第一次脆性骨折的发生率。

# ☞ 护理部分

## （一）入院评估

1. 主诉腰部疼痛，VAS 评分为 3 分。
2. Morse 评分为 40 分，中度跌倒风险。
3. 腰部活动受限，双下肢浅感觉减退。
4. 不了解骨质疏松骨折危险因素，反复骨折。

## （二）护理问题

1. 疼痛：腰部疼痛，VAS 评分 3 分。
2. 有受伤的风险：中度跌倒风险。
3. 躯体活动障碍：与腰部活动受限有关。
4. 知识缺乏：缺乏骨质疏松骨折相关保健知识。

## （三）护理措施

1. 疼痛护理：

（1）动态评估患者疼痛不适部位、性质、程度、缓解及加重的诱因。

（2）减少搬动次数，避免诱发疼痛的原因，急性期指导患者卧床休养，恢复期指导患者正确佩戴保护具进行适度活动。

（3）增加陪伴，指导家属共同参与患者疼痛的管理、理解患者的各种不适。必要时遵医嘱应用药物控制，密切观察用药后反应。

（4）卧床期间，指导并协助患者轴线翻身，避免脊柱扭转加重损伤，加剧疼痛。

（5）讲解疼痛的原因及评估方法，鼓励患者正确表达疼痛感受，教会患者放松技巧。

2. 安全护理：

（1）客观准确地评估患者发生跌倒的原因及现存的危险因素，及时去除危险因素，给予针对性安全指导。

（2）指导患者安全转移的方法及辅助器具地使用注意事项，协助患者完成床到轮椅、平车的转移，正确使用助行器等辅助器具。

（3）保证住院环境安全，如楼梯有扶手，阶梯有防滑边缘；病房地面和浴室地面保持干燥，灯光明暗适宜，床椅不可经常更换部位；过道避免有障碍物。

（4）加强日常生活护理，将日常所用的用具放于患者易于取拿的位置；加强巡视，患者住院期间洗漱及用餐时应加强管控，防止意外的发生。

（5）向患者及家属讲解跌倒的后果及预防要点，共同参与患者安全管理。

3. 体位护理：

（1）主动告知患者佩戴护具的相关知识。

（2）按时巡视病房，定时协助患者轴线翻身，告知患者翻身方法及要点，保持身体在一条直线上避免扭转。

（3）教会患者起卧等活动动作要领，必要时协助患者，减轻患者疼痛，避免再次损伤。

（4）鼓励患者进行床上康复锻炼，掌握腰椎及下肢康复锻炼的方法与技巧，增加患者肌力。

4. 健康教育：

（1）骨质疏松健康教育小组主动为患者讲解骨质疏松症相关知识，如讲解骨质疏松药物的药理作用及骨质疏松的运动方法等。

（2）遵医嘱使用特立帕肽，应皮下注射于大腿或腹部，不应使用超过使用期限的注射笔。药物应该储存于室内避光且温度在 2 ~ 8 ℃ 的地方。

（3）及时告知患者存在的各种护理风险及影响因素，与患者共同制订切实可行的护理计划，积极发挥患者的主观能动性，提高干预效果，避免再次骨折。

（4）指导患者及家属积极治疗原发病，掌握不同疾病预防及治疗方法，实现医护患一体化管理模式。

（5）出院指导：讲解出院手续办理流程，给予家庭日常保健知识，定期进行复查。

## （四）护理评价

1. 患者出院时主诉疼痛缓解，VAS 评分 1 分。
2. 患者住院期间未发生跌倒或其他意外受伤情况。
3. 患者住院期间腰部活动度改善，感觉恢复。
4. 患者能够主动采取骨质疏松骨折预防保健措施。

## （五）护理小结

患者为老年女性，在没有明显外伤的情况下反复多次发生脊柱多节段骨折，且病情逐渐加重，在护理过程中，应在保证患者安全、积极配合医生落实诊疗计划的同时，加强对疾病相关知识的宣教，帮助患者掌握骨质疏松骨折的危险因素及防护措施，提高其自身重视程度，促进患者采取健康的生活方式、主动采取有效防范措施，预防再骨折等并发症的发生，提高生活质量。

# ☞ 康复治疗

## （一）治疗目的

缓解腰背部疼痛，提高骨密度，增强骨质，改善生活质量。

## （二）物理治疗

①红外线疼痛治疗，缓解疼痛不适，促进局部血液循环。
②患者居家采用水疗法，热水浴 39 ~ 40 ℃，具有镇痛作用。
③中频电疗，用于缓解疼痛，促进血液循环。
④患者床旁采用气压式血液循环驱动器来促进双下肢血液循环，避免深静脉血栓的形成。

⑤低频脉冲电磁场疗法，抑制破骨细胞活性，促进成骨细胞形成，提高骨密度，缓解疼痛。

### （三）运动锻炼

1. 运动强度，宜选择中等强度为好。运动时间和频率：以动作简单的运动项目为主，练习时间可以稍短。

2. 运动方法包括①步行训练：老年骨质疏松患者每日步行以 5000～10 000 步为宜（2～3 千米），每分钟 80～90 步，每次步行 800～1000 米。②走跑交替：开始训练时，每次跑 50 步，走 50 步，每天 5 次；适应后每日增加 1 次跑，直至增到 10 次。③太极拳：每次训练时间为 15～20 分钟。

（王晓东）

# 026　特发性骨质疏松症一例

## ☞ 患者基本信息

患者，女性，31 岁，身高 168 cm，体重 54 kg，已婚。

[就诊时间] 2014 年 2 月 14 日初次就诊，2018 年 9 月 19 日末次就诊。

[主诉] 腰背部疼痛 1 个月。

[主要诊断] 妊娠相关性骨质疏松症（pregnancy and lactation associated osteoporosis，PLO）伴椎体多发性骨折。

## ☞ 病史摘要

[现病史] 患者 1 个月前无明显诱因出现腰背部酸困、疼痛，翻身起坐、负荷增加时症状加重，卧床休息后症状未有明显缓解，遂就诊于某医院，行腰椎 MRI 示 $T_5$、$T_7$、$T_8$、$T_{10}$、$T_{11}$、$T_{12}$ 椎体压缩性骨折，$L_5 \sim S_1$ 椎间盘变性、突出，相应水平硬膜囊受压，多椎体可见炎症信号。某医院阅片后诊断为胸腰椎多发椎体压缩性骨折，给予降钙素治疗后腰背部疼痛症状稍有减轻。患者为求进一步系统诊疗，就诊于我院骨质疏松科门诊。自发病以来，患者无畏寒、发热、多汗、烦渴、多饮、多尿，无关节肿痛、皮肤淤点、牙龈出血，无腹胀、腹泻等，身高较前变矮 4 cm 以上，近期体重无明显减轻，精神、饮食、睡眠可，大小便正常。

[既往史] 否认高血压、糖尿病、冠心病等病史，否认肝炎、结核、疟疾等传染病史，否认手术及外伤史，否认输血史，否认药物、食物过敏史，否认激素应用史，预防接种随当地进行。

[个人史] 生于陕西省西安市，久居于本地，否认疫区居住史，否认疫水、疫源接触

史，否认放射物质、有毒物质接触史，否认毒品接触史，否认冶游史，否认吸烟及饮酒史。

[**婚育史、月经史**] 已婚，27 岁结婚，配偶健康状况良好。13 岁月经初潮，4～6 天/25～30 天，月经量正常，颜色正常，无痛经，经期规律。孕 1 产 1，患者于 2014 年 1 月 7 日行剖宫产，产一女婴，重 3300 g，体长 45 cm，体健，无先天性疾病，产后全母乳喂养，且母乳充足有剩余。孕期规律补充叶酸、维生素 D 类，孕期饮食结构合理，未补充钙剂，规律锻炼身体。

[**家族史**] 父母健在，均体健，家族无传染病及遗传病史。

## ☞ 入院检查

[**一般查体**] 体温 36.7 ℃，脉搏 88 次/分，呼吸 22 次/分，血压 127/78 mmHg，神志清楚，巩膜无蓝染，心肺腹查体未见明显异常。

[**专科检查**] 扶入诊室，正常步态，强迫体位，脊柱生理弯曲存在，无明显侧弯，四肢肌肉无明显萎缩。$T_5$、$T_8$、$T_{10}$、$T_{11}$、$T_{12}$、$L_1$、$L_2$ 椎间隙压痛阴性，椎体叩击痛阳性。双下肢浅感觉未及明显异常，双侧 Babinski 征、Hoffman 征未引出，双侧踝阵挛、髌阵挛未引出，双侧直腿抬高试验阴性。

[**实验室检查**] 血、尿、便常规正常。血沉 20 mm/h、高敏 C-反应蛋白 7.99 mg/L。肝肾功能，血电解质（钾、钠、氯、钙、磷）水平正常，碱性磷酸酶 140 IU/L。血清蛋白电泳、性激素六项均未见异常。骨代谢标志物：1,25 - 二羟基维生素 $D_3$ 5.71 ng/mL，Ⅰ型胶原氨基前肽（P1NP）131.4 ng/mL，血清Ⅰ型胶原 C - 末端肽交联（S - CTX）1.27 ng/mL，甲状旁腺激素（iPTH）15.27 pg/mL，24 小时尿钙、磷正常。

[**影像学检查**] 胸、腰椎 MRI（2014 年 2 月 7 日）示 $T_5$、$T_7$、$T_8$、$T_{10}$、$T_{11}$、$T_{12}$ 椎体压缩性骨折，$L_5$～$S_1$ 椎间盘变性、突出，相应水平硬膜囊受压，多椎体可见炎症信号（图 26.1）。DXA 骨密度（2014 年 2 月 14 日）示腰椎（$L_1$～$L_4$）0.731 g/cm²，Z - score 值为 - 2.1（76%）。

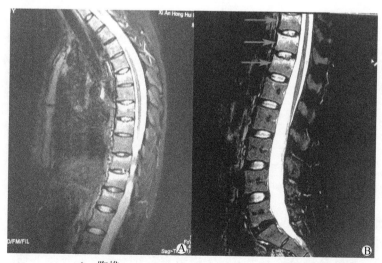

A：胸椎　　　　　B：腰椎

**图 26.1　胸腰椎 MRI**

## ☞ 诊治经过

患者为产后哺乳期女性，主因"腰背部疼痛1个月"就诊于我科门诊，完善相关化验及检查，结合前述检查结果以及椎体脆性骨折病史及 DXA 骨密度结果，排除成骨不全症、骨软化症等其他代谢性骨病，亦排除多发性骨髓瘤、转移性骨肿瘤、甲状旁腺功能亢进、糖尿病及类风湿性关节炎等继发性骨质疏松症，明确诊断为妊娠相关性骨质疏松症伴椎体多发骨折。治疗上，予以高钙饮食及骨质疏松相关健康宣教，予骨化三醇胶丸 0.25 μg/次、每日1次，依降钙素注射液 10 IU 肌内注射、每3日1次，金天格胶囊 0.8 g/次、每日3次等综合治疗，1个月后患者腰背部疼痛症状减轻，可自行翻身起床，故加服阿仑膦酸钠 10 mg/次、每日1次。3个月后复查血钙、磷正常，1,25－二羟基维生素 $D_3$ 13.68 ng/mL、P1NP 30.79 ng/mL、S－CTX 0.123 ng/mL，遂停用依降钙素，继续服用阿仑膦酸钠、骨化三醇和钙剂，每3个月复诊1次。

## ☞ 出院医嘱及随访

出院后高钙饮食，如多摄入绿叶菜、奶制品、豆制品；多晒太阳、预防摔倒。回家后积极进行腰背肌锻炼，鼓励患者适当户外运动，如散步、健身操等。继续按照目前方案进行抗骨质疏松治疗，监测血钙磷水平（开始时每2周1次，指标正常后改为每3个月查1次），3个月后复查血常规、肝肾功能，半年后复查骨代谢标志物，1年后复查骨密度，不适时至骨质疏松科门诊随诊。2018年9月19号末次复查骨密度示腰椎（$L_1 \sim L_4$）0.873 g/cm$^2$，Z－score 值为－1.6（83%），随访期间骨代谢指标变化（表26.1）。

表26.1　随访期间患者骨代谢指标变化

| 项　目 | 治疗前 | 6月后 | 1年后 | 2年后 | 3年后 | 参考值范围 |
|---|---|---|---|---|---|---|
| Ca( mmol/L) | 2.28 | 2.21 | 2.32 | 2.12 | 2.27 | 2.08 ~ 2.6 mmol/L |
| P( mmol/L) | 1.65 | 1.43 | 1.3 | 0.99 | 1.05 | 0.85 ~ 1.15 mmol/L |
| ALP( U/L) | 93.7 | — | 48.4 | 36.1 | — | 45 ~ 125 U/L |
| P1NP( ng/mL) | 131.4 | 30.79 | 57.63 | 48.61 | 52.13 | 8.53 ~ 64.32 ng/mL |
| S－CTX( ng/mL) | 1.27 | 0.123 | 0.141 | 0.121 | 0.162 | 0.0680 ~ .68 ng/mL |
| 1,25－二羟基维生素 $D_3$( ng/mL) | 5.71 | 13.68 | 11.95 | 10.74 | 16.56 | 30 ~ 100 ng/mL |
| PTH( ng/mL) | 15.27 | 66.17 | 47.6 | 54.3 | 45.2 | 15 ~ 65 pg/mL |

## ☞ 病例小结

该病例患者的临床特点：青年女性，平素月经规律，妊娠早期出现腰背痛伴活动障碍，查体身高变矮，影像学检查示椎体多发压缩性骨折，DXA 骨密度为低骨量，但生化检查基本正常。病情分析及诊断思路：①患者非自幼起病，无蓝色巩膜、牙齿发育不良、听力障碍及家族史，首先临床不考虑成骨不全症，但完全排除需做基因检测。②虽然患者存在维生素 D 缺乏，但无低血钙、低血磷、低尿钙、低尿磷，碱性磷酸酶稍高于正常，无偏食、腹泻及胃肠道疾病，亦无肝肾疾病史，可排除营养不良性、低磷性骨软化症。无阿德福韦酯类等特殊用药史，且肾功能、离子、血气分析未见异常，尿糖、尿蛋白阴性，除外代谢性酸中毒及范可尼综合征引起的骨软化症。③月经规律的育龄期妇女，血常规、肝肾功能、甲状腺功能、性腺六项正常，免疫球蛋白阴性、抗核抗体阴性，无特殊用药史，也排除多发性骨髓瘤、内分泌系统、风湿免疫病等继发性骨质疏松症。结合患者孕期饮食正常，体重指数 BMI 在正常水平，产后全母乳喂养，且母乳充足有剩余以及处于妊娠哺乳期的发病特点，最终诊断为 PLO。明确诊断后立即停止哺乳，卧床休息，避免负重，给予钙剂、维生素 D、降钙素及双膦酸盐治疗后，腰背疼痛明显减轻，近期随访无再发骨折。

PLO 主要表现为妊娠晚期及产后数月内出现的持续的剧烈骨骼疼痛和活动障碍，影像学检查示以腰椎为著的骨密度减低，可有椎体多发的压缩性骨折，而血生化检查多正常。自 1955 年国外学者 Nordi 首次报道以来，目前国内外已报道 100 余例，其中国内已报道 21 例（6 篇文献）。有资料显示，国内 75% 妇女钙摄入严重不足，仅为孕妇每日钙推荐量的一半，故推测 PLO 并不少见，只是临床医生缺乏对此病的认识，建议对妊娠及哺乳期间腰背痛女性进行严格的随访，以提高对 PLO 的诊断率。

PLO 发病机制尚不明确，O'Sullivan 等报道 82% 患者至少存在一个骨质疏松的危险因素，总结 PLO 可能的危险因素有遗传因素、低体重、钙及维生素 D 摄入不足、吸烟、缺乏锻炼、妊娠哺乳状态、产后奶水充足等。目前普遍认为主要与妊娠哺乳期特殊的生理改变有关。首先妊娠期钙需要量增加，尿钙排泄率从正常非妊娠期妇女的 160 mg/d 增长到晚期妊娠的 240 mg/d，钙及维生素 D 相对摄入不足，骨钙动员增加，母亲骨骼中钙储备降低等。基于母乳喂养对产妇及婴儿的各种好处，目前 WHO 已将母乳喂养作为儿童生存、保护健康的重要措施之一，并已将 6 个月内纯母乳喂养率提高到 80% 作为爱婴行动的奋斗目标，而母乳喂养的妇女，平均每天丢失的钙为 300 ~ 400 mg，哺乳 3 个月钙丢失 25 ~ 30 g，占全身钙量的 3%，如果哺乳期延长到 6 个月，意味着有 6% 的钙丢失，而这些钙 5% ~ 10% 来源于中轴骨，故 PLO 患者椎体骨密度降低比较明显。再者妊娠妇女胎盘及乳腺可分泌 PTH 相关肽（parathyroid hormone - related peptide，PTHrp），妊娠晚期 PTHrp 分泌达高峰，可产生类 PTH 的生物学效应，如果此时钙摄入量不足，母亲的骨骼骨吸收增加会出现骨质疏松。妊娠晚期胎头入盆后，压迫闭孔神经导致髂骨神经的营养障碍从而造成相应的骨质营养障碍，因此 PLO 常可累及髂骨。妊娠晚期肾上腺皮质激素分泌增加，影响肠黏膜对 1,25 - 二羟基维生素 $D_3$ 的反应，同样诱发骨质疏松症。哺乳早期催乳素（prolactin，PRL）增高，抑制卵巢功能及月经复潮，血雌激素水平降低可能导致骨转换增加进而造成骨质疏松。Sánchez 等报道，对 PLO 患者进行骨活检，提示成骨细胞减少，皮肤成纤维细胞培养发现 I 型胶原的合成和分泌正常，意味着这一生理时期骨转换是不平衡的，骨吸收增加，骨形成减少。

近几年，随着我国"单独二孩"政策及"全面二胎"政策的相继实施，产妇平均年龄会升高，年度出生人口将会增加，PLO 的检出率也有可能会进一步上升。目前 PLO 的发病是否与分娩次数相关还不明确。均衡膳食、孕前纠正低骨量、孕期补充充足的钙剂等健康生活方式，对 PLO 再次发病具有一定的预防作用。

PLO 自然病程长短目前不清，一些学者认为，PLO 患者停止母乳喂养，补充钙剂及维生素 D 在 6 ~ 12 个月可自行恢复。多篇文献报道，PLO 目前治疗方案是停止哺乳，同时给予钙剂、维生素 D、降钙素、维生素 $K_2$、双膦酸盐等治疗，预后多数良好，个别报道 PLO 会导致严重的生理缺陷和精神问题。

总结目前我国已详细报道的 PLO 患者双膦酸盐的使用情况，用药疗程为 6 ~ 48 个月（平均 20.8 个月），进行 3 周到 4 年的随访，均预后较好。LactMed 指出阿仑膦酸钠口服吸收不良，成年人空腹口服平均生物利用度不到 1%，所以母乳喂养的婴儿不太可能吸收阿仑膦酸钠。有报道显示在孕前或妊娠早期使用双膦酸盐对胎儿及妊娠结局均无不良影响，且双膦酸盐治疗 PLO 效果显著。美国食品与药物管理局（FDA）推荐阿仑膦酸钠妊娠期用药是 C 级，哺乳期不推荐使用，唑来膦酸注射液妊娠期用药是 D 级，哺乳期禁用。双膦酸盐在妊娠哺乳期妇女使用中的安全性仍然需要进一步研究证实。因此对 PLO 患者要长期随访，以便发现是否存在继发性骨质疏松症的疾病，同时也有利于临床医生观察抗骨质疏松药物的长期疗效，特别是双膦酸盐的治疗疗程及用药后可再次妊娠的时间。

（曾玉红、杨波）

# 027　妊娠相关性骨质疏松症伴椎体多发性骨折一例

## ☞ 患者基本信息

患者，女性，26 岁，163 cm，已婚，农民。

[就诊时间] 2014 年 4 月 2 日初次就诊，2020 年 5 月 7 日末次就诊。

[主诉] 腰背部疼痛 6 个月，加重 1 个月。

[主要诊断] 妊娠相关性骨质疏松症伴椎体多发性骨折。

## ☞ 病史摘要

[现病史] 患者 6 个月前（妊娠 6 个月时）无明显诱因出现腰背部酸困、疼痛，负荷增加时症状加重，休息后略有缓解，未予特殊治疗。1 个月前（产后 3 周）患者腰背部疼痛症状加重，翻身起床活动明显受限，卧床休息后症状未有明显缓解，遂就诊于某医院，行腰椎 X 线检查示 $L_1$、$L_2$ 椎体压缩性骨折。某医院阅片后建议患者转我科，患者为求系统诊疗，遂就诊于我院骨质疏松科门诊。自发病以来，患者无畏寒、发热、多汗、烦渴、多饮、多尿，无关节肿痛、皮疹淤斑、牙龈出血，无腹胀、腹泻、反酸、呕血、便血及黄疸等，身高较前变矮 4 cm 以上，近期体重无明显减轻，精神、饮食、睡眠

可，大小便正常。

[**既往史**] 否认高血压、糖尿病、冠心病等病史，否认肝炎、结核、疟疾等传染病史，否认手术及外伤史，否认输血史，否认药物、食物过敏史，否认激素应用史，预防接种随当地进行。

[**个人史**] 生于陕西省，久居于当地，否认疫区居住史，否认疫水、疫源接触史，否认放射物质、有毒物质接触史，否认毒品接触史，否认冶游史，否认吸烟、饮酒史。

[**婚育史、月经史**] 已婚，22 岁结婚，配偶健康状况良好。13 岁月经初潮，4~6 天/20~30 天，月经量正常，颜色正常，无痛经，经期规律。孕 1 产 1，患者于 2014 年 2 月 11 日行剖宫产，产一男婴，重 4000 g，体长 48 cm，体健，无先天性疾病病史。孕期规律补充叶酸、钙剂、维生素 D 类，孕期饮食结构合理，规律锻炼。

[**家族史**] 父母健在，父母亲均体健，2 个哥哥及 1 个妹妹身体健康，家族无传染病及遗传病史。

## ☞ 入院检查

[**一般查体**] 体温 36.2 ℃，脉搏 78 次/分，呼吸 20 次/分，血压 110/75 mmHg，神志清楚，巩膜无蓝染，心肺腹查体未见明显异常。

[**专科检查**] 扶入诊室，正常步态，强迫体位，脊柱生理弯曲存在，无明显侧弯，四肢肌肉无明显萎缩。$L_1$~$L_2$ 椎间隙压痛阴性，椎体叩击痛阳性。双下肢浅感觉未及明显异常，双侧 Babinski 征、Hoffman 征未引出，双侧踝阵挛、髌阵挛未引出，双侧直腿抬高试验阴性。

[**实验室检查**] 血、便常规正常。尿常规、凝血四项、血沉、高敏 C-反应蛋白正常，肝肾功能、血钙、血磷水平正常，碱性磷酸酶 140 IU/L，血清蛋白电泳、性激素六项均未见异常。24 小时尿钙、磷正常。骨代谢标志物示：1,25 - 二羟基维生素 $D_3$ 10.14 ng/mL、Ⅰ 型胶原氨基前肽（P1NP）137.9 ng/mL、血清 Ⅰ 型胶原 C - 末端肽交联（S - CTX）1.17 ng/mL、甲状旁腺激素（iPTH）20.87 pg/mL。

[**影像学检查**] 腰椎 X 线示（2014 年 4 月 1 日）$L_1$、$L_2$ 椎体楔形变，椎体前缘高度丢失约 30%，可见各椎体骨质透光度增高，骨小梁稀疏（图 27.1）。

腰椎 MRI（2019 年 11 月 7 日）示 $T_{11}$ 椎体压缩性骨折（图 27.2），腰椎序列整齐，生理曲度存在，$L_1$、$L_2$ 椎体轻度楔形变，腰椎间盘在 $T_2$WI 上信号未见明显异常，椎间盘未见明显突出或膨出，脊髓圆锥及马尾神经形态、信号未见明显异常。DXA 骨密度（2014 年 4 月 1 日）示腰椎（$L_1$~$L_4$）0.560 g/cm²，Z - score 值为 - 4.4（54%）。

## ☞ 诊治经过

患者为产后哺乳期女性，主因"腰背部疼痛 6 个月，加重 1 个月"就诊于我科门诊，腰椎 X 线示 $L_1$、$L_2$ 椎体楔形变。DXA 骨密度示低骨量。骨代谢指标示 1,25 - 二羟基维生素 $D_3$ 水平低、P1NP 和 S - CTX 高，血钙、磷和 PTH 正常。结合椎体脆性骨折病史及 DXA 骨密度结果，排除转移性骨肿瘤、多发性骨髓瘤等恶性疾病，甲状旁腺功能亢进、性腺病等内分泌疾病，强直性脊柱炎、类风湿关节炎等免疫性疾病，腰椎结核等

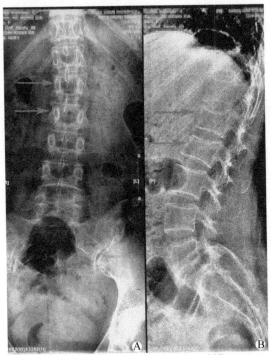

A：正位　　　　　　　　　B：侧位

**图 27.1　腰椎 X 线**

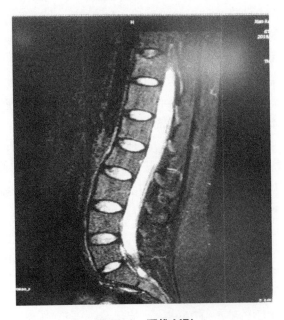

**图 27.2　腰椎 MRI**

感染性疾病，长期服用糖皮质激素及其他影响骨代谢药物，成骨不全等各种先天或获得性骨代谢异常疾病后，明确诊断为妊娠相关性骨质疏松症伴椎体多发骨折。

治疗上，停止哺乳，口服阿仑膦酸钠 10 mg/次、每日 1 次，碳酸钙 $D_3$ 片 600 mg/次、每日 1 次，骨化三醇胶丸 0.25 μg/次、每日 1 次，依降钙素注射液 10 个单位，肌内注射，每 3 天 1 次，共 10 次，联合中药等综合治疗，1 个月后复查血钙、磷及肝肾功能正常，碱性磷酸酶水平降至正常，P1NP 和 S - CTX 下降至 77.53 ng/mL 和 0.633 ng/L，1,25 - 二羟基维生素 $D_3$ 增高至 15.83 ng/mL，患者自诉腰背部疼痛明显减轻，翻身起床等日常活动可以自理，遂积极鼓励患者佩戴腰背部支具下地活动，进行康复理疗。

### ☞ 出院医嘱及随访

嘱高钙、富含蛋白质均衡饮食，如多摄入奶制品、豆制品、黑芝麻及绿叶菜等。多晒太阳，预防摔倒。积极进行腰背肌锻炼，鼓励患者进行散步、做健身操、游泳等运动。继续服用阿仑膦酸钠、骨化三醇、钙剂，监测血钙、磷水平（开始时每 2 周 1 次，指标正常后改为每 3 个月 1 次），3 个月后复查骨代谢指标、血常规、肝肾功能。各项指标稳定后，每半年复查骨代谢标志物和血钙、磷，每年复查骨密度。不适时至骨质疏松科门诊随诊。2018 年 10 月 2 号复查 DXA 骨密度示腰椎（$L_1 \sim L_4$）0.744 g/cm²，Z - score - 2.0（78%），因患者拟备孕二胎，故停服阿仑膦酸钠及骨化三醇后 3 个月开始备孕，孕期只规律补充维生素 D、碳酸钙。患者于 2019 年 8 月行剖宫产，产一女婴，重 3250 g，体长 34 cm，女婴体健，无先天性疾病，产后母乳喂养 2 个月后改为奶粉喂养。但患者产后 3 个月无明显诱因再次出现腰背部疼痛不适，翻身活动略受限，遂来我科就诊，行腰椎 MRI 示 $T_{11}$ 椎体压缩性骨折，DXA 骨密度示腰椎（$L_1 \sim L_4$）0.702 g/cm²，Z - score - 3.1（67%）。骨代谢标志物：1,25 - 二羟基维生素 $D_3$ 8.05 ng/mL，P1NP 49.58 ng/mL、S - CTX 0.378 ng/mL，血钙、磷，碱性磷酸酶水平正常，遂调整治疗方案，患者处于骨折急性期，有疼痛症状，但疼痛程度较首次骨折轻，故应用依降钙素 10 个单位，肌内注射、每 3 天 1 次、共 10 次，口服阿仑膦酸钠，70 mg、每周 1 次，阿法骨化醇 0.5 μg、每天 1 次。停止母乳喂养，佩戴腰背部支具。后患者腰背部疼痛症状缓解，翻身活动不受限，半年后复查骨代谢标志物示 1,25 - 二羟基维生素 $D_3$ 12.11 ng/mL，P1NP 18.85 ng/mL，S - CTX 0.141 ng/mL，Ca 2.31 mmol/L，P 0.83 mmol/L。目前继续于我院复查及治疗。

表 27.1　随访期间每年复查各项指标情况

| 随访指标 | 2014 | 2015 | 2016 | 2017 | 2018 | 2019 |
|---|---|---|---|---|---|---|
| PTH（pg/mL） | 20.37 | 74.5 | 106.3 | 90.88 | 69.68 | 74.69 |
| S - CTX（ng/mL） | 1.17 | 0.018 | 0.135 | 0.167 | 0.237 | 0.378 |
| 1,25 - 二羟基维生素 $D_3$（ng/mL） | 10.14 | 5.32 | 7.05 | 7.48 | 6.77 | 12.66 |
| P1NP（ng/mL） | 137.9 | 25.33 | 37.62 | 54.73 | 49.58 | 48.05 |
| BMD（g/cm²） | 0.560 | 0.619 | 0.681 | 0.696 | 0.730 | 0.702 |

## ☞ 病例小结

首先，对于妊娠期或哺乳期妇女腰背部疼痛，尤其是疼痛明显，影响日常活动，且身高降低时，即使未受外伤，我们也应该提高警惕，进一步行胸腰椎 X 线、CT、MRI 等影像学检查，确定有无椎体骨折的发生。其次，确立椎体骨折的诊断后，对于无外伤或轻微外伤诱发，或反复多发椎体骨折的患者，应尽可能完善相关检查，确定脆性骨折的病因。排除转移性骨肿瘤、多发性骨髓瘤、胸腰椎结核及其他感染性疾病、甲状旁腺功能亢进等内分泌疾病、类风湿性关节炎等免疫性疾病、长期服用糖皮质激素及其他影响骨代谢药物、各种先天或获得性骨代谢异常疾病后，方可诊断为妊娠相关性骨质疏松引起的脆性骨折，以免遗漏其他疾病。目前国内外对妊娠相关性骨质疏松症及其椎体骨折的诊疗，因其发生率低，症状不典型，故容易漏诊，且缺乏相应的临床诊疗指南，仅限于报告病例中的治疗选择药物。我们建议停止母乳喂养，选择降钙素、双膦酸盐、钙剂和维生素 D，治疗分娩后椎体骨折。研究表明，与非双膦酸盐治疗的患者相比，双膦酸盐治疗 PLO 具有更好的疗效，患者骨密度升高更显著。但是，目前缺乏双膦酸盐治疗 PLO 的长期安全性研究，因为在哺乳期和孕妇中双膦酸盐对胎儿和婴幼儿的副作用尚不明确。在最新的一项病例对照研究中，包括在怀孕前或怀孕期间服用双膦酸盐的 36 名孕妇和 144 名未服用双膦酸盐的孕妇，结果表明，双膦酸盐治疗对新生儿没有明显的致畸作用。在临床上，对已发生骨折的骨质疏松患者规范抗骨质疏松治疗及规律随访非常重要，可以明显地降低患者再次骨折的发生率。

（曾玉红、杨波）

# 脊柱及关节

## 028　股骨头坏死一例

### ☞ 患者基本信息

患者，男性，44 岁，身高 175 cm，体重 68 kg，已婚，工人。

[在院时间] 2018 年 1 月 16 日入院，2018 年 1 月 24 日出院。

[主诉] 双侧髋部、大腿近端疼痛近 3 年。

[主要诊断] 双侧股骨头无菌性坏死。

### ☞ 病史摘要

[现病史] 患者于 2015 年 9 月无明显诱因出现双侧髋部、大腿近端疼痛，行走时症状明显，休息后减轻，双下肢无明显麻木、发凉等异常感觉，无局部红肿、破溃口及窦道形成，当时未予以重视，症状逐渐加重，左侧明显，于 2015 年 11 月就诊于当地医院，行髋部 MRI 检查示双侧股骨头缺血性坏死，行针灸、康复理疗等保守治疗后未见明显效果，遂于今日来我院就诊，门诊以"双侧股骨头坏死"收入我科。入院时患者精神尚可，食欲正常，睡眠正常，体重无明显变化，大小便正常。

[既往史] 既往体健，否认高血压、糖尿病、冠心病等病史，否认肝炎、结核、疟疾等传染病史，否认手术史，否认外伤史，否认输血史，否认糖皮质激素使用史，否认药物、食物过敏史，预防接种随当地进行。

[个人史] 生于河南省，久居于本地，否认疫区居住史，否认疫水、疫源接触史，否认放射物质、有毒物质及毒品接触史，否认冶游史，否认吸烟史，饮酒 20 余年，每周饮白酒约 800 mL，现未戒酒。

[婚育史] 无特殊。

[**家族史**]无特殊。

## ☞ 入院检查

[**一般查体**]一般情况及心肺腹查体未见异常。

[**专科查体**]患者拄拐跛行步入病房，双侧髋部皮色正常，表皮完整，未见明显窦道及破溃口形成，局部无明显红肿、皮疹等皮肤病变，双膝及双踝未见明显异常。双侧髋部及大腿根部触痛明显，左侧症状较明显，局部未触及明显骨擦感，叩击痛阴性。双侧髋关节各方向活动受限，双髋"4"字试验阳性，骨盆挤压、分离试验阴性，双膝及踝关节活动自如。双下肢等长。

[**实验室检查**]尿常规、便常规、凝血四项、血沉未见异常。总胆固醇 6.19 mmol/L、甘油三酯（TG）4.02 mmol/L、低密度脂蛋白胆固醇 4.03 mmol/L、脂蛋白 a（Lpa）53.41 mg/dL。抗核抗体 + 自身抗体谱阴性，肿瘤全套阴性，高敏 C-反应蛋白（CRP）10.30 mg/L。

[**影像学检查**]2018 年 1 月 16 日双能 X 线示骨密度骨量减少（表 28.1）。2018 年 1 月 16 日双侧髋部 MRI 示双侧股骨头缺血性坏死（图 28.1）。

表 28.1 双能 X 线骨密度检查结果

| 日　期 | | 腰椎 | 股骨颈 | 髋部 |
| --- | --- | --- | --- | --- |
| 2018 年 1 月 16 日 | BMD（g/cm²） | 0.622 | 0.757 | 0.748 |
| | T 值 | − 1.2 | − 1.4 | − 1.5 |

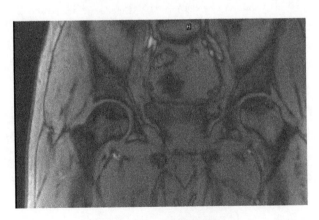

图 28.1 双侧髋部 MRI

## ☞ 诊治经过

患者为中年男性，46 岁，慢性起病，病程较长，双髋疼痛伴间歇性跛行。查体：双髋部无明显肿胀，髋部无红肿、淤血及破溃口等。双侧股四头肌明显萎缩，双腹股沟韧带中点下方有深压痛。双髋关节屈曲、后伸无明显受限。双下肢无明显短缩，纵向叩击痛阴性，感觉及血运未见异常。"4"字试验双侧阳性。辅助检查：双侧髋部 MRI 示双侧股骨头缺血性坏死。综合以上即可明确诊断：双侧股骨头坏死。治疗上，请我病区关节外科会诊后有手术指征，但因患者拒绝手术，暂予保守治疗。方案如下：建议使用双拐减少负重，非甾体抗炎药物止痛，应用低分子肝素及扩血管药物改善循环，予活血化瘀类中药活血化瘀止痛，予口服阿仑膦酸钠防止股骨头进一步塌陷，同时予体外震波、中频电场、高压氧、磁疗等缓解疼痛、促进骨修复，治疗 1 周后疼痛症状减轻出院。

## ☞ 出院诊断

双侧股骨头无菌性坏死。

## ☞ 出院医嘱及随访

院外继续规律药物治疗，减轻下肢负重，每 1～3 个月复查血常规、血生化，3～6 个月复查左髋关节 X 线或 MRI。随访半年后症状较稳定。

## ☞ 病例小结

引起股骨头坏死的原因有很多。①常见的主要有创伤性因素，即髋关节外伤史，如股骨颈骨折、髋臼骨折、粗隆间骨折，容易引起股骨头颈部血运受损，出现股骨头坏死。②理化因素，比如长期大量酗酒是青壮年股骨头坏死的一个常见病因。酗酒会干扰股骨头脂类代谢，引起股骨头内微小血管发生堵塞、血运循环供应不足，从而导致骨髓发生坏死、塌陷。该患者极大可能系饮酒引起。③激素类药物摄入过多，如哮喘、风湿免疫性疾病、器官移植术后或者严重皮肤病患者，由于大量或长期使用激素，或者由于特殊体质对激素较敏感，容易引起股骨头坏死。④其他因素：比如镰状细胞贫血病等；深水或高压环境下作业人群，可能由于体内压力变化，导致股骨头坏死等。

## ☞ 护理部分

### （一）入院评估

1. 双髋疼痛，VAS 评分为 3 分，活动时加重。
2. 患者有间歇性跛行，活动不便，生活需要照顾。
3. 坠床评分 2 分，Morse 评分 25 分，存在中度跌倒风险。
4. 患者缺乏股骨头坏死的相关知识。

### （二）护理问题

1. 疼痛：与股骨头坏死的疼痛有关。
2. 生活自理能力缺陷：与双髋部疼痛有关。
3. 有受伤的风险：坠床评分 2 分，Morse 评分 25 分，存在中度跌倒风险。
4. 知识缺乏：缺乏股骨头坏死的相关知识。

### （三）护理措施

1. 及时客观地评估患者疼痛情况，鼓励患者正确表达疼痛；协助患者选择合适的体位，减轻双髋负担；教会患者使用放松术，如深呼吸、听轻音乐、肌肉放松等方法，以缓解疼痛。

2. 动态评估患者日常生活自理能力，鼓励患者完成力所能及的日常生活自理项目，合理安排床位及护理治疗时间，按等级护理活动要求巡视，落实基础护理项目，为患者提供整洁和舒适的修养环境，加强陪护人员的教育，共同协作。

3. 评估患者跌倒的危险因素及风险等级，及时告知评估结果，确保环境安全，及时去除多余物品等。

4. 指导患者正确选择含钙丰富、易于吸收的饮食，适当增加日晒时间等，促进钙的吸收，定期监测血、尿钙浓度，调整饮食及用药。给患者讲解康复锻炼的相关知识。规律药物治疗，减轻下肢负重。

### （四）护理评价

1. 患者疼痛得到缓解，能逐步增加活动，且活动后无明显不适。
2. 患者自理能力提高。
3. 患者在住院期间未发生跌倒、坠床等不良事件。
4. 患者了解股骨头坏死的治疗及康复锻炼的相关知识。

### （五）护理小结

患者为中年男性，因长期大量酗酒导致股骨头缺血性坏死且症状逐渐加重，对日常生活和家庭等造成严重影响。针对此类患者的护理，应在积极配合医生落实诊疗计划、有效改善患者不适症状的同时，加强疾病相关知识宣教，提高患者依从性，鼓励患者采取健康的生活方式，主动配合诊疗，促进健康，延缓疾病进程。股骨头坏死的患者往往随病情变化感到疼痛加重，因致残及经济负担等诸多因素而产生焦虑、烦躁等情绪，因而还需要加强患者的心理护理；缓解患者的疼痛，并给患者讲解股骨头坏死的相关知识，使患者对治疗充满信心。该患者能积极配合治疗，经治疗后病情缓解出院。

## ☞ 康复治疗

### （一）物理治疗

1. 红外线疼痛治疗，缓解疼痛，促进局部血液循环。
2. 高频电疗法，能达到改善血液循环、解除肌痉挛、消炎消肿的作用。
3. 超声药物导入治疗，通过药物导入可以达到减轻疼痛的目的。
4. 中频电疗，具有明显镇痛，促进血液循环的作用。

### （二）运动疗法

该患者需要坚持运动才会看见好的效果。

1. 蹬空：仰卧，双手置于体侧，双下肢交替屈髋、屈膝，使小腿悬于空中，反复以屈髋为主做蹬空运动，幅度、次数逐渐增加。

2. 抬高：仰卧，双下肢伸直，双手置于体侧，患肢抬高一定限度，做内收、外展、抬起、放下活动，反复进行 5~10 分钟。

3. 屈髋：仰卧，足不离床面，尽量屈膝、屈髋，双手置胸前，以双足跟中心为轴，做外展、内收运动，以外展为主，幅度增加。

4. 悬停：仰卧，双下肢伸直，双手置于体侧，患肢抬高 45°，停留 3 秒，然后缓慢放下，两腿交替进行。

5. 卧旋：仰卧位，双下肢伸直，双足与肩等宽，以双足跟为轴心，双足尖及下肢做内旋、外旋运动 5~10 分钟。

6. 分腿：仰卧，患肢向外侧尽量展开后收回，反复 10~20 次。

7. 后伸：俯卧，双下肢伸直，双手置于体侧，患肢后伸运动 5~10 分钟，可由他人协作完成，幅度、次数逐渐增加。

8. 下蹲：站立，单或双手前伸扶住固定物，身体直立，双足分开，与肩等宽，慢慢下蹲后再扶起，反复进行 3~5 分钟。

9. 前后摆动：站立，单手侧身扶住固定物，单脚负重而立，患肢前屈、后伸摆动 3~5 分钟，两腿交替进行。

（王春、周清、汤玉萌）

# 029 胸腰段椎体骨折伴截瘫一例

## ☞ 患者基本信息

患者，男性，57 岁，已婚，工人。

[在院时间] 2019 年 8 月 22 日入院，2019 年 11 月 21 日出院。

[主诉] 外伤后腰背部疼痛，活动受限 5 小时。

[主要诊断] 胸腰段椎体骨折伴截瘫。

## ☞ 病史摘要

[现病史] 患者自诉 2019 年 8 月 22 日早 5 时许，于工地干活时被一高约 4 米铁架砸中腰部，当即感觉腰背部疼痛，活动受限，且出现左下肢麻木、无力、排尿困难，无昏迷及意识障碍，被同事紧急送往我院就诊，腰椎 CT（2019 年 8 月 22 日本院）示 $T_{12}$ 椎体纵裂骨折，$L_1$ 椎体爆裂骨折，腰椎退行性改变，$L_3 \sim L_4$、$L_4 \sim L_5$ 椎间盘膨出。建议患者住院进一步治疗，门诊以胸、腰椎体骨折伴截瘫收入院。患者目前精神尚可，食欲正常，睡眠正常，体重无明显变化，大小便未解。

[既往史] 7 年前曾于当地医院行尺桡骨骨折切开复位内固定术（左），否认高血压、糖尿病、冠心病等病史，否认肝炎、结核、疟疾等传染病史，否认外伤史，否认输

血史，否认药物、食物过敏史，预防接种随当地进行。

[**个人史**] 无特殊。

[**婚育史**] 已婚，配偶健康状况良好，1 子 1 女健康状况良好。

[**家族史**] 无特殊。

## ☞ 入院检查

[**一般查体**] 体温 36.6 ℃，脉搏 78 次/分，呼吸 19 次/分，血压 120/80 mmHg，被动体位，查体不合作，急性面容，心肺腹查体未见明显异常。肛门与直肠及生殖器：未查。

[**专科查体**] 脊柱无畸形，腰部生理曲度存在。腰部肌张力稍紧张，$T_{12}$、$L_1$ 棘突压痛、叩击痛，两侧椎旁压痛明显。全身关节活动自如，双下肢肌力 I 级，余肌力、运动功能无明显异常。腹股沟以下平面感觉减退，余肢体感觉未见明显异常。双侧肱二头肌腱反射、肱三头肌腱反射、桡骨膜反射正常；双侧膝腱反射减弱；双侧跟腱反射减弱。双侧直腿抬高试验阳性，双侧股神经牵拉试验阴性。双侧霍夫曼征、巴宾斯基征阴性，髌、踝阵挛未引出。

[**影像学检查**] 腰椎 X 线检查（2019 年 8 月 22 日本院）示 $T_{12}$ 椎体纵裂骨折，$L_1$ 椎体爆裂骨折，腰椎退行性改变，$L_3$ ~ $L_4$、$L_4$ ~ $L_5$ 椎间盘膨出（图 29.1）。

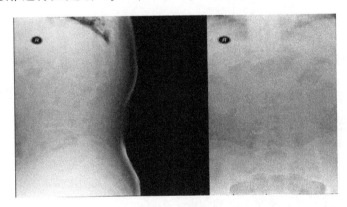

图 29.1　腰椎 X 线

## ☞ 诊治经过

患者入院后完善相关检查，化验结果示血、尿、便常规未见明显异常，肝肾功能、血糖、血脂及电解质未见明显异常，大小便未查。

2019 年 8 月 22 日急诊行胸腰段后路切开复位、椎管减压、植骨融合内固定术，给予地塞米松磷酸钠 20 mg 治疗，甘露醇脱水治疗，给予抗炎止痛、减轻神经水肿及抗感染等治疗，背部伤口定期换药，加强康复训练。2019 年 8 月 29 日复查腰椎 X 线检查示腰椎术后改变（图 29.2）。14 天后，患者背部手术切口愈合可，给予拆线，双侧下肢肌力 IV 级，双侧膝腱反射减弱，双侧跟腱反射减弱，大便功能差。给予拔除尿管后，患者出现尿潴留、小便困难，查肾膀胱输尿管前列腺超声提示肾盂积水，遂给予保留尿管导尿。请泌尿科会诊后，考虑神经源性膀胱，给予营养神经及减轻脊髓水肿等治疗，加强功能康复，再次拔除尿管后，患者可自解小便，复查肾膀胱输尿管超声示膀胱残余尿试验(＋)，前列腺增生，双肾声像图未见异常。继续给予减轻脊髓水肿、营养神经及非那雄胺、盐酸坦索罗辛治疗，加强患者术后康复训练，复查肝胆胰脾肾超声，提示肾膀胱输尿管未见异常，前列腺增生。

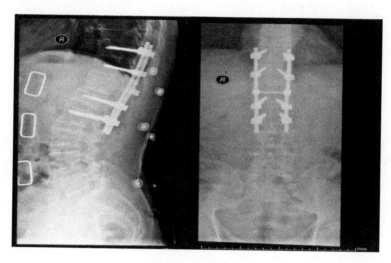

图29.2　腰椎X线

## ☞ 出院诊断

①胸腰段椎体骨折伴截瘫；②腰椎骶化；③马尾神经损伤；④尿潴留（神经源性膀胱）；⑤尺桡骨骨折术后；⑥便秘；⑦脊柱退行性骨关节炎。

## ☞ 出院医嘱及随访

注意休息，继续加强功能锻炼，继续给予营养神经药物治疗，门诊定期复查（每月），不适时随诊。

## ☞ 病例小结

多数情况下，胸椎骨折在临床上见于车祸造成的损伤。在工作过程中，由于各种意外原因发生的高处坠落伤、砸伤及碰伤等情况也都有可能会导致患者出现严重的胸椎骨折。

胸椎骨折，有可能会导致脊髓损伤，甚至可能会导致截瘫情况发生。多数表现为胸椎局部明显的肿胀疼痛及骨折处两侧肌肉紧张。

本患者因意外损伤导致胸椎骨折，压迫脊髓，出现双下肢肌力Ⅰ级，腹股沟以下平面感觉减退，尿潴留（神经源性膀胱）及便秘等症状，经急诊快速手术、减轻脊髓水肿、持续营养神经、加强术后康复及护理工作后，患者肌力恢复为双下肢肌力Ⅳ级，大小便也基本恢复。

# ☞ 护理部分

## （一）入院评估

1. ADL 评分 25 分，生活自理能力严重缺陷。
2. 汉米尔顿焦虑、抑郁评分 12 分。
3. Morse 评分 70 分，高危跌倒风险。
4. 左下肢活动受限，运动、感觉异常。
5. 缺乏脊柱骨折相关知识。

## （二）护理问题

1. 生活自理能力缺陷。
2. 焦虑、抑郁。
3. 有受伤的危险：高度跌倒风险。
4. 躯体移动障碍：左下肢功能障碍。
5. 知识缺乏：缺乏脊柱骨折预防、治疗、康复知识。

## （三）护理措施

1. 术前卧床期间协助患者完成用餐、穿衣、修饰等日常自理项目，术后指导患者独立完成力所能及的项目。
2. 留置尿管期间，定时开放，指导患者观察并记录排尿日记，进行膀胱功能训练。
3. 主动沟通给予患者心理支持及辅导，帮助其树立康复信心。
4. 加强安全防护指导，提高安全意识，共同做好患者安全管理。
5. 保持脊柱在一条直线上，遵医嘱使用营养神经药物，加强下肢及腰背部肌肉力量练习。
6. 告知患者损伤的程度及治疗方案，鼓励参加小组交流、分享康复的经验，增强患者对疾病的理解及信心。

## （四）护理评价

1. 患者出院前生活部分自理，复评 ADL 得分 70 分。
2. 患者住院期间恢复治疗及康复的信心。
3. 患者住院期间未发生任何意外受伤事件。
4. 患者出院前左下肢功能得到改善，躯体移动范围增加。
5. 患者住院期间能够掌握脊柱骨折及其并发症的相关知识。

## （六）护理小结

患者为工地施工人员，曾多次发生不同部位的损伤，此次受伤严重，住院时间长，给患者身心造成极大伤害，自身受教育程度不高，在护理中需要给予更多的关心及耐

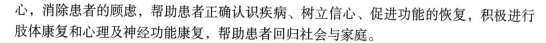

心，消除患者的顾虑，帮助患者正确认识疾病、树立信心、促进功能的恢复，积极进行肢体康复和心理及神经功能康复，帮助患者回归社会与家庭。

## ☞ 康复治疗

### （一）物理治疗

1. 热疗法，红外线疼痛治疗，缓解疼痛不适，同时采用蜡疗法，可以软化纤维瘢痕组织，促进血液循环。

2. 采用超短波治疗，以起到消炎镇痛的作用。

3. 中频电疗用于缓解疼痛，促进血液循环和炎症的吸收。

4. 床旁采用气压式血液循环驱动器来促进双下肢血液循环，避免深静脉血栓的形成。

5. 局部紫外线照射，可以促进钙质沉积与镇痛消炎。

6. 膀胱电刺激，用于缓解尿潴留。

### （二）运动治疗

1. 恢复关节活动度：

（1）患者入院时无主动运动，我们采取助力运动和被动运动帮助其双下肢关节活动。对组织挛缩、粘连严重部位，可使用被动运动，要求动作应平稳、缓和、有节奏，以不引起明显疼痛为宜。

（2）后期患者恢复可以开展主动活动，轻柔牵伸挛缩、粘连组织。

（3）关节松动术，对于僵硬的关节，可配合热疗进行手法松动。

（4）牵张训练：增加关节周围软组织弹性。

2. 恢复肌力：逐步增加肌肉训练强度，引起肌肉的适度疲劳。

（1）患者入院肌力为Ⅰ级时，选择神经肌肉电刺激、被动运动等。

（2）当肌力达到Ⅱ～Ⅲ级时，以主动运动为主，亦可进行助力运动。做助力运动时，助力应小。

（3）当肌力为Ⅳ级时，进行抗阻训练。有关节损伤时，关节活动应以多点抗阻等长收缩训练为主，以免加重关节损伤。

（王天天、杨雪、汤玉萌）

# 030　骨质疏松伴腰椎骨折围手术诊疗一例

## ☞ 患者基本信息

患者，男性，74 岁，身高 164 cm（较最高身高减少 4 cm），体重 65 kg，BMI 24.16 kg/m²，已婚，农民。

[**在院时间**] 2018 年 9 月 10 日入院，2018 年 9 月 23 日出院。

[**主诉**] 反复腰背疼痛 1 年余，加重 1 天。

[**主要诊断**] 骨质疏松伴腰椎骨折。

## 📖 病史摘要

[**现病史**] 患者 1 年前无明显诱因出现腰背疼痛，钝痛，休息和理疗后缓解，未重视，未予特殊治疗。入院前 1 天，咳嗽后出现腰背疼痛加重，疼痛剧烈，活动受限，遂就诊于我院门诊，门诊查体，结合发病情况及病史考虑"骨质疏松伴骨折"，遂收入院。

[**既往史**] 高血压病史 10 年，血压最高 200/100 mmHg，口服络活喜 5 mg/次、1 次/日，监测血压 120～130/60～80 mmHg，有冠心病病史，未规律用药，现症状稳定；高脂血病史 10 年，表现为总胆固醇、甘油三酯、低密度脂蛋白升高，长期口服瑞舒伐他汀钙胶囊 10 mg 每日晚间 1 次治疗。

[**个人史**] 出生于河北，久居当地，否认吸烟、嗜酒、服特殊药物等不良嗜好，无使用激素史。

[**婚育史**] 22 岁结婚，配偶及 1 子 1 女均体健。

[**家族史**] 父母已故，死因不详。否认家族遗传病史。

## 📖 入院检查

[**一般查体**] 血压 140/70 mmHg，平车推入病房，神清语明，浅表淋巴结未触及肿大，甲状腺未触及肿大，双侧颈动脉、肾动脉、股动脉未闻及血管杂音，心肺腹无异常。

[**专科查体**] 脊柱无畸形，前屈、后伸活动受限，$T_{12}$～$L_4$ 棘突、棘上韧带压痛阳性，相应椎旁肌压痛阳性，椎旁肌紧张，$T_{12}$～$S_1$ 叩击痛阳性，四肢肌力 V 级，双下肢无水肿。

[**实验室检查**] 血尿便常规、凝血功能、血清四项、甲状腺功能、肿瘤标志物、类风湿三项、自身抗体谱、血沉无异常。血钙 2.33 mmol/L，血磷 1.03 mmol/L，碱性磷酸酶（ALP）76 U/L，24 小时尿钙 5.249 mmol/L，24 小时尿磷 22.1 mmol/L。骨代谢标志物：骨钙素 12.87 ng/mL，Ⅰ型胶原氨基前肽（P1NP）38.41 ng/mL，全段甲状旁腺激素（iPTH）43.78 pg/mL，抗酒石酸酸性磷酸酶（5b）3.749 ng/mL，1,25－二羟基维生素 $D_3$ 30.661 ng/mL。血生化：谷丙转氨酶（ALT）13 U/L，谷草转氨酶（AST）25 U/L，肌酐 78 μmol/L，尿素 11.3 mmol/L，肾小球滤过率（CKD－EPI）80.63 mL/（min·1.73 m$^2$），总胆固醇 4.91 mmol/L，甘油三酯 1.2 mmol/L，高密度脂蛋白胆固醇（HDL－c）1.79 mmol/L，低密度脂蛋白胆固醇（LDL－c）2.54 mmol/L。激素水平：睾酮 4.01 ng/mL，黄体生成素（LH）26.57 mIU/mL，促卵泡刺激素（FSH）30.84 mIU/mL，黄体酮 2.08 nmol/L，雌二醇 53 pmol/L。

[**影像学检查**] 肺部 CT 提示双肺少许陈旧性病变，两肺下叶斑条影，考虑少许膨胀不全；两侧胸膜增厚钙化；动脉硬化性改变，左侧部分肋骨陈旧性骨折。骨密度示：左股骨颈 T 值－2.8，右股骨颈 T 值－2.8。

全脊柱 MRI 示 $T_{12}$ 椎体新发压缩性骨折；全脊柱退行性变（骨质增生；椎间盘变性：

$C_4 \sim C_5$、$C_5 \sim C_6$、$C_6 \sim C_7$、$L_2 \sim L_3$、$L_4 \sim L_5$ 椎间盘突出）（图30.1）。

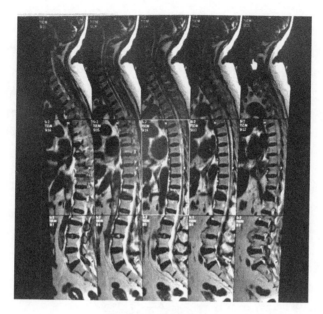

图30.1　全脊柱 MRI

## ☞ 诊治经过

患者为男性，74岁，脆性多发骨折史 + 骨密度 T 值 < −2.5，危险因素：高龄，跌倒。FRAX：10年主要部位骨质疏松骨折风险5.4%，髋部骨折风险3.1%。结合化验检查排除以下继发性骨质疏松疾病：甲状旁腺功能亢进、甲状腺功能亢进、库欣综合征、肿瘤、血液病、风湿免疫疾病、神经肌肉疾病等，考虑为老年严重骨质疏松症。给予基本补充剂（钙、维生素 D）：元素钙 1000 mg/d，维生素 D 31 000 IU/d；依降钙素注射液 20 IU 肌内注射、2 次/周。患者胸背疼痛剧烈，保守治疗效果不明显，转入脊柱外科，考虑原发性骨质疏松伴 $T_{12}$ 椎体新发压缩性骨折，行经皮穿刺胸椎骨水泥椎体强化术，术后胸背疼痛明显好转，嘱其坚持抗骨质疏松治疗，患者使用依降钙素注射液 20 IU、肌内注射、每周 1 次，满 3 个月后门诊复诊，给予唑来膦酸钠继续抗骨质疏松治疗。

## ☞ 出院诊断

①老年严重骨质疏松症；②$T_{12}$椎体压缩性骨折（新）；③右侧多发肋骨陈旧性骨折；④腰椎间盘突出；⑤颈椎病；⑥高血压病 3 级（极高危）；⑦高脂血症。

## ☞ 出院医嘱及随访

选择富含钙的饮食，适当日晒，适当负重运动，进行跌倒评估以预防跌倒，进行骨质疏松健康教育，使用康复支具。坚持服用基本补充剂（钙、维生素 D）：元素钙 1000 mg/d；维生素 D 31 000 IU/d。定期复查、评估，及时调整方案。

## ☞ 病例小结

　　该患者是一个典型的老年骨质疏松合并骨折的病例,该患者的诊疗充分体现了我院骨科中心综合骨科的概念。在骨内科医生的综合分析、详细检查后明确诊断,并排除继发因素,给予患者规范合理的抗骨质疏松治疗;但患者存在新发骨折,保守治疗疼痛症状缓解不明显,所以请我们骨外科专家会诊,综合评估患者情况后,给予患者微创手术治疗,手术后疼痛症状明显缓解,继续坚持骨内科医师制定的长期治疗方案,这样既解决了疼痛,又使疾病得到了规范、全方位的系统治疗。使患者在骨内科得到全方位系统综合治疗。

## ☞ 护理部分

### (一) 入院评估

1. 评估患者腰背部疼痛,VAS 评分 3～4 分,为中度疼痛。
2. Morse 评分 45 分,存在高度跌倒风险。
3. Autar 评分 6 分,存在极低深静脉血栓形成风险。
4. MNA－SF 为 10 分,无明显营养缺乏。

### (二) 护理问题

1. 慢性疼痛:与骨质疏松、术后疼痛有关。
2. 生活自理能力缺陷:与术后活动范围受限有关。
3. 焦虑:与担心愈后有关。
4. 知识缺乏:与缺乏骨质疏松饮食、术后如何运动相关知识有关。

### (三) 护理措施

1. 动态评估患者疼痛,保持患者舒适平卧位,必要时使用护具,遵医嘱给予止痛剂、肌松剂和抗感染药物。
2. 24 小时陪伴,按时协助患者轴线翻身,避免再次骨折,协助日常生活及进行活动帮助指导。注意观察指导体位姿势以及活动度,鼓励患者在床上抬腿练习,观察患者双下肢肌力。积极做好生活护理,避免发生便秘和尿路感染。
3. 对交谈中患者流露出的焦虑、恐惧心理,护士应给予及时的疏导和安慰。给患者充分讲解手术过程及术前术后注意事项,减轻患者焦虑。

### (四) 护理评价

1. 患者疼痛减轻,无不适主诉。
2. 指导患者学会了术后康复锻炼,日常活动正常,可以下地活动。
3. 患者积极配合治疗。
4. 患者能够说出骨质疏松相关注意事项。

### （五）护理小结

该患者是一个典型的老年骨质疏松合并骨折的病例，骨折后实施微创手术，利用综合骨科的模式进行治疗护理，科室评估患者的心理和病情并据此进行基础护理、专科护理、心理护理、康复护理，协助中医和康复师进行中医和康复治疗，联合医生对患者进行内外科一体、手术康复一体的护理模式。患者术后存在新发骨折风险，积极给予规范合理的抗骨质疏松治疗，实施"身心护理"模式，用围术期护理概念提供患者在住院期间术前、术中、术后三个阶段的心理、生理两方面支持，树立患者战胜疾病的信心，积极做好对患者抗骨质疏松的健康教育，激发和提高患者对病情的求知欲，提高患者依从性，提高患者生活质量。

## ☞ 康复治疗

### （一）物理治疗

1. 低频脉冲磁疗可以抑制破骨细胞活性，促进成骨细胞形成，提高患者骨密度。
2. 红外线疼痛治疗可以缓解骨折部位的疼痛不适感，促进局部血液循环。
3. 中频电疗可以改善局部疼痛，促进康复。
4. 局部紫外线照射可以起到钙质沉积和镇痛作用。
5. 气压式血液循环驱动器可以改善患者双下肢血液循环，防止因卧床而引起的深静脉血栓形成。

### （二）运动治疗

1. 患者术后尽早行双下肢及腰背部功能锻炼。
2. 出院前指导患者保持情绪稳定，继续观察四肢感觉、肌力情况，出院后嘱患者仍应卧硬板床，尽早下地活动，这样利于术后康复。定期复查。随访时间最长 24 个月，最短 1 个月。

（马伟凤、苏天娇、汤玉萌）

# 031  强直性脊柱炎合并股骨头坏死一例

## ☞ 患者基本信息

患者，男性，48 岁，身高 175 cm，80 kg，已婚。

[在院时间] 2019 年 6 月 26 日入院，2019 年 7 月 23 日出院。

[主诉] 反复多关节疼痛 20 余年，加重 1 周。

[**主要诊断**] 强直性脊柱炎（ankylosing spondylitis，AS）合并股骨头坏死。

## 👉 病史摘要

[**现病史**] 初中时双膝关节疼痛 2 周，未重视；高一时单侧腕关节肿胀疼痛，服用消炎止痛药物后症状缓解；大三时因冷水洗澡习惯，偶有关节疼痛（未重视）。1995 年患者腰骶部疼痛明显，不伴有明显晨僵，入住我院内分泌科，明确诊断为"强直性脊柱炎"，$HLA-B27(+)$，骶髂 CT 支持。给予柳氮磺吡啶肠溶片 1 g/次，2 次/日，双氯芬酸钠肠溶片 25 mg/次，3 次/日。此方案坚持 3 年左右自行停药。此后，间断出现腰骶部疼痛，不伴有晨僵，活动后腰背疼痛缓解，脊柱逐渐出现强直。2019 年 2 月因右髋部疼痛入住我科，评估强直性脊柱炎处于活动期，给予柳氮磺吡啶肠溶片 1 g/次、2 次/日，依托考昔片 60 mg/次、1 次/日（因当时淋巴细胞培养＋干扰素检查阳性未用强克治疗）。2019 年 6 月患者再次入院，颈背部疼痛，腰骶部疼痛，右髋部疼痛，左足第二趾肿胀疼痛伴有皮温升高，病程中无晨僵，无足跟痛，无发热、皮疹、口腔溃疡，无口干、眼干，无尿痛、尿频、血尿，无虹膜炎等不适症状。

[**既往史**] 股骨头坏死（右）6 个月，反流性食管炎、十二指肠炎病史 6 月余，否认激素服用史，否认冠心病、高血压、糖尿病病史，否认手术史，否认药物过敏史。

[**个人史**] 生于北京市，否认吸烟、饮酒史。

[**婚育史**] 29 岁结婚，育有 2 子，体健，配偶体健。

[**家族史**] 其父母健在，有 2 弟（体健），无家族遗传病史。

## 👉 入院检查

[**一般查体**] 体温 36.2 ℃，脉搏 78 次/分，呼吸 18 次/分，血压 120/80 mmHg，心肺膈腹部无异常。

[**专科查体**] 脊柱生理弯曲变直，无明显侧弯，前屈、后伸、侧弯受限，四肢肌肉无明显萎缩。脊柱各棘突及相应椎旁肌压痛阴性，椎旁肌无紧张，左足第二趾肿胀，压痛阳性。骶髂关节检查：双侧"4"字试验弱阳性（右侧为重），骶髂关节压痛阴性。腰椎活动度检查：Schober 试验阳性；胸廓活动检查阳性；枕墙距＞0。

[**实验室检查**] 血常规、尿常规、便常规、凝血功能、肝肾功能及电解质等未见明显异常。红细胞沉降率（ESR）25 mm/h，C-反应蛋白（CRP）14.4 mg/L。自身抗体谱：抗 RNA/Sm(－)、抗 Sm(－)、抗 SS-A(－)、Ro-52(－)、抗 SS-B(－)、抗 Sd-70(－)、Pm-Scl(－)、抗 Jo-1(－)、CENP B(－)，PCNA(－)、抗 dsDNA(－)、核小体(－)、组蛋白(－)、核糖体 P 蛋白(－)、抗核抗体(－)、抗线粒体抗体(－)。补体 3 为 1.38 g/L，补体 4 为 0.30 g/L，IgG 10.23 g/L，IgA 2.64 g/L，IgM 1.28 g/L，$HLA-B27(+)$。骨代谢标志物：1,25-二羟基维生素 $D_3$ 11.61 ng/mL，Ⅰ型胶原氨基前肽（P1NP）52.38 ng/mL，骨特异碱性磷酸酶（Bone ALP）13.24 ng/mL，抗酒石酸酸性磷酸酶（5b）3.185 ng/mL，全段甲状旁腺激素（iPTH）43.80 μIU/mL。

[**影像学检查**] 骨密度示 Lumbar Spine T －2.1，Left Hip T －2.2。骨盆正位 X 线检查示双侧骶髂关节间隙消失，局部融合，符合强直性脊柱炎（图 31.1）。腰椎 CT 示腰

椎生理曲度变直，诸椎体变扁，前纵韧带广泛骨化融合，呈"竹节样"改变，各腰椎间隙变窄，两侧骶髂关节间隙消失融合，关节面模糊，骨质增生、符合强直性脊柱炎（图31.2）。双髋MRI示右侧股骨头无菌性坏死，双髋关节滑膜炎、积液。全脊柱MRI示全脊柱改变，符合强直性脊柱炎，$L_5 \sim S_1$椎间盘突出（图31.3）。

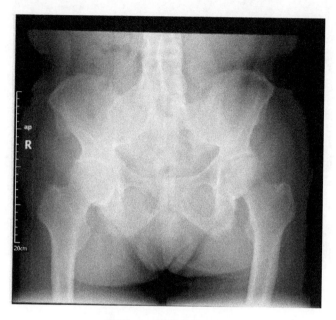

图 31.1　骨盆正位 X 线

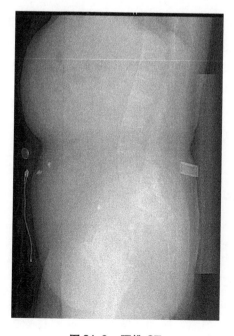

图 31.2　腰椎 CT

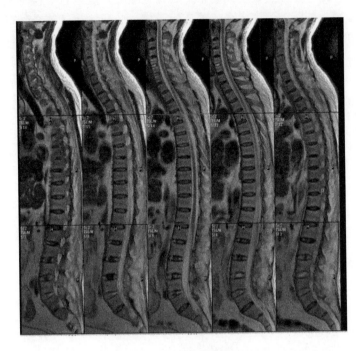

图31.3　全脊柱 MRI

## ☞ 诊治经过

患者为中年男性，病程长，反复腰背部、腰骶部、颈肩部疼痛。综合患者临床表现、化验、放射性检查，患者符合强直性脊柱炎的诊断。给予患者健康教育：去枕平卧、睡硬板床、扩胸运动等；给予非甾体类抗炎止痛药物、慢作用抗风湿药物及生物制剂治疗，患者病情好转。对于股骨头坏死，嘱患者减少负重，进行物理治疗等，因其合并骨量减少，在给予基础钙剂和 D 剂的同时，给予双膦酸盐类药物抗骨质疏松治疗。经上述综合治疗，患者症状好转出院。

## ☞ 出院诊断

①强直性脊柱炎；②股骨头坏死（右）；③腰椎间盘突出症；④反流性食管炎；⑤十二指肠炎。

## ☞ 出院医嘱及随访

健康教育：嘱患者高钙饮食，去枕平卧，睡硬板床，做扩胸运动，勿负重，多晒太阳等，院外坚持口服药物治疗，注意定期复查血尿便常规、血沉、C-反应蛋白、肝肾功能、电解质、血糖、血脂、血钙、血磷、碱性磷酸酶、自身抗体谱、骨代谢标志物及骨密度等，若有不适骨内科门诊随诊。

## ☞ 病例小结

　　强直性脊柱炎是一组慢性、进行性、致残性的疾病，25% 的 AS 患者累及髋关节。股骨头坏死，又称为股骨头缺血性坏死（avascular necrosis of the femoral head，ANFH），是导致 AS 患者致残的原因之一。研究发现 AS 外周关节的病理表现为滑膜增生、淋巴样浸润和血管翳形成，能使软骨下肉芽组织和软骨破坏，引起髋关节的病变，可能导致 ANFH。早、幼年发病，病程短及首发髋关节起病是 AS 发生 ANFH 的危险因素。研究发现发病年龄早，以外周关节起病者易发生髋关节受累；早期或发病即有髋关节受累及较强的炎症和免疫反应是易于出现髋关节破坏性病变的可能因素。AS 的 ANFH 发生率高、致残性强，应提高临床医师对该病变严重性的认识，并积极采取有效的治疗措施，才能有效地降低 AS 的致残率。所以强直性脊柱炎患者除了需要了解使用激素类药物会引起股骨头坏死发生外，还要注意强直性脊柱炎本身病变所致股骨头坏死可能，在临床中我们对于强直性脊柱炎患者要关注髋部病变，定期复查，以便做到早诊断，早治疗。

## ☞ 护理部分

### （一）入院评估

1. 疼痛评估：VAS 评分 3～4 分为中度疼痛。
2. Morse 跌倒评分：25 分存在中度跌倒风险。

### （二）护理问题

1. 疼痛：与右侧股骨头无菌性坏死有关。
2. 废用性综合征：与右侧股骨头无菌性坏死、活动减少有关。
3. 有受伤的危险：与右髋部活动障碍、中度跌倒风险有关。

### （三）护理措施

1. 给予患者疼痛评估，采取相应措施，必要时报告医生，遵医嘱用药。
2. 评估患者因强直性关节炎引起骨骼、肌肉、运动系统功能退化的危险因素与程度，向患者及家属讲解废用综合征的不良后果，使之积极锻炼。
3. 评估患者可能存在的危险因素，采取针对性预防措施，及时去除诱发跌倒等意外的危险因素。

### （四）健康教育

　　患者需避免过度劳累及剧烈活动，控制体重。注意在日常生活中加强锻炼。进行功能锻炼前，要充分做好髋部的准备活动，避免受伤。需定期复查另一侧髋关节。应用激素时，要掌握短期、适量的原则，切勿滥用激素类药物。

## （五）护理评价

1. 患者主诉疼痛缓解，复评 VAS 评分 2 分。
2. 患者掌握功能锻炼方法并配合治疗，活动良好，无受限。
3. 患者及陪护人员能够掌握安全防范相关注意事项。正确采取防跌倒相关措施，患者自我防护意识增强，住院期间未发生意外跌倒事件。

## （六）护理小结

该患者为中年男性，确诊强直性脊柱炎合并股骨头坏死，患者文化层次高，依从性好，在护理过程中积极给予患者增加了更多疾病相关健康教育知识。患者所患疾病是一种慢性疾病，病程较长，治疗效果缓慢，早期诊断与及时治疗对其治愈具有极重要的意义。密切关注患者的心理，应给予充分的鼓励，该患者为保守治疗，应随时和患者沟通病情的发展情况，做好患者的护理工作，重点给患者讲解日常护理及功能锻炼，使患者对治疗充满信心，并积极配合治疗。

# ☞ 康复治疗

## （一）物理治疗

1. 红外线疼痛治疗，促进血液循环，缓解疼痛。
2. 中频电疗，具有明显镇痛，促进血液循环作用。
3. 高频电疗法，能达到改善血液循环、解除肌痉挛、消炎消肿作用。
4. 气压式血液循环驱动器治疗，促进双下肢血液循环，防止深静脉血栓形成。

## （二）运动疗法

股骨头坏死康复重要在于坚持锻炼。

1. 蹬空：仰卧，双手置于体侧，双下肢交替屈髋、屈膝，使小腿悬于空中，反复以屈髋为主做蹬空运动，幅度、次数逐渐增加。
2. 抬高：仰卧，双下肢伸直，双手置于体侧，患肢抬高一定限度，做内收、外展、抬起、放下活动，反复进行 5～10 分钟。
3. 屈髋：仰卧，足不离床面，尽量屈膝、屈髋，双手置胸前，以双足跟中心为轴，做外展、内收运动，以外展为主，幅度增加。
4. 悬停：仰卧，双下肢伸直，双手置于体侧，患肢抬高 45°，停留 3 秒，然后缓慢放下，两腿交替进行。
5. 卧旋：仰卧位，双下肢伸直，双足与肩等宽，以双足跟为轴心，双足尖及下肢做内旋、外旋运动 5～10 分钟。
6. 分腿：仰卧，患肢向外侧尽量展开后收回，反复 10～20 次。
7. 后伸：俯卧，双下肢伸直，双手置于体侧，患肢后伸运动 5～10 分钟，可由他人协作完成，幅度、次数逐渐增加。

8. 下蹲：站立，单或双手前伸扶住固定物，身体直立，双足分开，与肩等宽，慢慢下蹲后再扶起，反复进行 3 ~ 5 分钟。

9. 前后摆动：站立，单手侧身扶住固定物，单脚负重而立，患肢前屈、后伸摆动 3 ~ 5 分钟，两腿交替进行。

（马伟凤、苏天娇、汤玉萌）

# 032  肩关节周围炎一例

## ☞ 患者基本信息

患者，女性，63 岁，身高 162 cm，体重 63 kg，已婚，退休。

[在院时间] 2018 年 1 月 21 日入院，2018 年 1 月 30 日出院。

[主诉] 左肩及左上臂疼痛 1 月余。

[主要诊断] 肩关节周围炎。

## ☞ 病史摘要

[现病史] 患者 1 个月前无明显诱因出现左肩及左上臂疼痛，活动后加重，休息后疼痛可减轻，未行规律诊疗，近 1 周来患者自觉疼痛加重，且因疼痛活动受限，为求进一步治疗就诊于我院，门诊以"肩关节周围炎"收入院。患者目前精神尚可，食欲正常，睡眠正常，体重无明显变化，大小便正常。

[既往史] 既往高血压病史 20 余年，血压最高 210/100 mmHg，目前口服缬沙坦氨氯地平片 1 片/日，偶尔监测血压为 120 ~ 40/70 ~ 80 mmHg。脊柱退行性骨关节炎 2 年。否认肝炎、结核、疟疾等传染病史，否认手术史，否认外伤史，否认输血史，否认药物、食物过敏史，预防接种随当地进行。

[个人史] 生于山东省，久居于本地，否认疫区居住史，否认疫水、疫源接触史，否认放射物质、有毒物质接触史，否认毒品接触史，否认冶游史，否认吸烟、饮酒史。

[婚育史、月经史] 无异常。

[家族史] 无异常。

## ☞ 入院检查

[一般查体] 体温 36.2 ℃，脉搏 72 次/分，呼吸 18 次/分，血压 130/90 mmHg，自动体位，查体合作，神志清楚，甲状腺正常，未触及明显震颤，未见包块。心肺腹查体未见明显异常。

[专科查体] 步入病房，双肩对称，双侧三角肌无萎缩，皮肤无红肿。左肩及左肱

骨上端压痛阳性，局部皮温较对侧无明显变化，感觉正常。左肩关节各方向活动受限。双上肢等长。

[**实验室检查**] 血常规：血红蛋白（HGB）136 g/L、红细胞（RBC）$4.6 \times 10^{12}$/L、白细胞（WBC）$4.70 \times 10^9$/L、淋巴细胞百分比 53.60% ↑↑、中性粒细胞百分比 35.50% ↓↓、嗜碱性粒细胞百分比 1.10% ↑↑、中性粒细胞（NEU）$1.67 \times 10^9$/L ↓↓，尿便常规、生化、血沉、C-反应蛋白及出凝血功能未见异常，肿瘤全套：癌胚抗原（CEA）5.13 ng/mL ↑↑、铁蛋白（FE）97.83 ng/mL ↑↑。

[**影像学检查**] 2018 年 1 月 24 日左肩关节 MRI 示左肩关节肩胛下肌滑囊炎、积液，余未见明显异常（图 32.1）。

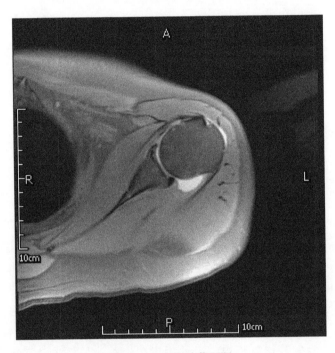

图 32.1 左肩关节 MRI

## ☞ 诊治经过

患者为老年女性，主因左肩及左上臂疼痛 1 月余入院。根据相关检查、检验，明确诊断为肩关节周围炎（左肩）。治疗上：予非甾体抗炎药物口服、红外线照射、中药盐袋局部热敷以解痉、消炎、止痛；超声药物导入、中频电疗改善局部血液循环、促进炎症吸收；局限压痛处用 1% 普鲁卡因 5～10 mL 加醋酸氢化可的松 25 mg 局部封闭治疗；疼痛明显缓解后，予推拿按摩。患者知道进行肩关节主动功能练习，增加活动范围。综合治疗 10 天症状明显缓解后出院。

## ☞ 出院诊断

①左肩关节周围炎；②脊柱退行性骨关节炎；③高血级 3 级（极高危）。

## ☞ 出院医嘱及随访

注意保暖，避免肩关节剧烈活动，不适时随诊。

## ☞ 病例小结

肩关节周围炎又称肩周炎，是肩关节周围肌肉、肌腱、韧带的一种慢性劳损，也包括滑囊的蜕变。肩关节周围炎可以通过系统的保守治疗及合理的功能锻炼治愈。保守治疗主要包括非甾体药物治疗、理疗、热敷和推拿、按摩以及针灸治疗，可以起到缓解肌肉痉挛、减轻炎症的作用。还有就是关节注射疗法，进行封闭治疗或者是注射玻璃酸钠，从而达到控制非化脓性炎症、润滑关节及营养关节软骨的作用。如果进行保守治疗效果不佳，可以通过手术治疗。

## ☞ 护理部分

### （一）入院评估

1. 主诉右肩及右上臂疼痛，VAS 评分 4 分，活动后加重。
2. 右肩关节各方向活动受限。
3. Morse 评分 45 分，存在高度跌倒风险。
4. 缺乏肩关节周围炎的相关知识。

### （二）护理问题

1. 疼痛：右肩及右上臂疼痛，VAS 评分 4 分。
2. 躯体活动受限：右肩关节各方向活动受限。
3. 有受伤的风险：高度跌倒风险。
4. 知识缺乏：缺乏肩关节周围炎的相关知识。

### （三）护理措施

1. 协助患者采取舒适体位，保持肩关节的功能位置。评估患者疼痛部位、诱因、性质及程度，教会患者使用放松术，鼓励患者正确表达疼痛症状，适当转移患者注意力。

2. 纠正不良姿势，加强功能锻炼，注意防寒保暖，指导患者正确地进行功能锻炼。

3. 安排患者到距卫生间较近的病床，教会患者起卧等活动动作要领，动态评估患者跌倒高危因素及风险程度，及时对患者及家属进行相关知识宣教，积极治疗原发病，正确按时服药，观察患者用药不良反应。

4. 告知其特殊药物的用法及注意事项，饮食要吃些具有滋补性质的食品，每日进行肩关节的主动运动，注意防风寒、防潮湿，出汗时切忌当风，被褥常洗常晒，保持干燥清洁。

### （四）护理评价

1. 患者出院时疼痛得到缓解，复评 VAS 评分为 1~2 分。

2. 患者出院时右肩关节能逐步增加活动，且活动无明显不适。

3. 患者住院期间积极预防各项护理风险的发生，未出现跌倒等不良事件。

4. 患者出院时能掌握肩关节康复锻炼的方法。

### （五）护理小结

患者明确诊断为肩关节周围炎，是一个慢性病程，主要是以保守治疗配合坚持自我锻炼为主，需要患者坚持不懈以恢复关节活动为目的来进行自我锻炼。健康教育尤为重要，告知患者饮食及康复锻炼的方法，鼓励患者保持良好的心态，用积极的心态去面对疾病，只有这样，才能提高患者的免疫力以及坚定对抗疾病的信念。合理安排康复锻炼，合理饮食、合理用药，患者康复出院。

## ☞ 康复治疗

### （一）治疗目的

消炎、镇痛，恢复肩关节功能。

### （二）物理治疗

物理因子治疗：采用超短波疗法、脉冲磁疗法、超声波疗法、红外线照射、蜡疗等温热疗法，有助于改善血液循环，可长期应用。等幅中频电疗、调制中频电疗，有助于松解粘连。

### （三）运动治疗

1. 患者急性期训练

（1）肩下垂摆动训练：环绕画圈摆动和钟摆样摆动训练。

（2）关节活动度训练：应在无痛或轻痛范围内进行爬墙、爬肩梯、滑轮器训练；每次 10～15 分钟，每日 1～2 次。

（3）肌力训练：逐渐进行抗阻肩周肌力训练。

2. 恢复期、慢性期功能锻炼

（1）手指爬墙：患者面对墙壁站立，用患侧手指沿墙缓缓向上爬动，使上肢尽量高举，到最大限度，在墙上做一记号，然后再徐徐向下回原处，反复进行，逐渐增加高度。

（2）钟摆练习：患者弯腰 90°，患侧上肢下垂，以健侧手扶住患侧手腕。患肩不用力，由健侧手用力推、拉患侧前臂，使患侧肘关节在所能达到的最大活动范围内划圈。每次逆时针划 20 圈，顺时针划 20 圈。

（3）头枕双手：患者仰卧位，两手十指交叉，掌心向上，放在头后部（枕部），先使两肘尽量内收，然后再尽量外展。

（4）被动前屈上举：患者应平卧于床上，伸直患侧上臂，健侧手扶患肢肘部。在患肢不用力的情况下，由健侧手用力使患肢尽可能上举达最大角度，并在该角度维持 2 分钟。

（5）体前内收：患者站立位，健侧手扶患侧肘关节。健侧手用力使患侧上肢抬平后，将患侧肘关节尽力拉向胸前，越贴近胸前越好。在最贴近胸部的位置维持 2 分钟。

（6）被动内旋：患者站立位，患肢背在背后，而健侧手背在脑后。两手分别握住一条毛巾的两端。患肢不用力的情况下，由健侧手通过所握的毛巾尽力将患侧手向上拉，达到最大限度时维持 2 分钟。

（王春、周清、汤玉萌）

# 033  急性肌纤维组织炎一例

## ☞ 患者基本信息

患者，男性，27 岁，未婚，工人。

[在院时间] 2019 年 10 月 28 日，2019 年 11 月 12 日出院。

[主诉] 腰背部疼痛 1 天。

[主要诊断] 急性肌纤维组织炎。

## ☞ 病史摘要

[现病史] 患者自诉昨夜受凉后出现腰背部疼痛，疼痛剧烈不能忍受，卧床休息后症状缓解不明显，并逐渐加重，遂被家人急送入我院急诊科，给予止痛药物治疗，效果不佳。为求进一步治疗，遂就诊于我科门诊，门诊以"急性肌纤维组织炎"收入我科，发病以来，患者神志清，精神可，饮食、睡眠可，二便正常，身高体重较前无明显变化。

[既往史] 否认高血压、冠心病及糖尿病等病史，否认肝炎、结核、疟疾等传染病史，2017 年于当地医院因"尿道下裂"行手术治疗（具体手术方式不详），否认外伤史，否认输血史，头孢类药物过敏，预防接种随当地进行。

[个人史] 无特殊。

[婚育史] 未婚未育。

[家族史] 无特殊。

## ☞ 入院检查

[一般查体] 体温 36.5 ℃，脉搏 72 次/分，呼吸 18 次/分，血压 128/82 mmHg，心肺腹查体未见明显异常。

[专科查体] 轮椅推入病房，脊柱生理曲度存在，四肢肌肉无明显萎缩。$L_4 \sim L_5$ 棘突及棘上韧带压痛阳性。$L_4 \sim L_5$ 棘突及棘上韧带叩击痛阳性。腰椎活动受限。四肢、躯干及会阴部感觉正常对称。四肢肌力 V 级，肌张力正常，生理反射正常存在，病理反射

未引出。

[**实验室检查**] 血、尿、便常规未见明显异常，肝肾功能、血糖、血脂及电解质未见明显异常，血沉及 C-反应蛋白正常。

[**影像学检查**] 心电图及胸片未见明显异常。腰椎 MRI（2019 年 11 月 5 日，本院）示腰椎未见明显异常（图 33.1）。

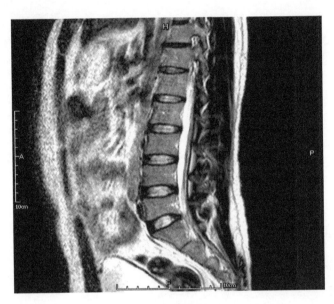

图 33.1　腰椎 MRI

## ☞ 诊治经过

患者入院后给予抗炎止痛、缓解肌肉紧张及理疗等对症治疗。

## ☞ 出院诊断

急性肌纤维组织炎。

## ☞ 出院情况

现患者腰背部疼痛症状消失。

## ☞ 病例小结

肌纤维组织炎是一种外科疾病，又称为肌筋膜炎、肌硬结病等，各部位的肌肉、肌筋膜、腱膜均可受累，但以斜方肌、冈上肌及髂腰部的肌群常见，是筋膜、肌膜、韧带、肌腱、腱鞘、骨膜及皮下组织等的一种非特异性变化。急性肌纤维组织炎为其急性期表现。急性肌纤维组织炎发病率较高，且多见于青壮年，好发于腰背、骶髂、颈肩等部位。多因气候变化而发作，以局部疼痛、肌肉紧张、压痛阳性、活动时疼痛加剧、运动受限为主，病变处可触及小结，X 线示阴性。

本患者为青年男性，急性起病，有明显受凉病史，行腰椎 MRI 检查未见异常，给予抗炎止痛及理疗等对症治疗后，效果良好。

# ☞ 护理部分

## （一）护理评估

1. 主诉腰背部疼痛，VAS 评分 4 分。
2. 腰部活动明显受限，ADL 评分 65 分。
3. Morse 评分 25 分，中度跌倒风险。
4. 缺乏急性肌纤维组织炎病因、保健知识。

## （二）护理问题

1. 疼痛：急性疼痛。
2. 生活自理能力部分缺陷。
3. 有受伤的危险：中度跌倒风险。
4. 知识缺乏：缺乏急性肌纤维组织炎相关知识。

## （三）护理措施

1. 早期严格卧床，采取调整体位、心理疏导、药物镇痛等针对性的措施缓解疼痛，实施腰背肌锻炼。
2. 依据患者自理缺陷程度，给予必要的协助，满足患者日常自理需要。
3. 评估跌倒危险因素，提供安全环境及安全指导，鼓励患者进行肌力和平衡力的练习。
4. 讲解急性肌纤维组织炎的病因、治疗、预后、腰背肌锻炼方法及药物的作用等，提高自我防护意识。

## （四）护理评价

1. 患者出院时无疼痛主诉。
2. 患者出院前 ADL 评分 95 分。
3. 患者住院期间未发生意外受伤情况。
4. 患者出院前掌握急性肌纤维组织炎自我防护知识。

## （五）护理小结

在此类病例护理过程中，应积极配合医生采取有效措施缓解患者疼痛，减轻其不适，同时给予患者生活上的帮助和心理安慰，积极进行疾病相关知识宣教，指导患者在日常生活、工作中注意劳逸结合，避免过度用力、受凉等危险因素诱发或加重不适，促进功能恢复，提高诊疗效果。

# ☞ 康复治疗

## （一）物理治疗

1. 红外线疼痛治疗，缓解疼痛不适，促进局部血液循环。
2. 中频电疗，起到缓解疼痛、促进血液循环的作用。
3. 采用气压式血液循环驱动器来促进双下肢血液循环，改善血液供应。
4. 中药盐袋热敷法可以有效地改善局部气血循环不通，缓解疼痛。

## （二）运动治疗

1. 患者可以在疼痛缓解后，进行五点支撑法锻炼，加强腰背肌锻炼。五点支撑法：仰卧位，用头、双肘及双足跟着床，使臀部离床，腹部前凸如拱桥，稍倾放下，重复进行。
2. 体后伸练习：身体直立双腿分开，两足同肩宽。双手托扶于臀部或腰间，上体尽量伸展后倾，并可轻轻震颤，以加大伸展程度。维持 1 ~ 2 分钟后还原，重复 3 ~ 5 次。
3. 体侧弯练习：身体开立，两足同肩宽，两手叉腰。上体以腰为轴，先向左侧弯曲，还原中立，再向右侧弯曲，重复进行并可逐步增大练习幅度。重复 6 ~ 8 次。
4. 后伸腿练习：双手扶住床头或桌边，挺胸抬头，双腿伸直交替后伸摆动，要求摆动幅度逐渐增大，每次 3 ~ 5 分钟，每日 1 ~ 2 次。

（王天天、杨雪、汤玉萌）

# 034　膝骨关节炎一例

## ☞ 患者基本信息

患者，女性，81 岁，身高 163 cm，体重 60 kg，退休。
[在院时间] 2016 年 10 月 8 日入院，2016 年 10 月 22 日出院。
[主诉] 右膝关节疼痛、肿胀 4 个月，加重 1 周。
[主要诊断] 膝骨关节炎。

## ☞ 病史摘要

[现病史] 患者 4 个月前散步后出现右膝关节疼痛、肿胀、关节活动受限，就诊于中国人民解放军某医院，行右膝关节 MRI 示右膝关节股骨软骨损伤，骨性关节炎；髌骨软化；半月板角损伤；右膝关节腔及髌上囊积液；右膝关节游离体。诊断为"右膝骨关

节炎、关节腔积液",门诊予口服迈之灵、硫酸氨基葡萄糖胶囊保守治疗后疼痛缓解。此后患者注意关节保暖,减少关节负重,关节疼痛逐渐缓解。1周前,患者下蹲拾物数次后上述症状再次出现,当时右膝关节活动受限,逐渐出现关节肿胀,卧床休息后不缓解,于今日就诊于我院,门诊以"膝骨关节炎"收入院。患者自发病以来,关节局部肿胀,皮肤颜色正常,皮温略高,无低热、盗汗、乏力、消瘦、食欲不振,无寒战、高热、晨僵等不适,目前患者精神尚可,饮食、睡眠可,大小便无异常,体重无明显变化。

[既往史] 高血压病史6年余,血压最高160/70 mmHg,口服硝苯地平缓释片Ⅱ20 mg/次、1次/日,目前血压控制在140/60 mmHg左右。骨质疏松病史3年余,平时口服钙片、骨化三醇治疗;反流性食管炎1年余,偶尔口服雷贝拉唑那肠溶胶囊治疗;左眼视神经萎缩70余年,未治疗,右眼黄斑变性、白内障病史4年余,未治疗;否认冠心病、糖尿病等病史,否认肝炎、结核、疟疾等传染病史,否认手术史,否认外伤史,否认输血史,否认药物、食物过敏史,预防接种随当地进行。

[个人史] 生于北京市,久居于本地,否认疫区居住史,否认疫水、疫源接触史,否认放射物质、有毒物质接触史,否认毒品接触史,否认冶游史,否认吸烟、饮酒史。

[婚育史、月经史] 无异常。

[家族史] 无异常。

## ☞ 入院检查

[一般查体] 体温36℃,脉搏72次/分,呼吸20次/分,血压130/70 mmHg,神志清楚,双肺呼吸音清,未闻及干、湿啰音,未闻及胸膜摩擦音,律齐,心音有力,各瓣膜区未闻及病理性杂音,未闻及心包摩擦音,叩诊心界不大。腹平软,无压痛及反跳痛,肝脾肋下未触及。

[专科查体] 脊柱发育正常,无畸形。脊柱生理弯曲存在,棘突无叩击痛,活动自如。四肢无畸形,右膝关节明显水肿,皮温略高,关节压痛明显,活动受限,浮髌试验阳性,左膝关节正常,无下肢静脉曲张。足背动脉搏动:左侧正常,右侧正常。四肢浅感觉正常,双侧膝腱反射对称、正常存在,双侧巴宾斯基征未引出,Kernig征阴性。双膝活动不伴弹响、肌痉挛,Thomas征阴性。

[实验室检查] 血、尿、便常规未见异常,肝肾功能及电解质未见异常,高敏C-反应蛋白(CRP)34.2 mg/L。肿瘤全套、骨代谢标志物:Ⅰ型胶原氨基前肽(P1NP)60.719 ng/mL、骨特异碱性磷酸酶(Bone ALP)19.703 μg/L、抗酒石酸酸性磷酸酶(5b)1.956、1,25-二羟基维生素$D_3$ 11.614 ng/mL。

[影像学检查] 下肢血管超声示双侧颈动脉硬化改变,右侧斑块形成,双侧椎动脉、锁骨下动脉彩色血流未见异常。心脏超声示左心房增大,主动脉瓣轻度钙化,左室舒张功能减低。腹部超声示脂肪肝(中度)。下肢血管超声示双侧股、腘动脉硬化改变。2016年10月12日在我院行右膝关节MRI示右膝关节软骨损伤,骨性关节炎;髌骨软化;半月板角损伤;右膝关节腔及髌上囊积液;右膝关节游离体(图34.1、图34.2)。

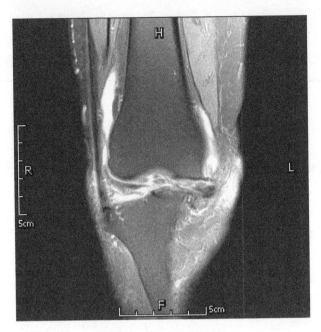

图 34.1　右膝关节 MRI

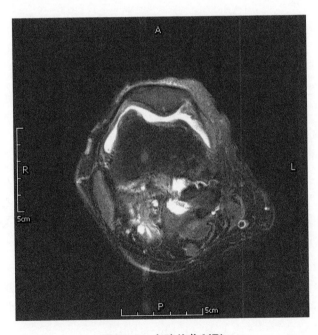

图 34.2　右膝关节 MRI

## ☞ 诊治经过

　　患者为老年女性，主因右膝关节疼痛、肿胀 4 个月，加重 1 周入院。根据相关检查、检验，明确诊断膝骨关节炎。治疗上：予非甾体抗炎药物口服、红外线照射、中药盐袋局部热敷以解痉、消炎、止痛，超声药物导入、中频电疗改善局部血液循环，促进炎症吸收，口服硫酸氨基葡萄糖胶囊保护关节软骨，促进骨基质合成，用 1% 普鲁卡因 5 ~ 10 mL 加醋酸氢化可的松 25 mg 行关节腔局部封闭治疗后疼痛明显缓解，指导患者进行股四头肌肉功能练习，增加活动范围。综合治疗 14 天症状明显缓解后出院。

## ☞ 出院诊断

①膝骨关节炎（右）；②骨质疏松症；③高血压病；④反流性食管炎；⑤视神经萎缩；⑥白内障（右）。

## ☞ 出院医嘱及随访

避免膝关节过度负荷；减少登山、上下楼梯及长久站立；必要时可利用手杖、步行器以减轻关节负荷。适量功能锻炼，加强关节周围肌肉力量性锻炼。不适时随诊。

## ☞ 病例小结

骨性关节炎是一种临床常见病、多发病，流行病学数据显示国内的骨关节炎发病率约为 10%，大约有 1.5 亿的患病人群基数，其中约 50% 为膝骨关节炎患者，它会给患者及社会带来严重的心理和经济负担，因此被称为仅次于心血管疾病和肿瘤的第三位"健康杀手"。膝骨关节炎的治疗原则是阶梯治疗，包括保守治疗、微创关节镜、保膝治疗和膝关节置换术。虽然膝骨关节炎的阶梯治疗方案在 20 世纪末期就已经提出来了，但在临床治疗工作中并未得到充分体现，很多早期骨关节炎患者往往不能及时就诊，等到疼痛加重时，常常已经发生软骨的严重磨损，到了关节炎中晚期，此时保守治疗已经作用不大，只能通过手术治疗解决问题。虽然目前的手术技术已经非常成熟，手术也非常成功，但我们仍要重视保守治疗在早期膝骨关节炎中的治疗作用，尽量延缓关节退变的进程，最大限度地保留患者的膝关节。

## ☞ 护理部分

### （一）护理评估

1. 右膝关节疼痛，VAS 评分为 3 分。
2. 右膝关节肿胀、关节活动受限。
3. Morse 评分为 45 分，存在跌倒风险。
4. 缺乏膝骨关节炎及骨质疏松症相关知识。

### （二）护理问题

1. 疼痛：右膝关节疼痛，VAS 评分为 3 分。
2. 躯体活动障碍：与膝关节肿痛、活动受限有关。
3. 有受伤的风险：躯体活动受限、高度跌倒风险。
4. 知识缺乏：缺乏膝骨关节炎护理知识。

### （三）护理措施

1. 客观评估患者疼痛的程度、性质、部位，分析患者产生疼痛的原因。指导患者采取舒适的卧位，缓解或减轻疼痛症状。轻度疼痛时嘱患者注意休息、调整体位，中度以上疼痛时遵医嘱使用止痛药物，密切观察用药后反应。

2. 疾病急性发作期疼痛剧烈时严格卧床休息，指导患者选择低强度的运动（如散步、太极等），运动过程中密切监测生命体征变化，运动前后应做好充分的准备，选择适宜的着装，提高运动的安全性，有效预防躯体移动障碍的发生。

3. 治疗期间动态评估可能导致患者受伤的危险因素，及时去除可能存在的安全隐患，加强陪伴护理，结合诊疗方案制定合理的运动处方，加强巡视，给予患者必要的协助，满足患者合理的需求。

4. 讲解膝骨关节炎的病因、治疗方法及注意事项，帮助患者正确认识疾病。消除患者恐惧心理，协助其积极配合医生，在医生指导下合理使用改善病情的药物，注意关节功能锻炼。

### （四）效果评价

1. 患者住院期间能掌握疼痛评估方法与自我放松技巧，准确表达疼痛，配合治疗。治疗期间主诉疼痛症状缓解或消除，不因疼痛影响日常生活。出院时疼痛症状消失。

2. 患者住院期间能够掌握骨关节炎的运动注意事项与技巧，治疗期间肢体活动正常，能够主动选择适宜的运动方式，肢体功能障碍消失。

3. 患者住院期间能够正确地进行康复锻炼，知晓各项护理风险的预防方法，未出现跌倒等不良事件。

4. 患者能够掌握膝骨关节炎的基本保健知识，自觉改变不良生活习惯。

### （五）护理小结

膝骨关节炎是一种慢性关节病，多发于秋冬季节，因此注意保暖对于膝骨关节炎患者十分重要，尤其是中老年人，加大防范可以缓解病情，降低疼痛程度。目前医院对于膝骨关节炎多采取保守治疗和手术治疗，若治疗后饮食不合理、不做恢复训练，以及忽略循序渐进，过早负重行走，治疗效果会大打折扣，严重时会加重病情。传统护理为患者住院期间的护理，延续护理为患者出院后为患者病情量身定做的居家护理方式，更大程度上可以确保患者遵从医嘱。现多采用住院期间传统护理，而忽视出院后延续护理的重要性，从而影响病情康复。

## ☞ 康复治疗

### （一）物理治疗

1. 红外线疼痛治疗，缓解关节疼痛不适。

2. 中频电疗，用于缓解疼痛，起到促进血液循环作用。

3. 采用气压式血液循环驱动器来促进双下肢血液循环，预防深静脉血栓的形成。

4. 低频脉冲电磁场疗法，抑制破骨细胞活性，促进成骨细胞的形成，提高骨密度。

## （二）运动治疗

1. 绷腿练习：该患者仰卧位在床上，膝关节伸直的时候主动收缩股四头肌，使其绷紧，保持 5 秒，如此反复，每日最好做够 200 次，但不必一次完成。这个动作也就是踝泵练习的动作，它可以促进我们下肢的血液回流，同时具有预防下肢血栓发生的作用，尤其适合我们久坐的人。

2. 抬腿疗法：平卧抬腿练习，自然仰卧平躺于床上，一条腿屈膝（最好大于 90°）立于床板上，另一条腿保持伸直状态，慢慢抬离床面约 30°，保持 5 秒，缓缓放下，循序渐进，尽量重复多做，可左右交替。

3. 坐位抬腿练习：找一个稳固的椅子，身体稍前倾，坐于椅子的前半部，双手压稳椅子，一条腿屈膝舒适立于地面上，另一条腿保持伸直状态，慢慢抬离地面约 30°，保持 5 秒，缓缓放下，重复约 30 次，可左右交替。

（王春、周清、汤玉萌）

# 035 膝骨关节炎（重度）一例

## ☞ 患者基本信息

患者，男性，61 岁，160 cm，体重 105 kg，已婚，退休。

[在院时间] 2020 年 3 月 13 日入院，2020 年 3 月 30 日出院。

[主要诊断] 双膝骨关节炎（重度）。

[主诉] 双膝膝关节疼痛 5 年余，左膝加重 2 月余。

[主要诊断] 双膝骨关节炎（重度）。

## ☞ 病史摘要

[现病史] 患者本人自诉于 5 年前无明显诱因出现双膝关节疼痛伴左小腿放射性疼痛，以左膝疼痛明显，过度活动后症状加重，休息可稍缓解，自行口服止痛药物对症治疗（具体不详），疗效欠佳，症状反复，因个人原因未于医院进一步治疗。于 2016 年就诊于我院（具体时间不详），完善相关检查后，诊断为双膝骨关节炎（重度），拟行左膝关节置换术，因伴有多种内科疾病无法行人工关节置换，改用局麻下左膝关节镜下诊治术，术后恢复良好，左膝疼痛症状较前好转，但活动后仍稍感疼痛，因不影响日常生活，患者未予医院进一步治疗。2 个月前无明显诱因再次出现双膝疼痛，以左膝关节疼痛加重为著，严重影响生活，起身及行走时自觉症状加重，休息可稍缓解，自行口服布

洛芬胶囊止痛治疗，疗效欠佳。此次为求进一步治疗，就诊于我院，门诊以双膝骨关节炎收住入院。病程中，患者神志清，精神可，睡眠、饮食可，无发热、盗汗、腹痛、腹胀、腹泻等不适，近期体重无明显减轻，二便无殊。

[既往史] 平素健康状况一般，否认病毒性肝炎、肺结核、伤寒、疟疾病史，否认糖尿病、高血脂史。患高血压病 20 余年，规律口服安博维、康忻降压治疗，平素血压 150/90 mmHg，最高达 170/100 mmHg。伴有心脏病、脑血管疾病，曾于数年前突发急性脑梗死，主诉遗留左侧肢体偏瘫后遗症，查体左上肢及下肢各肌群肌力Ⅳ级，活动度尚可。曾于数年前诊断冠状动脉性心脏病，未规律口服药物治疗，无特殊不适主诉，否认精神病史、地方病史、职业病史，患慢性阻塞性肺疾病伴肺大疱数年，未规律口服药物治疗，无特殊不适主诉。否认输血、中毒史，2016 年因腰部外伤于我院行腰椎骨折经皮椎体成形术，术后恢复可；否认药物、食物过敏史，预防接种史不详，否认皮肤病史。

[个人史] 出生在新疆墨玉县，久居新疆，文化程度大学本科，居住情况较好，无疫区、疫情、疫水接触史，无化学物质、放射物质、有毒物质接触史，无冶游、吸毒史，无吸烟、饮酒史。

[婚育史] 已婚，19 岁结婚，配偶健康状况良好。育有 3 子。

[家族史] 父母健在，家族无传染病及遗传病史。

## ☞ 入院检查

[一般查体] 体温 36.3 ℃，脉搏 80 次/分，呼吸 18 次/分，血压 140/80 mmHg。

[专科查体] 步入病房，跛行，双膝关节稍肿大，皮温及皮肤色泽正常，下蹲不能，屈伸活动时疼痛明显，髌骨压痛明显。双侧股四头肌明显萎缩，左膝浮髌试验阳性。双膝关节髌骨深面及膝关节周围压痛并可闻及摩擦音，左膝内侧关节间隙压痛。双膝呈轻度内翻畸形，以左膝为甚。双侧髌骨活动度差，髌骨摩擦试验阳性。双膝关节活动受限，双膝活动度 10°～90°，过屈、过伸试验阳性，侧方活动检查可见左膝关节松弛体征。麦氏征阴性，抽屉试验阴性，研磨试验阳性，双下肢肌力正常，双下肢末梢循环、感觉及运动未见明显异常，生理反射存在，病理反射未引出。心电图：①窦性心律；②房性期前收缩；③ST－T 改变；④电轴左偏。肺功能检测：肺活量减低，以阻塞为主的中重度混合型肺通气功能障碍，小气道功能障碍，最大通气量功能障碍。

[实验室检查] 动脉氧分压（$PO_2$）70.9 mmHg↓，动脉氧饱和度（$SO_2$）94.1%↓，动脉氧合血红蛋白分数（$FO_2Hb$）93.3%↓，$PO_2$ 偏低，考虑低氧血症可能。血清尿酸 433 μmol/L↑，考虑高尿酸血症可能。血清胱抑素 1.31 mg/L↑。估算肾小球滤过率 75 mL/（min·1.73 m²）↓，考虑肾功能减退可能。余血、尿、便常规，肝肾功能等各项检验结果未见明显异常。

[影像学检查] 行双膝关节 X 线检查示双膝关节退行性变，关节间隙明显狭窄。双肺 CT 示双肺肺炎；双侧胸膜增厚。双下肢血管彩超示双侧股动脉、腘动脉内膜毛糙，双侧股静脉、腘静脉声像未见明显异常。心脏彩超示三尖瓣少量反流，左心室舒张早期主动松弛功能减低，左心室收缩功能未见异常。泌尿系彩超示右肾囊肿，左肾、双侧输

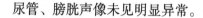

尿管、膀胱声像未见明显异常。

## ☞ 诊治经过

患者，61岁，男性，双膝关节肿大，双侧股四头肌未见明显萎缩，浮髌试验阳性。双膝关节髌骨深面及膝关节周围压痛并可触及摩擦音。双膝关节活动轻度受限，双膝活动度10°~90°，侧方活动检查可见关节松弛体征。研磨试验阳性。静脉血栓栓塞症风险评估表（wells评分表），1分。入院后完善相关检查，根据各项检查及检验结果，结合患者病史及症状，建议患者行"左膝关节置换术"，请相关科室会诊，评估手术风险，治疗专科疾病。呼吸科医师会诊建议：①长期低流量吸氧，建议长期吸入信必可平喘。②定期复查血气、肺功能及胸部影像学检查。③我科随诊。内分泌科医师会诊建议：①建议完善糖耐量检查及糖化血红蛋白检验以明确诊断。完善相关检查后，控制饮食，减轻体重；建议每三个月复查一次糖化血红蛋白、空腹及餐后2小时血糖。②不适随访。中医科医师会诊建议：①中药口服以活血止痛。②针灸舒筋通络止痛以缓解症状，取穴如下，普通针刺：内膝眼、外膝眼、足三里、阴陵泉、委阳、承筋、丰隆、浮郄。芒针：阳陵泉、委中、合阳。康复科医师会诊建议：①建议行康复治疗，给予双膝关节理疗，如超声波、微波疗法能缓解疼痛、促进血液循环、解除痉挛、消散炎症，使结缔组织的延展性增加。②不适时随诊。

双膝骨关节炎，治疗方案包括：保守治疗：①基础治疗，使患者树立正确的治疗目标，减轻疼痛，改善和维持关节功能，延缓疾病进展。②减重。③功能锻炼，按指导进行功能锻炼，包括股四头肌练习、直腿抬高练习、髌骨松弛练习。④理疗、红光及TDP等。⑤西医药物，口服非甾体类抗炎药物（依托考昔片）止痛，外用白脉软膏及氟比洛芬酯贴膏。⑥中医药治疗。⑦关节腔注射，关节腔内注射糖皮质激素及局麻药物（曲安奈德注射液＋利多卡因注射液）抗炎止痛。手术治疗：根据患者临床症状、体征和影像学表现，应首选膝关节表面置换术。考虑患者基础病较多，身体体质差，麻醉科会诊风险太大，最终综合患者病情及各相关科室医师会诊结果积极予以膝骨关节炎综合治疗：①予患者骨关节炎相关健康教育，嘱其进行适当的功能锻炼；②予基础药物治疗：安康信0.6 g/次、1次/日，白脉软膏0.5 g/次、3次/日，氟比洛芬酯贴膏2次/日，辅以烤电理疗。

经治疗患者自诉左膝疼痛症状较入院时缓解，病情缓解后出院。

## ☞ 出院诊断

①双膝骨关节炎（重度）；②高血压病3级（极高危）；③糖耐量受损；④冠状动脉性心脏病；⑤低氧血症；⑥高尿酸血症；⑦脑梗死后遗症；⑧慢性阻塞性肺病（稳定期）；⑨高乳酸血症；⑩右肾单纯性肾囊肿。

## ☞ 出院医嘱及随访

继续口服及外用非甾体类抗炎药物对症治疗，长期间断口服营养软骨药物；避免过度活动，根据指导科学合理进行下肢肌力练习；加强饮食及营养支持，提高自身免疫力；注意保暖防寒，避免受凉感冒等情况发生；如有牙龈感染、泌尿系感染、呼吸道感染、消化系统感染等症状，立即抗感染治疗；避免跑步、上下楼梯、长时间行走等剧烈运动；定期复查X线；若有不适于我科随诊。每年随访，连续3~5年。

## ☞ 病例小结

骨关节炎又称为骨关节病，是最常见的一种关节疾病。骨关节炎为软骨退变性疾病，是人类组织器官老化的表现，随着年龄的增加，会在每一个人身上发生。一旦被诊断为骨关节炎，保守治疗为最基本的治疗。骨关节炎保守治疗的目的为减轻或消除关节疼痛、改善或恢复关节功能、避免或延缓关节畸形、提高生活质量。

骨关节炎的治疗：①普及健康教育——最有效。骨性关节炎的治疗，最有效的莫过于普及健康教育，让大家真正认识到骨性关节炎。通过普及骨性关节炎的知识、宣传骨关节炎的预防方法，达到早预防、早诊断、早治疗的目的。②循证施治——最科学。对于骨关节炎的治疗要科学。骨关节炎和常见的慢性疾病，如糖尿病、高血压等有类似之处，这些慢性疾病的治疗均以减轻症状、控制疾病为主。通常在这些无法根治的慢性疾病上，人们经常会被庸医甚至骗子误导，这些人仅凭借着自身的经验及一些不合格的药品，夸大药物疗效、治疗效果，患者由于缺乏足够的医学知识，又迫切地希望疾病治愈而受到蒙蔽。因此，骨关节炎的治疗要遵循循证医学的原则，要循证施治。③保守为先——治疗骨性关节炎首选保守治疗。保守治疗是一种综合治疗的方法。④严重时手术——效果好。若骨性关节炎到了中末期，关节出现严重的疼痛、变形、功能丧失，一般的保守治疗无法取得理想的效果，患者有迫切治疗、提高生存质量的需求，此时可采取手术治疗。手术治疗是治疗晚期或中末期骨性关节炎的有效办法。当有多重严重疾病并存的患者无法进行手术治疗时，经过综合个体化的保守治疗，也能取得很好的疗效，有的避免了关节置换。

多数患者均为轻度骨关节炎，随着疾病严重程度的增加，患病人数不断减少，而只有发展到中度或重度的骨关节炎，患者才到医院就诊，延误了早期治疗。因此应大力普及健康教育，其核心是促进骨内科建设，显示早期健康教育和治疗的优势。

当然此类基础治疗不仅适用于轻度或中度的骨关节炎，重度的骨关节炎配合基础性治疗亦非常有益。患者患有中度骨关节炎，可在医生的指导下，使用一些减轻疼痛的非甾体类药物，或进行其他的一些物理治疗及辅助治疗，甚至有的患者需在关节腔内注射药物等。只有少数患者患有较严重的骨关节炎，刚才所说的治疗的方法可能对于他们而言都不能取得非常好的效果，早期、科学、合理的长期骨内科治疗对膝关节骨关节炎的治疗有着重要意义，应该引起高度重视。

## ☞ 护理部分

膝关节骨关节炎是指以关节软骨破坏和继发性骨质增生病变为特征的一种慢性关节疾病，又称为膝关节增生性关节炎、退行性关节炎及骨关节病等。其主要临床表现为膝关节疼痛、变形和活动受限。严重的骨关节炎可导致关节功能丧失。

### （一）膝关节疼痛的护理

1. 评估疼痛的诱因、性质、膝关节活动情况、膝关节形态、与天气变化的关系。
2. 体位护理：急性期严格卧床休息，膝关节下可垫软枕。恢复期，下床活动时可拄双拐，减轻关节负重。不要长时间处于一种姿势，更不要盲目地做反复屈伸膝关节、揉按髌骨、抖晃膝关节等运动。
3. 做好膝关节保暖，防止受凉。
4. 遵医嘱膝部予中药贴敷、中药热熨、拔火罐、中药熏蒸、中药离子导入等治疗，观察治疗后的效果，及时向医师反馈。
5. 遵医嘱使用耳穴贴压（耳穴埋豆），减轻疼痛。常用穴位：神门、交感、皮质下、肝、肾等。

### （二）膝关节活动受限的护理

1. 评估患者关节活动度，对屈伸不利者，做好安全防护措施，防止跌倒及其他意外事件发生。
2. 做好健康教育，教会患者起床活动的注意事项，使用辅助工具行走。
3. 卧床期间或活动困难患者，要经常帮助患者活动肢体，适时更换卧位，受压部位用软垫保护，防止发生压力性损伤。
4. 保持病室环境安全，物品放置有序，协助患者生活料理。
5. 遵医嘱予物理治疗如低频脉冲、中频脉冲、红外线等；或采用中药热熨、中药熏洗、穴位贴敷等治疗。

### （三）饮食护理

1. 饮食宜高营养，高纤维，清淡可口，易于消化。
2. 风、寒、湿痹者，应进食温热性食物，适当饮用药酒，忌食生冷。
3. 热痹者，应食清淡之品，忌食辛辣、肥甘、醇酒等食物，鼓励多饮水。
4. 多吃水果，最佳时间在饭后半小时之后。
5. 多食抗氧化能力强的蔬菜，如藕、姜、油菜、豇豆、芋头、大蒜、菠菜、豆角、西兰花等；水果有番石榴、猕猴桃、桑葚、草莓、芦柑、橙子、柠檬等。
6. 多补充钙质：以保证骨质代谢的正常需要。老年人的摄取量较一般年轻人增加50% 左右，即每日钙不少于 1200 mg，故宜多食牛奶、蛋类、豆制品、蔬菜和水果，必要时补充钙剂。
7. 适当的补充维生素 A、维生素 B（$B_1$、$B_{12}$）、维生素 C 和维生素 D 等，摄入维生素要广泛，最好从食物中摄取。

### （四）用药护理

1. 一般治疗
（1）患者教育：使患者了解本病的治疗原则、锻炼方法，以及药物的用法和不良反应等。

（2）物理治疗：包括热疗、水疗、经皮神经电刺激疗法、针灸、按摩和推拿、牵引等，均有助于减轻疼痛和缓解关节僵直。

（3）减轻关节负荷，保护关节功能，受累关节应避免过度负荷，膝或髋关节受累患者应避免长久站立、跪位和蹲位。可利用手杖、步行器等协助活动，肥胖患者应减轻体重。肌肉的协调运动和肌力的增强可减轻关节的疼痛症状。因此患者应注意加强关节周围肌肉的力量性锻炼，并设计锻炼项目以维持关节活动范围。

2. 药物治疗

主要可分为控制症状的药物、改善病情的药物及软骨保护剂。

控制症状的药物有①非甾体抗炎药：非甾体抗炎药是最常用的一类骨关节炎治疗药物，其作用在于减轻疼痛及肿胀，改善关节的活动。主要的药物包括双氯酚酸、罗非昔布、塞来昔布及美洛昔康等。②其他止痛剂：对乙酰氨基酚对骨关节炎有良好的止痛作用，每日剂量最多不超过 4000 mg。若上述方法仍不能有效缓解症状，可予以曲马多治疗。③局部治疗：包括局部外用药物及关节腔内注射治疗。糖皮质激素可缓解疼痛、减少渗出，效果可持续数周至数月，但仅适用于关节腔注射治疗，在同一关节不应反复注射，一年内注射次数应少于 4 次。关节腔内注射透明质酸类制剂对减轻关节疼痛、增加关节活动度、保护软骨有效，治疗效果可持续数月，适用于对常规治疗效果不佳或不能耐受者。

3. 中医药疗法

（1）风、寒、湿痹者，中药汤剂宜热服，应进食温热性食物，适当饮用药酒，忌食生冷。

（2）热痹者，汤剂宜偏凉服。

特色技术：①穴位贴敷；②中药熏蒸；③耳穴埋豆；④中药塌渍；⑤穴位注射；⑥艾灸。

### （五）并发症的护理

骨关节炎并发肢体关节活动障碍，严重时会产生膝内翻及屈曲挛缩畸形，最后出现关节病残、关节畸形。膝内翻的人，平时站立和走路时，都是腿外侧肌肉用力，内侧用不上力，因此腿部肌肉发育不匀称，往往外侧肌肉多，内侧肌肉少，这样，形成的腿部肌肉轮廓线就是弯曲的，给人的感觉就是骨头弯曲了。骨关节炎还可以导致骨坏死。

## ☞ 康复治疗

1. 急性期患者以卧床休息为主，采取舒适体位。不要长时间处于一种姿势，更不要盲目地做反复屈伸膝关节、揉按髌骨、抖晃膝关节等运动。

2. 病室适宜干燥，阳光充足，不宜在寒冷季节或阴雨潮湿天气外出活动。注意体温、关节、汗出等情况变化，汗出多时应避风，勤换内衣。注意防风寒、防潮湿，出汗时切忌当风，被褥常洗常晒，保持干燥清洁。

3. 指导患者在日常生活与工作中注意对膝关节的保健，多晒太阳，注意防寒湿，保暖，使膝关节得到很好的休息。劳逸结合，防止过度疲劳。

4. 减轻体重，防肥胖。

5. 膝骨关节炎病程长、恢复慢，鼓励患者增强治疗信心，用积极乐观的人生态度对待疾病。

6. 功能锻炼为重点。

（1）增强膝关节周围肌肉训练：①股四头肌练习：直腿抬高，在床上绷紧伸直膝关节，并稍稍抬起，使下肢离开床面，保持 5 ~ 10 秒。②腘绳肌锻炼：患者平坐于床上伸直膝关节，并用力下压膝关节，每次维持 5 秒，每日 2 ~ 3 次，每次 5 ~ 10 分钟，肌肉收缩时，动作宜慢。

（2）维持关节活动度锻炼：指导患者行下肢关节的主动非负荷性屈伸、旋转功能锻炼，每日 2 ~ 3 次，每次 10 ~ 15 分钟。

（阿力）

# 036  颈椎病一例

## ☞ 患者基本信息

患者，女性，72 岁，162 cm，55 kg，已婚。

[在院时间] 2017 年 4 月 8 日入院，2017 年 4 月 18 日出院。

[主诉] 颈肩部不适 3 年，加重并左上肢疼痛 2 周。

[主要诊断] 颈椎病（神经根型）。

## ☞ 病史摘要

[现病史] 患者本人自诉于 3 年前无明显诱因出现颈肩部酸困不适，久坐后加重，休息后可缓解，一直未重视并正规就诊、治疗。2 周前患者感颈肩部不适症状加重，伴有左上肢疼痛，自行口服布洛芬，症状可部分缓解。因症状反复，故今日来我院就诊，门诊行颈椎 X 线检查示颈椎退行性变，颈椎生理曲度变直；颈椎 MRI 示颈椎退行性变，$C_5$ ~ $C_6$ 椎间盘突出。故门诊以颈椎病收住入院。自发病以来，患者神志清，精神可，睡眠、饮食可，无发热、盗汗、腹痛、腹胀、腹泻等不适，近期体重无明显减轻，二便无殊。

[既往史] 平素健康状况一般，否认病毒性肝炎、肺结核、伤寒、疟疾病史，伴有糖尿病 5 年余，平素口服二甲双胍缓释片控制血糖良好，否认慢性支气管炎、高血压、冠心病、脑血管病等病史，否认精神病史、地方病史、职业病史，否认外伤、中毒史，否认药物、食物过敏史，预防接种史不详，否认皮肤病史。

[**个人史**] 出生于新疆奇台县，久居新疆，文化程度小学，居住情况较好，无疫区、疫情、疫水接触史，无化学物质、放射物质、有毒物质接触史，无冶游、吸毒史，无吸烟、饮酒史。

[**婚育史、月经史**] 已婚，育有 3 子女，配偶及子女健康状况良好。

[**家族史**] 父母已故（具体不详），同胞 4 人，家族无传染病及遗传病史。

## ☞ 入院检查

[**一般查体**] 体温 36.8 ℃，脉搏 74 次/分，呼吸 20 次/分，血压 135/85 mmHg。

[**专科查体**] 步入病房，步态正常，颈椎棘突、椎旁压痛，位置性眩晕阴性，压顶试验阴性，椎间孔挤压试验阳性，双上肢腱反射正常，肌力正常，右手桡侧感觉稍有减退，霍夫曼征阴性，颈侧弯及后仰时有牵扯痛，下项线区无压痛，双侧枕大神经出口无压痛，双侧斜方肌间质区无压痛，双侧小圆肌无压痛，$T_5$ 棘突压痛，余肌力正常，肱二头肌反射正常。双上肢肌电图示左侧 $C_6$ 神经根性损害。

[**实验室检查**] 血、尿、便常规正常。凝血四项、风湿三项、血沉正常，生化相关：肝功、肾功、电解质、心肌酶、血脂均未见明显异常，女性肿瘤标志物正常。

[**影像学检查**] 颈椎正侧位、过伸位、过屈位 X 线检查示颈椎退行性变，颈椎生理曲度变直，$C_5 \sim C_6$ 椎间隙变窄。颈椎 CT 示颈椎退行性变，$C_5 \sim C_6$ 椎间盘突出。颈椎 MRI 示颈椎退行性变，多发颈椎间盘变性，$C_5 \sim C_6$ 椎间盘左侧突出。颈部血管彩超示颈部血管未见明显异常，椎动脉走行正常。心脏彩超示三尖瓣少量反流，左室舒张早期主动松弛功能减低，左室收缩功能未见异常。

## ☞ 诊治经过

患者为老年女性，颈肩部不适 3 年，加重并左上肢疼痛 2 周，上肢症状初次发作，病程较短（2 周），自行口服布洛芬症状可部分缓解，患者年龄偏大，不接受手术治疗，故选择对症保守治疗。治疗上：嘱避免久坐、长时间低头，合理按指导进行颈肩部功能锻炼；静脉滴注注射用七叶皂苷钠 10 mg 消肿改善循环，每日 1 次；静脉滴注脑苷肌肽 20 mL 营养神经，每日 1 次；口服颈痛颗粒对症治疗 1 包/次，每日 3 次；口服盐酸乙哌立松片 50 mg/次，每日 3 次；口服甲钴胺片 0.5 mg 营养神经，每日 3 次；颈椎牵引持续 30 分钟，每日 1 次；颈部中药熏洗 20 分钟，每日 1 次；局部电磁波治疗 30 分钟，每日 1 次。1 周后患者左上肢疼痛明显缓解。

## ☞ 出院诊断

①颈椎病（神经根型）；②2 型糖尿病。

## ☞ 出院医嘱及随访

继续口服颈痛颗粒 6 周，继续口服甲钴胺片 3 个月；坚持长期按指导进行颈肩部合理功能锻炼，避免久坐、避免长时间低头及颈部受凉；加强饮食及营养支持，提高自身免疫力；低糖饮食，监测血糖；若有不适，我科随诊。

## ☞ 病例小结

神经根型颈椎病的常见病因：髓核的突出或脱出，后方小关节的骨质增生或创伤性关节炎，钩椎关节的骨刺形成，以及相邻三个关节（椎体间关节、钩椎关节及后方小关节）的松动与移位等均可对脊神经根造成刺激与压迫。此外，根管的狭窄、根袖处的粘连性蛛网膜炎和周围部位的炎症与肿瘤等亦可引起与本病相类似的症状。

神经根型颈椎病临床表现包括以下几个方面。①颈部症状：因引起根性受压的原因不同而轻重不一。主要因髓核突出所致者，由于局部窦椎神经直接遭受刺激而多伴有明显的颈部痛、椎旁肌肉压痛及颈部立正式体位，颈椎棘突或棘突间的直接压痛或叩痛多为阳性，且这些表现尤以急性期为明显。如系单纯性钩椎关节退变及骨质增生所致者，则颈部症状较轻微，甚至可无特殊发现。②根性痛：最为多见，其范围与受累椎节的脊神经根分布区域相一致。与根性痛相伴随的是该神经根分布区的其他感觉障碍，其中以手指麻木、指尖感觉过敏及皮肤感觉减退等为多见。③根性肌力障碍：以前根先受压者为明显，早期肌张力增高，但很快即减弱并出现肌萎缩。其受累范围也仅局限于该脊神经根所支配的肌组。在手部以大、小鱼际肌及骨间肌为明显。④腱反射改变：即受累脊神经根所参与的反射弧出现异常。早期活跃，而中、后期则减退或消失，检查时应与对侧相比较。单纯根性受累不应有病理反射，如伴有病理反射，则表示脊髓同时受累。⑤体征：凡增加脊神经根张力的牵拉性试验大多阳性，尤其是急性期及以后根受压为主者。颈椎挤压试验阳性者多见于以髓核突出、髓核脱出及椎节不稳为主的病例，而因钩椎增生所致者大多为弱阳性，因椎管内占位性病变所引起者大多为阴性。

治疗：①非手术疗法：各种有针对性的非手术疗法均有明显的疗效，其中尤以头颈持续（或间断）牵引、颈围制动及纠正不良体位有效。手法按摩亦有一定疗效，但应轻柔，切忌因操作粗暴而引起意外，不宜选用推拿。②手术疗法：凡具有以下情况者可考虑手术：a. 经正规非手术疗法3个月以上无效，临床表现、影像学所见及神经学定位相一致。b. 有进行性肌肉萎缩及疼痛剧烈。c. 虽非手术疗法有效，但由于症状反复发作影响工作、学习和生活。术式以颈前路侧前方减压术为宜，不仅疗效佳，且对颈椎的稳定性影响不大。对伴有椎节不稳或根管狭窄者，亦可同时选用椎节间界面内固定术，将椎节撑开及固定融合。通过切开小关节达到减压目的的颈后路术式虽有疗效，但因术后易引起颈椎成角畸形，目前已逐渐被大家所放弃。亦可通过椎板从后方切除或刮除椎体侧后方的骨性致压物。

## ☞ 护理部分

### （一）颈椎病常见护理问题

1. 焦虑。
2. 躯体移动障碍。

3. 自理缺陷。

4. 舒适的改变。

5. 有排泄形态的改变。

6. 有牵引效能降低或失效的可能。

7. 有发生意外的可能。

8. 潜在并发症：窒息、脑脊液漏、压力性损伤。

### （二）护理目标

1. 患者不舒适的症状减轻或得到控制。

2. 患者未出现由于不舒适而引起的并发症。

### （三）颈椎非手术治疗护理

1. 让患者了解颈椎病的有关知识，提高防病意识，增强治疗信心，掌握康复方法。观察患者治疗过程中心理情绪的变化，调节心理情绪，保持心理健康。

2. 正确有效牵引，解除机械性压迫。注意牵引时的姿势、位置及牵引的重量，并及时发现牵引过程中的不良反应，如是否有头晕、恶心、心悸等。由于患者颈部制动，应减轻局部刺激。正确应用理疗、按摩、药物等综合治疗，以解除病痛。正确指导患者的头颈功能锻炼，坚持颈部的活动锻炼，方法为前、后、左、右活动及左、右旋转活动，指导患者两手做捏橡皮球或毛巾的训练以及手指的各种动作。

3. 非手术治疗过程中注意疼痛部位，肢体麻木无力的变化。按时测量体温、脉搏、呼吸、血压。长期卧床的患者，应注意有关卧床并发症的预防与观察。经常用 50% 的红花酒精按摩患者的骨突部位，如骶骨、尾骨、足跟处、内外踝等。按摩上、下肢肌肉，鼓励患者主动加强各关节活动。

4. 强化颈部肌肉和韧带，这是属于颈椎病的护理方式之一。积极锻炼颈部肌肉可以有效增强颈椎生物力学结构的稳定性、强化正常的颈椎生理曲度、促进血液和淋巴循环，能有效预防颈椎病并减轻其症状。

5. 颈椎病的护理需做到防止外伤与落枕。外伤（如车祸造成的"挥鞭伤"）可能损伤颈部肌肉和韧带，并进一步破坏颈椎的稳定性，进而诱发或加重颈椎病。落枕也是一种损伤，因用枕不当造成颈椎病的发生，故总是在睡后发病。

6. 避免受寒也能够起到颈椎病的护理作用。受寒将导致颈椎病患者的肌肉张力增高、失去弹性，从而易于损伤，张力增高也会增加椎间盘压力、压缩椎间隙而加重神经根压迫症状。受寒还可能导致神经根周围的颈椎的炎症加重。

7. 颈椎病的护理需慎用颈椎牵引，对于颈椎来说，最重要的就是维持正常的、稳定的生物力学结构，而颈椎正常生物力学结构的基础就是生理曲度，而牵引将导致颈椎生理曲度变直而不是恢复，故颈椎病患者不宜经常牵引。

### （四）日常保健法

1. 情绪稳定，劳逸结合，注意颈部锻炼。

2. 避免长时间低头伏案工作或仰头看电视。

3. 选择适当的枕头。

4. 保持头颈正常姿势。

5. 防止各种内伤事故，尤其是经常进行体育锻炼，要注意休息，以减轻颈部疲劳。

6. 颈椎病的保健应严防急性头、颈、肩外伤，头颈部跌扑伤、碰击伤及"挥鞭伤"均易引发颈椎及其周围软组织损伤，引起颈椎病，故应积极预防。

7. 注意保暖，不贪凉、不让凉风直接吹后枕部。这也属于颈椎病的护理措施。

8. 症状加重时，想着看医生。

## ☞ 康复治疗

1. 颈椎最怕受寒，所以要及时增减衣物，给自己的颈椎以适宜的温度。可在办公室准备一件披肩以保护好颈背部，既有温度又有风度。

2. 游泳首选蛙泳。游泳是一项全身运动，能有效促进全身肌肉的血液循环，适用于早期或恢复期颈椎病患者、项背肌筋膜炎患者。游泳尤其蛙泳进行呼气、吸气时头颈始终处于一低一仰的状态，正好符合颈椎病功能锻炼的要求，可全面活动颈椎各关节，上肢用力划水也能有效促进颈周肩背部劳损肌肉和韧带的康复。游泳一般每周 3~4 次，每次 30~60 分钟，连续坚持 3 个月为一个锻炼周期。

3. 工间 5 分钟做操。快节奏的工作生活中也可保养颈椎，如利用工间休息做如下颈椎操：端坐进行头部运动，分别做低头、抬头、左转、右转、前伸、后缩及顺时针环绕、逆时针环绕动作。每次 5 分钟，动作要轻缓柔和。

4. 中午和晚上，紧张忙碌后的脖子可能早已疲惫不堪，此时可用两手手指互相交叉，放在颈部后方来回摩擦，力度要轻柔，一次连续摩擦 50 下，以颈部发热为宜，可缓解颈椎疲劳、放松全身。

5. 做做户外运动。软骨组织是通过压力的变化来进行营养交换的，缺乏活动会造成软骨营养不良，进而导致退化。适当进行户外活动有利于养护颈椎，运动方式可选择慢跑、放风筝、打羽毛球等。

6. 学学大鹏展翅。看电视时别总坐着，更不宜窝在床上，可在看电视时模拟大鹏展翅：轻轻弯腰至 90°，两只手臂模仿鸟飞行一样向斜后方伸展开，越高越好，但不要将头抬起来，坚持 5 分钟。此动作有助于增加颈肩部肌肉的韧性。

7. 选择健康枕头。枕头过高或过低、床垫过于柔软都会连累颈椎。枕头宽度应达到肩部，高度在 10 cm 左右，中间低、两端高呈元宝形的枕头对颈椎有良好的支撑作用，可以让颈椎得到很好的休息。

（阿力）

# 037 肾移植伴股骨头坏死一例

## ☞ 患者基本信息

患者，男性，32 岁，身高 182 cm，体重 90 kg，已婚，工人。

[在院时间] 2019 年 8 月 14 日入院，2019 年 8 月 27 日出院。

[主诉] 双髋关节疼痛 3 周。

[主要诊断] 肾移植伴股骨头坏死。

## ☞ 病史摘要

[现病史] 患者自诉 3 周前出现双髋关节疼痛（2018 年 11 月曾行激素冲击治疗），休息后无明显改善。期间患者疼痛逐渐加重，疼痛剧烈，不能忍受，不能直立行走。遂就诊于我院。为进一步检查及治疗，门诊以股骨头坏死收入我科。患者目前精神尚可，饮食差，睡眠差，体重无明显变化，二便正常。

[既往史] 2011 年曾患肾小球肾炎，逐渐加重进展为慢性肾功不全（尿毒症），持续透析治疗，于 2018 年 9 月 19 日行肾移植手术，长期服用他克莫司及吗替麦考酚酯治疗，2018 年 11 月 29 日患重度肺部感染，给予激素冲击治疗（具体不详），高血压病史 2 年，最高可达 190/100 mmHg，自服硝苯地平缓释片控制血压，未规律监测血压，自认为血压控制可，冠心病病史 1 年，否认糖尿病等病史，否认肝炎、结核、疟疾等传染病史，2000 年因阑尾炎于当地医院行手术治疗，否认外伤史及输血史，对阿奇霉素过敏，预防接种随当地进行。

[个人史] 无特殊。

[婚育史] 已婚，22 岁结婚，配偶体健，育有 1 子，1 子体健。

[家族史] 无特殊。

## ☞ 入院检查

[一般查体] 体温 36.2 ℃，脉搏 60 次/分，呼吸 18 次/分，血压 130/80 mmHg，查体欠合作，急性病容。心肺腹查体未见明显异常。

[专科查体] 双髋关节未见明显肿胀，双侧股四头肌萎缩，双膝关节未见明显畸形，双下肢负重力线正常。双髋关节局部压痛明显，皮温不高，腘窝区未触及包块。双髋关节活动受限，双膝及踝关节活动自如。双侧"4"字试验阳性。心电图（2019 年 8 月 16 日，本院）示异位心律，室上性心动过速，ST - T 改变。

[实验室检查] 化验结果：血、尿、便常规未见明显异常，肝肾功能、血糖、血脂及电解质未见明显异常。

[影像学检查] 行双髋关节 MRI 检查（2019 年 8 月 7 日）示双侧股骨头无菌性坏死（图 37.1）。

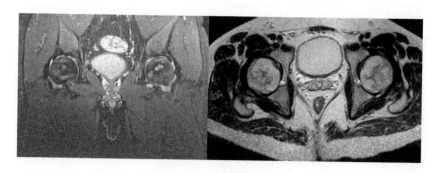

图 37.1　双髋关节 MRI

## 👉 诊治经过

治疗经过：患者入院后给予抗感染止痛、改善循环、改善骨代谢及抑制骨破坏等对症治疗，诊断明确，期间患者出现室上性心动过速，给予盐酸普罗帕酮注射液治疗，心律恢复。

## 👉 出院诊断

①股骨头坏死（双侧）；②冠状动脉粥样硬化性心脏病；③肾移植术后；④室上性心动过速。

## 👉 出院医嘱及随访

注意休息，减轻双下肢负重，忌烟忌酒，避免外伤，尽可能减少激素用量，门诊定期复查（1 个月），不适时随诊。

## 👉 病例小结

股骨头缺血性坏死（avascular necrosis，AVN）又称股骨头坏死（osteo necrosis of the femoral head，ONFH），是股骨头血供中断或受损引起骨细胞及骨髓成分死亡及随后的修复，继而导致股骨头结构改变、股骨头塌陷、关节功能障碍的疾病，是骨科领域常见的难治性疾病。本病可分为创伤性和非创伤性两大类，前者主要是由股骨颈骨折、髋关节脱位等髋部外伤引起，后者在我国发生的主要原因为皮质类固醇的应用及酗酒。

股骨头坏死早期临床症状并不典型，内旋髋关节疼痛是最常见的症状。股骨头塌陷后，可出现髋关节活动范围受限。局部深压痛，内收肌止点压痛，部分患者轴叩痛可呈阳性。早期由于髋关节疼痛，Thomas 征、"4"字试验可呈阳性；晚期由于股骨头塌陷、髋关节脱位，Allis 征及单腿独立试验征可呈阳性。其他体征还有外展、外旋受限或内旋活动受限，患肢缩短，肌肉萎缩等，甚至有半脱位体征。伴有髋关节脱位者还可有 Nelaton 线上移，Bryant 三角底边小于 5 cm，Shenton 线不连续。

本患者既往存在使用大剂量激素冲击治疗的情况，出现双髋关节疼痛，无明显外伤及长期酗酒史，应考虑与其使用激素有关，髋关节 MRI 显示目前双侧股骨头破坏不重，加之患者年纪较轻，故给予对症保守治疗。

# ☞ 护理部分

## （一）入院评估

1. 双髋疼痛剧烈，活动受限，VAS 评分 5 分。
2. 主诉睡眠质量差，日间精神不足。
3. 双髋活动受限，Morse 评分 60 分。
4. 缺乏疾病饮食及药物治疗相关知识。

## （二）护理问题

1. 疼痛。
2. 睡眠形态紊乱。
3. 有受伤的危险：高危跌倒风险。
4. 知识缺乏：缺乏饮食及药物知识。

## （三）护理措施

1. 遵医嘱使用止痛药物，指导合理摆放肢体、变换体位，给予心理支持，以缓解疼痛不适。

2. 树立患者治疗信心，缓解其心理压力，提供安静舒适的睡眠环境，按时上床入睡，适当增加午睡，播放助眠音乐。

3. 根据病情限定患者活动范围，加强陪护，不得独自外出，提高患者肢体稳定性。

4. 平衡膳食，给患者讲解饮食治疗的意义，督促落实饮食处方，加强安全用药指导。

## （四）护理评价

1. 患者住院期间疼痛明显缓解，VAS 评分 2 分。
2. 患者住院期间睡眠状况明显改善，精神状态好。
3. 患者住院期间未发生跌倒等意外事件，安全出院。
4. 患者能够理解饮食及药物治疗的方法及意义，配合治疗。

## （五）护理小结

患者有多种疾病病史，肾移植术后长期服用抗排异药物，基础状况较差。护理过程中，在给予骨科常规护理的同时，应注意观察患者饮食、精神心理状态，及时与医生、康复师、营养师等沟通，平衡治疗用药与营养、康复之间的关系，为患者全面康复，回归工作、生活制订切实可行的护理计划，帮助患者正确认识疾病，主动配合治疗，提高诊疗护理效果，减少并发症。

# ☞ 康复治疗

## （一）物理治疗

1. 红外线疼痛治疗，用来促进局部血液循环，缓解疼痛。
2. 水疗法，采用热水浴 39～40 ℃具有镇痛作用。
3. 超声药物导入治疗，用于消炎镇痛。
4. 中频电疗，具有明显镇痛、促进血液循环作用。
5. 干扰电治疗法，能达到改善血液循环、解除肌痉挛、消炎消肿的作用。

## （二）运动疗法

股骨头坏死的康复锻炼重在坚持，因此给患者制定运动方案帮助患者坚持锻炼。

1. 蹬空：仰卧，双手置于体侧，双下肢交替屈髋、屈膝，使小腿悬于空中，反复以屈髋为主做蹬空运动，幅度、次数逐渐增加。
2. 抬高：仰卧，双下肢伸直，双手置于体侧，患肢抬高一定限度，做内收、外展、抬起、放下活动，反复进行 5～10 分钟。
3. 屈髋：仰卧，足不离床面，尽量屈膝、屈髋，双手置于胸前，以双足跟中心为轴，做外展、内收运动，以外展为主，幅度增加。
4. 悬停：仰卧，双下肢伸直，双手置于体侧，患肢抬高 45°，停留 3 秒，然后缓慢放下，两腿交替进行。
5. 卧旋：仰卧位，双下肢伸直，双足与肩等宽，以双足跟为轴心，双足尖及下肢做内旋、外旋运动 5～10 分钟。
6. 分腿：仰卧，患肢向外侧尽量展开后收回，反复 10～20 次。
7. 后伸：俯卧，双下肢伸直，双手置于体侧，患肢后伸运动 5～10 分钟，可由他人协作完成，幅度、次数逐渐增加。
8. 下蹲：站立，单或双手前伸扶住固定物，身体直立，双足分开，与肩等宽，慢慢下蹲后再扶起，反复进行 3～5 分钟。
9. 前后摆动：站立，单手侧身扶住固定物，单脚负重而立，患肢前屈、后伸摆动 3～5 分钟，两腿交替进行。

## （三）中医治疗

1. 艾灸治疗，该患者可行艾灸治疗，阿是穴的艾灸可以疏通经络，活血化瘀，减轻疼痛不适感。
2. 针灸治疗，针刺阿是穴及相关腧穴等，配合热灸或温针灸，可明显缓解不适症状。

（王天天、杨雪、汤玉萌）

# 038　强直性脊柱炎合并股骨头坏死一例

## ☞ 患者基本信息

患者，男性，48 岁，身高 173 cm，体重 65 kg，已婚，师职干部。

[在院时间] 2019 年 6 月 26 日入院，2019 年 7 月 23 日出院。

[主诉] 右髋部疼痛 4 年，加重伴左足第二跖趾关节肿胀 2 周。

[主要诊断] 股骨头坏死（右）、强直性脊柱炎。

## ☞ 病史摘要

[现病史] 患者 4 年前无明显诱因出现右髋部疼痛，夜晚较甚，无放射痛，伴右下肢活动受限，就诊于当地卫生院，给予理疗（具体不详）及间断口服双氯芬酸钠肠溶胶囊治疗，经治疗，患者症状较前好转，期间患者自行口服中药（具体用药及剂量不详）治疗，自觉右髋部疼痛明显好转。患者 5 个月前无明显诱因再次出现右髋部疼痛，无放射痛，伴右下肢活动受限，就诊于当地卫生院，给予理疗及中药（具体不详）治疗，症状未缓解，遂就诊于我院，行双髋关节 MRI 示右髋关节滑膜炎、积液，右侧股骨头缺血性、无菌性坏死可能。经综合治疗，患者右髋部疼痛较前好转。患者 2 周前无明显诱因出现右髋部疼痛加重，呈持续性，伴活动受限，走路需拄拐，伴左足第二跖趾关节肿胀、疼痛，无皮温升高。为进一步检查及治疗，我院门诊以股骨头坏死收入院。患者目前精神尚可，食欲正常，睡眠正常，体重无明显变化，大小便正常。

[既往史] 强直性脊柱炎病史 20 年，反流性食管炎及十二指肠炎病史 6 个月，髋骨关节炎病史 2 个月，肩挫伤病史 2 个月，否认肝炎、结核、疟疾等传染病史，否认手术史，否认外伤史，否认输血史，否认药物、食物过敏史，预防接种随当地进行。

[个人史] 生于河北望都县，久居于本地，否认疫区居住史，否认疫水、疫源接触史，否认放射物质、有毒物质接触史，否认毒品接触史，否认冶游史，否认吸烟、饮酒史。

[婚育史] 已婚，29 岁结婚，配偶健在，育有 2 子，均体健。

[家族史] 父母健在，有 2 个弟弟，均体健，家族无传染病及遗传病史。

## ☞ 入院检查

[一般查体] 体温 36.2 ℃，脉搏 78 次/分，呼吸 18 次/分，血压 120/80 mmHg，发育正常，营养良好，体型匀称，步入病房，自动体位，查体合作，神志清楚，精神好，正常面容，表情自然，语言正常，声音洪亮，对答切题。全身皮肤黏膜无黄染、出血点、蜘蛛痣及皮疹。皮肤有弹性，未见明显水肿，心肺腹查体未见异常。

[专科查体] 脊柱生理弯曲消失，脊柱棘突无叩击痛，活动受限。四肢无畸形，无明显水肿，无下肢静脉曲张。足背动脉搏动：左侧正常，右侧正常。四肢浅感觉正常，

双侧膝腱反射正常存在、对称，双侧巴宾斯基征未引出，Kernig 征阴性，双侧右侧 "4" 字试验阳性，拾物试验阳性。

[实验室检查] 血常规：白细胞（WBC）$7.60 \times 10^9/L$、红细胞（RBC）$4.72 \times 10^{12}/L$、血红蛋白（HGB）135 g/L。血生化：谷丙转氨酶（ALT）10.5 U/L、谷草转氨酶（AST）16.1 U/L、白蛋白（ALB）38.2 g/L、尿素氮（BUN）5.68 mmol/L、肌酐（CRE）67.2 μmol/L、空腹葡萄糖（GLU）5.07 mmol/L、总钙（Ca）2.04 mmol/L↓、高敏 C-反应蛋白（CRP）12.00 mg/L、血沉（ESR）23 mm/h↑。

[影像学检查] 入院前检查：全脊柱 MRI（2019 年 2 月 15 日，我院）示全脊柱改变，符合强直性脊柱炎征象；$L_5 \sim S_1$ 椎间盘突出。右肩关节 MRI（2019 年 2 月 12 日，我院）示右肩胛骨喙突异常信号（骨挫伤，骨裂？请结合临床）。心脏超声检查（2019 年 2 月 13 日，我院）示静息状态下心脏结构及功能大致正常、三尖瓣反流（少量）。颈部超声检查（2019 年 2 月 14 日，我院）示双侧颈动脉硬化改变、双侧椎动脉及锁骨下动脉彩色血流未见异常。双侧股、腘动脉硬化改变，双侧股、腘静脉彩色血流未见异常。腹部超声检查（2019 年 2 月 14 日，我院）示肝胆胰脾双肾前列腺声像图未见异常。双髋关节 MRI（四肢部分）（2019 年 3 月 14 日，我院）示右侧股骨头无菌性坏死；双髋关节滑膜炎、积液。胸部 CT 平扫检查（2019 年 5 月 9 日，我院）示心肺未见明显异常；胸椎骨质异常，考虑强直性脊柱炎（较前相仿，请结合临床）。

入院后检查：左足 MRI（2019 年 6 月 26 日，我院）示左足第二、三趾近节趾骨水肿；第二、三跖趾关节腔积液。2019 年 6 月 26 日于我院行双髋关节 MRI，与 2019 年 5 月 6 日的 MRI 结果对比，新增左股骨头缺血灶，余变化不明显。

## ☞ 入院诊断

①股骨头坏死；②强直性脊柱炎；③消化性溃疡；④髋骨关节炎（重度）；⑤骨挫伤（右肩）；⑥反流性食管炎。

## ☞ 诊治经过

患者主因右髋部疼痛 4 年，加重伴左足第二跖趾关节肿胀 2 周来我院就诊，门诊以股骨头坏死（右）、强直性脊柱炎收入住院。入院后积极完善相关检查检验，给予云克治疗股骨头坏死，排除活动性结核病后，给予强克治疗强直性脊柱炎，同时结合康复针灸、中药等治疗，患者病情好转，生命体征平稳。

## ☞ 出院诊断

①股骨头坏死；②强直性脊柱炎；③消化性溃疡；④髋骨关节炎（重度）；⑤骨挫伤（右肩）；⑥反流性食管炎。

## ☞ 出院情况

现患者右髋部疼痛症状缓解，无不适。

双髋关节 MRI 检查（2019 年 9 月 24 日，我院）示右髋关节相邻关节面下囊状高信号（抑脂序列），左侧髋臼小结节长 $T_1$ 长 $T_2$ 信号，双髋关节滑膜增厚，关节腔内液体信号，以右侧为著，双侧臀中肌局部（股骨大粗隆水平）斑块状高信号。印象：右髋关节改变，符合无菌性坏死；双髋关节滑膜炎，积液。双髋关节 MRI 检查（2019 年 12 月 13 日，我院）示右髋关节相邻关节面下囊状高信号（抑脂序列），左侧髋臼小结节长 $T_1$ 长 $T_2$ 信号，双髋关节滑膜增厚，关节腔内液体信号，以右侧为著，双侧臀中肌局部（股骨大粗隆水平）斑块状高信号。再次复查右髋关节 MRI，与 2019 年 9 月 24 日的 MRI 结果对比，右髋关节滑膜积液较前增多，余变化不明显（图 38.1）。

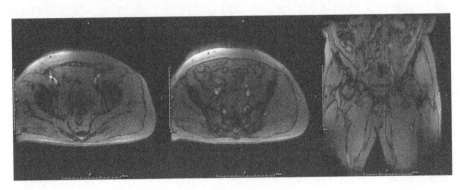

图 38.1　双髋关节 MRI

## ☞ 病例小结

患者股骨头坏死，常规治疗药物包括非甾体抗炎止痛药、改善骨代谢药物、营养神经药物、慢作用抗风湿药物。同时配合中医辨证，给予活血化瘀、疏通经络等中药治疗。股骨头坏死的针刺疗法，可畅达气血以起到"通则不痛"的作用。

## ☞ 护理部分

### （一）入院评估

1. 疼痛评估：右髋部疼痛，VAS 评分 4 分为中度疼痛。
2. 右髋部活动减少、受限。
2. Morse 跌倒评分 25 分，存在中度跌倒风险。

### （二）护理问题

1. 疼痛：与右侧股骨头无菌性坏死有关。
2. 有废用综合征的危险：与右侧股骨头无菌性坏死、活动减少有关。
3. 有受伤的危险：与右髋部活动受限及存在中度跌倒风险有关。

### （三）护理措施

1. 疼痛评估，必要时报告医生，遵医嘱用药。嘱卧床休息，减少患肢负重，正确使用拐杖，减少坏死股骨头塌陷，不使用轮椅。

2. 评估患者引起骨骼、肌肉、运动系统功能退化的危险因素与程度，以预测废用综合征的发生。向患者讲解废用综合征的不良后果，指导其进行功能锻炼。

3. 评估患者存在的危险因素，讲解防范措施。关注天气变化，注意防滑避免摔倒，外伤是诱发股骨头坏死的病因之一。运动前做好髋部的准备活动，以感觉身体发热、四肢灵活为度。

### （四）护理评价

1. 患者主诉疼痛缓解，复评 VAS 评分 1 分。
2. 患者掌握功能锻炼方法并配合治疗，未发生废用综合征。
3. 患者掌握正确防跌倒相关措施，住院期间未发生意外跌倒事件。

### （五）护理小结

股骨头坏死是一种慢性疾病，病程较长，治疗效果缓慢，早期诊断与及时治疗对股骨头坏死的治愈具有极重要的意义。该患者保守治疗，随病情变化，疼痛加重，需要做好患者的护理工作，重点给患者讲解日常护理及功能锻炼的知识，预防疾病反复发作。

## ☞ 康复治疗

### （一）物理治疗

1. 热疗法：蜡疗法、矿泥热包裹等。
2. 水疗法：采用热水浴 39 ~ 40 ℃具有镇痛作用。
3. 低频电疗法：常与电离子导入疗法合用。
4. 中频电疗：具有明显镇痛、促进血液循环作用。
5. 高频电疗法：能达到改善血液循环、解除肌痉挛、消炎消肿的作用。

### （二）运动疗法

股骨头坏死康复锻炼重在坚持，只有坚持不懈的锻炼才会看见效果。

1. 蹬空：仰卧，双手置于体侧，双下肢交替屈髋、屈膝，使小腿悬于空中，反复以屈髋为主做蹬空运动，幅度、次数逐渐增加。

2. 抬高：仰卧，双下肢伸直，双手置于体侧，患肢抬高一定限度，做内收、外展、抬起、放下活动，反复进行 5 ~ 10 分钟。

3、屈髋：仰卧，足不离床面，尽量屈膝、屈髋，双手置胸前，以双足跟中心为轴，做外展、内收运动，以外展为主，幅度增加。

4. 悬停：仰卧，双下肢伸直，双手置于体侧，患肢抬高 45°，停留 3 秒，然后缓慢放下，两腿交替进行。

5. 卧旋：仰卧位，双下肢伸直，双足与肩等宽，以双足跟为轴心，双足尖及下肢做内旋、外旋运动 5 ~ 10 分钟。

6. 分腿：仰卧，患肢向外侧尽量展开后收回，反复 10 ~ 20 次。

7. 后伸：俯卧，双下肢伸直，双手置于体侧，患肢后伸运动 5 ~ 10 分钟，可由他人协作完成，幅度、次数逐渐增加。

8. 下蹲：站立，单手或双手前伸扶住固定物，身体直立，双足分开，与肩等宽，慢慢下蹲后再扶起，反复进行 3 ~ 5 分钟。

9. 前后摆动：站立，单手侧身扶住固定物，单脚负重而立，患肢前屈、后伸摆动 3 ~ 5 分钟，两腿交替进行。

（翟武杰、邸佳美、汤玉萌）

# 039  脊髓亚急性联合变性一例

## 👉 患者基本信息

患者，男性，68 岁，身高：卧床，体重：卧床，已婚，退休。

[在院时间] 2017 年 7 月 14 日入院，2017 年 7 月 29 日出院。

[主诉] 颈腰痛伴下肢疼痛 1 年余，加重 10 月余。

[主要诊断] 脊髓亚急性联合变性。

## 👉 病史摘要

[现病史] 患者约 1 年多前无明显诱因出现颈腰部疼痛，伴有双下肢膝以下疼痛麻木无力感，肘窝麻木及十指麻木感，胯部麻木感。2016 年 9 月就诊于北京某医院，行颈椎 MRI 及 CT，诊断为颈椎管狭窄症，行保守治疗，症状缓解。10 余天后无明显诱因症状加重，自诉下肢内部胀热感，就诊于当地医院，行腰椎 MRI 示部分椎体终板炎，$L_1$ ~ $L_2$、$L_4$ ~ $L_5$ 椎间盘突出，未予特殊治疗。患者自行于当地行针灸保守治疗，自述上肢症状明显缓解，双侧肘窝及左手拇指、示指、中指麻木感；下肢症状无明显缓解。为求进一步治疗来我院就诊，门诊以"双下肢无力"收入我科。患者目前精神尚可，食欲正常，睡眠正常，体重无明显变化，大小便正常。

[既往史] 否认高血压、糖尿病、冠心病、慢性支气管炎等病史，否认肝炎、结核、疟疾等传染病史，否认外伤史及手术史，否认输血史，否认药物、食物过敏史，预防接种随当地进行。

[个人史] 生于安徽省，久居于本地，否认疫区居住史，否认疫水、疫源接触史，否认放射物质、有毒物质及毒品接触史，否认冶游史，吸烟史 35 年（1 包/日），饮酒史 35 年（1 斤/日）。

[婚育史] 无特殊。

[家族史] 无特殊。

## ☞ 入院检查

[**一般查体**] 体温 36.4 ℃，脉搏 80 次/分，呼吸 20 次/分，血压 120/80 mmHg。系统查体未见明显异常。

[**专科查体**] 步入病房，正常步态，脊柱生理曲度存在，四肢肌容积正常。$C_6 \sim C_7$ 棘突间隙、左侧棘突旁压痛阳性。$L_4 \sim L_5$ 棘突间隙、棘突旁压痛阳性。$C_6 \sim C_7$ 棘突间隙、左侧棘突旁叩击痛阳性。脊柱活动轻度受限。双侧胫骨中段以下浅感觉减退，痛觉过敏，双侧肘窝痛觉过敏。双侧臀部及会阴区痛觉过敏，浅感觉减退。肌力测定：左侧下肢肌力 IV 级，余四肢肌力 V 级，双下肌张力增高，余四肢及躯干肌张力正常，生理反射正常存在，左侧踝阵挛阳性，余病理反射未引出。肌电图（2017 年 7 月 17 日，本院）示神经源性受损。

[**实验室检查**] 血、尿、便常规未见异常，肝肾功能、血糖、血脂及电解质未见异常，维生素 $B_{12}$ 80 pg/mL。

[**影像学检查**] 全脊柱 MRI（2017 年 7 月 18 日我院）示脊髓内异常信号；全脊柱退行性变，骨质增生；椎间盘变性；$C_5 \sim C_7$、$L_1 \sim S_1$ 椎体终板炎；$C_3 \sim C_4$、$C_6 \sim C_7$ 椎间盘轻度突出，$L_1 \sim L_2$、$L_2 \sim L_3$、$L_3 \sim L_4$、$L_4 \sim L_5$、$L_5 \sim S_1$ 椎间盘突出、膨出，局部黄韧带增厚（图 39.1）。双能 X 线骨密度（2017 年 7 月 24 日，我院）示腰椎 T 值为 0.2，股骨颈 T 值为 −2.8。

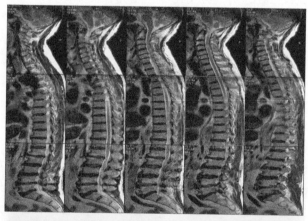

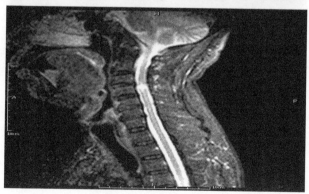

**图 39.1　全脊柱 MRI**

## ☞ 诊治经过

患者入院后完善相关检查，给予全脊柱 MRI 检查，提示脊髓内异常信号，肌电图提示神经源性受损。化验结果提示，维生素 $B_{12}$ 偏低，请神经内科会诊，考虑脊髓亚急性联合变性，给予维生素 $B_{12}$、抗骨质疏松及康复等治疗。

## ☞ 出院诊断

①脊髓亚急性联合变性；②颈椎病；③腰椎间盘突出症；④骨质疏松症。

## ☞ 出院医嘱及随访

继续补充维生素 $B_{12}$ 治疗，门诊定期复查；不适时随诊。3 个月后电话随访患者，患者症状基本消失。

## ☞ 病例小结

脊髓亚急性联合变性简称亚急性联合变性（subacute combined degeneration of the spinal cord，SCD），是由于维生素 $B_{12}$ 的摄入、吸收、结合、转运或代谢障碍导致体内含量不足而引起的中枢和周围神经系统变性的疾病。病变主要累及脊髓后索、侧索及周围神经等，临床表现为双下肢深感觉缺失、感觉性共济失调、痉挛性瘫痪及周围性神经病变等。

本病多在中年以后隐匿起病，男女无明显差异，呈亚急性或慢性病程，逐渐进展。神经症状常表现为手指及足趾对称的感觉异常，如刺痛、麻木及灼烧感，呈持续性，下肢较重，感觉异常可向上延伸至躯干，肢端感觉及客观查体多正常，少数患者有对称的手套、袜套样感觉减退。脊髓后索受损患者逐渐出现肢体动作笨拙、易跌倒、走路踩棉感、闭目或在黑暗中行走困难等症状。查体可见双下肢音叉振动觉及关节位置觉减退或消失、走路不稳、步态蹒跚、步基增宽、Romberg 征阳性等。部分患者屈颈时出现由脊背向下肢放射针刺感（Lhermitte 征）。运动障碍通常较感觉障碍出现晚，双下肢可呈不完全性痉挛性截瘫，查体可见双下肢无力、肌张力增高、腱反射亢进及病理征阳性。如周围神经病变较重时，则表现为肌张力减低、腱反射减弱，但病理征常为阳性。尿失禁等括约肌功能障碍出现较晚。

本病治疗主要为纠正或治疗导致维生素 $B_{12}$ 缺乏的原发病因和疾病，加强瘫痪肢体的功能锻炼，辅以针灸、理疗及康复疗法，促进肢体功能恢复。

本患者因维生素 $B_{12}$ 缺乏导致出现脊髓内及周围神经病变，致使患者出现四肢无力、麻木、疼痛的症状，给予对症补充维生素 $B_{12}$，同时给予瘫痪肢体的功能锻炼，辅以针灸、理疗及康复疗法，促进肢体功能恢复，取得了良好效果。

## ☞ 护理部分

### （一）入院评估

1. 遵医行为差，病程进展快。

2. Morse 跌倒评分 25 分，中风险。

3. VAS 疼痛评分 2 分。

4. 担心感觉无法恢复,影响生活。

### (二) 护理问题

1. 知识缺乏:缺乏疾病诊疗相关知识。

2. 有受伤的危险:中度跌倒危险。

3. 舒适度改变。

4. 焦虑、紧张。

### (三) 护理措施

1. 讲解疾病发生与不良生活方式的关系,提高患者的重视度及依从性。

2. 帮助患者适应住院环境,指导患者进行下肢功能锻炼改善乏力症状,防止药物作用诱发跌倒。

3. 营造安静舒适的病房环境,协助患者取舒适卧位,合理摆放肢体,减少压迫加重引起的不适。

4. 主动与患者沟通,评估其是否存在心理异常或情感异常,给予认可和鼓励,获得家属的支持与理解。

### (四) 护理评价

1. 患者住院期间自觉采取健康生活方式,戒除烟、酒。

2. 患者住院期间未发生跌倒及其他意外事件。

3. 患者住院期间舒适度改善,未诉疼痛。

4. 患者住院期间情绪稳定,紧张心理消除。

### (五) 护理小结

结合病例特点,查阅文献,及时与医生沟通,共同为患者制定针对性的个体化诊疗护理方案。患者发病与不健康生活习惯密切相关,护理重点是通过多种形式的健康教育改变患者认知,使其自觉采取健康生活方式,从而有效预防疾病复发和并发症的发生。

## ☞ 康复治疗

### (一) 运动治疗

损伤早期:保持功能位,患者肌力Ⅳ级可以进行抗阻运动,同时进行速度、耐力、协调性和平衡性的训练。抗阻运动方法有渐进抗阻运动、短暂最大负载等长收缩训练、等速训练。原则是大重量、少重复。

### (二) 物理治疗

1. 超短波、蜡疗等可改善循环、促进水肿吸收、缓解疼痛。

2. 低中频电疗、激光治疗等有消炎、促进神经再生的作用。

3. 早期应用超短波、微波无热或微热量，可以消除炎症、促进水肿吸收，有利于神经再生。用温水浸浴、漩涡浴，可以缓解肌肉紧张，促进局部循环，松解粘连。

4. 建议在水中进行被动运动和主动运动，可防止肌肉挛缩。

## （三）中医治疗

患者可以采取针灸治疗，通过针刺手阳明大肠经、足阳明胃经和足太阳膀胱经穴位来活血化瘀、疏通经络，提高神经敏感性，也可以配合电针疗法，强刺激以帮助患者肢体恢复功能。

（王天天、杨雪、汤玉萌）

# 040  膝骨关节炎、压力性损伤一例

## ☞ 患者基本信息

患者，女性，82 岁，身高：卧床，体重：卧床，已婚，退休。

[在院时间] 2018 年 6 月 12 日入院，2018 年 10 月 10 日出院。

[主诉] 右髋部及膝关节疼痛活动受限 4 天。

[主要诊断] 膝骨关节炎、压力性损伤（Ⅲ级）。

## ☞ 病史摘要

[现病史] 患者家属自诉 4 天前患者在家接水时不慎滑倒后出现右侧髋关节及膝关节疼痛，疼痛难忍，因家中无人，于地板上躺约 2 日，儿子回家发现后送我院急诊科，于急诊完善相关检查。CT 示髋关节轻度退行性改变，诊断为膝骨关节炎、髋关节病。为进一步检查及治疗以膝关节炎、髋关节病、压力性损伤收入院。患者当时精神欠佳，食欲差，睡眠正常，无头晕、头痛，无晕厥、黑蒙；无咳嗽、咳痰；伴心慌胸闷、乏力不适，无胸痛及放射痛；无恶心、呕吐，体重无明显变化，腹泻 2 天，小便失禁。

[既往史] 冠状动脉粥样硬化性心脏病病史 12 年，间断口服扩张冠状动脉药物治疗（具体用药不详）。高血压病史 10 年余，间断用药（具体用药不详）。8 年前因查体发现肝囊肿就诊于我院肝胆外科，诊断为肝囊肿（多发）；心律失常；呼吸功能不全；左肾囊肿，具体治疗不详。否认糖尿病等病史，否认肝炎、结核、疟疾等传染病史，3 年前患高脂血症，未系统治疗。于 2009 年 4 月 22 日行右眼白内障超声乳化联合人工晶体植入术，2009 年 12 月 10 日在全麻下行腹腔镜肝囊肿开窗术。否认输血史，否认药物、食物过敏史，预防接种随当地进行。

[婚育史、月经史] 丧偶，适龄结婚。13 岁月经初潮，4 ~ 6 天/20 ~ 30 天，46 岁绝

经，经量正常，颜色正常，无痛经，经期规律。孕 4 产 4，1 女 3 子，子女健康状况良好。

[家族史] 父母已故，死因不详，家族无传染病及遗传病史。

# ☞ 入院检查

[一般查体] 体温 36.6 ℃，脉搏 120 次/分，呼吸 32 次/分，血压 174/85 mmHg。

[专科查体] 平车推入病房，被动体位，查体欠合作，精神欠佳，急性病容，表情痛苦，语言不清，声音低微，呼吸过速，呼吸动度两侧对称，心前区饱满，心尖搏动增强、有力，位于左侧锁骨中线内 3.5 cm，未触及震颤，心包摩擦感未触及。心界偏大，心率 120 次/分，窦性心律不齐、期前收缩，心音增强。左侧臀部可见约 7 cm×10 cm 深部组织压力性损伤，上部粉红色，下部黑痂，右足深部组织压力性损伤。右髋及膝关节肿胀，无红肿、畸形，关节压痛阳性，未触及关节内游离体，浮髌试验阳性，双下肢轻度水肿。心电图：窦性心动过速、房性期前收缩、左心室肥大、异常 Q 波？ST–T 改变。

[实验室检查] 入院前检查：血常规及凝血（2018 年 6 月 5 日，我院）：中性粒细胞百分比 80.30%、淋巴细胞百分比 9.70%、单核细胞百分比 9.30%、C-反应蛋白 68.30 mg/L、凝血酶原时间（PT）13.4 s、凝血酶原活动度（PA）73%、D–二聚体 1405 μg/L。血生化：尿素氮（BUN）17.81 mmol/L、尿酸（UA）477.0 μmol/L、空腹葡萄糖（GLU）9.22 mmol/L、总胆红素 21.7 μmol/L、直接胆红素 8.17 μmol/L、肌酸激酶（CK）696 U/L、肌酸激酶同工酶 8.22 ng/mL。

入院后检查：急查血常规及生化示全血肌钙蛋白 I 测定等示尿素氮（BUN）10.22 mmol/L、肌酐（CRE）34.93 μmol/L、空腹葡萄糖（GLU）7.72 mmol/L、白蛋白（ALB）31.2 g/L、白球比（A/G）1.06、氯（Cl）113.27 mmol/L、肌酸激酶（CK）289.3 U/L、肌红蛋白 98.7 ng/mL。全血细胞分析（五分类）示白细胞 $6.2 \times 10^9$/L、红细胞 $4.4 \times 10^{12}$/L、血红蛋白 127 g/L、中性粒细胞百分比 72.40%、淋巴细胞百分比 15.80%、单核细胞百分比 11.20%、嗜酸性粒细胞绝对值（EOS）$0.03 \times 10^9$/L、凝血酶原时间（PT）13.2 s、凝血酶原活动度（PA）74%、活化部分凝血活酶时间（APTT）27.9 s、D–二聚体 2159 μg/L、血沉（ESR）30 mm/h。流式尿沉渣全自动分析＋尿微量白蛋白定量（尿液）示尿白细胞计数 589.40/μL、尿红细胞计数 123.10/μL、白细胞（高视野）106.10/HP、红细胞（高视野）22.16/HP、尿微量白蛋白 48 mg/L。肿瘤全套（女）等（血）示神经元特异性烯醇化酶（NSE）27.88 ng/mL、$\beta_2$–微球蛋白（$\beta_2$–MG）3.78 μg/mL、铁蛋白（FE）227.2 ng/mL、三碘甲状腺原氨酸（$T_3$）3.18 nmol/L、甲状腺素（$T_4$）242.0 nmol/L、血清促甲状腺素（TSH）＜0.005 μIU/mL、游离三碘甲状腺原氨酸（$FT_3$）11.82 pmol/L、游离甲状腺素（$FT_4$）71.19 pmol/L、甲状腺球蛋白（TG）0.366 ng/mL、甲状腺摄取试验（T–UP）0.588 TBI、促甲状腺素受体抗体（TRAB）3.46 μ/L。骨代谢标志物：全段甲状旁腺激素 61.04 pg/mL、Ⅰ 型胶原氨基前肽（P1NP）35.56 ng/mL、骨特异碱性磷酸酶（Bone ALP）6.77 μg/L、1,25–二羟基维生素 $D_3$ 6.09 ng/mL、抗酒石酸酸性磷酸酶（5b）2.020 U/L。压力性损伤局部细菌培养鉴定结果示大肠埃希菌，培养 5 日无真菌生长。

[**影像学检查**] 入院前检查：超声（心脏）检查（2009 年 4 月 21 日我院）示左心房增大、左心室舒张功能减低。双侧颈动脉硬化改变、小斑块形成。腹部超声检查（2009 年 12 月 1 日我院）示肝囊肿、左肾囊肿，胆胰脾右肾声像图未见异常。左心房增大、主动脉瓣反流、肺动脉瓣反流（少量）、左心室舒张功能减低。肺部 CT 平扫（2018 年 6 月 5 日我院）示心脏增大，动脉硬化改变；两肺胸膜局限性增厚。腹部及盆腔 CT 示肝脏多发囊肿；左肾囊肿；胆囊内泥沙样结石？主动脉硬化。髋关节 CT（2018 年 6 月 5 日我院）示髋关节轻度退行性改变。

入院后检查：肺部 CT 示两肺感染；左肺下叶结节，建议随访；两侧胸膜局部增厚；动脉硬化（图 40.1）。颈部 CT 示甲状腺体积略增大、密度不均匀，建议进一步检查。所见颈椎密度下降，退行性改变。2018 年 7 月 27 日骨密度检查结果见表 40.1。

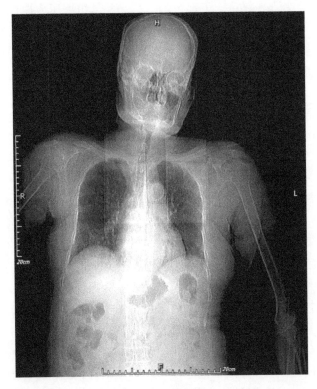

图 40.1　肺部 CT

表 40.1　骨密度检查结果

| 腰　椎 | | $L_1$ | $L_2$ | $L_3$ | $L_4$ | Total |
|---|---|---|---|---|---|---|
| | BMD($g/cm^2$) | 0.645 | 0.767 | 0.811 | 0.749 | 0.746 |
| | T 值 | −3.1 | −2.4 | −2.5 | −2.8 | −2.7 |
| 股骨颈 | | Neck | Troch | Inter | Total | Ward's |
| | BMD($g/cm^2$) | 0.546 | 0.433 | 0.674 | 0.556 | 0.312 |
| | T 值 | −2.7 | −2.7 | −2.8 | −3.2 | −3.6 |

## ☞ 诊治经过

患者主因右髋部及膝关节疼痛活动受限4天就诊，门诊以"膝骨关节炎、髋关节病"收入住院，入院后患者脉搏呼吸明显增快，给予一级护理，急查血常规及生化，明确泌尿系感染，给予抗感染治疗，同时考虑左侧骶髂处压力性损伤，给予导尿管导尿处置；针对右膝关节及髋部疼痛，入院前于急诊已完善CT等相关检查，明确骨关节病，给予非甾体抗炎止痛药物治疗；针对患者冠心病，心率血压明显增高，甲状腺功能示甲状腺功能亢进，给予抗甲状腺功能亢进药物治疗，同时给予降心率、扩张冠状动脉、降压处理；针对患者进食困难、低蛋白血症给予间断补充氨基酸及人血白蛋白，给予肠内营养粉冲服等治疗。患者右侧髋部及膝关节疼痛明显好转，拔出尿管并停用非甾体抗炎止痛药物。经治疗，患者血压、心率控制尚可，局部压力性损伤治疗后已痊愈，患者膝关节疼痛较入院好转，可下地扶助行器行走，甲状腺功能控制可，心率、血压等基础生命体征平稳，经上级医师及家属同意，准予出院，门诊随诊。左侧臀部压力性损伤局部继续给予碘伏消毒、生理盐水冲洗、喷德莫林抗炎处理，外用美皮康敷料修复局部组织，刀片在痂皮上斜面45°进行"井"字划痕，涂抹20%高渗盐水凝胶5 mm厚度溶痂，覆盖水胶体敷料，保持湿性环境（图40.2）。2018年6月25日左侧臀部压力性损伤换药处理，换药时既往方纱外未见渗出，揭开方纱后，可见红色肉芽组织生长，测量范围约3 cm×8 cm×2.8 cm大小，给予碘伏消毒，酒精杀菌后，生理盐水擦洗，外喷德莫林＋重组人表皮生长因子外用溶液，外用小方纱加康复新液修复伤口，后用大方纱固定（图40.3）。2019年10月9日左侧臀部压力性损伤已痊愈（图40.4）。

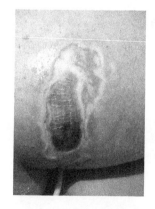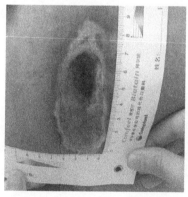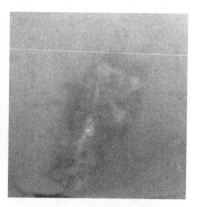

图40.2　压力性损伤处理　　　图40.3　2018年6月25日换药　　　图40.4　压力性损伤痊愈

## ☞ 出院诊断

①重度膝骨关节炎（右）；②髋关节病；③冠状动脉粥样硬化性心脏病、房性期前收缩、心功能不全（Ⅲ级）；④高血压3级（极高危）；⑤胃肠炎；⑥压力性损伤（Ⅲ级）（2018年9月28日痊愈）；⑦慢性动脉硬化伴闭塞症；⑧左肾囊肿；⑨肝囊肿（多发）；⑩高尿酸血症；⑪空腹血糖受损；⑫高脂血症。

## ☞ 出院医嘱及随访

出院时，患者精神可，睡眠佳，二便调，左侧臀部压力性损伤已痊愈，可扶助行器下地行走，甲状腺功能、血压、心率控制可，生命体征平稳。建议患者出院后，为避免膝关节疼痛再次发作应减少行走或负重，必要时关节外科门诊随诊。心前区不适先测血压，若血压明显增高服硝酸异山梨酯片或硝酸甘油片降压治疗，若不缓解积极心内科门诊随诊。服用甲状腺功能亢进药物 1~3 个月后复查甲状腺功能，积极于我科门诊随诊。适当下地活动，保持积极翻身叩背以防止压力性损伤再次发生，余无特殊补充，不适时门诊随诊。

## ☞ 病例小结

压力性损伤，是在外力（如压力、剪切力、摩擦力等）长期作用下，导致的一种局部组织的损伤，是长期卧床患者常见的并发症之一。压力性损伤为局部组织长期受压，血液循环部分或者完全中断，使局部组织微循环障碍，营养物质供应减少，代谢产物慢性堆积，导致的组织坏死损伤。患者入院后需要局部彻底清创，合并感染需抗感染治疗。局部换药应严格遵循无菌原则，局部清创及减压，周围皮肤保持干净，勤翻身叩背，避免污物沾染伤口组织。加强患者营养摄入，压力性损伤局部使用药物需根据疾病发展情况，酌情使用高渗凝胶、生长因子、银离子伤口敷料、复方氨基酸脂质体营养敷料等。

## ☞ 护理部分

### （一）入院评估

1. 疼痛评估：双膝关节及右髋部疼痛，VAS 评分 4 分为中度疼痛。
2. Braden 评分：11 分，存在压力性损伤风险，右髋部带入压力性损伤。
3. ADL 生活自理能力评估：30 分，严重功能缺陷。
4. 右髋部疼痛、活动受限。
5. MNA – SF 营养评估：9 分，有营养不良的风险。
6. 坠床风险评分：4 分，有坠床风险。
7. 导管滑脱风险：2 分，有导管滑脱的风险。
8. Autar 深静脉血栓评估：13 分，存在中等深静脉血栓形成危险。

### （二）护理问题

1. 疼痛：与膝关节局部无菌性炎症反应及右髋部皮肤破溃疼痛有关。
2. 皮肤完整性受损：与长期卧床有关。
3. 生活自理能力部分缺陷：如厕、穿衣、进餐不能完全自理。
4. 躯体移动障碍：与双膝关节疼痛及右髋部压力性损伤疼痛、活动受限有关。
5. 营养低于机体需要量：9 分，存在营养不良的风险。
6. 有受伤的危险：存在高危坠床风险。
7. 有导管滑脱的危险：与留置尿管有关。

8. 潜在并发症：存在深静脉血栓形成风险。

## （三）护理措施

1. 疼痛评估，轻度疼痛时嘱患者注意休息，调整体位，中度以上疼痛时遵医嘱使用止痛药物，密切观察药物不良反应。

2. 给予患者 Braden 评分，采取针对性的措施，保持床单位及皮肤清洁、干燥，减少摩擦和污渍的刺激。按时巡视，协助患者定时更换体位。使用气垫床及泡沫敷料减压，定时协助患者翻身，避免拖、拉、拽等动作。协助主管医生给予患者无菌换药，进行溶痂、清创、消毒、包扎。每日测量伤口大小并如实记录，每日比较皮肤愈合情况。

3. 评估患者日常生活自理能力，给予生活护理，鼓励患者完成力所能及的日常自理项目，提供必要的辅助用具。

4. 协助康复师给予患者功能锻炼。

5. 调整食物性状，给予患者易于消化吸收的食物，鼓励患者少食多餐，减少进餐过程中的干扰，避免打断患者进餐，促进营养吸收。动态评估患者营养风险及其他相关指标变化，综合评估患者营养状况。

6. 家属应 24 小时陪护，患者卧床时加固床挡保护，按时巡视病房。

7. 更换导尿管必须按无菌操作进行，尿道口易受粪便以及分泌物的污染，应每天清洗外阴。遵医嘱给予膀胱冲洗。防止尿液潴留、逆流，并及早发现导尿管扭曲阻塞等异常情况，保持尿流畅通。适当多饮水，以稀释尿液。定时放尿，尽早拔除尿管，使其及早恢复排尿功能。定期更换导尿管，观察尿流情况。

8. 密切观察患者肢体颜色、温度、感觉变化，及时了解患者凝血指标，异常情况及时报告主管医生，采取有效干预措施。鼓励患者主动进行肢体活动，促进血液循环，防止血液淤滞。适当增加患者饮水量，降低血液黏稠度，达到预防血栓的目的。必要时遵医嘱使用抗凝药物，严格执行操作流程，密切观察用药后反应。

## （四）护理评价

1. 患者主诉疼痛较前缓解，复评 VAS 评分 2 分。

2. 患者积极配合治疗，掌握疾病自我防护知识及康复措施，经过治疗及护理，右髋部压力性损伤愈合。

3. 患者主动完成力所能及的日常生活项目，复评 ADL 评分 80 分，轻度功能障碍。

4. 右髋部活动度改善，可活动。

5. 患者食欲及营养状况得到改善，复评 MNA－SF 为 10 分，无其他营养异常指标。

6. 患者及陪护人员能够正确采取防坠床措施，住院期间未发生意外事件。

7. 患者掌握防导管滑脱风险措施，未发生导管滑脱。

8. 患者住院期间能够主动采取深静脉血栓物理预防方法，未形成深静脉血栓。

## （五）护理小结

膝骨关节炎为逐渐进展的慢性疾病，患者同时合并右髋部压力性损伤，在其护理过程中不仅要按骨科护理常规落实膝骨关节炎患者的护理，更要密切加强压力性损伤的皮肤护理。多学科治疗可促进患者康复进程，经过治疗、护理、营养指导、功能锻炼减轻疼痛症状，维持关节功能，促进皮肤愈合，加速疾病的康复。

## ☞ 康复治疗

### （一）物理因子治疗

1. 红外线疼痛治疗，用来缓解关节疼痛不适。

2. 中频电疗，用于缓解疼痛、促进血液循环。

3. 床旁采用气压式血液循环驱动器来促进双下肢血液循环，避免深静脉血栓的形成。

4. 低频脉冲电磁场疗法，抑制破骨细胞活性，促进成骨细胞的形成，提高骨密度。

5. 关节疼痛部位可以采用中药盐袋热敷疗法，来缓解关节的疼痛，促进关节局部血液循环。

### （二）运动方法

1. 疾病急性发作期，疼痛剧烈可采用卧床休息，避免因运动不当而加重膝关节的损害。但是卧床期间可以做踝泵运动，避免卧床引起深静脉血栓形成，待疼痛缓解后指导患者选择低强度的活动。

2. 帮助患者功能锻炼。主要有卧位股四头肌收缩锻炼：在膝关节伸直的时候（坐、立、躺时都可以做）主动收缩股四头肌，使其绷紧，保持5秒，如此反复，20次为一组，每天做3~5组。

3. 卧位直腿抬高运动：卧位在床上，下肢肌肉收紧、绷直，抬高使之与床成30°夹角，保持5秒，再慢慢地放下。如此反复20个为一组，每组做3~5次。

4. 患者运动后膝关节部位疼痛处于急性发作期，出现肿胀、发热时，可适当给予局部冰敷冷疗。

（翟武杰、邱佳美、汤玉萌）

# 041　腰椎间盘突出症一例

## ☞ 患者基本信息

患者，男性，81岁，身高170 cm，体重75 kg，已婚，退休。

[在院时间] 2016年1月12日入院，2016年1月22日出院。

[**主诉**] 腰腿疼痛 2 周，加重 3 天。

[**主要诊断**] 腰椎间盘突出症。

## 病史摘要

[**现病史**] 患者 2 周前因受凉出现右下腰部股骨部疼痛，疼痛为间断性，劳累、受凉及夜间加重，休息保暖后症状缓解，此后症状反复出现，就诊于我院门诊，诊断为"腰椎间盘突出症"。给予大活络丹 1 丸、口服、3 次/日，活血止痛膏 1 片、外用、1 次/日，止痛药（具体名称不详）1 片、口服、3 次/日。保守治疗 1 周后好转。后患者注意腰部活动，避免过劳，上述症状无再发。3 天前，患者搬重物时再次出现腰部剧痛，伴右下肢麻木、疼痛，卧床休息后腰部疼痛稍缓解，右股骨处疼痛无明显缓解，持续卧床休息症状仍不能缓解。为进一步检查及治疗，门诊以腰椎间盘突出症收入院。

[**既往史**] 高脂血症病史 7 年余，服用降脂药物治疗。1958 年诊断胃病，1967 年诊断高血压病，现口服酒石酸美托洛尔片 75 mg/次，每日 1 次，平时血压 150/90 mmHg。否认肝炎、结核、疟疾等传染病史，否认手术史，否认外伤史，否认输血史，否认药物、食物过敏史，预防接种随当地进行。

[**婚育史**] 已婚，25 岁结婚，配偶体健，育 1 子 1 女，子女体健。

[**家族史**] 父母已故，死因不详。否认家族有遗传病、传染病及类似病史。

## 入院检查

[**一般查体**] 体温 36.2 ℃，脉搏 72 次/分，呼吸 20 次/分，血压 150/90 mmHg，心肺腹查体未见特殊异常。

[**专科查体**] 脊柱生理弯曲存在，无明显侧弯，四肢肌肉无明显萎缩，下肢轻度水肿。$L_5$ 棘突压痛阳性，椎旁肌紧张。$L_5$ 及棘突叩痛阳性，右侧椎旁肌叩痛阳性，且向右下肢放射。右侧下肢、双足感觉麻木。

[**实验室检查**] 入院前检验：白细胞 $5.5 \times 10^9$/L、红细胞 $5.0 \times 10^{12}$/L、血红蛋白 146 g/L、中性粒细胞百分比 77.8%、淋巴细胞百分比 14.5%、C-反应蛋白（CRP）3 mg/L、血沉（ESR）6 mm/h、糖化血红蛋白 6.1%；骨内科生化组合：谷丙转氨酶（ALT）14.9 U/L、谷草转氨酶（AST）22.7 U/L、总蛋白 64.3 g/L、白蛋白 41.7 g/L、尿素氮（BUN）6.68 mmol/L、肌酐（CRE）104.4 μmol/L、尿酸（UA）347 μmol/L；骨代谢标志物：全段甲状旁腺激素（PTH）41.9 g/mL、Ⅰ型胶原氨基前肽（P1NP）46.795 ng/mL、血清 β-胶原降解产物（β-CTX）0.184 ng/mL、骨特异碱性磷酸酶（Bone ALP）19.278 μg/L、1,25-二羟基维生素 $D_3$ 14.034 ng/mL。

入院后检验：血常规及凝血功能（2016 年 1 月 14 日）：血小板压积（PCT）0.13 L/L↓、凝血酶原活动度（PA）77%↓、D-二聚体 809 μg/L↑。

[**影像学检查**] 入院前检查：2016 年 1 月 4 日行骨盆正位 X 线检查示未见明显异常。骨密度检查结果见表 41.1。入院后检查：全脊柱 MRI 示全脊柱退行性改变；骨质增生；椎间盘变性；多发椎体终板炎；多发椎间盘突出、变性；多发椎体水平黄韧带增厚，椎管狭窄；$L_3$、$L_4$ 对位不良，椎体不稳（图 41.1）。

表 41.1　骨密度检查结果

| 腰　椎 | | $L_1$ | $L_2$ | $L_3$ | $L_4$ | Total |
|---|---|---|---|---|---|---|
| | BMD($g/cm^2$) | 1.631 | 1.544 | 1.596 | 1.451 | 1.560 |
| | T 值 | 5.1 | 4.1 | 4.5 | 3.3 | 4.3 |
| 股骨颈 | | Neck | Troch | Inter | Total | Ward's |
| | BMD($g/cm^2$) | 0.846 | 0.896 | 1.273 | 1.086 | 0.570 |
| | T 值 | −0.6 | 0.9 | 0.4 | 0.3 | −1.5 |

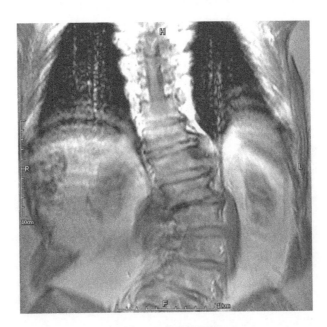

图 41.1　全脊柱 MRI

## ☞ 诊治经过

患者入院后，积极完善相关检查检验，积极请上级医师查房会诊等。针对腰椎相关神经症状给予静脉滴注甘露醇注射液神经脱水治疗；针对骨痛给予注射用氯诺昔康缓解疼痛；针对下肢神经病变给予维生素 $B_1$ 注射液、甲钴胺注射液；其他常规口服药有益心舒胶囊、厄贝沙坦氢氯噻嗪片、阿司匹林肠溶片、酒石酸美托洛尔片、复方丹参滴丸。患者腰痛经治疗好转，准予出院。

## ☞ 出院诊断

①腰椎间盘突出症；②高脂血症；③高血压 3 级。

## ☞ 出院医嘱及随访

患者出院时，精神睡眠正常，饮食大小便正常，腰痛经治疗后好转。建议患者出院后尽量减少下地负重活动，多晒太阳，规律用药，2周后门诊复查肝肾功能，不适时门诊随诊。

## ☞ 病例小结

腰椎间盘突出是一个复杂及渐进的过程，主要体现在椎间盘结构的退变，而椎间盘是人体最大的无血管组织，其主要通过两条途径获得营养：终板途径和纤维环途径。其中终板途径为主要营养途径。终板是椎间盘组织的组成结构，位于上下椎体之间，与椎间盘相邻，其本身可分为骨性终板和软骨终板，骨性终板呈薄片，中央区聚集了大量微孔；软骨性终板位于骨性终板之上，厚度较薄，渗透性较差。终板是椎间盘营养供应的主要区域，具有保护椎体和椎间盘以及营养椎间盘的作用，类似于关节软骨，终板软骨组织可发挥维持椎体正常形态的作用，保证应力均匀作用于椎体，防止椎间盘组织损伤毛细血管和神经末梢。随着年龄增加，早期逐渐衰老、凋亡的终板软骨细胞及合成减少的细胞外基质造成终板组织表面出现龟裂和裂隙，而到了晚期，终板组织则发生钙化、骨化、厚度变薄，甚至还可以出现局部缺损。终板的变化与椎间盘的退变密切相关，其一是因为终板应力；其二，还有终板作为营养通道的原因。

## ☞ 护理部分

### （一）护理评估

1. 疼痛评估：腰部及右股骨疼痛，VAS 评分 4 分，为中度疼痛。
2. ADL 生活自理能力评估 95 分，轻度功能缺陷。
3. Morse 跌倒评分 45 分，存在高度跌倒风险。
4. 对腰椎间盘突出症日常护理了解不足。

### （二）护理问题

1. 疼痛：与腰椎间盘髓核突出压迫脊神经根有关。
2. 生活自理能力部分缺陷：如厕需要辅助。
3. 有受伤的危险：存在高度跌倒风险。
4. 知识缺乏：缺乏腰椎间盘突出症日常护理知识。

### （三）护理措施

1. 急性期卧硬板床 2~3 周，对患者做好保暖措施。缓解期指导患者养成坐、站、行和劳动的良好姿势，患者疼痛缓解后增加活动量，促进其功能恢复。
2. 动态评估患者日常生活自理能力，落实基础护理，鼓励患者完成力所能及的日常自理项目。
3. 分阶段进行功能锻炼，提高下肢及腰背部的肌力。动态评估患者跌倒的高危因素及风险程度，及时对患者及家属进行相关知识宣教，提高患者及家属防护意识。
4. 讲解腰椎间盘突出症日常护理注意事项。指导患者建立良好的生活方式，保持腰椎的正确姿势，避免腰部活动范围过大，过度劳累，防止腰部扭伤，佩戴腰围。

### （四）护理评价

1. 患者主诉疼痛较前缓解，复评 VAS 评分 1 分。
2. 患者主动完成力所能及的日常生活项目，复评 ADL 评分 100 分。
3. 患者能够正确采取防跌倒相关措施，住院期间未发生意外跌倒事件。
4. 患者可以说出腰椎间盘突出症的日常护理知识并采取积极的预防措施。

### （五）护理小结

腰椎间盘突出是慢性进展型疾病，在其护理过程中，不仅要按骨科护理常规落实腰椎间盘突出症的护理，更要注意加强对患者日常保健知识宣教，通过改变患者的生活习惯、功能锻炼等方式来延缓疾病的进展，对于疾病的治疗具有重要意义。

## ☞ 康复治疗

### （一）物理治疗

主要目的是镇痛、消炎、促进组织再生、兴奋神经肌肉和松解粘连，促进腰部及患肢功能的恢复。针对该患者的治疗主要有超短波治疗、直流电药物离子导入治疗、干扰电治疗、低频调制的中频电流治疗、红外线治疗、紫外线坐骨神经区分野照射治疗、蜡疗；牵张训练等增加腰背部韧性，腰腹肌肌力训练增加脊柱稳定功能。

### （二）运动治疗

日常生活活动中的正确姿势和动作，是防止椎间盘突出、腰腿痛发作的根本方法，同时这些动作也可用来治疗腰腿痛。

1. 反复搓腰：将双手分别放于同侧腰大肌处，由上向下，再自下而上反复搓 10 ~ 15 次，以双侧腰部发热为度。
2. 爬行训练：四肢呈爬行状，先后做弓腰、沉腰动作。然后侧身做左（右）手摸左（右）足、扬手转身等动作，最后将双手着地，做爬行动作，每天坚持 30 分钟。
3. 飞燕式锻炼：俯卧于床，先后做双下肢交替抬举、双下肢同时抬举、上半身后伸抬起、身体两端同时抬离于床等动作，上述动作各 10 余次，每日坚持 30 分钟锻炼。
4. 团身运动：仰卧于床，先后做屈髋、屈膝、仰卧起坐或仰卧起坐接双手抱膝贴胸等动作各 10 余次。此运动可与飞燕式锻炼隔日交替进行。
5. 倒退走锻炼：在走廊或空旷处倒退走，每次 30 分钟左右。这种锻炼有利于改善腰背肌状态，恢复腰椎生理弓和腰部小关节滑动，可帮助解除小关节粘连。

（瞿武杰、邸佳美、汤玉萌）

# 骨肿瘤

## 042　股骨骨肉瘤一例

☞ **患者基本信息**

患者，女性，19岁，卧床，未婚，学生。

[在院时间] 2015年7月6日入院，2015年8月12日出院。

[主诉] 右下肢疼痛3月余，右股骨骨折2月余，右下肢疼痛加重1月余。

[主要诊断] 股骨骨肉瘤、病理性骨折。

☞ **病史摘要**

[现病史] 患者3月余前无明显诱因出现右下肢（大腿上端）疼痛，休息后症状缓解不佳，2015年3月就诊于当地市医院，行股骨正侧位X线检查，诊断为"股骨囊肿"，未行系统正规治疗。期间患者疼痛症状持续存在。2015年4月13日患者行走时不慎跌倒，致右下肢剧烈疼痛、畸形，不能直立行走，遂被家人急送入当地市骨科医院，行右股骨正侧位片，诊断为"右股骨病理性骨折"，于2015年4月17日行骨折切开复位内固定术，取活检送病理检查（具体不详），术后输血治疗，患者术后右下肢持续肿胀、疼痛，切口持续不愈合。2015年5月2日再次行右股骨骨折术后坏死清创引流术，术后患者右下肢肿痛缓解，伤口愈合，于2015年5月19日出院。2015年5月27日患者右下肢疼痛再次加重，遂再次就诊于当地医院，行右股骨正侧位片检查，给予患者止痛及消炎药物（具体药物及剂量不详）治疗，患者症状缓解不佳。期间患者右下肢疼痛、肿胀逐渐加重，不能行走，就诊于当地市人民医院，行股骨正侧位片检查，诊断为"右侧股骨上段骨肉瘤"建议患者转院治疗，患者遂就诊于当地省医院，查看病理涂片，考虑骨肉瘤伴动脉瘤样骨囊肿不除外，建议患者进一步检查治疗。患者遂就诊于北京市某三甲医院，行股骨X线及CT检查，建议患者至我院治疗。我院以"股骨上段占位"收

入我科，患者自发病以来，精神可，饮食、睡眠可，二便正常，身高、体重无明显变化。

[**既往史**] 无特殊。

[**个人史**] 无特殊。

[**婚育史、月经史**] 13 岁月经初潮，月经周期 24～28 天，经期 5～7 天，2015 年 5 月 15 日末次月经。月经规律，月经量适中，无痛经。未婚，未育。

[**家族史**] 父母体健，独女，家族未见明显遗传性疾病史。

## ☞ 入院检查

[**一般查体**] 体温 37.1 ℃，脉搏 78 次/分，呼吸 16 次/分，血压 120/80 mmHg，发育正常，营养良好，神志清楚，查体欠合作，急性病容。心肺腹查体无异常。脊柱四肢见专科检查。

[**专科查体**] 平车推入病房，脊柱生理曲度存在，右大腿肿胀，右腹股沟处可见一15 cm 手术瘢痕，右大腿外侧可见一 10 cm 手术瘢痕，右大腿周径 59 cm。右股骨压痛阳性。右下肢活动受限。右大腿痛觉过敏。四肢肌力Ⅴ级，肌张力正常，生理反射正常存在，病理反射未引出。

[**实验室检查**] 血、尿、便常规未见明显异常，肝肾功能、血糖、血脂、电解质未见明显异常，血沉（ESR）80 mm/h、C-反应蛋白（CRP）30 mg/L，铁蛋白（FE）230 ng/L，神经元特异性烯醇化酶（NSE）36.2 ng/L。

[**影像学检查**] 2015 年 7 月 22 日股部 MRI（右）示右股骨上段术后改变，局部骨质破坏伴周围巨大软组织肿块影（图 42.1）。2015 年 7 月 7 日全身骨显像示右髋臼、

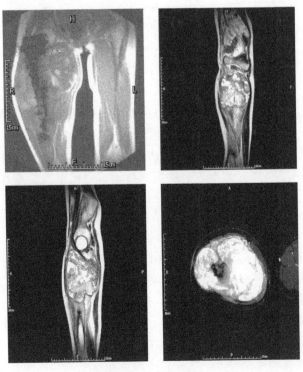

图 42.1　股部 MRI

右耻骨、右股骨中上段、右膝关节、右踝关节骨质活性增强。2015 年 7 月 15 日病理会诊示大片出血、囊性变及退变坏死组织，局部残留退变细胞影，不能除外骨肉瘤可能。

## 诊治经过

患者入院后完善相关检查，给予股部 MRI（检查）（图 42.1）及病理会诊，考虑局部骨质破坏伴周围巨大软组织肿块，不能除外骨肉瘤可能。建议患者行手术截肢治疗，患者及患者家属拒绝手术。

## 出院诊断

①股骨骨肉瘤；②股骨病理性骨折术后。

## 病例小结

恶性骨肿瘤也有人称为"骨癌"，一般而言，恶性骨肿瘤又可分为原发性骨肿瘤、继发性骨肿瘤与转移性骨肿瘤三种。原发性骨肿瘤指由局部组织长出的恶性肿瘤，原发恶性骨肿瘤以骨肉瘤、软骨肉瘤、纤维肉瘤为多见；继发性骨肿瘤则由良性骨肿瘤转变而来，转移性骨肿瘤则是由其他系统的恶性肿瘤发生远处转移至骨骼的后果，常见的有肺癌、前列腺癌、乳腺癌、肝癌、甲状腺癌、子宫颈癌、胃癌、结肠癌、肾癌、鼻咽癌等。转移性骨肿瘤多起源于乳腺癌、肺癌、前列腺癌、肾癌及甲状腺癌等。

骨肉瘤也叫成骨肉瘤，是较常见的发生在 20 岁以下青少年或儿童的一种恶性骨肿瘤，其主要临床表现为以下几个方面。

1. 疼痛：肿瘤部位发生不同程度的疼痛是骨肉瘤非常常见和明显的症状，由膨胀的肿瘤组织破坏骨皮质，刺激骨膜神经末梢引起。疼痛可由早期的间歇性发展为数周后的持续性，疼痛的程度可有所增强。下肢疼痛可出现避痛性跛行。

2. 肿块：随着病情发展，局部可出现肿胀，在肢体疼痛部位可触及肿块，伴明显的压痛。肿块增长迅速者，可以从外观上发现肿块。肿块表面皮温增高和浅表静脉显露，肿块表面和附近软组织可有不同程度的压痛。因骨化程度的不同，肿块的硬度各异。肿块持续增大，可造成关节活动受限和肌肉萎缩。

3. 跛行：由肢体疼痛而引发的避痛性跛行，随着病情的进展而加重，患病时间长者可以出现关节活动受限和肌肉萎缩。

4. 全身状况：诊断明确时，患者全身状况一般较差，表现为发热、不适、体重下降、贫血以至全身衰竭。个别病例肿瘤增长很快，早期就发生肺部转移，致全身状况恶化。瘤体部位的病理骨折使症状更加明显。

治疗骨肉瘤应行根治性手术。有条件者可做局部广泛切除，肿瘤部位距躯干越近，病死率越高。

本患者为年轻女性，突发病理性骨折，考虑为原发性骨肿瘤，考虑骨肉瘤，伴周围多发转移，理应手术切除治疗，但手术创伤较大，风险较高，遂给予对症保守治疗。

# ☞ 护理部分

## （一）护理评估

1. 右下肢疼痛，VAS 评分 4 分。
2. 右下肢活动受限，感觉异常。
3. 患者表情淡漠，家属拒绝进一步诊疗。
4. 右下肢肌力异常，Morse 评分 60 分。

## （二）护理问题

1. 疼痛。
2. 生活自理能力部分缺陷。
3. 焦虑、抑郁。
4. 有受伤的风险：高危跌倒风险。

## （三）护理措施

1. 动态评估疼痛程度及性质，采用"三阶梯"给药原则给予对症处理，减轻疼痛程度及持续时间。
2. 鼓励患者尽力完成力所能及的项目，发挥自身主动性，给予必要的协助。
3. 保持亲切和蔼的态度，及时解答患者疑问，主动告知诊疗护理目的与结果，介绍成功案例，增进护患信任。
4. 确保诊疗环境安全，合理使用辅助用具和转运工具，专人 24 小时陪护，合理使用营养神经等药物。

## （四）护理评价

1. 患者住院期间疼痛程度减轻，VAS 评分 3 分。
2. 患者住院期间生活自理需求得到满足。
3. 患者住院期间情绪平稳，能够主动表达内心感受。
4. 患者住院期间未发生意外受伤事件。

## （五）护理小结

在护理过程中，应对患者身心承受的痛苦给予理解，重点关注其心理状态，建立良好的护患关系，开展健康教育，提供关心与支持，帮助其重塑信心，积极采取正确的诊疗措施，控制疾病进程，恢复肢体功能，早日回归家庭和社会。

（王天天、杨雪、汤玉萌）

# 043 胸腺瘤伴骨转移一例

## ☞ 患者基本信息

患者，男性，42 岁，身高 175 cm，体重 80 kg，已婚，农民。

[在院时间] 2016 年 6 月 9 日入院，2016 年 6 月 26 日出院。

[主诉] 腰背部疼痛 2 个月，加重伴右下肢放射痛 3 天。

[主要诊断] 继发性脊柱肿瘤。

## ☞ 病史摘要

[现病史] 患者自诉于 2 个月前无明显诱因出现腰背部疼痛，伴乏力及咳嗽、咳痰、盗汗等症状，夜间疼痛较重，期间患者上述症状持续存在。2 周前，患者腰背部疼痛再次加重，伴右下肢放射痛，休息后症状缓解不佳，遂就诊于当地医院，给予行腰椎 MRI 检查，考虑"腰椎结核"，给予抗结核等治疗，效果不佳。3 天前，患者疼痛明显加重，休息后症状不缓解，为求进一步治疗，遂来我院，门诊以"腰痛待查"收入我科，自发病以来精神、饮食可，睡眠可，大小便正常，体重身高无明显变化。

[既往史] 否认高血压、糖尿病及冠心病病史，30 年前曾患肺结核，否认肝炎等传染病病史，否认手术、外伤、输血及中毒史，否认药物及食物过敏史，预防接种随当地进行。

[个人史] 无特殊。

[婚育史] 无特殊。

[家族史] 父母及兄弟姐妹体健，家族无传染病及遗传病史。

## ☞ 入院检查

[一般查体] 体温 36.4 ℃，脉搏 78 次/分，呼吸 18 次/分，血压 120/80 mmHg，心肺腹查体未见明显异常。

[专科查体] 跛行步态，脊柱曲度存在，无明显侧弯，四肢肌容积正常，无明显萎缩。$L_4$ 棘突及棘上韧带压痛阳性，双侧椎旁肌压痛阳性，$L_4$ 棘突叩击痛阳性。腰椎活动受限。右大腿前侧痛觉减退。四肢肌力 V 级，肌张力正常，右直腿抬高试验阳性（40°），余生理反射正常存在，病理反射未引出。

[实验室检查] 血常规、尿常规、便常规未见明显异常；肝肾功能、血糖、血脂及电解质未见明显异常；肿瘤标志物未见明显异常；结核检查未见异常；血沉（ESR）45 mm/h，高敏 C-反应蛋白（CRP）25.90 mg/L。

[影像学检查] 2016 年 6 月 12 日肺部 CT 示前纵隔胸腺区占位，胸腺瘤（图 43.1）。2016 年 6 月 12 日腰椎 X 线检查示腰椎侧弯左凸，$L_4$ 椎体右半部骨质破坏，累及右侧椎弓根，$L_3 \sim L_4$、$L_4 \sim L_5$ 椎间隙变窄，椎管无明显狭窄（图 43.2）。2016 年 6 月 16 日全脊柱 MRI 示 $L_4$ 椎体骨质破坏伴病理性骨折、$T_1$ 椎体及附件异常信号影，不除外骨转移

（图43.3）。2016年6月16日PET–CT（本院）示前上纵隔占位，FDG摄取增高，考虑恶性胸腺瘤可能；额骨左侧、右侧髋臼、左侧坐骨、骶骨左侧缘、$L_4 \sim L_5$椎体、左侧肩胛骨、$T_1$椎体溶骨性破坏，FDG摄取明显增高，考虑转移，气管前腔静脉后淋巴结受累。2019年7月12日双能X线骨密度检查示腰椎Z值–2.7，股骨颈Z值–1.8。

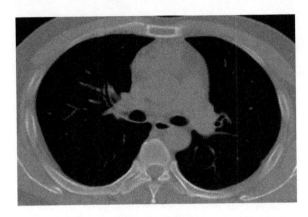

图43.1　肺部CT

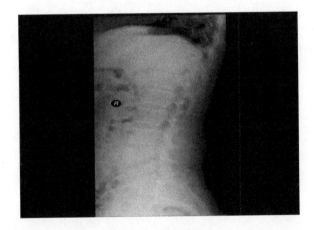

图43.2　腰椎X线

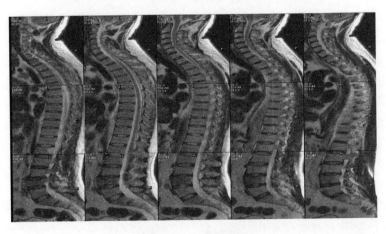

图43.3　全脊柱MRI

## ☞ 诊治经过

患者入院后完善相关检查，肺 CT 提示纵隔占位，全脊柱 MRI 示 $L_4$ 椎体骨质破坏伴病理性骨折、$T_1$ 椎体及附件异常信号影，不除外骨转移。PET – CT 示前上纵隔占位，FDG 摄取增高，考虑恶性胸腺瘤可能；额骨左侧、右侧髋臼、左侧坐骨、骶骨左侧缘、$L_4 \sim L_5$ 椎体、左侧肩胛骨、$T_1$ 椎体溶骨性破坏，FDG 摄取明显增高，考虑转移，气管前腔静脉后淋巴结受累，淋巴瘤不除外。于 2016 年 6 月 17 日在局麻下行经皮腰椎后路病灶穿刺活检、椎体成形术，术后给予抗感染、抑制骨破坏及止痛治疗，现患者需进一步保守治疗，病理结果考虑转移性低分化鳞状细胞癌可能，给予止痛、改善骨代谢及抑制骨破坏治疗。

## ☞ 出院诊断

①脊柱肿瘤（$L_4$ 椎体）；②腰椎退行性骨关节炎（重度）；③胸腺瘤；④淋巴结转移；⑤骨转移瘤（多发）。

## ☞ 出院时情况

现患者腰背部疼痛伴右下肢反射痛症状缓解，患者院外继续抗肿瘤治疗。

## ☞ 病例小结

脊柱转移瘤是最常见的骨转移瘤、脊柱肿瘤，好发于胸腰椎。临床表现为局限性疼痛，逐渐加重，有触痛和叩痛；转移癌破坏从椎体到附件突破皮质进入椎管，或造成病理骨折成角畸形，压迫脊髓或神经根产生相应症状。核素扫描较敏感，但应除外假阳性；X 线、CT、MRI 有助于确定破坏部位与范围；CT 下穿刺活检可明确诊断。应根据全面评估采取治疗措施，如放疗、化疗，手术治疗适用于对放疗不敏感、预计生存期至少半年以上、出现神经压迫症状、病灶相对局限、原发病灶可以控制的患者，一般采用前路肿瘤切除和减压固定或前后路联合入路，后路减压固定常为姑息性手术。

本患者为胸腺瘤导致的骨转移，肿瘤标志物未见异常，单纯血沉及 C-反应蛋白偏高，易导致误诊，既往患者存在肺结核病史，存在脊柱椎体破坏，误诊为脊柱结核，抗结核治疗无效，经进一步检查及病理结果，考虑为脊柱转移瘤。

## ☞ 护理部分

### （一）护理评估

1. VAS 疼痛评分 3 分。
2. Morse 跌倒评分 40 分中风险。
3. 午后发热，感染指标高。
4. 无法接受患病事实，焦虑评分 12 分。

### （二）护理问题

1. 急性疼痛。

2. 有受伤的风险：跌倒。

3. 潜在并发症：感染。

4. 紧张，焦虑。

### （三）护理措施

1. 协助医生完善检查，明确诊断，采取对症治疗及护理，减少不良环境刺激诱发或加重疼痛。

2. 动态评估患者跌倒危险意识，及时进行防跌倒知识宣教，遵医嘱使用营养神经等药物，改善双下肢运动感觉情况。

3. 监测体温及相关感染指标，病室定期通风换气，行紫外线照射，遵医嘱静脉输入抗感染药物，严格无菌操作。

4. 注意沟通方式及方法，对患者的情绪变化表示理解，帮助其树立正向信念和治疗信心。

### （四）护理评价

1. 患者住院期间疼痛频次减少及程度缓解。

2. 患者住院期间未发生跌倒等意外事件。

3. 患者住院期间体温恢复正常，感染指标恢复。

4. 患者住院期间逐步接受疾病事实，主动寻求有效治疗方法。

### （五）护理小结

该患者突然发病且病情发展迅速，无法接受诊断事实，面对患者消极、否定情绪时，护士应给予充分的理解和包容，保证患者安全的同时，积极进行心理疏导，帮助患者尽快恢复治疗的信心。通过有效的沟通及心理干预，帮助患者正确认识疾病，积极采取有效治疗措施，及时进行手术治疗，改善症状及肢体功能，提高生存质量。

（王天天、杨雪、汤玉萌）

# 044　骨髓转移瘤继发多处椎体及双侧股骨颈病理性骨折一例

## ☞ 患者基本信息

患者，女性，64 岁，身高 140 cm（原身高 160 cm），体重 40 kg，已婚，退休。

[在院时间] 2018 年 10 月 31 日入院，2018 年 11 月 8 日出院。

[主诉] 周身疼痛 3 年，加重 1 周。

[**主要诊断**] 继发性骨质疏松、多发椎体压缩性骨折、双侧股骨颈骨折。

## ☞ 病史摘要

[**现病史**] 患者于 2015 年 12 月开始无明显诱因出现腰背部疼痛，当地医院就医后诊断 $T_{12}$ 椎体压缩性骨折，卧床静养未予治疗，2016 年 4 月自觉驼背加重，6 月放射线检查后发现 $T_{12}$ 压缩较以前加重，仍卧床静养，8 月复查发现 $T_5 \sim T_8$ 椎体压缩性骨折，楔形变，就诊于市级医院，卧床牵引加骨肽治疗 42 天，疼痛略好转，但行走费力，2016 年 12 月开始需在助步器辅助下才能站立行走，2017 年 2 月坐下时突然出现前胸部疼痛，就医后未发现胸骨肋骨折，胸廓畸形逐渐加重，开始口服钙片和福善美（阿仑膦酸钠片），服药 3 个月疼痛有所减轻，但 2017 年 5 月出现右侧髋部活动后疼痛，6 月就诊发现右侧股骨颈骨折，7 月自行站立转身过程中出现左侧髋关节疼痛，就诊于我院，检查发现左侧股骨颈骨折。

简要骨折病史总结见表 44.1。

表 44.1　简要骨折病史总结

| 2015 年 12 月 | $T_{12}$ 压缩性骨折 |
| --- | --- |
| 2016 年 4 月 | 驼背 |
| 2016 年 6 月 | $T_{12}$ 椎体压缩较前加重 |
| 2016 年 8 月 | $T_5 \sim T_8$ 椎体压缩性骨折 |
| 2016 年 10 月 | 行走困难 |
| 2017 年 2 月 | 胸闷气短，胸廓畸形渐加重 |
| 2018 年 5 月 | 右股骨颈脆性骨折 |
| 2018 年 7 月 | 左股骨颈转身时骨折 |

[**既往史**] 无传染病史，有胃溃疡手术史，无药物、食物过敏史，否认糖皮质激素应用史，否认风湿性疾病史。否认高血压、糖尿病病史，有腔隙性脑梗死病史。

[**个人史**] 否认疫区居住史，否认疫水、疫源接触史，否认放射物质、有毒物质接触史，否认毒品接触史，否认冶游史，否认吸烟、饮酒史。

[**婚育史、月经史**] 已婚，育有 1 女，身体健康，49 岁因子宫肌瘤行子宫切除术。

[**家族史**] 父母已故，家族无传染病及遗传病史。

## ☞ 入院检查

[**一般查体**] 体温 36 ℃，脉搏 102 次/分，呼吸 20 次/分，血压 105/74 mmHg（卧位），被动体位，查体合作，胸廓畸形，消瘦，神志清楚，心肺腹查体未见明显异常，

[**专科查体**] 脊柱侧弯，四肢肌肉萎缩。胸骨及全脊柱压痛阳性。

[**实验室检查**] 血常规：血红蛋白 8.8 g/L，血小板 $132 \times 10^9$/L。尿常规示尿酸碱度（pH）7.0、尿比重（SG）1.026。凝血象（五项）D - 二聚体 6252 ng/mL ↑↑，C-反应蛋白（CRP）13.47 mg/L ↑↑。生化：肝功、肾功、血脂正常，总蛋白（TP）65.5 g/L，白

蛋白（ALB）36.3 g/L，球蛋白 29.2 g/L，肌酐（CRE）40 μmol/L↓，血钙逐渐升高、血磷逐渐降低，碱性磷酸酶水平正常高值。肿瘤系列：癌胚抗原（CEA）278↑↑ng/mL，糖类抗原 153（CA 153）141 U/mL↑↑，糖类抗原 125（CA 125）131 U/mL↑↑。骨髓瘤系列：IgG 11.6 g/L，IgA 3.11 g/L，IgM 0.38 g/L，IgE <18.8 IU/mL，K 轻链 3.51 g/L，L 轻链 1.42 g/L，类风湿因子（-），抗 O（-），1,25-二羟基维生素 $D_3$ 29 ng/mL↓（参考值 >30），维生素 $B_{12}$ 1476 pmol/L，铁蛋白（FE）1058.3 ng/mL。

[影像学检查]

骨盆正位 X 线示代谢性骨病，双侧股骨颈骨折（图 44.1）。

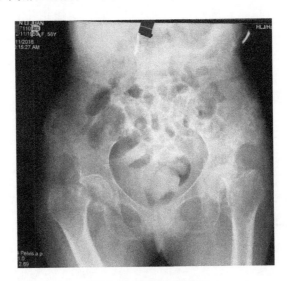

图 44.1　骨盆正位 X 线

全脊柱 MRI 见图 44.2 及图 44.3。

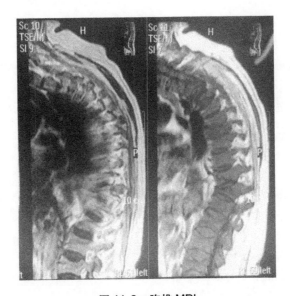

图 44.2　胸椎 MRI

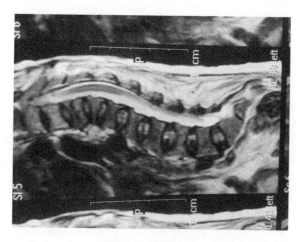

图 44.3 腰椎 MRI

肺部 CT + 全腹 CT 扫描示双肺间质性改变，右侧肩胛骨陈旧性骨折，双侧肋骨间隙变窄，胸廓局部向内凹陷；胆囊炎；脾脏体积略小；肝脏及胰腺平扫未见异常；子宫未见显示；全身多骨骨质破坏，多发骨髓瘤可能大，请结合临床进一步检查；双侧股骨颈病理性骨折。

鉴于以上检查结果，请血液科及肿瘤科会诊，考虑骨转移瘤，建议进一步行骨髓穿刺术检查。

行骨髓穿刺术检查示骨髓增生重度减低，可见分类不明细胞团，形态支持骨髓转移癌，请结合临床及其他检查（图 44.4）。

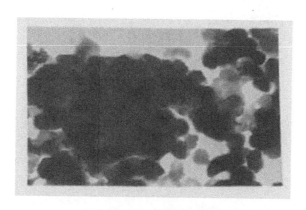

图 44.4 骨髓穿刺

## ☞ 诊治经过

治疗：主要以对症止痛、改善症状、心理安慰、扶正固本、纠正贫血、纠正离子紊乱为主，密盖息（鲑鱼降钙素）序贯双膦酸盐，后患者骨髓造血功能障碍，血小板持续下降，虽经输血及血小板纠正治疗，但血象仍然维持不佳，最终因自发出血、多脏器衰竭于 2018 年 5 月医治无效临床死亡。

## ☞ 出院诊断

①骨髓转移瘤、继发性骨质疏松；②多发椎体压缩性骨折；③双侧股骨颈病理性骨折。

## ☞ 病例小结

患者为老年女性，病史3年，入院前一直未经系统诊治，按普通骨质疏松在家中静养，直到病情加重、卧床不能自理才来院就医，入院后完善相关检验和影像学检查，除外原发性骨质疏松，考虑肿瘤继发性骨质疏松及多处骨折，但未发现原发病灶，家属拒绝进一步 PET - CT 及骨活检检查，无条件进一步检查纤维细胞生长因子23（FGF23）等特殊指标。

该患者检查结果尚存矛盾和疑虑，影像学不除外多发骨髓瘤，骨穿结果不支持骨髓瘤，后期出现高钙和低磷，需要与肿瘤相关性低磷骨软化症鉴别，肿瘤相关性低磷骨软化症是一种由于肿瘤分泌过多的利磷因子（如成纤维细胞生长因子23等），引起肾脏排磷增多造成的获得性代谢性骨病。肿瘤多来源于间叶组织，位于骨或软组织内，位置隐匿，临床表现为随病程进展逐渐加重的骨骼疼痛、活动受限、肌无力等。骨X线检查可见骨密度普遍降低、骨小梁影模糊。本病为一种少见病，临床表现复杂多变，患者就诊科室分散，因此误诊、误治率高，但是通过积极的定性和定位检查，明确肿瘤诊断，可降低误诊、误治率。

骨质疏松是涉及多学科的公众健康问题，有些继发病因极其复杂，对于疑难病例和罕见病例应进行多学科联合会诊甚至远程会诊以提高诊治率。

最后应让患者了解早期诊断和早期治疗的重要性，出现症状应尽早就医，以免延误病情错过最佳治疗时机。

（周萍）

# 045　多发性骨髓瘤一例

## ☞ 患者基本信息

患者，男性，62岁，身高171 cm，体重70 kg，已婚，职业农民。

[**在院时间**] 2020年3月18日入院，2020年3月31日出院。

[**主诉**] 双上肢疼痛麻木伴行走不稳半年，加重伴双髋、双膝关节疼痛3个月。

[**主要诊断**] 多发性骨髓瘤、脊髓型颈椎病（$C_4 \sim C_5$、$C_5 \sim C_6$）、腰椎间盘突出症（$L_4 \sim L_5$）。

## ☞ 病史摘要

[**现病史**] 患者半年前无明显诱因出现双上肢疼痛麻木，以左侧为重，呈持续性，

休息无减轻，伴有行走踩棉感，不伴有间歇性跛行及胸部束带感，当时入临邑县某医院诊断为：①颈椎病；②双侧腕管综合征。予以双侧腕管松解术，术后患者双手麻木症状稍微减轻，双上肢疼痛症状无缓解。3个月前无明显诱因出现双髋及双膝关节疼痛，疼痛持续性，有夜间疼痛症状，伴有双下肢无力、行走踩棉感，再次就诊于临邑县某医院，行颈椎 MRI 示颈椎病。腰椎 MRI 示 $L_4 \sim L_5$ 椎间盘左右突出，双髋关节 MRI 示左侧股骨头异常信号，考虑股骨头坏死，双髋关节积液。当地医院给予地塞米松 5 mg，肌内注射治疗，效果好，双髋及双膝关节疼痛减轻。发病以来患者发现小便泡沫尿 2 个月，无畏寒、发热、多汗、烦渴、多饮、多尿，无关节肿痛、发热、皮肤淤点、牙龈出血，无腹胀、腹泻、反酸、呕血、便血、黄疸等。近期体重无明显减轻。精神、饮食、睡眠可，大便无特殊。

[**既往史**] 否认肝炎、结核、疟疾等传染病史，否认高血压、糖尿病、冠心病等病史，否认其他手术及外伤史，否认输血史，否认药物、食物过敏史，预防接种随当地进行。

[**个人史**] 生于山东德州市，久居于本地，无疫区居住史，无疫水、疫源接触史，无放射物质、有毒物质及毒品接触史，吸烟 40 年，约每日 20 支，3 个月前已戒烟，无饮酒史。

[**婚育史**] 适龄结婚，配偶体健，育有 1 子 1 女，爱人及子女均体健。

[**家族史**] 父母亲已故，死因不详，1 姐 1 妹 3 弟均体健，家族无传染病及遗传病史。

## ☞ 入院检查

[**一般查体**] 体温 36 ℃，脉搏 82 次/分，呼吸 18 次/分，血压 140/80 mmHg，身高 171 cm，体重 70 kg。神志清楚，精神尚可，正常面容，表情自然，发育正常，营养良好，匀称，步入病房，自动体位，查体合作，语言正常，声音洪亮，对答切题。全身皮肤黏膜无黄染、出血点、蜘蛛痣及皮疹。皮肤有弹性，未见明显水肿。全身浅表淋巴结无肿大及压痛。头部正常，无畸形，头发乌黑，浓密，眉毛无脱落，无倒睫，眼睑无水肿、下垂及闭合不全，巩膜无黄染，结膜无充血、水肿，角膜透明，双侧瞳孔等大等圆，直径约为 3 mm，对光灵敏，眼球活动自如，视力粗测正常。耳郭正常，外耳道通畅，无异常分泌物，听力正常。鼻部外形正常无畸形，无鼻翼扇动，双侧鼻腔通畅，无异常分泌物及出血，鼻甲不肥大，鼻中隔不偏曲，各鼻窦区无压痛，嗅觉粗测正常。口腔无异味，口唇无发绀、疱疹、皲裂、溃疡及色素沉着，无龋齿，牙龈无红肿，伸舌居中，舌肌无萎缩。颈软，无抵抗，未见颈静脉怒张，未闻及明显血管杂音，气管居中，甲状腺正常，未触及明显震颤，无肿大。胸廓对称无畸形，局部无隆起及凹陷，胸骨无压痛，肋间隙正常，胸壁静脉无扩张，呼吸正常，呼吸动度两侧对称，语音震颤正常两侧对称，未触及胸膜摩擦感，双肺叩诊呈清音，两肺呼吸音清，未闻及干、湿啰音，语音传导两侧对称。心前区无隆起，心尖搏动有力，未触及震颤及心包摩擦感，心界正常，心率 82 次/分，律齐，心音正常，各瓣膜听诊区未闻及杂音，P2 > A2，心包摩擦音未闻及。腹软，腹部平坦，腹壁静脉不明显，未见肠形及蠕动波，无瘢痕，全腹未触及

包块，未见异常搏动，无压痛及反跳痛，肝脏肋下未触及，胆囊未触及明显异常，墨菲征阴性、库瓦西耶征阴性，膀胱不胀，双肾未触及，移动性浊音阴性，肠鸣音正常，未闻及振水音及血管杂音。

[**专科查体**] 蹒跚步态。颈椎生理曲度存在，左肩部肌肉萎缩，双肩关节活动受限，以左侧明显。双髋关节被动屈曲位。肩颈部及下腰椎无压痛、叩击痛，无肢体放射。鞍区皮肤感觉正常，脐以下痛觉减退，左足背痛觉减退，左手握力Ⅱ级，右手握力Ⅲ级，双侧三角肌肌力、肱二头肌肌力、肱三头肌肌力Ⅲ级，双侧髂腰肌、股四头肌、股二头肌肌力Ⅳ级，双小腿肌力Ⅴ级，双侧直腿抬高试验阴性（90°），双膝髌骨研磨试验阳性，麦氏征阳性，双侧"4"字试验阳性，双侧跟膝腱反射亢进，双侧髌阵挛、踝阵挛未引出。双侧巴氏征阴性。双侧 Hoffmann 征阳性。VAS 评分：9 分。

[**实验室检查**] 尿常规：潜血（BLD）（+）↑、蛋白质（PRO）（++）↑。血常规：血红蛋白量 89 g/L↓、红细胞 $2.78 \times 10^{12}$/L、白细胞 $3.65 \times 10^{9}$/L、红细胞比积 25.9%。总蛋白（TP）57.3 g/L↓、球蛋白（GLO）18.8 g/L↓、肌酐（CRE）126 μmol/L↑。C-反应蛋白（CRP）12.80 mg/L↑；血沉（ESR）53 mm/h↑。尿蛋白（PRO）9.60 g/24 h，免疫固定电泳提示 Kappa 链阳性，其余（−）。类风湿因子（−）、自身抗体谱及抗核抗体（−）。白介素 6（IL−6）14.37 pg/L。骨代谢指标Ⅰ型胶原 C 端肽（β−CTX）1.520 μg/L。

骨髓穿刺细胞形态学检查：异常浆细胞占比 43.5%，考虑多发性骨髓瘤（图 45.1）。

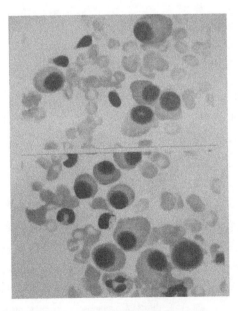

**图 45.1　骨髓穿刺细胞形态学检查**

[**影像学检查**] 双能 X 线骨密度检查示 T 值 −2.28。肌电图：未见特征性改变。颈椎 MRI 示颈椎生理曲度存在，退行性改变，$C_5 \sim C_6$、$C_6 \sim C_7$ 椎间盘中央偏左侧突出，相应层面脊髓内信号异常，考虑脊髓变性（图 45.2）。腰椎 MRI 示腰椎生理曲度存在，各椎体信号良好，无骨质破坏，$L_4 \sim L_5$ 椎间盘左后方突出，神经根受压（图 45.3）。双髋关节 MRI 示双髋关节可见高信号影，考虑双髋关节积液，右股骨头负重区外侧可见异

常信号，考虑股骨头坏死（图45.4）。双膝关节 X 线示双膝关节退行性改变，内侧关节间隙略变窄（图45.5）。

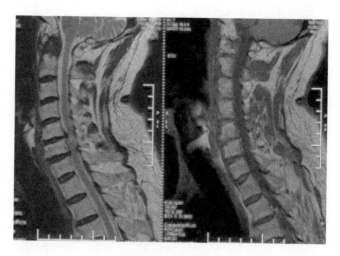

图45.2　颈椎 MRI

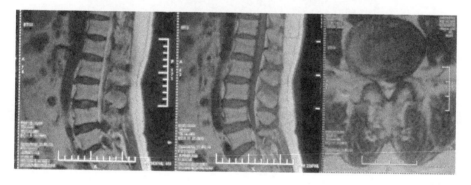

图45.3　腰椎 MRI

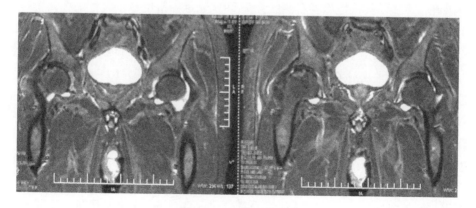

图45.4　双髋关节 MRI

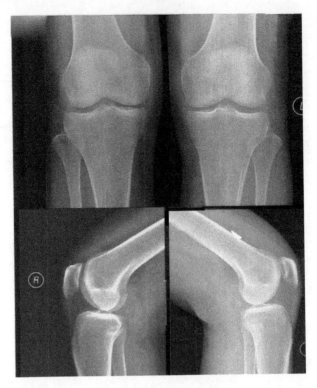

图 45.5　双膝关节 X 线

## 👉 诊治经过

患者为老年男性，主因双上肢疼痛麻木伴行走不稳半年，加重伴双髋、双膝关节疼痛 3 个月入院。患者患有颈椎病半年，双手麻木，于当地医院以腕管综合征行双侧腕管减压术，效果差。近 3 个月无明显诱因出现双髋、双膝关节疼痛，疼痛剧烈，VAS 评分 9 分，非甾体类抗炎镇痛药效果差，有夜间疼痛。本次入院患者主诉双髋、双膝关节疼痛，目的为明确疼痛病因，减轻疼痛。患者自诉入院前当地医院给予地塞米松肌注治疗，效果好，疼痛消失；但患者右侧股骨头 MRI 显示异常信号，股骨头坏死待排除，未继续用药。入院后完善相关检验、检查，颈椎 MRI 示颈椎生理曲度存在，退行性改变，$C_5 \sim C_6$、$C_6 \sim C_7$ 椎间盘中央偏左侧突出，相应层面脊髓内信号异常，考虑脊髓变性。腰椎 MRI 示腰椎生理曲度存在，各椎体信号良好，无骨质破坏，$L_4 \sim L_5$ 椎间盘左后方突出，神经根受压明显。考虑脊髓型颈椎病，腰椎间盘突出症诊断明确。但患者主诉双髋、双膝关节疼痛剧烈，与颈椎病及腰椎间盘突出临床表现不相符合。继续行进一步相关检查，髋关节 MRI 示双髋关节积液，右侧股骨头异常信号，病变较轻，股骨头形态正常。患者查血炎性指标偏高，血肌酐增高，类风湿因子阴性，尿常规潜血、尿蛋白均阳性，考虑：①自身结缔组织病待排除；②肾损伤原因不明，肾病综合征待排除；③贫血原因不明。请肾内科会诊，考虑肾病综合征，进一步完善 24 小时尿蛋白定量检查提示蛋白（PRO）9.60 g/24 h↑，完善肾脏 CT 检查，未见明显异常，完善双肾动静脉彩超检查，未见明显异常，继续行血液学检查排除自身结缔组织病，行抗核抗体、风湿性多肽等检查均为阴性，行类风湿关节炎相关检查（抗 CCP 等）均为阴性，抗磷脂酶 A2 受体阴性。考虑单纯肾病综合征无骨痛等临床症状，故与本例患者症状不符合，诊断不明。再次考虑患者贫血，ESR 快，但白蛋白正常，球蛋白偏低，白球比正常，与临床常见的多发性骨髓瘤症状及化验检查不相符，但仍需要筛查，进一步行免疫蛋白固定电泳提示 Kappa 链明显偏高，再请血液科会诊，行骨髓穿刺术，骨髓细胞形态学分析提示异常浆细胞占比 43.5%，考虑多发性骨髓，明确诊断。转入血液科进一步行化疗治疗。

## ☞ 出院诊断

①多发性骨髓瘤；②脊髓型颈椎病（$C_4 \sim C_5$、$C_5 \sim C_6$）；③腰椎间盘突出症（$L_4 \sim L_5$）；④双髋关节滑膜炎；⑤右股骨头坏死；⑥双膝关节骨关节炎；⑦双腕管综合征术后。

## ☞ 出院医嘱及随访

休息为主，避免重体力活动及锻炼。定期行硼替佐米、来那度胺、地塞米松（VID）方案化疗。随访 3 个月，患者全身骨痛症状明显减轻。

## ☞ 病例小结

首先应明确主要诊断，患者主诉与疾病诊断不符合。患者以颈椎病收入院，既往有明确颈椎病、腰椎间盘突出症病史，颈椎病、腰椎间盘突出症诊断明确，有手术指征。但患者近 3 个月来出现双髋、双膝关节剧烈疼痛，本次住院目的主要为明确疼痛原因，减轻痛苦。患者症状与颈椎病、腰椎间盘突出症临床表现不相符，需进一步明确诊断。其次患者疼痛 3 个月，应用激素后疼痛可明显减轻，入院后炎性指标偏高，双髋关节积液，尿蛋白及血肌酐偏高，提示疼痛原因与结缔组织病相关，行结缔组织病相关检查均为阴性结果，请肾内科会诊，考虑肾病综合征，单纯肾病综合征与多关节疼痛临床表现不相符。再者患者贫血、ESR 快，有关节骨痛症状，而影像学无骨破坏表现，骨代谢 β-CTX 偏高，考虑破骨细胞活跃，骨密度降低，血白蛋白正常，白球比正常，球蛋白不升反降，需进一步排除多发性骨髓瘤，而行免疫固定电泳提示 Kappa 链明显偏高，故进一步行骨髓穿刺最终明确多发性骨髓瘤诊断。多发性骨髓瘤临床四大特点：①肾功能损伤；②高钙血症；③贫血；④溶骨性破坏。患者全身疼痛现象与溶骨性破坏有关，本例患者出现骨关节痛、肾功能损伤、贫血，但是球蛋白不升反降、白球比正常，原因为多发性骨髓瘤致肾功能损伤，肾小球重吸收功能差，球蛋白无法被重吸收而排出体外，故尿蛋白阳性，临床需与肾病综合征鉴别。

本病例启示：常规的病史、症状、体征结合常规的影像学及实验室检查不能明确疾病的诊断时，应按照疾病线索逐一排查，结合多学科联合会诊 MDT 模式，最终可以将症状、体征、实验室及影像学检查结果不典型的病例明确诊断。

（杨阳、宋若先）

# 046  直肠癌骨转移一例

## 患者基本信息

患者，女性，88 岁，身高 158 cm，体重 52 kg，已婚，专业技术人员。

[**在院时间**] 2019 年 10 月 14 日入院，2019 年 11 月 7 日出院。

[**主诉**] 左下肢疼痛 4 天。

[**主要诊断**] 直肠癌骨转移。

## 病史摘要

[**现病史**] 患者 4 天前无明显诱因出现左下肢疼痛，无肿胀，未在意，未行系统正规治疗，而后病情进一步进展，甚至影响正常下地活动，遂就诊于我院，2019 年 10 月 12 日行 MRI 检查提示①腰椎病变内固定术后改变；$T_9$、$T_{11}$ 椎体陈旧性压缩骨折；②全脊柱退行性变（骨质增生；椎间盘变性；$L_5$、$S_1$ 椎终板炎；$C_5 \sim C_6$、$L_3 \sim L_4$、$L_4 \sim L_5$、$L_5 \sim S_1$ 椎间盘膨出、突出）。为进一步治疗，门诊以"腰椎间盘突出症"收入院。患者目前精神尚可，食欲正常，睡眠正常，体重无明显变化，大小便正常。

[**既往史**] 高血压病史 10 余年，血压最高 170/100 mmHg，现未服用降压药物。腔隙性脑梗死病史 10 余年，口服阿司匹林肠溶片、阿托伐他汀钙治疗。帕金森病史 7 年，现服用恩他卡朋及美多芭治疗。慢性阻塞性肺疾病病史 7 年余，服用中成药治疗。否认冠心病、糖尿病病史。曾患肺结核，已治愈。胆囊切除术后 29 年；腰椎骨折术后 15 年；鼻息肉切除术后 12 年；直肠癌术后 4 年，未化疗及放疗。否认肝炎等传染病病史，否认输血史。否认药物、食物过敏史。预防接种史不详。

[**个人史**] 无特殊。

[**婚育史、月经史**] 15 岁月经初潮，月经周期 28 ~ 30 天，经期 5 ~ 7 天，无痛经、血块，49 岁绝经。已婚，25 岁结婚，配偶体健。孕 3 产 3，2 子 1 女体健。

[**家族史**] 父母已故，死因不详。2 弟体健。否认家族有遗传病、传染病及类似病史。

## 入院检查

[**一般查体**] 体温 36.4 ℃，脉搏 80 次/分，呼吸 20 次/分，血压 120/80 mmHg，心肺腹查体未见明显异常。

[**专科查体**] 轮椅推入病房，脊柱生理曲度存在，四肢肌容积正常，四肢肌肉未见明显萎缩。$L_5 \sim S_1$ 棘突及棘上韧带压痛阳性。$L_5 \sim S_1$ 棘突叩击痛阳性。脊柱活动明显受限。四肢及躯干感觉正常对称。四肢肌力 Ⅴ 级，肌张力正常，生理反射正常存在，病理反射未引出。

[**实验室检查**] 血、尿常规未见明显异常，大便潜血试验阳性，肝肾功能、血糖、血脂及电解质未见明显异常，非小细胞肺癌抗原（CA211）6.22 ng/mL，血沉（ESR）44 mm/h，C-反应蛋白（CRP）27.3 mg/L。

[**影像学检查**] 2019 年 10 月 12 日全脊柱 MRI：①腰椎病变内固定术后改变，$T_9$、$T_{11}$ 椎体陈旧性压缩骨折；②全脊柱退行性变（骨质增生；椎间盘变性；$L_5$、$S_1$ 椎终板炎；$C_5 \sim C_6$、$L_3 \sim L_4$、$L_4 \sim L_5$、$L_5 \sim S_1$ 椎间盘膨出、突出）（图 46.1）。2019 年 10 月 15 日头颅 MRI（本院）：①多发腔隙性脑梗死、脑缺血灶，脑白质变性，老年性脑改变；②左侧上颌窦、筛窦慢性炎症（图 46.2）。2019 年 11 月 7 日髋关节 CT 示①双侧髋关节未见异常；②扫描所及骶骨、左侧耻骨下支骨质破坏。2019 年 11 月 15 日骶髂关节 MRI 示骶骨、髂骨骨质破坏，考虑骨转移。

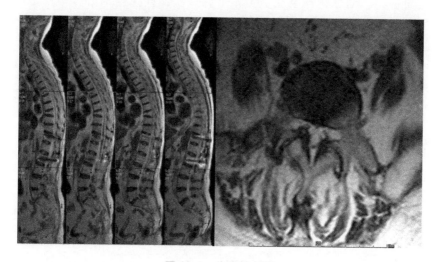

图 46.1　全脊柱 MRI

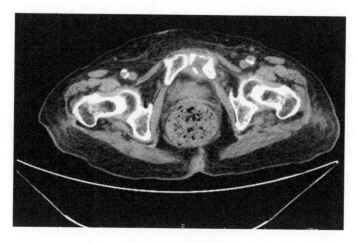

图 46.2　头颅 MRI

## ☞ 诊治经过

患者入院后完善相关检查，诊断明确，给予抗炎止痛、减轻神经根水肿、改善骨代谢、抗骨质疏松及营养神经等对症治疗，患者诉腰骶部疼痛，行髋关节 CT 提示骶骨、左侧耻骨下支骨质破坏。行骶髂关节 MRI 提示考虑转移可能。给予唑来膦酸钠抑制骨破坏。

## ☞ 出院诊断

①腰椎间盘突出症（$L_3 \sim L_4$、$L_4 \sim L_5$、$L_5 \sim S_1$）；②腰椎退行性骨关节炎；③腰椎术后；④骨质疏松（重度）；⑤慢性阻塞性肺疾病；⑥高血压病 2 级（极高危组）；⑦脑梗死；⑧高脂血症；⑨动脉粥样硬化；⑩帕金森病；⑪直肠癌术后；⑫胆囊切除术后；⑬周围神经病变；⑭耻骨转移；⑮骶骨转移。

## ☞ 出院时情况

现患者腰背部疼痛伴右下肢放射痛症状缓解，精神可，饮食、睡眠可，大小便正常。

## ☞ 病例小结

脊柱转移瘤是最常见的骨转移瘤、脊柱肿瘤，好发于胸腰椎。临床表现为局限性疼痛，逐渐加重，有触痛和叩痛；转移癌破坏从椎体到附件突破皮质进入椎管，或造成病理骨折成角畸形，压迫脊髓或神经根产生相应症状。患者为老年女性，既往明确腰椎间盘突出症病史，行全脊柱 MRI 检查示腰椎间盘突出，给予对症保守治疗，效果不佳，患者症状及影像学不符，患者既往有直肠肿瘤病史，入院查便常规，提示潜血阳性，多次复查结果一致，不排除直肠肿瘤，行骶髂关节 CT 及 MRI 检查，提示骨转移，考虑患者直肠癌伴骨转移，患者目前年龄较大，基础条件较差，无法耐受手术，给予唑来膦酸注射液抑制骨破坏，加强镇痛及对症支持治疗，患者症状减轻。

## ☞ 护理部分

### （一）入院评估

1. 疼痛评估：VAS 评分 4 分，中度疼痛。
2. Morse 跌倒评分 75 分，高危风险。
3. ADL 生活自理能力 55 分，中度功能缺陷。
4. Autar 深静脉血栓 13 分，存在中等危险。
5. MNA – SF 营养评估 9 分，有营养不良的风险。

### （二）护理问题

1. 急性疼痛。

2. 有受伤的危险：高危跌倒风险。

3. 生活自理能力部分缺陷。

4. 潜在并发症：深静脉血栓形成。

5. 有营养不良的风险。

### （三）护理措施

1. 避免加重疼痛的体位及诱因，必要时遵医嘱应用止痛药物，减少环境刺激，增加陪伴与理解。

2. 指导患者进行分阶段功能锻炼，保证环境安全，指导患者避免药物作用导致的意外跌倒。

3. 按等级护理要求巡视，落实基础护理服务项目，为患者提供整洁舒适的休养环境，提供必要的生活照顾。

4. 评估患者血栓形成危险因素，及时告知并采取针对性预防措施。

5. 积极治疗原发病，提高患者活动能力，促进食物消化吸收，综合评估患者营养状况。

6. 开展专科疾病健康宣教，发挥患者的主观能动性，配合康复锻炼及药物治疗。讲解特殊药物（唑来膦酸注射液）使用注意事项。

### （四）护理评价

1. 患者主诉疼痛较前缓解，复评 VAS 评分 3 分。

2. 患者住院期间未发生意外跌倒事件。

3. 患者主动完成力所能及的日常生活项目，复评 ADL 评分 80 分。

4. 患者住院期间未形成深静脉血栓。

5. 患者食欲及营养状况改善，复评 MNA – SF 为 10 分。

### （五）护理小结

在该患者护理过程中，不仅要按骨科护理常规落实腰椎间盘突出症患者的护理计划，更要注意加强对疼痛性质的评估和营养的评估，实施医护患一体化管理，发挥患者主观能动性，可以及时发现病情变化，提高诊疗及护理效果。

## ☞ 康复治疗

### （一）卧床休息

该患者卧床时间以 4～7 日为宜，绝对卧床最好不超过一周，避免引发其他并发症。

### （二）物理治疗

适用于腰椎间盘突出症的患者。由于该患者有癌症病史，所以一些物理因子治疗的方法应尽量避免，主要加强患者自身锻炼。

### （三）传统中医治疗

1. 针灸治疗：针灸腰背夹脊穴位及阿是穴，可止痛镇静、抗炎消肿、调整肌肉和韧带的功能状态。此外还可采用针刀法、拔罐疗法等。

2. 艾灸疗法：通过艾灸腰背部阿是穴和膀胱经上穴位可以舒经活血，温通经络，减轻患者疼痛。

### （四）运动治疗

1. 腰背肌锻炼：根据该患者的耐受力，进行仰卧五点支撑法、三点支撑法等各种功能锻炼，要循序渐进避免强行活动，提示护腰不宜常带，防止肌肉萎缩。

2. 帮助患者了解腰椎管狭窄注意保护事项，以及预防和控制的措施。

3. 避免患者久坐、弯腰、受凉，注意腰部保暖。

4. 建立对疾病治疗的信心，使患者对疾病有正确的认识，避免情绪影响。

5. 卧硬板床休息。

（王天天、杨雪、汤玉萌）

# 047 前列腺癌术后药物治疗引起的骨质疏松症一例

## ☞ 患者基本信息

患者，男性，70 岁，身高 175 cm，体重 65 kg，已婚，退休。

[在院时间] 2018 年 3 月 12 日入院，2018 年 3 月 22 日出院。

[主诉] 腰背部疼痛 1 年余，加重伴双手疼痛 1 月。

[主要诊断] 继发性骨质疏松症。

## ☞ 病史摘要

[现病史] 患者自诉于 1 年前因前列腺癌术后行 ADT 治疗出现腰背部疼痛，疼痛为弥漫性钝痛，负荷增加时疼痛加重、休息后略有缓解，未治疗。1 个月前自觉腰背部疼痛加重，并伴双手疼痛，怀疑肿瘤转移，于 10 天前就诊于北京某医院复查 PET－CT 未见转移灶，考虑长期 ADT 治疗引起骨质疏松。遂就诊于我院，于我院门诊行骨密度检查示腰椎 T 值 －3.1，髋部 T 值 －1.2，门诊以"骨质疏松症"收住院。起病以来患者无畏寒、怕热、多汗、烦渴、多饮、多尿，无关节肿痛、发热、皮肤淤点、牙龈出血，无腹胀、腹泻、反酸、呕血、便血、黄疸等症状，身高较前无明显变化，近期体重无明显减轻，精神、饮食、睡眠可，大便正常，小便失禁。

[**既往史**] 1 年前因患前列腺癌，于解放军某医院行手术治疗，术后"手术性尿失禁"，目前行长期 ADT 治疗，定期复查，未见转移。否认高血压、糖尿病及冠心病病史。年幼患肺结核，已钙化。否认肝炎病史，否认其他手术及重大外伤史，否认中毒、输血史，否认药物及食物过敏史。预防接种史随当地。

[**个人史**] 生于河北省，久居于本地，否认疫区居住史，否认疫水、疫源接触史，否认放射物质、有毒物质接触史，否认毒品接触史，否认冶游史，吸烟 30 年，约每日 60 支，现已戒烟 18 年，否认饮酒史。

[**婚育史**] 无特殊。

[**家族史**] 无特殊。

## ☞ 入院检查

[**一般查体**] 体温 36.5 ℃，脉搏 78 次/分，呼吸 20 次/分，血压 120/80 mmHg，心肺听诊未见异常，下腹部可见一长约 10 cm "一"字形手术瘢痕，愈合良好，腹平软，未及压痛及反跳痛，肝脾肋下未触及，全腹未触及异常包块，移动性浊音阴性，肠鸣音无异常。

[**专科查体**] 脊柱无明显畸形，身高较前无变化；各椎体无压痛、叩击痛；脊柱伸展无明显受限，双手各关节无红肿、变形及压痛。

[**实验室检查**] 血、尿、便常规未见异常，高敏 C-反应蛋白（CRP）0.81 mg/L、肌酸激酶（CK）21、a – 羟丁酸脱氢酶（α – HDBH）139、尿素氮（BUN）11.55 mmol/L、肌酐（CRE）102.3 μmol/L、全段甲状旁腺激素（PTH）34.01 pg/mL、骨特异碱性磷酸酶（Bone ALP）10.60 μg/L、1,25 – 二羟基维生素 $D_3$ 11.02 ng/mL、Ⅰ型胶原氨基前肽（P1NP）76.84 ng/mL、抗酒石酸酸性磷酸酶（5b）3.222 U/L。

[**影像学检查**] 2018 年 3 月 6 日在北京某医院行全身 PET – CT 示躯干部分未见异常 SSTR 高表达征象；右侧第 3 肋、第 5 腰椎、左侧髂骨、左耻骨、右坐骨及右股骨多发高密度灶，倾向多发骨岛；双肺散在小结节及胸膜结节，双肺气肿、肺大泡，双侧胸膜增厚；肝多发囊肿，肝内胆管多发结石；左肾脏肿大可能；副脾；脊柱退变。腹部超声示胆囊结石，左肾囊肿，肝、胰、脾、右肾声像图未见异常。2018 年 3 月 22 日行双能 X 线骨密度检查示骨质疏松症（表 47.1）。

表 47.1　双能 X 线骨密度检查结果

| 日　期 | | 腰椎 | 股骨颈 | 髋部 |
| --- | --- | --- | --- | --- |
| 2018 年 3 月 22 日 | BMD( $g/cm^2$ ) | 0.622 | 0.657 | 0.748 |
| | T 值 | – 1.2 | – 3.8 | – 3.1 |

## ☞ 诊治经过

患者为老年男性，因前列腺癌术后行 ADT 治疗出现腰背部疼痛，行 DXA 骨密度检查示腰椎 T 值 -3.1，髋关节 T 值 -1.2，PET - CT 检查排除肿瘤骨转移。根据引起骨质疏松明显诱因及 DXA 结果，明确诊断：骨质疏松，考虑为继发性。治疗：予高钙饮食及骨质疏松相关健康教育，予口服药物钙剂、维生素 D（包括普通维生素 D 和活性维生素 D），静脉输唑来膦酸注射液 5 mg/年治疗后观察 2 天，患者无发热，无关节、肌肉疼痛的副反应后出院。

## ☞ 出院诊断

①继发性骨质疏松症；②前列腺癌术后；③脊柱退行性病变；④手术后尿失禁；⑤肺气肿；⑥胆结石。

## ☞ 出院医嘱及随访

出院后高钙饮食、多晒太阳、适当运动，防跌倒；坚持口服钙剂、维生素 D（包括普通维生素 D 及活性维生素 D），3 个月后复查骨代谢标志物，1 年后复查骨密度，按肿瘤科要求复查前列腺特异性抗原 PSA、血生化等，随访 1 年后双手及周身疼痛明显缓解，破骨细胞活性相关代谢指标下降。骨密度较 1 年前增长。

## ☞ 病例小结

ADT 是目前治疗前列腺癌的常用方法，会影响男性体内激素水平，关注雄激素疗法（ADT）治疗人群的骨健康非常重要，因为 ADT 疗法会导致严重的骨丢失，从而增加骨折风险，高达五分之一的患者会在开始 ADT 治疗的 5 ~ 6 年内发生骨折。加拿大相关指南建议，有骨质疏松或脆性骨折的男性（包括接受 ADT 治疗者）应加用维生素 D、双膦酸盐等药物，但研究发现，目前其临床使用率仍然偏低。

## ☞ 护理部分

### （一）入院评估

1. 腰背部疼痛，并伴双手疼痛，VAS 评分为 4 分。
2. 骨密度检查，T 值低明确诊断为骨质疏松症。
3. Morse 评分为 45 分，存在高度跌倒的危险，坠床 3 分，存在坠床风险。

### （二）护理问题

1. 疼痛：腰背部疼痛，并伴双手疼痛，VAS 评分为 4 分。
2. 潜在并发症：骨折。
3. 有受伤的风险：跌倒，坠床。

### （三）护理措施

1. 动态评估患者疼痛的程度及原因，急性期药物治疗，缓解期物理治疗，恢复期体位管理。指导患者下床活动时佩戴保护支具，保护脊柱，减轻负重。

2. 专科健康教育小组成员通过视频、手册、微信等多种形式向患者及家属讲解骨质疏松骨折的原因、后果及预防措施。多学科团队协作，为患者制定骨质疏松骨折健康管理处方，提高骨密度与肌力，降低骨折风险。告知患者定期复查骨密度等相关指标，及时调整治疗方案。

3. 评估患者跌倒的危险因素及风险等级，及时告知评估结果，提高患者自我防范意识，确保环境安全，改变体位应遵循"三部曲"。

### （四）护理评价

1. 患者出院时腰背部疼痛消失。

2. 患者住院期间配合度良好，未出现骨折等潜在并发症。

3. 患者住院期间积极配合治疗，无跌倒、坠床等不良事件发生。

### （五）护理小结

患者为老年男性，诊断明确，给予对症保守治疗，效果较好，患者长期服用治疗自身免疫性疾病药物导致骨质疏松，但患者配合治疗，病情控制效果好。指导患者及家属积极治疗原发病，提高患者舒适度，同时加强骨质疏松的治疗。

## ☞ 康复治疗

### （一）治疗目的

减轻患者腰背部疼痛，保护关节，提高骨密度，改善生活质量。

### （二）运动治疗

1. 运动强度：从运动的安全性、有效性角度考虑，宜选择中等强度为好。

2. 运动时间和频率：在确定的运动强度范围内，以轻微疲劳而休息后得以缓解为前提，动作简单的运动项目，练习时间可以稍长，动作复杂的运动项目，时间可以稍短。

3. 运动方法：

（1）步行训练：老年骨质疏松患者每日步行以 5000 ~ 10 000 步为宜（2 ~ 3 千米），每分钟 60 ~ 70 步，每次步行 800 ~ 1000 米。

（2）太极拳：每次训练时间为 15 ~ 20 分钟。

（3）健身操：考虑患者年龄，可以做一些简单的运动锻炼健身操。

（4）户外活动：患者要多在户外晒太阳，应采取活动量小、简单的活动。

（王春、周清、汤玉萌）

# 048 多发性骨髓瘤伴骨质疏松一例

## ☞ 患者基本信息

患者，男性，53 岁，身高 175 cm，体重 65 kg，BMI 21.24 kg/m²，已婚，农民。

[在院时间] 2017 年 12 月 7 日入院，2017 年 12 月 23 日出院。

[主诉] 胸背疼痛 2 月余。

[主要诊断] 多发性骨髓瘤伴骨质疏松。

## ☞ 病史摘要

[现病史] 患者自诉于 2017 年 10 月感冒打喷嚏后出现左侧胸背部疼痛，当时伴有体温升高，最高温度为 37.8 ℃，遂就诊于当地医院，完善肺部 CT 示左侧第 4 肋骨骨折，未重视。后感冒症状好转，体温正常。因胸背疼痛于 2017 年 12 月入住我科。入科时精神状态、饮食睡眠可，二便正常，体重较前未见明显变化。

[既往史] 否认高血压、冠心病、糖尿病等病史，否认手术史，否认药物过敏史，否认激素服用史，否认乳牙早脱史。

[个人史] 生于河南郑州，久居当地，否认疫水、疫源接触史，否认放射物质、有毒物质接触史，否认毒品接触史，否认冶游史，否认吸烟、饮酒史。

[婚育史] 25 岁结婚，配偶体健，育有 1 子，身体状况良好。

[家族史] 其母健在，其父已故（真性红细胞增多症），3 个妹妹均体健。

## ☞ 入院检查

[一般查体] 体温 36.5 ℃，脉搏 78 次/分，呼吸 19 次/分，血压 120/70 mmHg，神清语明，浅表淋巴结、甲状腺未触及肿大，双侧颈动脉、肾动脉、股动脉未闻及血管杂音。心肺腹无明显异常。

[专科查体] 脊柱生理弯曲存在，无明显侧弯，四肢肌肉无明显萎缩。$T_3 \sim T_4$ 棘突、棘上韧带压痛阳性，左侧第 4 后肋压痛阳性，左侧第 4 后肋骨叩击痛阳性。余未见明显异常。

[实验室检查] 血常规、尿常规、便常规、C-反应蛋白未见明显异常，凝血功能、肝肾功能、血糖、血脂、电解质、蛋白水平、血钙、血磷未见异常，感染八项、激素六项、蛋白电泳、甲状腺功能全套、肿瘤全套、自身抗体未见明显异常，24 小时尿蛋白定量定性、尿钙、尿磷未见明显异常。血沉（ESR）97 mm/h、碱性磷酸酶（ALP）31 U/L。骨代谢标志物：全段甲状旁腺激素（PTH）30.44 pg/mL、$1,25$-二羟基维生素 $D_3$ 15.53 ng/mL、Ⅰ型胶原氨基前肽（P1NP）34.64 ng/mL、抗酒石酸酸性磷酸酶（5b）2.509 ng/mL、骨特异碱性磷酸酶(Bone ALP) 6.43 μg/L。骨密度：Lumbar Spine T −2.8, Left Hip T −1.8。

[辅助检查] 心电图：窦性心律，ST-T 段改变。感觉阈值检测：双侧轻度感觉。

踝肱指数（ABI）：未见明显异常。微循环：轻度异常。心脏超声：左心房增大，三尖瓣反流（少量），左心室EF：66%。腹部超声：脂肪肝（轻度），前列腺增生。颈动脉超声：双侧颈动脉硬化改变。双下肢动脉超声：双侧股、腘动脉未见明显异常。胸腔、腹腔检查：未见异常。

[影像学检查] 脊柱MRI示$C_3 \sim C_4$、$C_4 \sim C_5$椎间盘突出；$L_5 \sim S_1$椎间盘膨出；全脊柱骨质增生、骨质疏松（图48.1）。全身骨显像示左第4肋骨质活性增强改变。

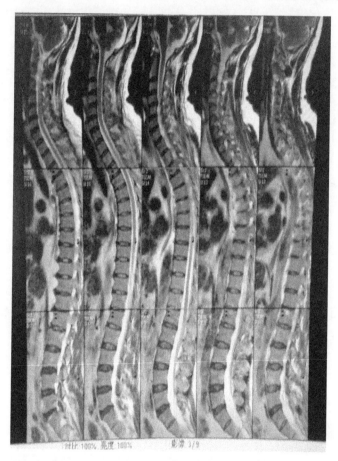

图48.1　脊柱MRI

## ☞ 诊治经过

初步分析：患者中年男性，骨质疏松伴骨折，完善骨代谢相关检查，考虑继发性骨质疏松可能，低碱性磷酸酶血症（Hypophosphatasia，HPP）可能。本患者无乳牙脱落史，建议检测无机焦磷酸盐、磷酸乙醇胺和5'-磷酸吡哆醛在血或尿中的浓度，建议行骨髓穿刺，协助诊断，患者拒绝。给予骨健康基本补充剂（钙、维生素D）和阿仑膦酸钠70 mg、口服、1次/周。嘱患者1个月后复查。

3个月后复查（患者依从性差，3个月后来复查）如下。

血常规：白细胞（WBC）$3.62 \times 10^9/L$，红细胞平均体积95.9 fL，平均血红蛋白含量 33.3 pg，红细胞（RBC）$3.87 \times 10^{12}$/L，血红蛋白（HGB）129 g/L，血小板（PLT）$216 \times 10^9$/L，中性粒细胞百分比 46.40%，淋巴细胞百分比 43.60%，网织红细胞百分比 1.32%，网织红细胞绝对值 0.050，未成熟网织红细胞指数 13.2%，低荧光强度网织红细胞 86.8%。红细胞沉降率（ESR）90 mm/h，C-反应蛋白（CRP）13.2 mg/L。凝血功能、尿常规、便常规未见明显异常。血生化：血清总蛋白（TP）82.0 g/L，白蛋白（ALB）30.8 g/L，球蛋白（GLOB）51.2 g/L，白球比（A/G）0.60 μmol/L；乳酸酸脱氢酶（LDH）132 IU/L，免疫球蛋白 G（IgG）6.04 g/L，免疫球蛋白 A（IgA）12.92 g/L，免疫球蛋白 M（IgM）0.14 g/L；钙（Ca）2.29 mmol/L，磷（P）1.30 mmol/L，碱性磷酸酶（ALP）17 U/L。激素六项：雌二醇（E2）50 pg/mL，催乳素（Prol）290.65 mIU/L。肝肾功能、血糖、血脂、24 小时尿蛋白定量，尿钙、尿磷未见明显异常。蛋白电泳：Albumin 39.2%，Alpha1 2.8%，Alpha2 5.9%，Beta1 43.0%，Beta2 2.2%，Gamma 6.9%。骨代谢标志物：全段甲状旁腺激素（PTH）45.95 pg/mL，1,25 - 二羟基维生素 $D_3$ 13.66 ng/mL，P1NP 15.16 ng/mL，碱性磷酸酶（ALP）3.21 μg/L，抗酒石酸酸性磷酸酶（5b）1.602 ng/mL。肿瘤全套未见明显异常。

肺部 CT 示多发肋骨、椎体骨质转移性改变、左侧第 4 后肋骨伴骨折，请结合临床病史及相关检查；左侧腋窝多发淋巴结轻度增大。

PET - CT 示视野内骨密度欠均匀，其中 $C_2$ 椎体左侧、$T_3$ 椎体、$L_1$ 右侧附件 $L_2$ 椎体右侧、左侧髂骨、左侧第 4 后肋可见骨质密度减低，呈溶骨性改变伴 FDG 摄取增高，上述改变考虑多发骨髓瘤可能；左侧膈后脚囊状影，考虑为淋巴管囊肿；右侧下颌角区多发淋巴结肿大现象，考虑为局部炎性改变；左侧上臂皮下结节影，考虑为纤维瘤；胃大弯侧胃壁可见局限性轻度放射性增高，考虑为局部炎性改变，必要时胃镜检查。

## ☞ 出院诊断

①继发性骨质疏松症；②多发性骨髓瘤；③骨髓瘤骨病；④肋骨骨折（左 4）；⑤颈椎病；⑥腰椎间盘膨出症。

## ☞ 出院医嘱及随访

调整生活方式（补充营养、多运动、晒太阳等）；给予骨健康基本补充剂（钙、维生素 D），元素钙 1000 mg/d，维生素 $D_3$ 1000 IU/d，监测 25（OH）$D_3$ 水平；阿仑膦酸钠 70 mg、口服、1 次/周；预防跌倒：注意环境因素、健康因素、神经肌肉因素、恐惧性因素；骨髓瘤专科治疗。定期复查，门诊随诊。

## ☞ 病例小结

多发性骨髓瘤骨病的特点：溶骨性破坏（骨痛、病理性骨折、高钙血症），以累及颅骨、肋骨、脊柱骨、骨盆和长骨近端为主，可以是广泛性骨质疏松，成骨活性受抑，碱性磷酸酶一般不增高，传统同位素标记的骨扫描不容易发现溶骨病灶，常用的影像学检查手段是 X 线、CT、MRI、PET - CT。在临床中若患者年龄较轻就出现骨质疏松脆性骨折，要考虑继发性骨质疏松可能；而多发性骨髓瘤虽然是血液系统疾病，但是部分患者起病以骨质疏松骨痛或骨折为主，所以，我们考虑继发性骨质疏松时，勿忽略多发性骨髓瘤可能。

# ☞ 护理部分

## （一）入院评估

1. 评估患者左侧季肋区疼痛，VAS 评分 3~4 分，为中度疼痛。
2. Morse 评分 45 分，存在高度跌倒风险。
3. Autar 评分 6 分，存在极低深静脉血栓形成风险。
4. MNA – SF 为 10 分，无其他营养异常指标。

## （二）护理问题

1. 慢性疼痛：与患者骨折有关。
2. 躯体移动功能受限：与患者翻身、改变体位疼痛有关。
3. 有皮肤完整性受损的风险：与患者季肋区疼痛强迫体位有关。
4. 知识缺乏：与缺乏骨质疏松等相关知识有关。
5. 潜在并发症：再次骨折。

## （三）护理措施

1. 疼痛管理：协助患者取舒适卧位，动态评估患者疼痛，必要时遵医嘱应用药物控制，密切观察用药后反应。
2. 给予患者佩戴合适护具，协助患者轴线翻身，教会患者起卧等活动动作要领，减轻患者疼痛，避免再次损伤。
3. 动态评估患者皮肤状况，做好基础护理，做好患者"三短六洁"。
4. 积极给予健康教育。
5. 协助患者轴线翻身，讲解正确活动要领，避免发生再骨折。

## （四）健康教育

骨科专病小组护士主动为患者讲解患者轴线翻身的注意事项及上下床活动时动作要领，以减轻患者疼痛，缓解期鼓励患者主动参与康复锻炼及适当增加负重练习，协助康复师落实患者康复训练计划。

主动为患者及家属讲解皮肤护理要点；给予家庭日常保健知识，指导患者定期进行复查。

## （五）护理评价

1. 患者主诉左侧肋区疼痛缓解，复评 VAS 评分 1~2 分。
2. 患者及陪护人员能够正确进行轴线翻身，患者皮肤完好。
3. 患者住院期间能够正确进行床上主动康复锻炼。
4. 患者能够正确说出骨质疏松用药、饮食、运动等相关知识。

5. 患者及家属能够积极主动配合治疗，为疾病康复奠定了良好的基础。

### （六）护理小结

患者为中年男性，在其护理过程中，不仅要按骨科护理常规落实骨质疏松骨折患者的护理计划，更要注意加强对患者皮肤护理和床上康复锻炼及轴线翻身等关键护理环节的指导和评估。同时，密切观察患者生命体征变化和心理变化，重视对患者饮食的宣教和并发症的预防。注意护患沟通技巧，关注患者心理感受。

## ☞ 康复治疗

考虑患者年龄，要多晒太阳，进行日常活动锻炼。康复活动均以轻柔和缓为主，强度、频率较小为宜，及时与患者沟通，带动其治疗的积极性。

### （一）物理治疗

1. 红外线疼痛治疗，用来缓解疼痛不适，促进局部血液循环。
2. 患者居家采用水疗法，热水浴 39～40 ℃，具有镇痛作用。
3. 中频电疗，用于缓解疼痛，起到促进血液循环作用。
4. 患者床旁采用气压式血液循环驱动器来促进双下肢血液循环，避免深静脉血栓的形成。
5. 低频脉冲电磁场疗法，可以用来抑制破骨细胞活性，促进长骨细胞形成，提高患者骨密度。

### （二）中医治疗

1. 针灸治疗，可以对肢体按照经络穴位进行针刺，也可以利用电针疗法来刺激患部，帮助其疏通经络，活血化瘀，恢复功能。
2. 艾灸治疗，利用艾草温通经络作用，作用于体表，通过经络的传导，以起到温通气血、扶正祛邪，达到缓解疼痛、疏经通络的作用。

（马伟凤、苏天娇、汤玉萌）

# 049　肢体韧带样纤维瘤术后复发一例

## ☞ 患者基本信息

患者，女性，22 岁，身高 165 cm，体重 50 kg，未婚，农民。

[在院时间] 2007 年 8 月 20 日入院，2007 年 9 月 8 日出院。

[主诉] 左下肢肿瘤多次术后 5 年，再发肿物 3 年。

[**主要诊断**] 左下肢韧带样纤维瘤术后复发。

## ☞ 病史摘要

[**现病史**] 患者于 2001 年 8 月起无明显诱因出现左下肢跛行，同时发现左臀部肿块。2002 年 3 月起跛行加重伴髋部疼痛，4 月 20 日于山东省某医院行左髋部肿瘤切除术，术后病理示韧带样纤维瘤，术后切口愈合好。2002 年 7 月无意间发现左股部出现肿块，就诊于曲阜市某医院，于 8 月 6 日行左股部肿瘤切除术，2003 年 5 月 2 日发现左股部切口处再次出现肿瘤，于 5 月 15 日在我院行左股部肿瘤扩大切除术，并行放射治疗。2004 年 8 月股部肿物再次复发，于北京军区某医院行肿物切除，术后 2 个月肿瘤复发，一直未行治疗。今患者为求进一步治疗，来我院就诊，门诊以左下肢韧带样纤维瘤术后复发收入我科。患者发病来，无发热、盗汗，疼痛无明显规律。无咳嗽、咯血，精神好，食欲、睡眠可，大小便无异常，体重无减轻。

[**既往史**] 否认高血压、糖尿病、冠心病等病史，否认肝炎、结核、疟疾等传染病史，否认其他手术史，否认外伤史，否认输血史，否认药物、食物过敏史，否认激素应用史，预防接种随当地进行。

[**个人史**] 生于山东省曲阜市，久居于本地，否认疫区居住史，否认疫水、疫源接触史，否认放射物质、有毒物质接触史，否认毒品接触史，否认冶游史，否认吸烟、饮酒史。

[**婚育史、月经史**] 未婚育。经量正常，颜色正常，无痛经，经期规律。

[**家族史**] 父母健在，家族无传染病及遗传病史。

## ☞ 入院检查

[**一般查体**] 体温 37.2 ℃，脉搏 80 次/分，呼吸 18 次/分，血压 100/60 mmHg，自动体位，查体合作，神志清楚，心肺腹查体未见明显异常。

[**专科查体**] 跛行，左下肢肌肉明显萎缩，左臀及股部后侧至膝部分别见 20 cm 弧形及 60 cm "L" 形手术切口瘢痕，愈合良好，左膝部至小腿中段皮下肿瘤隆起，边界不清，质硬，无压痛，无波动感，活动差，表面浅静脉怒张，皮温高。左足背第二跖趾关节处可见一大小约 2 cm×2 cm 包块。左股后侧瘢痕两侧皮肤痛触觉减退。远端肢体感觉、血运良好，左髋关节屈曲 30°，左膝关节屈曲 20°，股四头肌肌力Ⅳ级，左拇指背伸肌力Ⅲ级，胫骨后肌、腓骨长短肌肌力Ⅱ级。病理反射未引出。

[**实验室检查**] 血常规、二便常规、肝功、凝血时间均正常。

[**影像学检查**] 2007 年 8 月 CT 检查示肿瘤位于左侧坐骨结节与股骨近端之间（图 49.1）。

2012 年 4 月 17 日 CT 检查示肿瘤复发，肿瘤增大，突入闭孔，口服塞来昔布治疗（图 49.2）。

2013 年 5 月 28 日 CT 检查示肿瘤缩小（图 49.3）。

2018 年 5 月 15 日 CT 检查示肿瘤明显缩小（图 49.4）。

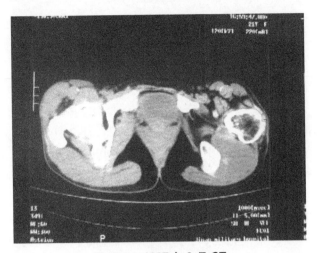

图 49.1　2007 年 8 月 CT

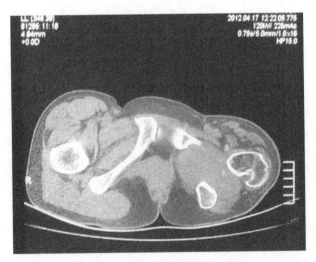

图 49.2　2012 年 4 月 17 日 CT

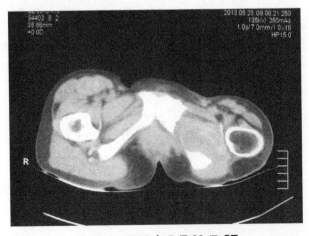

图 49.3　2013 年 5 月 28 日 CT

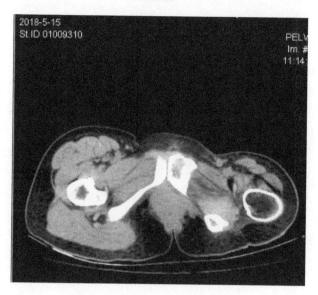

**图 49.4　2018 年 5 月 15 日 CT**

## ☞ 诊治经过

入院之后完善术前检查，排除手术禁忌，因患者左下肢肿瘤多次复发，左膝关节周围肿瘤无法完整切除，无保肢适应证，遂于 2007 年 8 月 27 日行左大腿中段截肢、左髋部韧带样纤维瘤切除术。目的是保留大腿近端，方便安放假体。术后 2012 年 4 月 17 日复查示左髋部肿瘤复发，因无法彻底切除，嘱患者长期口服塞来昔布 0.2 g/次、2 次/日。随访 6 年，2018 年 5 月 15 日复查局部 CT，示肿瘤明显缩小。

## ☞ 出院诊断

左下肢韧带样纤维瘤术后复发。

## ☞ 出院医嘱及随访

口服塞来昔布 0.2 g/次、2 次/日，每半年复查局部 CT。

## ☞ 病例小结

通过对本病例诊疗过程的复习，我们可得到如下启发。①提高对韧带样纤维瘤病病理特点的认识，详细慎重的手术设计有助于避免或减少反复复发与反复手术。②本病例特点是随访时间长达 11 年，口服药物治疗效果明显，有助于治疗借鉴。

韧带样纤维瘤病亦称侵袭性纤维瘤病、硬纤维瘤，是一种罕见的缺乏转移能力、具有局部侵袭潜能且复发性高的间质肿瘤。其临床过程难以预测，可表现为稳定、自然消退或者侵袭性生长，病程大多进展缓慢，无淋巴结及血液转移，罕见恶变，但因其侵袭性生长，局部易复发。随着对四肢韧带样纤维瘤病的深入了解，越来越多的研究发现其长期随访观察普遍存在病情稳定或自然消退特性，仅部分病情进展，且传统手术、放化疗等治疗后局部复发研究进展率高，且有诱发病情进展风险，故其治疗理念开始转变，逐渐由传统的"手术治疗为主，放化疗为辅"转变为"观察等待为主，局部治疗与系统治疗为辅"，并根据病情采取个体化、综合性治疗方案，以期达到最优治疗。对于反复复发、不可切除的患者，内科治疗方法包括：激素类与非甾体类抗炎药物治疗、化学药物治疗（甲氨蝶呤联合长春碱等）、靶向药物治疗（伊马替尼等）。而目前在四肢韧带样纤维瘤病治疗中应用较多的主要包括美洛昔康、塞来昔布等 COX－2 抑制剂，COX－2 抑制剂为临床常用消炎镇痛药物，安全性高、毒副反应轻、费用少、可长期应用，患者依从性好。研究认为韧带样纤维瘤病发生、发展与 COX－2 密切相关，实验鼠动物模型也证明阻断 COX－2 能使韧带样纤维瘤缩小，并且有临床初步研究报道，美洛昔康（10 mg/d）作为 COX－2 抑制剂治疗 22 例韧带样纤维瘤病术后复发患者，平均随访 20 个月，其中包括 7 例四肢韧带样纤维瘤病（4 例部分缓解，3 例病情稳定），7 例均无明显不良反应，该研究还表明年龄是韧带样纤维瘤病复发的危险因素。由此可见，COX－2 抑制剂治疗四肢韧带样纤维瘤病安全有效。

（徐明、宋若先）

# 050  骨质疏松伴骨折合并骨髓增生异常综合征一例

## ☞ 患者基本信息

患者，女性，87 岁，身高 153 cm，体重 50 kg，丧偶。

[在院时间] 2019 年 6 月 20 日入院，2019 年 7 月 23 日出院。

[主诉] 摔伤致左髋部疼痛 10 天，伴活动受限 1 天。

[主要诊断] 骨质疏松伴骨折、骨髓增生异常综合征。

## ☞ 病史摘要

[现病史] 患者自诉 10 天前因突感下肢乏力而不慎摔伤，左髋部着地，当即感左髋部疼痛，尚可活动。近 10 天疼痛进行性加重，无法耐受，1 天前因疼痛剧烈而无法活动，不伴有左下肢麻木和意识障碍。患者及家属为进一步检查及治疗来我院就诊，门诊以骨质疏松伴病理性骨折收入院。患者目前精神欠佳，气促，食欲一般，睡眠差，体重无明显变化，大便正常，尿频、尿急、尿痛、尿失禁。

[既往史] 糖尿病病史 20 年，反复发作低血糖，目前予精蛋白生物合成人胰岛素注射液（预混 30 R）20 U/早、16 U/晚治疗。器质性精神病病史 2 年，服用米氮平片治疗。有多次脆性骨折病史（具体不详）。贫血病史多年（具体年限不详），曾有多次输血史。否认高血压、冠心病等病史。否认肝炎、结核、疟疾等传染病史。否认手术史，否认药物、食物过敏史。预防接种随当地进行。

[个人史] 无特殊。

[婚育史、月经史] 已婚，25 岁结婚，配偶已故。16 岁月经初潮，经量正常，颜色正常，无痛经，经期规律，47 岁绝经。育有 2 女 1 子，子女健康状况良好。

[家族史] 父母已故，家族无传染病及遗传病史。父母无髋部骨折史。

## 👉 入院检查

[专科查体] 心肺腹听诊未见明显异常，平车推入病房，被动体位，精神欠佳，面色苍白，表情痛苦，声音低微，左髋部无明显肿胀，左下肢内收、外旋短缩畸形，左髋部无红肿及淤血。左腹股沟韧带中点下方有深压痛。触诊局部皮温不高。双下肢凹陷性水肿。左下肢纵向叩击痛阳性。左髋关节疼痛而活动受限，"4"字试验无法完成。双下肢感觉及血运未及明显异常。双下肢肌力正常。

[实验室检查] 肝肾功能、电解质、激素水平、蛋白电泳、甲状腺功能未见明显异常。2019 年 5 月 6 日血常规：白细胞（WBC）$3.26 \times 10^9$/L↓，红细胞（RBC）$2.13 \times 10^{12}$/L↓，血红蛋白（HGB）67 g/L↓，红细胞压积（HCT）0.22 L/L↓，红细胞平均体积 103.3 fL↑，平均血红蛋白含量 31.5 pg↑，血小板 $356 \times 10^9$/L，中性粒细胞百分比 70.30%↑，嗜酸性粒细胞 $0.01 \times 10^9$/L↓。凝血功能：凝血酶原活动度 61%↓，凝血酶原时间 14.8 s↑；PT 国际标准化比值 1.35↑，纤维蛋白原含量 2.33 g/L，凝血酶时间原 15.7 s，D–二聚体：1338 μg/L。糖化血红蛋白（HbA1c）5.7%，空腹血糖 5.8 mmol/L，餐后 2 小时血糖 9.62 mmol/L。尿常规：尿白细胞计数 712.80/μL↑，白细胞 128.32/HP，尿白细胞（+），隐血（+），尿微量白蛋白 39 mg/L。2019 年 5 月 8 日尿培养：粪肠球菌。2019 年 6 月 9 日肿瘤全套：糖类抗原 153（CA 153）测定 34.96 U/mL↑，神经元特异性烯醇化酶 25.66 ng/mL↑，铁蛋白（FE）996.1 ng/mL↑，血清 CA242 测定 46.680 U/mL↑。骨代谢标志物：1,25–二羟基维生素 $D_3$ 5.89 ng/mL↓，Ⅰ型胶原氨基前肽（P1NP）56.37 ng/mL，骨特异碱性磷酸酶（Bone ALP）27.63 μg/L，抗酒石酸酸性磷酸酶（5b）4.01 U/L，全段甲状旁腺激素（PTH）26.32 pg/mL。2019 年 5 月 18 日复查血常规：白细胞（WBC）$2.80 \times 10^9$/L↓，红细胞（RBC）$1.9 \times 10^{12}$/L↓，血红蛋白（HGB）57 g/L↓↓，红细胞压积（HCT）0.18 L/L↓，红细胞平均体积 95 fL↑，平均血红蛋白浓度 319 pg↓，血小板 $368 \times 10^9$/L↑，中性粒细胞百分比 25.30%↓，淋巴细胞百分比 69.90↑，中性粒细胞 $0.72 \times 10^9$/L↓。

诊断明确后给予升白药物、促红素等对症治疗后复查：2019 年 7 月 21 日血常规：白细胞（WBC）$2.67 \times 10^9$/L↓，红细胞（RBC）$2.3 \times 10^{12}$/L↓，血红蛋白（HGB）74 g/L↓，红细胞压积（HCT）0.22 L/L↓，红细胞平均体积 98 fL↑，平均血红蛋白浓度 335 pg，血小板 $339 \times 10^9$/L↑，中性粒细胞百分比 17.6%↓，淋巴细胞百分比 78.3↑，中性粒细胞 $0.470 \times 10^9$/L↓↓。

[影像学检查] 2019 年 6 月 5 日双下肢血管超声示双侧股、腘动脉硬化改变，斑块形成。2019 年 6 月 6 日心电图示窦性心律，大致正常心电图。CT 示肝脏多发囊肿可能；左侧股骨颈骨折。放射示左股骨颈骨折；双侧耻骨下支骨折待排除；骨盆退行性变。脑部CT 示少许腔隙性脑梗死灶、老年性脑改变、颅内少许钙化灶。骨盆正位 X 线检查示左股

骨颈骨折；双侧耻骨下支骨折待排除；骨盆退行性变（图 50.1）。肺部 CT 示两肺炎症，较前减少；左肺上叶少许钙化灶；两侧少许胸腔积液，较前减少；纵隔淋巴结轻度肿大，动脉硬化；扫描可及甲状腺结节；两侧肋骨局部形态不规则。股骨 CT 示左侧股骨颈骨折。

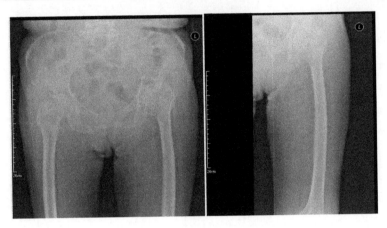

图 50.1　骨盆正位 X 线

## 👉 诊治经过

患者主因摔伤致左髋部疼痛 10 天，伴活动受限 1 天收入院。入院后完善相关检查，综合评估骨代谢情况，考虑骨质疏松伴股骨颈骨折（左），给予骨质疏松健康教育、骨质疏松理疗及钙的基础补充剂和抑制破骨细胞活性的药物，规范抗骨质疏松治疗，减缓其疼痛症状，防治骨质疏松的进一步发展及预防骨质疏松骨折再次发生。患者骨折卧床，疼痛明显，给予非甾体类抗炎止痛、促进骨折愈合、防止下肢血栓等对症支持治疗。

尿常规，中段尿培养提示泌尿系感染，嘱其多饮水，注意外阴清洁，给予氟喹诺酮类抗菌药物抗感染治疗。

患者严重贫血，给予输血对症治疗，考虑患者贫血时间长，贫血严重，且白细胞及血红蛋白进行性下降，为进一步明确贫血及白细胞减少原因转入血液科。转入后完善血清铁、维生素 $B_{12}$ 不低，叶酸正常低限，CD55、CD59 未见异常。7 月 1 日行骨髓形态检查示增生减低，红系病态造血。环形铁粒幼细胞占 76%。免疫分型：粒细胞在 CD15 - CD11b、CD16 - CD13、CD13 - CD11b 点图上表现为分化异常。骨髓活检：造血组织增生较活跃，红系可见病态造血。染色体核型正常。IgH 基因重排阴性。诊断骨髓增生异常综合征基本明确。给予升白细胞及红细胞对症治疗，叶酸正常低限，给予补充叶酸治疗后复查粒细胞最高可升至 $1.45 \times 10^9$/L，血红蛋白最高可升至 80 g/L，但不能稳定，7 月 22 日复查血常规：白细胞（WBC）$2.67 \times 10^9$/L、血红蛋白（HGB）74 g/L、血小板（PLT）$339 \times 10^9$/L、中性粒细胞（NEU）$0.47 \times 10^9$/L。经血液科治疗好转出院。

## 👉 出院诊断

①骨髓增生异常综合征；②骨质疏松伴骨折；③股骨颈骨折（左）；④泌尿系感染；⑤贫血；⑥白细胞减少症。

## ☞ 出院医嘱及随访

①骨质疏松治疗：调整生活方式（补充营养、多运动、晒太阳等）；骨健康基本补充剂（钙、维生素 D），降钙素抑制破骨细胞活性；预防跌倒：注意环境因素、健康因素、神经肌肉因素、恐惧性因素。②髋部骨折卧床：非甾体类抗炎止痛药物；促进骨折愈合；防止下肢血栓。③白细胞减少：升白等对症治疗。④贫血：补充铁剂，升红细胞，输血等治疗。⑤泌尿系感染：抗感染治疗。⑥糖尿病：糖尿病健康教育，胰岛素控制血糖，监测血糖变化，防治低血糖发生。⑦器质性精神病定期门诊复查。

## ☞ 病例小结

临床工作中面对严重骨质疏松或多次脆性骨折的患者，我们一定要排除继发性骨质疏松可能。本患者入院后完善骨代谢相关检查、肝肾功能、电解质、激素水平、蛋白电泳未见明显异常，贫血、白细胞低、TSH 轻度升高，CA242、CA153、铁蛋白升高，考虑到继发性骨质疏松可能，请血液科会诊，明确诊断骨髓增生异常综合征。目前文献暂时未发现骨髓增生异常综合征与骨质疏松有直接关系。但是，临床上常见的慢性贫血性疾病，随着病情的进展，往往需要长期的红细胞输注以维持患者的生存，由于人体内缺乏有效的铁排出途径，长期反复的红细胞输注很容易造成体内铁蓄积。有关输血相关铁蓄积和骨质疏松的关系近年有相关报道。研究显示输血相关铁蓄积患者存在骨密度下降，骨密度与体内铁蓄积水平呈负相关。综合上述情况，考虑本患者为绝经后骨质疏松，而骨髓增生异常综合征长期输血治疗，增加了骨质疏松发生的可能性。

## ☞ 护理部分

### （一）入院评估

1. 评估患者卧床静息时无痛，改变体位疼痛，疼痛 VAS 评分 4~6 分，为中度疼痛。
2. 患者卧床，Braden 压力性损伤评估量表评分 13 分，存在中度压力性损伤风险。
3. Autar 评分 12 分，存在低度深静脉血栓形成风险。
4. MNA–SF 营养量表评估为 4 分，营养缺乏。

### （二）护理问题

1. 慢性疼痛：与骨折、严重骨质疏松有关。
2. 皮肤完整性受损的危险：与骨折后长期卧床有关。
3. 营养失调：营养低于机体需要量，与饮食量不足，蛋白质、钾的摄入不足有关。
4. 生活自理能力缺陷：与患者卧床活动受限有关。
5. 潜在并发症：有再次骨折、深静脉血栓等。

### （三）护理措施

1. 动态评估患者的疼痛部位、程度、性质、诱因等，给予患者舒适卧位。避免内旋，两腿间垫软枕，保持患肢功能位，减轻患者翻身时的疼痛。

2. 做好皮肤护理，动态评估患者皮肤情况，保持皮肤的清洁、干燥。

3. 监测并记录患者的进食量、食速及种类，和营养师一起商量确定患者的热量需要，制订患者饮食计划。鼓励患者多进食高蛋白、高热量、高纤维素饮食。

4. 家属或陪护 24 小时陪伴。主动了解患者的心理和生活需求，并主动给予协助解决。

5. 做好各项基础护理，预防并发症发生。

### （四）健康教育

责任护士主动为患者讲解骨质疏松相关知识，评估各种护理风险及影响因素，教会患者及家属患者基础护理方法和注意事项，积极发挥患者的主观能动性。指导患者及家属尽快适应其角色及责任，尽量减少对患者康复治疗不利的心理因素。

### （五）护理评价

1. 患者主诉疼痛缓解，复评 VAS 评分 1~2 分。

2. 患者住院期间未发生压力性损伤，患者及家属能够说出患者卧床可能产生的并发症，并能够说出护理注意事项。

3. 患者饮食量有所增加，化验指标好转。

4. 患者自我防范意识增强，住院期间未发生并发症。

5. 患者及家属能够说出抗骨质疏松相关运动、高钙饮食的种类、服药注意事项等。

### （六）护理小结

患者为老年女性，是典型的骨质疏松伴陈旧性骨折病例，另明确诊断为骨髓增生异常综合征，因临床上常见的慢性贫血性疾病，随着病情的进展，往往需要长期的红细胞输注以维持患者的生存，护理人员在血制品输入过程中要做好查对工作和血制品输入观察，输入过程中要密切观察患者的反应。长期反复的红细胞输注，注意观察患者意识等并及时报告医生，避免血钾高等情况发生。遵医嘱给予患者规范骨质疏松治疗的同时要做好卧床患者基础护理，患者因年龄较大，严重骨质疏松症，护理过程中对患者皮肤护理、翻身注意事项护理、卧位护理、饮食护理、呼吸道感染及预防的护理、排泄情况观察、预防并发症尤其重要，同时应关注患者的心理变化，给予及时鼓励和心理指导，促进患者康复。

## ☞ 康复治疗

### （一）物理因子治疗

1. 热疗法，红外线疼痛治疗来缓解疼痛不适。

2. 中频电疗，用于缓解疼痛，促进血液循环作用。

3. 患者床旁采用气压式血液循环驱动器来促进双下肢血液循环，避免深静脉血栓的形成。

4. 低频脉冲磁疗，可以抑制破骨细胞活性，促进成骨细胞形成，提高骨密度，减轻疼痛。

### （二）运动锻炼

1. 患者要加强锻炼，卧床时做绷腿或直腿抬高等静力收缩训练增加肌力，根据患者耐受情况循序渐进增加训练时间增加肌耐力。

2. 根据肌力训练情况进行站立训练，双上肢辅助减重，通过适当的应力刺激，既可以增加下肢骨密度，也可增加下肢肌力，提高患者生活质量，预防血栓、压力性损伤、肺炎发生。

3. 练助行器站立，健侧负重。

（马伟凤、苏天娇、汤玉萌）

# 051　骨纤维异常增生症一例

## ☞ 患者基本信息

患者，女性，20 岁，身高 163 cm，体重 60 kg，已婚，农民。

[在院时间] 2018 年 10 月 21 日入院，2018 年 11 月 8 日出院。

[主诉] 双股骨、右胫骨痛 12 年，加重伴活动受限 5 个月。

[主要诊断] 骨纤维异常增生症。

## ☞ 病史摘要

[现病史] 患者 2005 年 3 月行走时摔倒，出现右侧股骨近端骨折，就诊于当地医院，予石膏固定后痊愈。2006 年 10 月踢毽子时出现左侧股骨近端骨折，住院行手术复位，同时发现异常病灶，清除后行活检诊断骨纤维结构不良，之后骨折痊愈。2009 年不慎磕碰右侧胫骨外侧，出现右侧胫骨外侧肿块变形，未进行治疗，后每次遇月经期、受凉等诱因上述病变部位均会出现疼痛不适，但可自行缓解。5 个月前左股骨、右胫骨外侧疼痛加重，活动明显受限，跛行步态，于今日就诊于我院，门诊以骨纤维异常增生症收住院，为行进一步治疗收入我科。患者自发病以来，无低热、盗汗、消瘦、乏力等症状，无头痛、头晕、恶心、呕吐等症状，无饮食及大小便异常。

[既往史] 既往体健，否认肝炎、结核、疟疾等传染病史，除左、右侧股骨骨折及右侧胫骨外侧变形外，否认其他病史。否认重大外伤史及手术、中毒、输血史，否认药物及食物过敏史。预防接种随当地。

[**个人史**] 生于山东省，久居于本地，否认疫区居住史，否认疫水、疫源接触史，否认放射物质、有毒物质接触史，否认毒品接触史，否认冶游史，否认吸烟、饮酒史。

[**婚育史、月经史**] 无异常。

[**家族史**] 父母健在，父亲患有脑出血，母亲体健，1 个姐姐体健，家族无传染病及遗传病史。

## ☞ 入院检查

[**一般查体**] 体温 37.2 ℃，脉搏 80 次/分，呼吸 18 次/分，血压 100/60 mmHg。

[**专科查体**] 步入病房，跛行步态，脊柱发育正常，无畸形。脊柱生理弯曲存在，棘突无叩击痛，活动自如。双侧股骨近端膨胀畸形，皮温正常，皮色正常，右胫骨膨胀畸形，皮温高于正常部位，皮色正常，双股骨大粗隆叩击痛阳性，右胫骨叩击痛阳性，双髋关节活动受限。无下肢静脉曲张。足背动脉搏动：左侧正常，右侧正常。四肢浅感觉正常，双侧膝腱反射对称正常存在，双侧巴宾斯基征未引出，Kernig 征阴性。

[**实验室检查**] 血、尿、便常规未见异常。骨代谢标志物：碱性磷酸酶（ALP）160 IU/L ↑↑、肌酐（CRE）36.4 μmol/L ↓↓、高密度脂蛋白胆固醇 0.87 mmol/L ↓↓、1,25 – 二羟基维生素 $D_3$ 11.91 ng/mL、Ⅰ型胶原氨基前肽（P1NP）448.1 ng/mL ↑↑、骨特异碱性磷酸酶（Bone ALP）61.701 μg/L ↑↑、抗酒石酸酸性磷酸酶（5b）3.428 U/L、全段甲状旁腺激素（PTH）21.61 pg/mL。

[**影像学检查**] 2018 年 10 月 22 日下肢 X 线检查示下肢多发骨囊肿及磨玻璃病变（图 51.1）。全身骨显像回报示双下肢畸形，下肢诸骨异常骨质代谢增高，符合骨纤维异常增生症。胸部 X 线检查示心肺膈未见明显异常。头颅 X 线检查示头颅骨质未见明显异常。

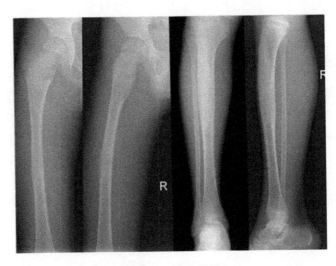

图 51.1　下肢 X 线

## ☞ 诊治经过

患者青年女性，主因双股骨、右胫骨痛 12 年，加重伴活动受限 5 个月入院，查体：双侧股骨近端膨胀畸形，皮温正常，皮色正常，右胫骨膨胀畸形，皮温高于正常部位，皮色正常，双股骨大粗隆叩击痛阳性，右胫骨叩击痛阳性，双髋关节活动受限。辅助检查（北京某医院）：双侧股骨、右侧胫骨、骨盆 X 线检查示双侧股骨骨质透亮区，考虑骨囊肿，皮质膨胀变薄，病理性骨折术后，明确诊断为骨纤维异常增生症。治疗上：对症予止痛治疗后症状缓解出院，建议注意休息，定期复查，必要时行手术治疗。

## ☞ 出院诊断

骨纤维异常增生症。

## ☞ 病例小结

骨纤维异常增生症，又称为骨纤维结构不良。特点是受累的骨组织逐渐被增生的纤维组织所代替，病变中含有数量不等的骨样组织或者是未成熟的骨小梁。临床上可以分为单骨性和多骨性，常累及颌骨。其他常见的发病部位还有肋骨和股骨等。多骨性损害同时会伴有皮肤色素沉着和女性性早熟等内分泌异常，典型的 X 线表现为病变区、骨区阻塞性降低，呈磨玻璃样改变。病变与周围正常骨的界线不明显，病变区纤维成分比较多时，可表现为囊性密度减低区，类似于囊肿或者是囊性的肿瘤。治疗上：一般多采取手术刮除的方法进行治疗。手术彻底刮除纤维异常组织之后，视具体情况多采取异体骨的填充治疗。近年研究发现有症状的骨纤维异常增生症患者多骨代谢活跃，应用双膦酸盐可抑制骨转化来控制病情进展。

## ☞ 护理部分

### （一）入院评估

1. 主诉双股骨及右胫骨疼痛，VAS 评分 3 分。
2. 患者右胫骨膨胀畸形、皮温高于正常部位、双股骨大粗隆叩击痛阳性、右胫骨叩击痛阳性及双髋关节活动受限，跛行步态。
3. Morse 评分 45 分，为高度跌倒风险。
4. 缺乏骨纤维异常增生症的相关知识。

### （二）护理问题

1. 疼痛：双股骨及右胫骨疼痛，VAS 评分 3 分。
2. 生活部分自理能力缺陷：与右胫骨膨胀畸形、皮温高于正常部位、双股骨大粗隆叩击痛阳性、右胫骨叩击痛阳性及双髋关节活动受限有关。
3. 有受伤的风险：与存在高度跌倒有关。
4. 知识缺乏：缺乏骨纤维异常增生症的相关知识。

### （三）护理措施

1. 评估疼痛的部位、性质、时间、程度，鼓励患者正确表达疼痛症状，给予精神安抚，转移患者注意力，配合康复师进行康复评定，采取物理方法缓解局部疼痛。

2. 评估患者生活自理程度、病情，合理放置患者常用物品，指导患者正确使用辅助用具，及时巡视，给予必要的帮助，满足患者合理需求，按要求落实基础护理。

3. 客观、动态的对患者存在的高危风险因素进行评估，卧床期间合理使用床挡，提高患者对安全的重视程度，共同做好患者安全管理。

4. 医护患共同参与诊疗计划的制订，主管医生与责任护士向患者分析疾病的原因，讲解检查、治疗的目的及方法，帮助患者正确认识疾病。耐心讲解疼痛评估的方法及分级干预措施，告知患者疼痛管理的意义，树立疼痛可控的信念。指导患者进行正确的康复锻炼，既要防止运动过度，又要防止运动不足导致肌肉萎缩。

### （四）护理评价

1. 患者出院时疼痛症状消失。
2. 患者出院时生活自理能力恢复。
3. 患者住院期间能积极避免各项护理风险的发生，未出现跌倒等不良事件。
4. 患者出院时知晓骨纤维异常增生症的康复锻炼方法。

### （五）护理小结

该患者为青年女性，入院时双下肢畸形，跛行步态，诊断为骨纤维异常增生症。此病又名骨纤维结构不良，发病者以女性多见，发病多在十岁左右，常在青年期就诊，伴内分泌紊乱者可在三至四岁发病，甚至在出生后即有症状。该病可以发生在任何骨骼，单发性四肢病损，常位于近侧骨端，可局限或向骨干扩散，多发于股骨、胫骨、腓骨和骨盆，常偏一侧肢体，双侧受累者并不对称，病者往往同时见于股骨。巡视病房时需严密观察患者的神志、瞳孔变化，是否出现剧烈头痛、呕吐、颈强直、单侧肌力弱或其他颅神经体征，及早发现颅内感染的征兆，并报告医生，以便做出及时、准确的诊断治疗。保持室内温湿度适宜，空气新鲜，紫外线消毒，定时开窗通风，注意保暖。给予高蛋白、高维生素、易消化流食，少量多餐。饮食要多样化，以增进食欲，注意饮食卫生，食物应清洁、卫生。

## ☞ 康复治疗

### （一）物理治疗

1. 红外线疼痛治疗，缓解疼痛不适，促进局部血液循环。
2. 中频电疗，用于缓解疼痛，起到促进血液循环作用。
3. 患者床旁采用气压式血液循环驱动器来促进双下肢血液循环，避免深静脉血栓的形成。

4. 低频脉冲磁疗，可以通过抑制破骨细胞活性，促进成骨细胞形成，提高骨密度，减轻患者疼痛。

### （二）运动治疗

1. 关节活动训练：我们要给予患者患肢被动关节活动度的训练，帮助其更好完成关节活动，同时帮助其恢复关节主动活动，避免关节僵硬，肢体萎缩。

2. 肌力训练：患者住院期间，加强肢体活动，双下肢做踝泵运动，防止深静脉血栓形成，双上肢进行举胳膊、握拳锻炼等，加速全身血液的循环。做绷腿或直腿抬高等静力收缩训练增加肌力，循序渐进增加训练时间增加肌耐力。

（王春、周清、汤玉萌）

# 052　海绵状血管瘤一例

## ☞ 患者基本信息

患者，男性，23 岁，身高 180 cm，体重 60 kg，未婚，军人。

[在院时间] 2019 年 11 月 5 日入院，2019 年 10 月 17 日出院。

[主诉] 踝关节肿痛 10 天，加重 1 天。

[主要诊断] 海绵状血管瘤。

## ☞ 病史摘要

[现病史] 患者自诉 10 天前无明显诱因出现踝关节疼痛，伴肿胀，休息后症状缓解不佳，遂就诊于我院创伤科，行踝关节 MRI 检查示右足跟腱损伤、软组织水肿；踝关节腔积液。给予药物（膏药等）治疗，效果不佳。1 周前，患者再次就诊于我院，给予抗炎止痛药物治疗，效果仍不佳。1 天前，患者右踝关节疼痛明显加重。为求进一步治疗，遂来我院，门诊以踝关节炎收入我科。患者自发病以来，精神可，睡眠、饮食可，二便正常，身高及体重无明显变化。

[既往史] 无特殊。

[个人史] 无特殊。

[婚育史] 未婚未育。

[家族史] 无特殊。

## ☞ 入院检查

[一般查体] 体温 36.5 ℃，脉搏 78 次/分，呼吸 20 次/分，血压 110/70 mmHg，心肺腹查体无特殊。

[**专科查体**] 踝关节略肿胀，双股四头肌、小腿肌肉无萎缩，双膝关节无畸形，双下肢负重力线正常。踝关节周围压痛阳性，皮温不高，腘窝区未触及包块。踝关节活动受限，双髋及膝关节活动自如。双下肢皮肤感觉及末梢血运未见异常。

[**影像学检查**] 2019 年 10 月 25 日踝关节 MRI 示右足跟腱损伤、软组织水肿；踝关节腔积液（图 52.1）。2019 年 11 月 6 日，膝关节 MRI 示右膝关节半月板损伤（Ⅱ°）（图 52.2）。2019 年 11 月 15 日，胫骨 MRI 示胫部下端后侧异常信号，考虑海绵状血管瘤（图 52.3）。

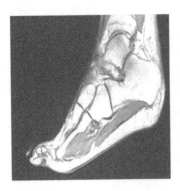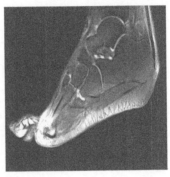

图 52.1　踝关节 MRI

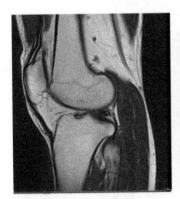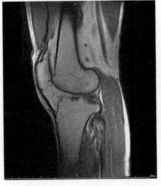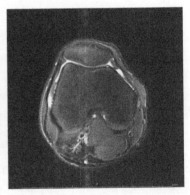

图 52.2　膝关节 MRI

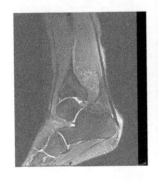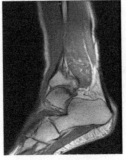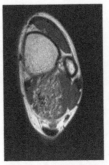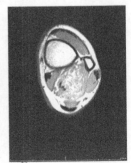

图 52.3　胫骨 MRI

## ☞ 诊治经过

患者入院后完善相关检查，血、尿、便三大常规未见明显异常，肝肾功能、血糖、血脂及电解质未见异常。心电图、胸部 X 线检查未见明显异常。给予抗感染止痛及减轻水肿等治疗，踝关节疼痛症状减轻，但出现膝关节疼痛，行膝关节 MRI 检查，提示右膝关节半月板损伤，给予保护膝关节及对症理疗治疗，患者症状减轻，但疼痛持续存在，给予膝关节胫部 MRI 检查，提示胫部下端后侧异常信号，考虑海绵状血管瘤，建议患者于血管外科行手术治疗。

## ☞ 出院诊断

①肌肉海绵状血管瘤；②踝骨关节炎（右）；③膝骨关节炎（右）。

## ☞ 出院时情况

现患者右踝关节及右膝关节疼痛症状缓解，精神可，饮食、睡眠可，二便正常。

## ☞ 病例小结

肌肉海绵状血管瘤系血管先天性发育异常，表现为血管组织延伸、扩张，形成海绵窦状腔隙。四肢肌肉海绵状血管瘤在临床上不多见，国外文献报道，四肢肌肉血管瘤仅占血管瘤的 0.18%。本病多见于青少年，且性别差异不大。其临床表现主要如下。

1. 局部肿块：可以见到肢体局部包块或患肢肿胀。包块质地柔软，边界不清，挤压和抬高患肢可以缩小。有部分病例包块不明。

2. 疼痛：可具有局部疼痛不适。疼痛的程度不一，活动后加重，疼痛严重时可影响到肢体功能，特别是在近关节部位。疼痛与静脉石栓塞或肌肉收缩阻碍其血流、血栓性静脉炎、血管栓塞、外伤性炎症等原因有关。部分肿瘤与神经关系密切，压迫到神经会引起神经性疼痛。

3. 肢体功能障碍：肢体肌肉海绵状血管瘤引起肢体功能障碍也较常见。其原因可能为：①当肢体活动肌肉收缩时可以使瘤体受到压迫或阻碍其血流而发生剧痛，为缓解疼痛而采取特殊体位和步态；②血管瘤侵及多块肌肉而影响肌肉收缩活动；③血管瘤侵及关节引起关节活动障碍（有一例肘部血管瘤，手术中见病变侵及肘前部关节囊及关节滑膜，关节间隙也部分被肿瘤组织填充）；④血管瘤广泛钙化而使肌肉挛缩、关节畸形位强直。

本例患者主要表现为邻近关节的疼痛，因本病发生率低，单纯检查邻近关节 MRI，未扫描到病变部位，易导致本病漏诊。肢体海绵状血管瘤因位置深，冷冻治疗、激光治疗、注入硬化剂及放射治疗均无效，应选择手术治疗。

## ☞ 护理部分

### （一）入院评估

1. VAS 评分 4 分，踝关节中度疼痛。
2. 汉米尔顿焦虑评分 8 分。

3. Morse 评分 10 分，低度跌倒风险。

4. 缺乏疾病治疗、保健相关知识。

### （二）护理问题

1. 急性疼痛。

2. 焦虑。

3. 有受伤的危险：跌倒。

4. 知识缺乏：缺乏疾病治疗及保健相关知识。

### （三）护理措施

1. 协助患者取舒适卧位，抬高患肢，给予精神安抚，转移注意力，积极配合医生诊断，给予对症处理。

2. 耐心倾听患者主诉，适时给予引导，帮助患者树立正确的信念，保持患者的社会参与性。

3. 增加陪伴，使用拐杖辅助行走，保持病室地面清洁、干燥，及时清除多余物品。

4. 鼓励患者科学训练，避免高强度、长时间训练，量力而行。

### （四）护理评价

1. 患者住院一周后疼痛明显缓解，VAS 评分 2 分。

2. 患者住院期间心理状态良好，能够积极配合诊疗。

3. 患者住院期间未发生意外跌倒事件。

4. 患者住院期间能够掌握疾病预防保健知识。

### （五）护理小结

针对患者职业特点及疼痛耐受程度等特点，在护理过程中，应更多的理解、关心患者，为其提供更多的社会支持，如战友的陪伴、领导的探望、家人的安慰等，使其保持与原有社会关系的联系，有助于缓解患者的症状。

（王天天、杨雪、汤玉萌）

# 053  骨质疏松伴骨折、腰椎间盘突出症、宫颈癌术后一例

## ☞ 患者基本信息

患者，女性，63 岁，汉族，身高 157 cm，体重 55 kg，已婚，退休。

[在院时间] 2016 年 3 月 8 日入院，2016 年 3 月 17 日出院。

[主诉] 腰背疼痛伴下腹疼痛4年，加重1周。

[主要诊断] 腰椎间盘突出症、骨质疏松骨折、宫颈癌术后。

## 病史摘要

[现病史] 患者于4年前因长期坐位工作出现下腰部疼痛，疼痛为间断性，劳累后加重，休息后症状缓解，此后症状反复出现，均未诊治。1年前弯腰搬重物时突发下腰部疼痛，疼痛向臀部、大腿后方、小腿外侧及足部放射，于咳嗽或打喷嚏时加重，就诊于解放军某医院，诊断为腰椎病，予卧床保守治疗1个月后好转出院（具体用药及剂量不详）。后患者注意腰部活动，避免过劳，上述症状无再发。1小时前，患者搬重物时再次出现腰部剧痛，伴右下肢麻木、疼痛，卧床休息后腰部疼痛稍缓解，下肢放射痛无明显缓解，持续卧床休息症状仍不能缓解。为进一步检查及治疗来我院就诊，门诊以腰椎间盘突出症、骨质疏松伴骨折收入院。患者目前精神尚可，食欲正常，睡眠正常，体重无明显变化，大便正常，排尿正常。

[既往史] 2014年6月23日于解放军某医院全麻下行剖腹探查、肠粘连松解、小肠部分切除吻合、肠排列术；2014年1月14日于北京市某医院行回肠造瘘、经皮内镜引导下胃造瘘；2012年$L_5$椎体压缩性骨折行保守治疗；2011年行宫颈癌手术，输血（400 mL悬浮红细胞）；否认肝炎、结核等传染病史；否认心脏病、高血压病、糖尿病等慢性病史；否认重大外伤史；氨基酸类药物过敏；否认其他药物食物过敏史；预防接种史不详。

[婚育史] 14岁月经初潮，月经周期28~30天，经期3~5天，无痛经、血块，46岁绝经。27岁结婚，孕2产2，足月顺产2女，配偶体健。

[个人史] 生于安徽省，久居于本地，否认疫区居住史，否认疫水、疫源接触史，否认放射物质、有毒物质接触史，否认毒品接触史，否认冶游史，否认吸烟、饮酒史。

[家族史] 父母已故，父亲死于哮喘，母亲自然死亡，3兄1妹，体健，否认家族有遗传病、传染病及类似病史。

## 入院检查

[一般查体] 体温36.2 ℃，脉搏78次/分，呼吸20次/分，血压120/80 mmHg，心肺腹查体未见特殊异常。

[专科查体] 脊柱生理弯曲存在，无明显侧弯，四肢肌肉无明显萎缩，骶骨区域皮肤萎缩。$L_1$椎体压痛阳性，椎旁肌紧张；骶骨压痛阳性。$L_1$椎体及棘突叩痛阳性，骶骨区域叩击痛阳性。双足感觉麻木。

[实验室检查] 骨内科生化组合：补体4（C4）0.50 g/L、亮氨酸氨基肽酶（LAP）50.2 U/L、总胆红素21.4 μmol/L、球蛋白（GLOB）35.2 g/L、白蛋白（ALB）24.8 g/L、脂蛋白a（Lpa）78.28 mg/dL、高敏C-反应蛋白（CRP）112.27 mg/L、类风湿因子（RF）14.4 IU/mL、视黄醇结合蛋白（RBP）13.8 mg/L。尿常规：尿胆原（UBG）3.2 μmol/L、隐血（BLD）（+++）、尿白细胞（++）、亚硝酸盐（+）、尿蛋白（PRO）（++）、尿酸碱度8.0、镜检尿红细胞计数81/μL、镜检尿白细胞计数1296/μL、尿微量白蛋白150 mg/L。血常规：血红蛋白107 g/L、血小板（PLT）339×10⁹/L、中性粒细胞百分比81.6%、

血沉（ESR）95 mm/h、纤维蛋白原含量（FIB）4.55 g/L、血沉（ESR）100 mm/h。生化组合：乳酸（LACT）27.4 mg/dL、尿酸（UA）180.8 μmol/L、空腹葡萄糖（GLU）6.57 mmol/L、直接胆红素7.3 μmol/L、球蛋白（GLOB）34 g/L、总钙（Ca）2.13 mmol/L。肿瘤全套：$\beta_2$-微球蛋白4.89 μg/mL、铁蛋白302.1 ng/mL。

[影像学检查]

2014年12月29日（我院）骨密度检查结果见表53.1。

表53.1　骨密度检查结果

| 腰　椎 | | $L_1$ | $L_2$ | $L_3$ | $L_4$ | Total |
|---|---|---|---|---|---|---|
| | BMD($g/cm^2$) | 0.570 | 0.593 | 0.540 | 0.545 | 0.562 |
| | T值 | -3.8 | -4.0 | -4.9 | -4.7 | -4.4 |
| 股骨颈 | | Neck | Troch | Inter | Total | Ward's |
| | BMD($g/cm^2$) | 0.561 | 0.404 | 0.811 | 0.668 | 0.336 |
| | T值 | -2.6 | -3.0 | -1.9 | -2.2 | -3.4 |

2015年7月9日（我院）PET-CT：①宫颈癌、子宫及附件切除术后改变，未见异常放射性浓聚；耻骨联合及耻骨支骨转移；右下腹结节影，未见异常FDG摄取，转移可能。②右下腹造瘘术后改变；小肠膀胱瘘术后改变；盆腔内肠管结构紊乱，与膀胱分界清晰，盆腔脂肪密度增高，双侧腹股沟区多发肿大淋巴结，考虑炎性改变；膀胱结石。③胆囊结石；右肾囊肿；右肺门肿大淋巴结，考虑非特异性改变；④脊柱退行性改变，$L_1$椎体治疗后改变；⑤脑部PET-CT未见明显异常代谢征象。

2016年3月9日（我院）腹部CT示耻骨联合骨质破坏、分离，髂骨及股骨头骨质疏松，所见层面腹壁术后，肠系膜小淋巴结，盆腔偏右侧软组织结节，盆腔内包裹性病灶，髂血管旁淋巴结增大，软组织增厚，请结合临床及腹部增强。

2016年7月11日（我院）胸部CT示双下肺纹理增粗、紊乱；主气管及支气管畅通；余纵隔结构清晰，未见明显肿大淋巴结；心影无明显增大；主动脉壁少许钙化灶；两侧胸腔内未见明显积液积气。扫描层面胆囊多发小结节致密影。影像诊断及建议：①胸部CT平扫未见明显异常；②扫描层面胆囊结石。

2016年3月9日（我院）胸正侧位X线检查示双肺纹理多，双肺门影不大。纵隔不宽，气管居中。心影不大，主动脉增宽。膈肌光滑，双侧肋膈角锐利。$L_1$椎体骨水泥注入术后。影像诊断及建议：心肺膈未见明显异常

2015年12月2日（我院）全脊柱+抑脂像影像描述：全脊柱生理曲度欠自然，部分椎体缘骨质增生，诸椎间隙未见明显变窄，$L_1$椎体变扁，其内见片状长$T_1$、短$T_2$信号，$L_4$、$L_5$椎体变扁，$L_4$椎体内见条状、斑片状长$T_1$、等$T_2$信号，抑脂像呈高信号，$C_4 \sim C_5$、$C_5 \sim C_6$、$L_5 \sim S_1$椎间盘轻度向后突出，相应硬膜前缘受压，部分椎体水平黄韧带增厚，$T_2$诸椎间盘信号减低，所示脊髓未见异常信号影。影像诊断及建议：①$L_4$椎体压缩性骨折不除外；$L_1$椎体骨折骨水泥注入术后改变。②全脊柱退行性改变（骨质增生；椎间盘变性；$C_4 \sim C_5$、$C_5 \sim C_6$、$L_5 \sim S_1$椎间盘轻度突出，局部黄韧带增厚）（图53.1）。

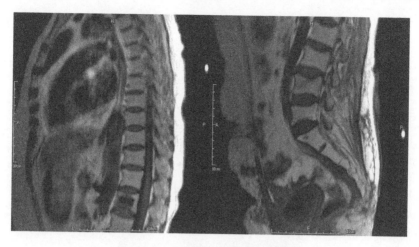

**图 53.1　全脊柱＋抑脂像影像描述**

2016 年 3 月 8 日（我院）盆腔 CT 示耻骨联合骨质破坏、分离，髂骨及股骨头骨质疏松，所见层面腹壁术后，肠系膜小淋巴结，盆腔偏右侧软组织结节，盆腔内包裹性病灶，髂血管旁淋巴结增大，软组织增厚，请结合临床及腹部增强。

## ☞　诊治经过

患者入院后，积极完善相关检查检验，针对患者下腹部疼痛，请泌尿外科协助会诊后考虑小肠膀胱瘘、膀胱阴道瘘，患者继发感染与小肠瘘相关，完善尿细菌培养，给予抗感染治疗；针对腰疼明确脊柱多处压缩骨折，给予抗骨质疏松及改善骨代谢、营养骨神经治疗；同时给予中医药辨证治疗。

中医辨病辨证：骨痿，气阴两虚症。

中药处方：黄芪 35 g、升麻 12 g、陈皮 15 g、白术 30 g、炙甘草 10 g、佩兰 10 g、白扁豆 10 g、砂仁 3 g、白茅根 15 g、栀子 10 g、女贞子 15 g、墨旱莲 15 g、白豆蔻 5 g、川续断 15 g、杜仲 15 g、萹蓄 10 g、肉桂 6 g、滑石块 10 g、木通 5 g、车前草 10 g、生大黄 5 g、枳壳 5 g、艾叶 5 g，7 剂，水煎服，200 mL，早晚各一次。（中药处方仅供参考）

## ☞　出院诊断

①腰椎间盘突出症；②骨质疏松症；③腰椎压缩性骨折；④宫颈癌术后；⑤小肠膀胱瘘伴出血；⑥膀胱阴道瘘伴出血；⑦泌尿系感染；⑧中度脂肪肝；⑨胆囊多发结石；⑩右肾囊肿；⑪膀胱结石；⑫慢性腹泻（非感染性）；⑬周围神经病。

## ☞　出院时情况

患者精神睡眠正常，饮食正常，小肠膀胱瘘术后状态良好，小便清长、小腹疼痛明显好转。

## ☞　病例小结

行宫颈癌手术后，患者因切除双侧卵巢，导致雌激素呈断崖式下降。该病例并发术后造瘘，营养吸收差，造瘘口局部常易发生混合感染，造成免疫功能下降。综合作用下，导致患者骨量丢失加快，骨密度降低严重，诱发骨质疏松，骨微结构破坏，出现腰背部或全身疼痛，易发生髋部、腰椎、腕部等处的骨折，严重影响患者生活质量，故抗骨质疏松药物的使用，成为宫颈癌等卵巢切除术后患者需要解决的问题。

# ☞ 护理部分

## （一）入院评估

1. 疼痛评估：腰部及右下肢疼痛，VAS 评分 4 分为中度疼痛。
2. Morse 跌倒评分：25 分存在中度跌倒风险。
3. 腰部疼痛、活动范围受限。
4. MNA – SF 营养评估：11 分有营养不良的风险。

## （二）护理问题

1. 疼痛：与腰椎间盘髓核突出压迫脊神经根及骨质疏松有关。
2. 有受伤的风险：与骨质疏松导致骨骼脆性增加、存在中度跌倒风险有关。
3. 健康维护能力低下：与骨骼变化引起活动范围受限有关。
4. 营养失调：与饮食中钙、蛋白质、维生素 D 的摄入不足有关。

## （三）护理措施

1. 急性期卧硬板床 2～3 周，对患者做好保暖措施。缓解期指导患者养成坐、站、行和劳动的良好姿势，患者疼痛缓解后增加活动量，促进其功能恢复。
2. 安全管理：分阶段功能锻炼，提高下肢及腰背部的肌力。动态评估患者跌倒高危因素及风险程度，及时对患者及家属进行相关知识宣教，提高患者及家属防护意识。
3. 告知患者佩戴护具相关知识。按时巡视病房，定时轴线翻身，避免再次损伤。指导康复锻炼，讲解腰椎及下肢康复锻炼的方法与技巧，提高患者肌力。
4. 在均衡营养的基础上多食奶制品、豆类制品、海产品、深绿色蔬菜、坚果等。均衡营养：建议摄入富含钙、低盐和适量蛋白质的食物，每日蛋白质摄入量 0.8～1.0 g/kg，每天摄入牛奶 300 mL 或相当量的奶制品。

## （四）护理评价

1. 患者主诉疼痛缓解，复评 VAS 评分 1 分。
2. 患者能够掌握防跌倒措施，住院期间未发生意外跌倒事件。
3. 患者正确进行功能锻炼，腰部活动度得到改善。
4. 患者住院期间营养指标达到正常值，MNA – SF 评估 12 分。

## （五）护理小结

宫颈癌术后抗骨质疏松护理尤为重要，给予患者骨质疏松相关知识指导，提高重视程度，形成健康生活方式，提高抗骨质疏松意识。

## ☞ 康复治疗

考虑患者情况，康复活动均以轻柔和缓为主，强度、频率较小为宜。

### （一）物理治疗

1. 由于患者是宫颈癌术后，有些理疗方法属于癌症禁忌，所以在选择物理治疗的时候需要慎重。

2. 患者居家采用水疗法，热水浴 39～40 ℃，具有镇痛作用。

3. 患者床旁采用气压式血液循环驱动器来促进双下肢血液循环,避免深静脉血栓的形成。

### （二）运动治疗

1. 关节活动训练：患者卧床期间，我们要给予患者患肢被动关节活动度的训练，帮助其更好完成关节活动，同时帮助其恢复关节主动活动，避免关节僵硬，肢体萎缩。

2. 肌力训练：患者卧床休息期间，加强肢体活动，双下肢做踝泵运动，防止深静脉血栓形成，双上肢进行举胳膊、握拳锻炼等，加速全身的血液循环。做绷腿或直腿抬高等静力收缩训练增加肌力，循序渐进增加训练时间增加肌耐力。根据肌力训练情况进行站立训练，双上肢辅助减重，通过适当的应力刺激，既可以增加下肢骨密度，也可增加下肢肌力，提高患者生活质量。

（翟武杰、邱佳美、汤玉萌）

# 054　多发性骨纤维异常增生症一例

## ☞ 患者基本信息

患者，女性，12 岁，身高 163 cm，体重 55 kg，未婚，初中生。

[在院时间] 2012 年 12 月 1 日入院，2012 年 12 月 4 日出院。

[主诉] 发现多发骨质异常 6 年。

[主要诊断] 多发性骨纤维异常增生症（Albright 综合征）。

## ☞ 病史摘要

[现病史] 患者 2006 年 11 月因外伤出现右股疼痛，无红肿，无发热、盗汗，行走活动无受限，于当地医院就诊并行 X 线检查示右股骨骨质异常，未明确诊断。于 2007 年 1 月在北京某医院诊断为右股骨纤维异常增生症，建议观察随访，未行任何治疗。2009 年 9 月在例行的随诊中发现右胫骨骨纤维异常增生，同期出现阴道不规则流血，于某儿童医院诊断为性早熟。2010 年 3 月 25 日在我院诊断为 Albright 综合征，给予八个疗程双膦酸盐类药物治疗，今日患者为行检查来我院就诊，患者自发病以来，体重无明显

减轻，精神、饮食、睡眠可，二便无殊。

[**既往史**] 否认高血压、糖尿病、冠心病等病史，否认肝炎、结核、疟疾等传染病史，既往体健，否认先天性心脏病等先天性疾患，否认青霉素、磺胺等药物及食物过敏史，否认输血、献血史，否认外伤、手术史，预防接种史不详。

[**个人史**] 生于河北唐山，无疫区久居史，无疫水及疫源接触史，否认放射物质、有毒物质接触史，否认毒品接触史，否认冶游史，否认吸烟、饮酒史。

[**婚育史、月经史**] 未婚，9岁初潮，4~6天/20~30天，经期不规律。

[**家族史**] 父母体健，家族无传染病及遗传病史。

## ☞ 入院检查

[**一般查体**] 体温37.2 ℃，脉搏80次/分，呼吸18次/分，血压100/60 mmHg，自动体位，查体合作，神志清楚，心肺腹查体未见明显异常。

[**专科查体**] 正常步态。右侧肩背部及左侧大腿下段内侧可见皮肤成片的咖啡色改变。双下肢活动自如，感觉、肌力、肌张力正常。双下肢长度为左/右（髂前上棘至内踝尖）79 cm/82 cm。双侧"4"字试验阴性，双侧跟膝腱反射无亢进及减弱，双侧巴氏征阴性。

[**实验室检查**] 血、尿、便常规正常。骨代谢标志物：1，25 - 二羟基维生素 $D_3$ 3.00 ng/mL、Ⅰ型胶原氨基前肽（P1NP）292.1 ng/mL、Ⅰ型胶原 C 端肽（β - CTX）1.170 μg/L、全段甲状旁腺素（PTH）67.91 pg/mL、碱性磷酸酶（ALP）311 U/L。

[**影像学检查**] 2010 年 9 月 30 日，双膦酸盐治疗前双下肢全长 X 线检查示右股骨、胫骨膨胀性磨砂玻璃样改变（图 54.1）。2012 年 12 月 1 日应用帕米膦酸二钠 8 个疗程后复查 X 线示髓腔内骨质无破坏（图 54.2）。2018 年 7 月 27 日治疗 6 年后随访复查 X 线示右下肢无畸形，病变无进展（图 54.3）。

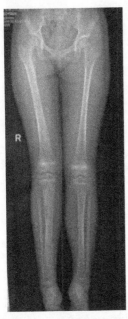

图 54.1　双膦酸盐治疗前
双下肢全长 X 线

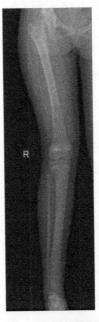

图 54.2　应用帕米膦酸二钠
8 个疗程后复查 X 线

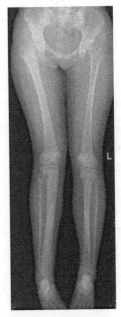

图 54.3　治疗后随访
6 年复查 X 线

## 👉 诊治经过

根据国外文献，应用双膦酸盐内科治疗多发性骨纤维异常增生症，治疗方案包括静滴帕米膦酸二钠、口服阿仑膦酸钠片。该患者一次应用帕米膦酸二钠 60 mg，静脉滴注 4 小时，连续 3 天，每 3 个月 1 次，根据病情发展，已经于 2010 年 3 月 25 日、2010 年 6 月 28 日、2010 年 9 月 30 日、2010 年 1 月 1 日、2011 年 8 月 8 日、2011 年 11 月 11 日、2012 年 2 月 2 日、2012 年 5 月 11 日应用 2 年时间，本次为最后一次应用；在应用帕米膦酸二钠间歇，口服阿仑膦酸钠片 70 mg，每周 1 次。

## 👉 出院诊断

多发性骨纤维异常增生症（Albright 综合征）。

## 👉 出院医嘱及随访

出院嘱患者高钙饮食、每半年复查下肢 X 线一次，如有不适骨科门诊随诊。随访 6 年，患者右下肢疼痛明显好转，复查 X 线示右下肢无畸形，病变无进展。

## 👉 病例小结

本病例诊疗过程启示：①提高对 Albright 综合征的认识有助于早期正确的诊断。②本病例单纯应用双膦酸盐类药物治疗 2 年，随访时间 8 年，疗效确切。

帕米膦酸二钠及阿仑膦酸钠均是第二代双膦酸盐制剂，该类药物对骨组织有选择性吸附作用，通过防止羟磷灰石的溶解，导致破骨细胞产生形态学变化，从而直接地、强有力地抑制破骨细胞的活性，减少骨质破坏，它又可抑制各种中介物，如抑制乳酸的产生、抑制前列腺素的合成及溶酶体的释放，从而间接降低破骨细胞的活性，抑制骨吸收使疼痛减轻。此类药对钙及骨骼矿物质具有强烈的吸附力，它主要分布于骨骼中，又不影响骨组织的矿物质正常代谢。其中帕米膦酸二钠的抑制骨吸收作用强，进入人体后大部分沉积在骨骼中，在骨中的半衰期长达 300 天，一次给药维持时间较长，临床使用方便。自 1994 年 Liens 等首先报道静脉滴注帕米膦酸二钠治疗骨纤维异常增生症获得确切效果后，双膦酸盐类药物得到广泛应用。Chapurlat 等对 58 例纤维结构不良（fibrous dysplasia，FD）患者静脉应用帕米膦酸二钠治疗，平均随访 50 个月，其中有 12 例患者随访超过 8 年，发现 44 例疼痛的患者治疗后疼痛明显减轻，骨转换生化指标明显下降，12 例髋部 FD 患者骨密度均增加。Muriel 等对应用帕米膦酸二钠时间超过 3 年的 7 例患者进行平均 6.9 年随访，所有患者骨痛均减轻，骨密度均增加，没有发生新的病理性骨折，治疗效果良好。Lane 等对 6 位骨纤维异常增生症患者应用口服阿仑膦酸钠片和静滴帕米膦酸二钠治疗，作者认为两种双膦酸盐类药物合用，可以显著的缓解疼痛，提高骨密度，预防病理性骨折。该患者每 3 个月静脉滴注帕米膦酸二钠（180 mg）一次，期间口服阿仑膦酸钠片 70 mg、每周 1 次。患者骨痛明显减轻，随访 6 年时间，骨骼无畸形，疾病无进展。

（徐明、宋若先）

# 055  多发性骨髓瘤合并多发胸腰椎骨折一例

## ☞ 患者基本信息

患者，男性，70 岁，身高 175 cm，体重 62.5 kg，已婚，职业农民。

[就诊时间] 2019 年 12 月 10 日初次就诊，2020 年 5 月 8 日末次就诊。

[主诉] 反复腰背部疼痛半年，加重 2 周。

[主要诊断] ①多发性骨髓瘤（IgA – Lamda 型 II 期）。②继发性骨质疏松症（多发胸腰椎骨折；$T_8$、$T_{10}$、$L_1$ 椎体骨折术后）。③严重维生素 D 缺乏症（继发性甲状旁腺功能亢进）。④腰椎间盘突出症。

## ☞ 病史摘要

[现病史] 患者于半年前摔伤后出现腰背部疼痛、活动受限，就诊于当地医院，行 MRI 检查示 $T_8$、$T_{10}$、$L_1$ 椎体压缩骨折，$L_2 \sim L_3$、$L_4 \sim L_5$、$L_5 \sim S_1$ 椎间盘突出，相应水平硬膜囊受压，当地医院予 $T_8$、$T_{10}$、$L_1$ 椎体成形术，术后患者症状缓解不明显，且有全身骨痛，尤以腰骶部为著，累及胸部、双下肢，伴有全身乏力、双下肢麻木。2 周前无明显诱因再次出现腰背部疼痛加重，翻身起坐活动受限，就诊于我院急诊科，行 MRI 检查示 $T_7$、$T_{12}$、$L_3$ 椎体压缩骨折，多椎体信号不均，拟诊骨质疏松症转骨质疏松科门诊。自发病以来，患者精神、食欲欠佳，体重下降 3 kg，睡眠尚可，大小便正常。无间歇性跛行及抽筋，无多汗、烦渴、多饮及多尿，亦无关节肿痛、发热、皮肤淤点、牙龈出血等，否认腹胀、腹痛、腹泻、反酸等，身高较前变矮 2 cm 以上。

[既往史] 贫血多年，有期前收缩病史；否认高血压、糖尿病、冠心病等病史；否认肝炎、结核、疟疾等传染病史；否认四肢骨折及其他手术史；否认输血史；清开灵药物过敏；否认食物过敏史；否认激素应用史；预防接种史不详。

[个人史] 否认疫区居住史，否认疫水、疫源接触史，否认放射性、化学性、有毒物质接触史，否认毒品接触史，否认冶游史，否认吸烟、饮酒史。

[婚育史] 适龄结婚，育有 1 子 1 女，配偶及子女均体健。

[家族史] 父死于肺气肿，母早逝，死因不详。否认家族性遗传病史。

## ☞ 入院检查

[一般查体] 体温 36.1 ℃，脉搏 69 次/分，呼吸 20 次/分，血压 145/80 mmHg，发育正常，营养差，慢性病容，贫血貌，被动体位，查体合作。神志清，精神差。全身皮肤未见皮疹、淤斑。心肺腹查体未见明显异常。

[专科查体] 双眼结膜、双手甲床苍白，脊柱后凸。胸腰椎棘突广泛压痛，双侧肋骨压痛、挤压痛阳性。胸腰椎椎体叩痛阳性，胸骨叩痛阳性。四肢肌力、肌张力正常。神经系统检查生理反射存在，病理反射未引出。

**[实验室检查]** 2019 年 6 月 9 日（蒲城县某医院）肝功能：白蛋白（ALB）37.3 g/L，球蛋白（GLO）47.4 g/L。肾功能：肌酐（CRE）134.4 μmol/L。电解质、血脂正常。血常规：红细胞（RBC）$2.94 \times 10^{12}$/L，血红蛋白（HGB）95.1 g/L。肿瘤、结核相关指标、降钙素原正常。

2019 年 12 月 10 日（西安市某医院）血常规：红细胞（RBC）$2.72 \times 10^{12}$/L，血红蛋白（HGB）86 g/L，白细胞（WBC）$3.88 \times 10^{9}$/L，中性粒细胞 $1.76 \times 10^{9}$/L，中性粒细胞百分比 43.1%，淋巴细胞百分比 53.6%；血小板（PLT）$144 \times 10^{9}$/L。血沉（ESR）129 mm/h，尿常规正常，尿本周蛋白（+）。血生化：血钙（Ca）2.21 mmol/L、血磷（P）0.78 mmol/L。肝功能：总蛋白 86.3 g/L，白蛋白（ALB）38.1 g/L，球蛋白（GLO）48.2 g/L，白球比（A/G）0.8。肾功能：肌酐 102 μmol/L。骨代谢标志物：1,25-二羟基维生素 $D_3$ 3.78 ng/mL，Ⅰ型胶原氨基前肽（P1NP）101.7 ng/mL，血清Ⅰ型胶原 C-末端前肽交联（S-CTX）0.991 ng/mL，全段甲状旁腺激素（PTH）71.56 pg/mL。血清蛋白电泳：白蛋白 55.1%，$\alpha_2$-球蛋白 7.3%，β-球蛋白 31.8%，γ-球蛋白 3.4%，白球比 1.23，M 蛋白 17.4%。血清游离轻链检测：游离 kap 轻链 0.79 g/L，游离 Lam 轻链 4 g/L，游离 kap/Lam 比值 0.2。TPSA、FPSA 正常。

2019 年 12 月 19 日（西安交通大学某医院）血常规：白细胞（WBC）$2.81 \times 10^{9}$/L，红细胞（RBC）$2.34 \times 10^{12}$/L，血红蛋白（HGB）72 g/L，中性粒细胞 $1.97 \times 10^{9}$/L，血小板计数 $118 \times 10^{9}$/L。肝肾功能、电解质、心肌酶：白蛋白（ALB）30.5 g/L，球蛋白（GLO）47.9 g/L，白球比（A/G）0.6，乳酸脱氢酶（LDH）141 U/L，eGFR（MDRD）63.00。免疫固定电泳：IgA（+）。血清游离轻链检测＋免疫八项：kap 轻链 0.69 g/L，Lam 轻链 8.45 g/L，游离 kap 轻链 11 mg/L，游离 Lam 轻链 3350 mg/L，游离 kap/Lam 比值 0.2。免疫球蛋白 A 32.9 g/L；血清蛋白电泳：白蛋白 40.4%，$\alpha_1$-球蛋白 1.3%，$\alpha_2$-球蛋白 2.7%，$\beta_2$-球蛋白 41%，γ-球蛋白 8.9%，M 蛋白 26.8%。白血病免疫分型：异常浆细胞表达 CD38（++），CD138（++），CD56（++），CD19（-），CD45（-），占所有有核细胞 31.6%。血 $\beta_2$-MG 4901.3 μg/L，尿 $\beta_2$-MG 大于 2500 μg/L。骨髓组织学检查：高有核细胞量，浆细胞约占 70%（呈散在和片状浸润），符合浆细胞骨髓瘤骨髓象。FISH：骨髓细胞内不存在 *RB1* 基因缺失和 *Iq21* 基因扩增，存在 *P53* 基因缺失。

**[影像学检查]**

2019 年 12 月 10 日（西安市某医院）胸腰椎 MRI 示 $L_2 \sim L_3$、$L_4 \sim L_5$、$L_5 \sim S_1$ 椎间盘突出，相应水平硬膜囊受压；$T_8$、$T_{10}$、$T_1$ 椎体成形术后改变；$T_7$、$T_{12}$、$L_3$ 椎体压缩性骨折，多椎体信号不均匀（图 55.1）。

2019 年 12 月 10 日（西安市某医院）DXA 骨密度检查示骨量减少（表 55.1）。

**表 55.1 DXA 骨密度**

| | 左髋 | | 腰椎 | | | |
| --- | --- | --- | --- | --- | --- | --- |
| | Femoral Neck | Total | $L_2$ | $L_3$ | $L_4$ | Total |
| BMD（g/cm²） | 0.793 | 0.879 | 0.849 | 0.853 | 0.850 | 0.85 |
| T 值 | -1.0 | -1.0 | -2.2 | -2.3 | -2.2 | -2.4 |

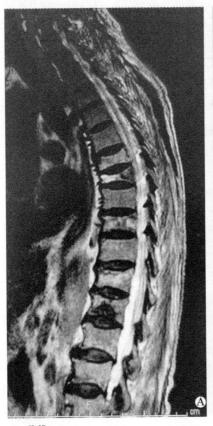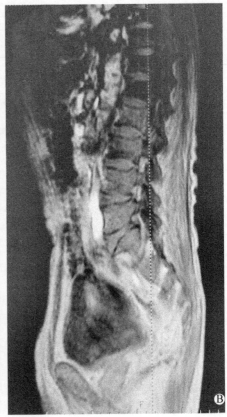

A：胸椎                                   B：腰椎

**图 55.1　胸腰椎 MRI**

2019 年 12 月 20 日（西安市某医院）胸部 CT 示①纵隔多发小淋巴结节伴部分钙化；②$T_8$、$T_{10}$椎体多发斑片状高密度影伴骨质破坏，左侧第 7 肋旁软组织肿块影伴邻近骨质破坏，病变符合骨髓瘤征象；③双侧胸膜粘连肥厚。

## ☞ 诊治经过

患者为老年男性，主因"轻微外伤/无外伤出现反复腰背部疼痛"就诊，MRI 显示多发胸腰椎骨折，骨密度检查示骨量减少，符合"骨质疏松症"诊断。但是，胸腰椎骨折行椎体成形术后症状缓解不明显，伴有全身骨痛逐渐加重，有贫血体征，多次查血常规，血沉、球蛋白异常，MRI 示多椎体信号不均匀；骨转换指标 P1NP、S－CTX 高于正常高限。考虑继发性骨质疏松症，多发性骨髓瘤可能性大，故同时查蛋白电泳和轻链，发现异常 M 条带，M 蛋白 17.4%，游离 kap/Lam 比值 0.2，尿本周蛋白阳性，多发性骨髓瘤诊断基本明确，暂予依降钙素、骨化三醇治疗缓解骨痛；因患者病情所限，长期无户外活动，导致维生素 D 严重缺乏，引起继发性甲状旁腺功能亢进，故予补充维生素 D 及钙剂，并转血液科会诊，完善相关检查。外院血液科进一步行骨髓组织学检查，结果符合浆细胞骨髓瘤骨髓象，予以 PAD 方案化疗（硼替佐米＋多柔比星＋地塞米松）；我院予以唑来膦酸（4 mg/次、每月 4 次、静脉滴注）抗骨吸收治疗。1 个月后患者全身骨痛症状缓解明显，生活质量明显提高，3 个月后复查骨转换指标维持正常水平，血清 1,25 – 二羟基维生素 $D_3$ 明显上升，PTH 基本恢复正常水平，目前患者病情平稳，嘱其定期规律复查、复诊。

## ☞ 出院医嘱及随访

注意个人卫生，尤其注意口腔黏膜和皮肤清洁，防止感染；养成良好生活习惯，劳逸结合，注意保暖；给予高热量、高蛋白，富含钙、磷、维生素饮食；多晒太阳，适当锻炼，避免负重；改善居家环境，防跌倒；避免与致癌因素接触；保持积极乐观情绪；每月复查血常规、血钙、血磷水平、肝肾功能，定期免疫球蛋白测定、免疫固定电泳、骨髓检查，3 个月后复查骨代谢指标，半年复查骨密度，不适时随诊。

## ☞ 病例小结

多发性骨髓瘤是一种血液系统疾病，因早期症状不明显或无症状，易被漏诊、误诊。即使有症状，患者往往也是以骨痛、病理性骨折为首发症状就诊于骨科，而骨科医生予以骨折手术后，往往会忽略寻找导致反复骨折的原因，更会忽略骨质疏松的继发性因素。因此，当我们在临床上遇到有全身骨痛症状、反复病理性骨折的患者，应常规进行骨密度、血生化、血常规及骨代谢标志物检测，如患者有贫血病史，需行蛋白电泳、轻链、尿本周蛋白检查，必要时血液科会诊，行骨髓穿刺、骨髓组织学检查，以排除/明确多发性骨髓瘤。因骨髓瘤细胞在髓腔内大量增生，破骨细胞活跃，导致骨质疏松甚至溶骨性破坏，因此治疗多发性骨髓瘤的同时应积极予以双膦酸盐抗骨吸收治疗，并密切观察病情变化、定期随访、复诊。关于骨髓瘤细胞导致破骨细胞活跃，进而引起骨质疏松、溶骨性破坏的机制尚未完全明确，部分可能与以下原因有关：①骨髓瘤细胞在髓腔内大量增生的同时，由基质细胞衍变而来的成骨细胞过度表达一些破骨细胞活化因子，如 IL – 6 等。②骨髓瘤细胞表达分泌巨噬细胞炎症蛋白 – 1α（MIP – 1α），该蛋白直接作用于破骨细胞前体，促进破骨细胞形成和骨吸收。骨髓瘤细胞溶骨性破坏的机制以及抗骨吸收药物对多发性骨髓瘤的疗效，尚有待进一步研究。

## ☞ 护理部分

1. 骨质疏松知识科普教育，如适量运动（包括慢走、慢跑、太极拳等）、多晒太阳、富含钙饮食、积极诊治影响骨代谢的疾病、慎用影响骨代谢的药物、防跌倒防骨折、改善居家环境预防跌倒等。

2. 教育患者骨折术后应该重视局部和全身的抗骨质疏松治疗，同时积极治疗原发病。

3. 指导患者尽早进行适当的康复锻炼，预防并发症出现，如静脉血栓形成、肺部感染、压力性损伤、泌尿系感染、心脑血管意外、肢体功能障碍等。

4. 教育患者康复治疗既要遵循一般骨折的康复规律，又要考虑到患者骨质量差和骨折愈合缓慢的特点，根据具体情况采用多种康复措施。

## ☞ 康复治疗

1. 疼痛管理、饮食及生活习惯指导、运动康复、康复辅具的使用、中医药康复等，可在康复科医生协助指导下完成。

2. 鼓励患者在医护人员的指导下尽早坐起和站起，以缩短卧床时间，减少卧床相关并发症的发生。

3. 椎体成形术后12小时，患者可尝试坐起，24小时后可尝试站立，腰背部肌肉力量训练和平衡训练有助于加速患者恢复。

4. 骨折后的康复训练通常由被动运动开始，可待疼痛缓解后，逐步开始行主动肌力锻炼和关节活动度训练等。

5. 围手术期后的康复措施主要包括运动康复、物理疗法和个性化的康复辅具，有助于改善骨折后残留的肢体疼痛、肿胀及功能障碍，增加骨强度，改善肢体协调性以避免跌倒，提高患者生活质量。

（冯燕、曾玉红）

# 骨感染

## 056    脊柱结核一例

### ☞ 患者基本信息

患者，男性，67岁，已婚，农民。

[入院时间] 2019年11月20日入院，2019年11月30日出院。

[主诉] 腰背部疼痛2年半，加重5小时。

[主要诊断] 脊柱骨折术后伴骨质疏松。

### ☞ 病史摘要

[现病史] 患者自诉2017年2月提重物后出现腰背部疼痛伴活动受限，未在意，未行系统检查，就诊于当地诊所，给予理疗（按摩、推拿、小针刀）等效果不佳。患者腰背部疼痛加重，并出现发热（最高可达38.0 ℃）。2017年6月15日就诊于当地市医院，行腰椎MRI检查提示 $L_1$、$L_3$ 椎体压缩性骨折，考虑转移瘤可能。遂就诊于当地省医院，行骨显像提示右侧第3前肋局部骨代谢活跃，$L_1 \sim L_3$ 骨代谢异常活跃，符合压缩性骨折改变。行椎体活检术（具体不详），病理结果显示少许骨组织及纤维结缔脂肪组织，纤维组织内较多炎症细胞浸润，考虑炎性病变，抗酸染色阴性。不排除"腰椎结核"，给予利福平、吡嗪酰胺、乙胺丁醇（具体用药剂量不详）抗结核治疗，症状不缓解，体温仍有升高。于2019年8月16日就诊于当地某三甲医院，检查示血沉44 mm/h，C-反应蛋白124 mg/L，行经皮穿刺椎体成形术（PVP）治疗，继续给予抗结核（异烟肼、利福平、吡嗪酰胺、乙胺丁醇具体剂量不详），效果不佳并出现周身瘙痒，停抗结核药物治疗。2019年10月17日就诊于北京某三甲医院，化验结果提示查血 T – spot. TB 阳性，血沉73 mm/h，建议患者来我院治疗。患者于2019年10月31日就诊于我院结核三科，入院

查血沉 60 mm/h，C-反应蛋白 6.42 mg/L。根据北京某三甲医院病理结果会诊，提示骨组织及纤维结缔脂肪组织，纤维组织内较多炎症细胞浸润，考虑炎性病变，抗酸染色阴性，暂不考虑结核，转我科继续治疗，诊断为"骨质疏松伴骨折"，给予抗骨质疏松治疗（碳酸钙 $D_3$ 片，骨化三醇及阿仑膦酸钠片）治疗，患者出院后自行停药。期间患者仍有发热，腰背部疼痛逐渐加重，患者于 5 小时前不慎跌倒，致腰背部疼痛剧烈，伴双下肢麻木，无一过性昏迷、逆行性遗忘，休息后腰背部疼痛逐渐加重。为进一步检查及治疗，被家人急送入我院，门诊以脊柱骨折、骨质疏松症收入我科。患者受伤以来精神状态可，食欲、睡眠差，大小便未解。身高较前变矮 3 cm，体重未见明显减轻。

[既往史] 糖尿病病史 8 年，自服格列美脲片及盐酸二甲双胍片控制血糖，未规律监测血糖，自认为血糖控制可。冠状动脉粥样硬化性心脏病病史 8 年，间断自服酒石酸美托洛尔片治疗。2 年前，于我院诊断周围神经病变、类风湿性关节炎病史、膝骨关节炎。1 个月前，当地医院诊断肺部感染，发热持续 1 个月（最高可达 39.5 ℃），当地医院给予头孢曲松钠及青霉素治疗（具体不详，自诉好转），停药 1 天。否认高血压病史，丙肝病史 3 年，否认结核等传染病史，否认重大外伤史。患者过敏体质，对磺胺类、来氟米特、异烟肼、利福平、吡嗪酰胺、乙胺丁醇、地塞米松及丹参注射液等过敏。预防接种史随当地。

[个人史] 无特殊。

[婚育史] 20 岁结婚，配偶体健，育有 2 子，2 子体健。

[家族史] 无特殊。

## ☞ 入院检查

[一般查体] 体温 37.6 ℃，脉搏 90 次/分，呼吸 19 次/分，血压 138/80 mmHg，发育正常，营养良好，神志清楚，查体欠合作，急性病容。心肺腹查体未见明显异常。

[专科查体] 轮椅推入病房，脊柱后凸畸形，四肢肌容积正常，四肢肌肉未见明显萎缩，腰背部可见一 5 cm×5 cm×3 cm 钝圆形包块高出皮肤。$L_1$、$L_3$ 棘突及棘上韧带压痛阳性。$L_1$、$L_3$ 棘突叩击痛阳性。脊柱活动明显受限。四肢及躯干感觉正常对称。四肢肌力 Ⅴ 级，肌张力正常，生理反射正常存在，病理反射未引出。

[影像学检查] 2017 年 11 月 19 日腰椎 MRI 示①$L_1$、$L_3$ 椎体骨水泥注入术后改变；②腰椎退行性变，骨质增生、疏松，多发椎体终板炎，椎间盘变性，$L_4 \sim L_5$、$L_5 \sim S_1$ 椎间盘突出。2017 年 11 月 23 日膝关节 MRI 示右膝关节退行性骨关节病，骨质增生；骨软骨炎、滑膜炎、积液；半月板退变、损伤；髌骨下方异常信号，考虑滑膜病变。2019 年 7 月 19 日（当地医院）腰椎 X 线检查示腰椎退行性改变，骨质疏松，$L_1$、$L_3$ 骨折术后，$L_1$ 椎体后凸畸形。

## ☞ 诊治经过

1. 入院检验：白细胞（WBC）$11.28 \times 10^9$/L，红细胞（RBC）$3.6 \times 10^{12}$/L，血红蛋白（HGB）115 g/L，血小板（PLT）$383 \times 10^9$/L，血沉（ESR）51 mm/h，C-反应蛋白（CRP）27.15 mg/L，类风湿因子 223 IU/L。血 T – spot. TB 阳性。

2. 辅助检查：

（1）2019 年 8 月 28 日（本院）全脊柱 MRI 示①$L_1$～$L_3$ 椎体压缩性骨折并 $L_1$、$L_3$ 椎体术后改变。②全脊柱退行性变，骨质增生、疏松；椎间盘变性；$C_4$～$C_5$ 椎间盘轻度突出，$L_4$～$L_5$ 及 $L_5$～$S_1$ 椎间盘突出。③$T_8$、$T_{10}$ 椎脂肪岛（图 56.1）。

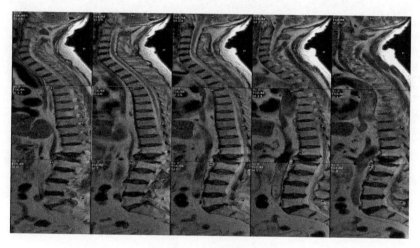

图 56.1　全脊柱 MRI

（2）2019 年 8 月 26 日腰椎 CT 示①$L_1$、$L_3$ 椎体术后改变，$L_3$ 椎体内固定残留；②腰椎退行性变、骨质疏松，$L_4$～$L_5$、$L_5$～$S_1$ 椎间盘突出（图 56.2）。

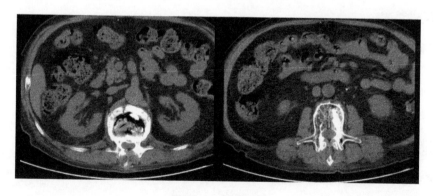

图 56.2　腰椎 CT

（3）2019 年 8 月 21 日（本院）腰椎 X 线检查示 $L_1$、$L_3$ 椎体压缩性骨折骨水泥填充术后改变；$L_3$ 椎体内固定残留；$L_5$～$S_1$ 椎间盘病变；腰椎退行性变（图 56.3）。

（4）2019 年 9 月 19 日 PET－CT 示①鼻咽顶后壁见结节样 FDG 摄取增高影，左侧咽隐窝变浅，软腭见局部灶性 FDG 摄取增高影，双侧腮腺、颈部、左侧椎前、左侧锁骨上区、右侧锁骨下区、双侧腋窝多发肿大淋巴结，FDG 摄取增高，脾脏代谢增高，考虑坏死性淋巴结炎可能。②右肺中叶、左肺下叶膨胀不全；纵隔及双肺门多发淋巴结影，考虑老年性改变。③脂肪肝；门腔间隙肿大淋巴结，乙状结肠冗长，乙状结肠远端息肉，甲状腺密度不均伴钙化。④脊柱退行性改变；骨质疏松；$L_1$、$L_3$ 椎体术后改变，皮下软

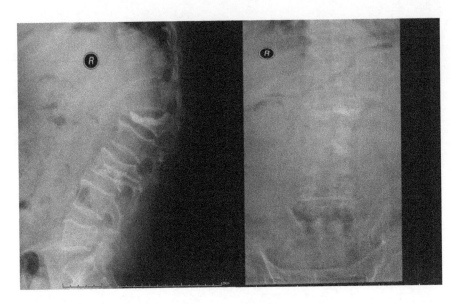

图 56.3　腰椎 X 线

组织放射性摄取增高，考虑感染可能。⑤双侧肩关节、胸锁关节、髋关节退行性改变；双侧坐骨周围软组织、前锯肌放射性增高，考虑非特异性改变。⑥脑部 PET – CT 检查未见明显异常代谢。

## ☞ 出院诊断

①脊柱骨折（$L_1$、$L_3$ 成角畸形）；②腰椎感染（结核可能性大），腰椎术后；③骨质疏松症（重度）；④冠状动脉粥样硬化性心脏病；⑤2 型糖尿病，糖尿病周围神经病变；⑥膝骨关节炎；⑦肺部感染；⑧类风湿性关节炎；⑨腰椎退行性骨关节炎（重度）；⑩坏死性淋巴结炎；⑪贫血；⑫低蛋白血症。

## ☞ 出院时情况

现患者腰背部疼痛症状缓解，发热症状消失，精神可，饮食、睡眠可，二便正常。

## ☞ 病例小结

脊柱结核占全身骨关节结核的首位，其中以椎体结核占大多数，附件结核十分罕见。在整个脊柱中，腰椎活动度最大，腰椎结核发生率也最高，胸椎次之，颈椎更次之，至于骶、尾椎结核则甚为罕见。本患者脊柱椎体破坏严重，伴反复发热病史，服用抗结核药物后，出现过敏及不适反应，自行停止抗结核治疗，致结核表现不明显，诊断困难，因对多种抗结核药物过敏，用药困难，根据这种情况，个性化抗结核治疗显得尤为重要。

## ☞ 护理部分

### （一）护理评估

1. 入院体温 37.6 ℃（住院期间体温波动在 36.5～39 ℃）。
2. ADL 生活自理能力评分 45 分，严重缺陷。
3. VAS 疼痛评分 5 分，中度疼痛。
4. Morse 跌倒风险评估 85 分，高风险。
5. 不佩戴护具，拒绝卧床。
6. Autar 深静脉血栓风险评分 16 分。

### （二）护理问题

1. 感染：与脊柱感染有关。
2. 生活自理能力缺陷。
3. 急性疼痛。
4. 有受伤的危险：高度跌倒风险。
5. 知识缺乏：缺乏脊柱骨折、异物感染的治疗与康复知识。
6. 潜在并发症：深静脉血栓形成。

### （三）护理措施

1. 监测体温变化，及时采取有效措施降温，限制陪住及探视人数，预防交叉感染。
2. 遵医嘱给予静脉输入抗感染药物，严格无菌操作，关注患者感染指标变化。
3. 根据病情协助患者洗漱、用餐、如厕，落实基础护理服务项目，协助患者取舒适卧位，定时协助患者变换体位。
4. 避免过度活动加重症状，指导患者及家属采取轴线翻身，预防再发骨折等加重疼痛及功能障碍。
5. 强调支具的保护作用及佩戴方法，加强安全宣教，及时排除可能存在的安全隐患。
6. 邀请患者及家属参加骨质疏松及糖尿病等专题健康教育课堂，分享、交流治疗感受及经验，学习疾病防护知识，提高认知。
7. 加强药物服用方法讲解，告知患者应规律、全程遵医嘱用药，告知患者药物过敏的观察与处置方法，避免使用易过敏药物，加强用药安全管理。
8. 指导患者行物理预防并遵医嘱使用抗血栓药物预防深静脉血栓形成。

### （四）护理评价

1. 患者住院期间体温恢复正常，未发生其他感染。
2. 患者住院期间自理能力得到提升，ADL 评分为 70 分。
3. 患者疼痛明显缓解，VAS 评分 2 分。

4. 患者住院期间未发生任何意外受伤事件，安全出院。

5. 患者及家属住院期间逐步了解并接受病情变化特点，依从性提高。

6. 患者住院期间未发生深静脉血栓。

### （五）护理小结

由于患者患病以来生活自理能力逐步下降，且患者及家属性格执拗，对医护人员的指导依从性差，多次多地治疗效果均不理想。在护理过程中应多监督指导，加强巡视频次，及时制止其错误行为，同时换位思考，对其心理表示理解，给予针对性强的指导意见并及时缓解其不适症状，多沟通，增加其信任度，提高诊疗效果，保障患者安全。

（王天天、杨雪、汤玉萌）

# 057　脊柱感染一例

## ☞ 患者基本信息

患者，女性，80 岁，身高 155 cm，体重 55 kg，已婚。

[在院时间] 2019 年 12 月 2 日入院，2020 年 1 月 16 日出院。

[主诉] 腰骶部疼痛 3 年余，加重 1 周。

[主要诊断] 脊柱感染。

## ☞ 病史摘要

[现病史] 患者于 3 年前无明显诱因出现腰骶部疼痛，疼痛为持续性钝痛，劳累后加重，休息后缓解，就诊于当地医院完善相关检查，考虑腰椎间盘突出症，行手术治疗（具体术式不详），术后腰骶部疼痛较前明显缓解。此后患者腰骶部疼痛偶有出现，均与劳累有关，休息后可缓解。1 周前患者因阑尾炎在我院胸外科住院，期间腰骶部疼痛再次出现，且疼痛明显，翻身活动受限，下地困难，为进一步检查治疗入住我科。

[既往史] 既往有 4 次阑尾炎发作病史，保守治疗后均好转，有反流性食管炎病史（具体年限不详），否认高血压、冠心病、糖尿病等病史，既往乙型病毒性肝炎携带者（具体年限不详），否认结核、疟疾等传染病史，有胆囊手术史（具体年限不详），3 年前双膝关节置换手术史，4 年前外伤所致肺损伤、血胸、肋骨骨折，否认输血史，否认药物、食物过敏史，预防接种随当地进行。

[个人史] 无特殊。

[婚育史、月经史] 12 岁初潮，50 岁绝经，经量正常，颜色正常，无痛经，经期规律。孕 2 产 2，子女健康状况良好。

[家族史] 家族无传染病及遗传病史。

## ☞ 入院检查

[一般查体] 体温 37.5 ℃，脉搏 80 次/分，呼吸 20 次/分，血压 120/70 mmHg，心肺听诊未见明显异常，腹部伤口愈合好。

[专科查体] 平车推入病房，脊柱生理曲度存在，无明显侧弯，四肢肌肉无明显萎缩。$L_1$~$L_5$ 棘突、棘上韧带及椎旁肌压痛阳性。$L_1$~$L_5$ 棘突直接叩击痛阳性。腰椎活动明显受限。四肢及躯干感觉正常对称。

[实验室检查] 2019 年 12 月 2 日，白细胞（WBC）$11.60 \times 10^9$/L↑↑，中性粒细胞百分比 90.70% ↑↑，淋巴细胞百分比 4.10% ↓↓，中性粒细胞（NEU）$10.50 \times 10^9$/L↑↑，淋巴细胞（LYM%）$0.47 \times 10^9$/L↓↓，血沉、C-反应蛋白未查。感染八项：乙肝表面抗原（HBsAg）1.17 ng/mL，乙肝 e 抗体（HBeAb）0.02 PEIU/mL，乙肝核心抗体（HBcAb）9.65 PEIU/mL。肝肾功能、电解质、蛋白、血培养未见异常。

2019 年 12 月 9 日，白细胞（WBC）$7.00 \times 10^9$/L，中性粒细胞（NEU）$4.31 \times 10^9$/L，C-反应蛋白（CRP）18.95 mg/L↑↑，血沉（ESR）67 mm/h↑↑。肝肾功能、电解质、蛋白未见异常。

2019 年 12 月 18 日，白细胞（WBC）$12.60 \times 10^9$/L↑↑，中性粒细胞百分比 86.80% ↑↑，淋巴细胞百分比 5.60% ↓↓，血小板（PLT）$426 \times 10^9$/L↑↑，中性粒细胞（NEU）$11.00 \times 10^9$/L↑↑，单核细胞（MON）$0.82 \times 10^9$/L↑↑，淋巴细胞（LYM）$0.71 \times 10^9$/L↓↓。

组织培养：鉴定结果：大肠埃希菌、氨苄西林≥32.0_R、氨苄西林/舒巴坦 16.0_I、哌拉西林 16.0_S、哌拉西林/他唑巴坦≤4.0_S、头孢呋辛 4.0_S、头孢呋辛酯 4.0_S、头孢替坦≤4.0_S、头孢他啶≤1.0_S、头孢曲松≤1.0_S、头孢吡肟≤1.0_S、氨曲南≤1.0_S、亚胺培南≤1.0_S、美洛培南≤0.25_S、阿米卡星≤2.0_S、妥布霉素≤1.0_S、环丙沙星≤0.25_S、左旋氧氟沙星 1.0_I、复方新诺明≥320.0_R，标本评语：培养结果：少量。

患者抗感染治疗一周复查血常规：白细胞（WBC）$6.60 \times 10^9$/L，中性粒细胞（NEU）$3.85 \times 10^9$/L，血沉（ESR）59 mm/h↑↑。

2019 年 12 月 30 日复查：白细胞（WBC）$8.70 \times 10^9$/L、血红蛋白（HGB）109 g/L↓↓、C-反应蛋白（CRP）19.87 mg/L↑↑、血沉（ESR）64 mm/h↑↑。

2020 年 1 月 14 日，白细胞（WBC）$6.10 \times 10^9$/L，红细胞（RBC）$3.7 \times 10^{12}$/L，血红蛋白（HGB）107 g/L↓↓，红细胞压积（HCT）0.32 L/L↓↓，中性粒细胞百分比 52.40%，C-反应蛋白（CRP）8.15 mg/L，血沉（ESR）44 mm/h↑↑，白蛋白（ALB）32.7 g/L↓↓，甘油三酯（TG）2.05 mmol/L↑↑，总钙（Ca）2.12 mmol/L↓↓，铁（Fe）7.1 μmol/L↓↓。

[影像学检查] 2019 年 12 月 9 日全脊柱 MRI 示全脊柱退行性变、腰椎失稳（骨质增生；椎间盘变性；多发椎间盘突出、膨出，多发黄韧带增厚、局部椎管狭窄）（图 57.1）。2019 年 12 月 12 日 PET－CT 示①$L_2$ 椎体骨质密度略增高，右侧前缘骨质分离，右侧椎旁软组织影，腰大肌肿胀，可见条片样 FDG 摄取增高影，考虑压缩性骨折，请结合临床。脊柱侧弯、退行性改变；右侧多发肋骨陈旧性骨折。②右肺上叶、左肺下叶见小结

节影，考虑良性病变，定期复查。双肺胸膜下多发索条影，右肺中叶，左肺上叶舌段膨胀不全；纵隔及两侧肺门多发肿大淋巴结，考虑老年性改变，主动脉及冠脉多发钙化。③肝脏点状钙化灶；胆囊术后改变；阑尾术后改变；老年子宫改变。④双侧臀部皮下钙化灶。⑤老年性脑改变；脑部 PET – CT 检查未见明显异常代谢征象。病理报告未见明显异常。

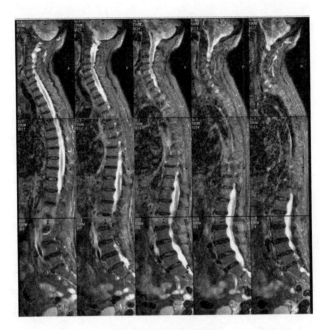

图 57.1　全脊柱 MRI

## ☞ 鉴别诊断

1. 腰椎间盘突出：无全身症状，有下肢神经根受压症状，血沉不快。X 线上无骨质破坏，CT 检查发现突出的髓核。

2. 腰椎结核或肿瘤：均能引起腰痛，并可能引起根性症状，可借助 MRI 和脊髓造影进行鉴别，必要时可做核素骨显像。

3. 化脓性脊柱炎：发病急，有高热及明显疼痛，进展很快，早期血培养可检出致病菌。X 线表现进展快。

4. 椎管狭窄症：以下腰痛、马尾神经或腰神经根受压，以及神经源性间歇性跛行为主要特点。需要用 X 线、造影、CT、MRI 鉴别。

5. 梨状肌综合征：以臀部和下肢痛为主要表现，症状与活动有关，休息缓解。查体可见臀部肌肉萎缩、臀部深压痛，直腿抬高试验阳性，定位体征多不太明确。髋关节外展、外旋位抗阻力时可诱发症状，可作为鉴别点。

## ☞ 诊治经过

患者入院后完善相关检查，于入院当日（2019 年 12 月 2 日）行硬膜外麻下阑尾切除术，手术顺利，术后给予对症支持治疗（术后曾两次出现寒战，持续 10 余分钟，大汗，体温升高 38 ℃左右，后自行好转，抽血查血培养，未特殊处理）。术后抗感染治疗（用头孢唑肟＋奥硝唑 6 天，切口甲级愈合）。术后因患者腰骶部疼痛明显，翻身活动受限，下地困难，转入骨内科。转入骨内科后完善全脊柱 MRI：全脊柱退行性变、腰椎失稳（骨质增生；椎间盘变性；多发椎间盘突出、膨出，多发黄韧带增厚、局部椎管狭窄）。骶髂关节 MRI：①双侧骶髂关节 MRI 平扫未见明显异常。②骶管多发囊肿。PET－CT 示：①$L_2$ 椎体骨质密度略增高，右侧前缘骨质分离，右侧椎旁软组织影，腰大肌肿胀，可见条片样 FDG 摄取增高影，考虑压缩性骨折，请结合临床；脊柱侧弯、退行性改变；右侧多发肋骨陈旧性骨折。②右肺上叶、左肺下叶见小结节影，考虑良性病变，定期复查。双肺胸膜下多发索条影，右肺中叶，左肺上叶舌段膨胀不全；纵隔及两侧肺门多发肿大淋巴结，考虑老年性改变，主动脉及冠脉多发钙化。③肝脏点状钙化灶；胆囊术后改变；阑尾术后改变；老年子宫改变。④双侧臀部皮下钙化灶。⑤老年性脑改变；脑部 PET－CT 检查未见明显异常代谢征象。请脊柱外科看过患者，建议行穿刺活检术，协助诊断。遂转脊柱外科，行穿刺活检术。于 2019 年 12 月 18 日行腰椎病灶活检术活检组织已送病理。术后再次出现寒战，体温 37.5 ℃，术后复查血常规：白细胞（WBC）12.60×10⁹/L ↑↑、中性粒细胞百分比 86.80% ↑↑、淋巴细胞百分比 5.60% ↓↓、中性粒细胞（NEU）11.00×10⁹/L ↑↑、单核细胞（MON）0.82×10⁹/L ↑↑。遂于 2019 年 12 月 18 日给予头孢曲松钠＋盐酸莫西沙星抗感染治疗。组织培养示鉴定结果：大肠埃希菌。根据药敏结果予继续注射用头孢曲松钠（罗氏芬）2 g/次、静脉滴注、1 次/日。治疗 1 周复查：白细胞（WBC）6.60×10⁹/L、中性粒细胞（NEU）3.85×10⁹/L、血沉（ESR）59 mm/h ↑↑。予头孢曲松钠抗感染治疗 13 天，自觉症状稍缓解，仍腰背疼痛、翻身不便，未再出现寒战，体温正常。2019 年 12 月 30 日复查：白细胞（WBC）8.70×10⁹/L、血红蛋白（HGB）109 g/L ↓↓、C-反应蛋白（CRP）19.87 mg/L ↑↑、血沉（ESR）64 mm/h ↑↑。继续给予头孢曲松钠＋盐酸莫西沙星抗感染治疗。2020 年 1 月 14 日白细胞（WBC）6.10×10⁹/L、红细胞（RBC）3.7×10¹²/L、血红蛋白（HGB）107 g/L ↓↓、红细胞压积（HCT）0.32 L/L ↓↓、中性粒细胞百分比 52.40%、C-反应蛋白（CRP）8.15 mg/L、血沉（ESR）44 mm/h ↑↑、白蛋白（ALB）32.7 g/L ↓↓、甘油三酯（TG）2.05 mmol/L ↑↑、总钙（Ca）2.12 mmol/L ↓↓、铁（Fe）7.1 μmol/L ↓↓。现患者症状好转，请示上级医师同意，安排出院。院外继续口服抗生素治疗。

## ☞ 出院诊断

①腰椎椎体（$L_2$）感染；②急性化脓性阑尾炎伴腹膜炎；③胆囊切除术后；④腰椎术后；⑤膝关节术后；⑥脊柱退行性骨关节炎（重度）；⑦肋骨陈旧性骨折；⑧低蛋白血症；⑨贫血；⑩反流性食管炎；⑪乙型病毒性肝炎携带者。

## ☞ 出院医嘱及随访

注意功能锻炼；增加营养，院外继续口服抗感染药物治疗，定期复查血常规、血沉、C-反应蛋白、肝肾功能、蛋白水平、电解质等，评估抗感染治疗效果。不适时骨内科门诊随诊。

## ☞ 病例小结

　　成人脊柱感染在临床中并不多见，通常容易导致较为严重的后果，常见的脊柱感染形式包括：椎体骨髓炎，椎间盘炎症，硬膜外脓肿等。脊柱感染的主要原因是病菌在脊柱部位的定植，并从病灶节段向相邻节段扩散。脊柱感染的危险因素包括：高龄、营养不良、免疫抑制、糖尿病、静脉使用药物、肾功能衰竭、败血症、脊柱手术、血管内装置，体内有异物。脊柱感染中椎体感染的特征性临床表现往往是慢性起病的颈部或腰背部疼痛（85%），约30%会合并有神经症状，还有其他非特征性表现，如发热（35% ~ 60%）、体重减轻、恶心呕吐、乏力等，患者疼痛体征表现不明显（仅小于20%）的患者会出现局部触痛。常用的实验室检查包括血常规、血沉、C-反应蛋白等，但上述结果并不总是反应实际情况，如椎体骨髓炎，仅约55%的血白细胞和90%的血沉升高，CRP这一指标更多用来监测质量效果而不是诊断。目前实验室检查唯一可以确诊感染的是血和局部细菌培养，但血培养的阳性率仅30%，而通过穿刺获得组织标本培养阳性率可提高到80%以上。本病例就是在血常规、血沉、C-反应蛋白、脊柱 MRI、PET – CT 等检查后无法确诊的情况下，给予组织活检培养明确诊断，给予规范抗感染治疗好转出院。

## ☞ 护理部分

### （一）入院评估

1. 疼痛评估：VAS 评分 2 ~ 3 分为低度疼痛。
2. Morse 跌倒评分：患者双下肢无力，45 分存在高危风险。

### （二）护理问题

1. 体温过高：体温高于正常值。
2. 慢性疼痛：与腰椎间盘突出有关。
3. 营养缺乏：与患者消瘦有关。
4. 潜在并发症：腰椎骨折。
5. 焦虑：与疾病久治不愈有关。

### （三）护理措施

1. 监测体温，每日 4 次，体温超过 37.5 ℃，立即报告医生，协助患者多饮水。
2. 协助患者取舒适卧位，动态评估患者疼痛，遵医嘱应用止痛药物，密切观察用药后反应。
3. 指导合理搭配膳食，保证足够的优质蛋白、低脂、低糖、低盐、高维生素和适量含钙和铁的饮食。
4. 安排专人陪护，保证患者安全，避免发生跌倒、坠床等不良事件。
5. 密切观察患者的心理变化。积极倾听，以良好的家庭支持减少患者负面情绪发生。

## （四）护理评价

1. 患者体温正常。
2. 患者主诉疼痛较前缓解，复评 VAS 评分 2 分。
3. 患者患肢活动有力，可下地活动，未发生意外事件。
4. 营养逐步增加，精神状态转好。
5. 患者能够积极主动配合治疗，随着疾病症状好转，焦虑明显减轻。

## （五）护理小结

患者为老年女性，腰椎感染，护理过程中积极给予抗感染治疗，反复发热阶段注意做好患者的基础护理。同时向患者讲解骨质疏松的预防措施，指导患者增加营养，活动适度。学会康复运动的方法，日常可做力所能及的家务，防止发生跌倒等意外。

（马伟凤、苏天娇、汤玉萌）

# 058　布氏杆菌性脊柱炎一例

## ☞ 患者基本信息

患者，男性，57 岁，身高 175 cm，体重 68 kg，已婚。

[在院时间] 2017 年 6 月 6 日入院，2017 年 6 月 27 日出院。

[主诉] 腰部疼痛伴发热 1 月余。

[主要诊断] 布氏杆菌性脊柱炎。

## ☞ 病史摘要

[现病史] 患者入院前 1 个月无明显诱因出现腰部疼痛伴发热，疼痛性质剧烈，腰椎活动受限，休息后可有部分缓解，伴午后发热，体温最高 40 ℃，夜间大汗后体温偶尔可降低至正常，就诊于当地医院，考虑骨结核，予利福平胶囊 0.3 g、每日 1 次，乳酸左氧氟沙星分散片 0.1 g/次、每日 2 次，以及静脉输液（具体不详）治疗后，体温较前降低，但仍波动于 37.2 ~ 38 ℃，疼痛症状较前缓解，当地医院建议就诊于我院，我科门诊以腰椎感染收入院，入院时患者精神尚可，食欲减退，轻度乏力，睡眠正常，体重无明显变化，大小便正常。

[既往史] 慢性胃溃疡病史 10 余年，偶尔口服 PPI 类药物治疗，否认高血压、糖尿病、冠心病等病史，否认肝炎、结核、疟疾等传染病史，否认手术史，否认外伤史，否认输血史，否认药物、食物过敏史，预防接种随当地进行。

[个人史] 生于河北省，久居于本地，有长期牛羊接触史，有疫区居住史，有布病

疫源接触史，否认放射物质、有毒物质接触史，否认毒品接触史，否认冶游史，否认吸烟、饮酒史。

[**婚育史**] 无特殊。

[**家族史**] 无特殊。

# ☞ 入院检查

[**一般查体**] 体温38℃，无皮疹，浅表淋巴结未触及肿大，咽喉部无红肿，双侧扁桃体无肿大，心肺查体未见异常，腹部平坦，无压痛及反跳痛，肝脾肋下未触及。

[**专科查体**] 患者平车推入病房，脊柱生理弯曲存在。$L_2 \sim L_3$ 棘突、棘上韧带压痛阳性，无双下肢放射。$L_2 \sim L_3$ 棘突、棘上韧带叩痛阳性，无双下肢放射痛。腰椎活动受限，四肢各关节活动正常。双下肢肌肉无萎缩。双侧直腿抬高试验阴性，股神经牵拉试验阴性，双侧膝腱反射未见明显异常，托马斯征阴性。双下肢痛觉无明显减退，肌力无明显减退。巴宾斯基征和踝阵挛试验阴性。四肢感觉未见明显异。

[**实验室检查**] 白细胞（WBC）$3.96 \times 10^9/L$ ↓↓、单核细胞百分比8.1% ↑↑、嗜酸细胞百分比7.6% ↑↑，血沉（ESR）33 mm/h ↑↑、活化部分凝血活酶时间（APTT）27.3秒 ↓↓、纤维蛋白原含量（FIB）4.88 g/L ↑↑。补体4（C4）0.43 g/L ↑↑、免疫球蛋白G（IgG）21.87 g/L ↑↑、碱性磷酸酶（ALP）182 IU/L ↑↑、尿素氮（BUN）7.89 mmol/L ↑↑、磷（P）1.64 mmol/L ↑↑、肌红蛋白7.5 μg/L、高敏C-反应蛋白（CRP）18.27 mg/L ↑↑、游离脂肪酸（NEFA）0.95 mmol/L ↑↑、同型半胱氨酸23.5 μmol/L ↑↑。尿常规示细菌（高视野）5.15/HP ↑↑。便常规正常。布氏杆菌凝集试验：1∶200（+）。结核菌素试验（-）、血培养（-）、痰涂片（-）、结明三项试验（-）、肿瘤全套（-）。

[**影像学检查**]

2017年6月13日腰椎MRI示$L_2$、$L_3$椎体信号异常，考虑感染（图58.1）。腰椎CT示$L_2 \sim L_3$椎体骨质破坏，考虑感染（图58.2）。

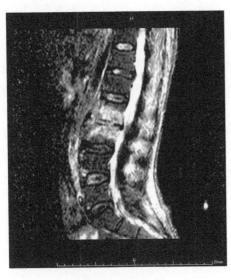

图58.1 腰椎MRI

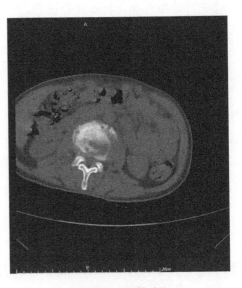

图58.2 腰椎CT

## ☞ 诊治经过

该患者为中年男性，57 岁，居住疫区，有长期密切牛羊接触史；临床表现以高热、腰痛及腰部活动受限为主症，伴乏力及食欲减退等。实验室检查提示布氏杆菌凝集试验 1：200（+），血沉增快、高敏 C-反应蛋白增高；影像学检查：X 线、腰椎 CT 可见椎体骨质破坏，病变椎体椎间隙变窄，腰椎 MRI 及 CT 可见椎体异常信号，考虑感染；综合以上诊断布氏杆菌性脊柱炎。治疗上：注意卧床休息，除上厕所外，一般不宜下床活动；加强营养，给予易消化、高热量、高纤维素饮食；高热时予物理降温，并注意补液及电解质平衡，疼痛明显时，适当给予解热镇痛；抗生素治疗方案：盐酸多西环素片 0.1 g/次、每日 2 次，乳酸左氧氟沙星分散片 0.1 g/次、每日 2 次，利福平胶囊 0.3 g、每日 1 次；其他药物：维生素 C 片 1 片、每日 1 次，复合 B 族维生素片 1 片、每日 2 次，护肝片 2 片、每日 3 次。以上方案治疗 1 周后体温降至正常，腰痛明显减轻，2 周后复查高敏 C-反应蛋白（CRP）5.87 mg/L，其他指标正常，患者佩戴腰椎护具出院。

## ☞ 出院诊断

①布氏杆菌性脊柱炎；②脊柱退行性病变；③慢性胃溃疡。

## ☞ 出院医嘱及随访

出院后上述治疗方案继续治疗 3 周，每周检测肝肾功能，每 2 周复查血常规、血沉及 C-反应蛋白。如有胃部不适及黑便等及时就医，定期复查胃镜（建议 6～12 个月）。该患者总疗程 7 周，期间出现轻度肝功能异常，停药后正常。随访 1 年，预后良好。

## ☞ 病例小结

对于腰痛伴发热，尤其是高热的患者，诊断需做到细致及全面，除考虑常见疾病外，应该详细询问病史，尤其是流行病学，该患者有长期牛羊接触史及疫区居住史，使我们想到了布鲁氏菌病的可能，患者来自何地？当地有什么常见病？患者的职业等都是我们临床诊断疾病的宝贵资料，尤其外地的患者更应该详细询问，同时我们应该增加知识储备，了解我国各地域常见及特有病，比如布鲁氏菌病常见于河北省张家口市、内蒙古自治区等牧区及草原地带。

## ☞ 护理部分

### （一）入院评估

1. 持续高热，入科体温 38 ℃（最高 40 ℃）。
2. 主诉腰部疼痛，VAS 评分为 5 分。
3. 患者 $L_2$～$L_3$ 棘突、棘上韧带压痛阳性，腰椎活动受限。
4. 患者缺乏布氏杆菌性脊柱炎的相关知识。

## （二）护理问题

1. 体温过高：与腰椎感染有关。
2. 疼痛：腰部疼痛，VAS 评分为 5 分，重度疼痛。
3. 躯体活动障碍：腰椎活动受限。
4. 紧张、焦虑：与担心疾病预后有关。

## （三）护理措施

1. 体温监测：注意观察热型、持续时间以及伴随症状等，分析影响患者体温变化的因素，遵医嘱采取退热措施，合理使用抗感染药物，配合医生采集血培养标本，采集过程中注意无菌操作，避免加重感染，加强基础护理，每天应保证足够的热量和液体的摄入。

2. 评估患者疼痛程度及性质，协助患者取舒适卧位，缓解疼痛症状。教会患者使用放松术，如深呼吸、听轻音乐、肌肉放松等方法，以缓解疼痛。

3. 保持床单位整洁、干燥、无渣屑，减少对皮肤的机械性刺激。协助患者定时翻身、拍背，按摩关节和骨隆突部位。每天全身温水擦拭 1 ~ 2 次，促进肢体血液循环，增进睡眠。呼叫器和经常使用的物品应置于床头患者伸手可及处。

4. 与患者进行有效的交流，鼓励患者说出自身的感受，为其进行入院宣教及疾病相关知识宣教，帮助患者适应住院环境，正确认识疾病，建立信任感。向患者及家属讲解检查、治疗注意事项及意义，使其能够配合诊疗，进行布氏杆菌感染相关知识宣教，提高自我防护意识，尽量减少接触，合理处置各种排泄物，给予陪护人员相关知识指导。

## （四）护理评价

1. 患者出院时体温得到有效控制。
2. 患者出院时腰部疼痛缓解，复评 VAS 评分 1 ~ 2 分。
3. 患者出院时活动度良好，佩戴腰椎护具出院。
4. 患者住院期间紧张情绪缓解，主动配合治疗，知道布氏杆菌性脊柱炎的锻炼方式。

## （五）经验总结

患者为中老年男性，突发腰部疼痛伴发热，疼痛性质剧烈，腰椎活动受限，经仔细询问接触史及时进行布氏杆菌培养，明确感染原因，采取对症治疗，症状明显缓解。结合病例特点，提示我们应掌握布氏杆菌感染的特征，对类似病例应注意仔细询问接触史，协助医生进行诊断，采取针对性措施。同时应重点做好高热的护理，降温不宜太快，最好是物理降温，同时关注患者的出汗量及尿量，以免发生严重脱水。给予患者心理支持，积极开展疾病相关知识宣教，提高患者及家属的自我防护意识和树立正确诊疗观念，及时采取有效诊疗措施，避免疾病迁延，提高诊疗效果，促进康复。

（王春、周清、汤玉萌）

# 059　脊柱结核合并骨髓增生异常综合征一例

## ☞ 患者基本信息

患者，女性，72 岁，卧床，已婚，退休。

[在院时间] 2018 年 6 月 4 日入院，2018 年 7 月 23 日出院。

[主诉] 腰背部疼痛伴双下肢疼痛半年，加重半月。

[主要诊断] 脊柱结核。

## ☞ 病史摘要

[现病史] 患者自诉于半年前无明显诱因出现腰背部疼痛，伴双下肢疼痛，疼痛剧烈，遂就诊于当地医院，行影像学检查，诊断为骨质疏松伴骨折、腰椎间盘突出症，给予经皮穿刺椎体成形术，术后患者症状减轻。期间患者腰背部疼痛伴双下肢疼痛反复发作，未行系统正规治疗。半个月前，患者上述症状再次出现并加重，休息后症状缓解不佳。为求进一步治疗，遂就诊于我院门诊，以腰痛待查收入我科。发病以来，身高体重未见明显变化。

[既往史] 骨髓增生性贫血病史半年，2016 年 6 月 1 日于当地医院输血 2 单位（具体输血成分不详），肺感染病史半年，骨髓增生异常综合征半年，否认肝炎、结核、疟疾等传染病史，否认外伤史，否认药物、食物过敏史，预防接种随当地进行。

[个人史] 无特殊。

[婚育史、月经史] 已婚，配偶体健，育有 2 子 1 女，13 岁月经初潮，50 岁绝经，月经周期 28~32 天，经期 5~7 天，月经量正常，颜色正常，无痛经，经期规律。

[家族史] 无特殊。

## ☞ 入院前检查

2018 年 6 月 1 日，在当地医院行腰椎 X 线检查示腰椎退行性改变，骨质疏松，$L_2$、$L_3$ 椎体压缩性骨折术后改变。腰椎 MRI 示腰椎退行性改变，$L_2$、$L_3$ 椎体骨折，$L_3$~$L_4$、$L_4$~$L_5$ 椎间盘变性、突出。

## ☞ 入院检查

[一般查体] 体温 36.3 ℃，脉搏 78 次/分，呼吸 16 次/分，血压 110/70 mmHg，查体合作欠佳，急性病容。心肺腹查体未见明显异常。

[专科查体] 平车推入病房，脊柱生理曲度存在，四肢肌容积正常，四肢肌肉未见明显萎缩。$L_2$~$L_3$ 棘突及棘上韧带压痛阳性。$L_2$~$L_3$ 棘突叩击痛阳性。脊柱活动明显受限。四肢及躯干感觉正常对称。四肢肌力 V 级，肌张力正常，生理反射正常，病理反射未引出。

[**实验室检查**] 白细胞（WBC）$2.72 \times 10^9$/L，红细胞（RBC）$1.9 \times 10^{12}$/L，血红蛋白（HGB）59 g/L，红细胞压积（HCT）0.18 L/L，血小板（PLT）$452 \times 10^9$/L，肝肾功能正常，白蛋白（ALB）30.7 g/L，B 型利钠肽（BNP）126 pg/mL，总钙（Ca）1.96 mmol/L，钠（Na）131 mmol/L，C-反应蛋白（CRP）11.94 mg/L，血沉（ESR）99 mm/h，24 小时尿钙、磷未见明显异常，结核分枝杆菌 DNA 检测阳性（表 59.1）。

表 59.1　结核分枝杆菌 DNA 检测

| 报告项目名称 | 结果 |
| --- | --- |
| 非结核分枝杆菌 DNA 检测 | 阴性 |
| 结核分枝杆菌 DNA 检测 | 阳性 |

[**影像学检查**] 2018 年 6 月 1 日，在当地医院行腰椎 X 线检查示腰椎退行性改变，骨质疏松，$L_2$、$L_3$ 椎体压缩性骨折术后改变。腰椎 MRI 示腰椎退行性改变，$L_2$、$L_3$ 椎体骨折，$L_3 \sim L_4$、$L_4 \sim L_5$ 椎间盘变性、突出。2018 年 6 月 13 日全脊柱 MRI 示①$L_2$、$L_3$ 椎体、椎旁及双侧腰大肌改变，考虑感染；②全脊柱退行性变（骨质增生、疏松；$L_1$ 椎体血管瘤；$L_2 \sim L_3$ 椎体骨水泥注入术后改变；胸、腰段椎体多发终板炎；椎间盘变性；$C_3 \sim C_4$、$C_4 \sim C_5$、$C_5 \sim C_6$、$T_7 \sim T_8$、$T_{12} \sim L_1$、$L_1 \sim L_2$、$L_3 \sim L_4$、$L_4 \sim L_5$、$L_5 \sim S_1$ 椎间盘突出；多发黄韧带增厚）（图 59.1）。2018 年 6 月 5 日双能 X 线骨密度检查示股骨颈 T 值 $-3.7$（腰椎因手术无法检测）（图 59.2）。2018 年 6 月 28 日流式细胞技术检测白细胞免疫分型报告：骨髓中可见淋巴细胞 $CD_4/CD_8$ 比例倒置，嗜酸性粒细胞和嗜碱性粒细胞比例增高。2018 年 6 月 28 日骨髓穿刺结果：中性分叶核粒细胞比例减低，余各阶段粒细胞比例大致正常，细胞胞浆颗粒减少。晚幼红细胞比例明显增高，余各阶段红细胞比例大致正常，偶见个别双核红细胞，红细胞大小不等，形态不规则，可见大红细胞及嗜多色性红细胞，淋巴细胞及单核细胞比例形态正常，巨核细胞及血小板不少，未见寄生虫。2018 年 6 月 28 日穿刺活检病理结果显示纤维组织慢性肉芽肿性炎，另见少量横纹肌，抗酸染色未查及阳性杆菌，不除外分枝杆菌感染。

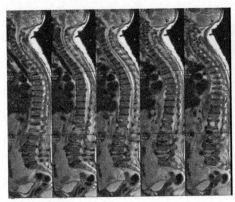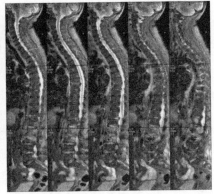

图 59.1　全脊柱 MRI

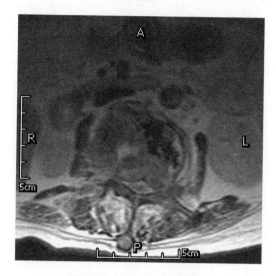

图 59.2　双能 X 线骨密度

## ☞ 诊治经过

患者入院时严重贫血，考虑与其骨髓增生异常综合征有关，给予输血纠正贫血，请血液科会诊，给予骨髓穿刺活检，明确诊断。入院查全脊柱 MRI 示 $L_2$、$L_3$ 椎体和椎旁及双侧腰大肌改变，考虑感染，行椎体穿刺，给予结核分枝杆菌检查，提示阳性，结核诊断明确，给予抗结核、保肝、抗炎止痛、改善骨代谢及营养神经等对症治疗。

## ☞ 出院诊断

①腰椎结核伴脓肿形成；②重度骨质疏松伴骨折；③骨髓增生性贫血；④肺感染；⑤骨髓增生异常综合征。

## ☞ 出院医嘱及随访

注意休息、加强营养、可在佩戴护具的情况下下床活动。继续服用抗结核、保肝、抗骨质疏松及纠正贫血的治疗。每月定期复查血常规、肝肾功能、血沉及 C-反应蛋白；不适时随诊。

## ☞ 病例小结

脊柱结核占全身骨关节结核的首位，其中以椎体结核占大多数，附件结核十分罕见。在整个脊柱中，腰椎活动度最大，腰椎结核发生率也最高，胸椎次之，颈椎更次之，至于骶、尾椎结核则甚为罕见。

骨髓增生异常综合征（myelodysplastic syndromes，MDS）是起源于造血干细胞的一组异质性髓系克隆性疾病，特点是髓系细胞分化及发育异常，表现为无效造血、难治性血细胞减少、造血功能衰竭，高风险向急性髓系白血病（AML）转化。MDS 治疗主要解决两大问题：骨髓衰竭及并发症、AML 转化。就患者群体而言，MDS 患者自然病程和预后的差异性很大，治疗宜个体化。

本患者因骨髓增生异常综合征导致长期贫血及白细胞数目低下，抵抗力低，为腰椎结核的易感因素，结合病理结果及 DNA 检测，明确诊断腰椎结核，给予规律抗结核治疗，患者腰背部疼痛症状减轻，治疗效果良好。

# ☞ 护理部分

## （一）护理评估

1. 间断发热，感染指标异常。
2. MNA – SF 营养评估 7 分。
3. ADL 生活自理能力评估 25 分。
4. VAS 疼痛评分 3 分。
5. 反复疼痛发作未行系统正规治疗。

## （二）护理问题

1. 感染：与脊柱感染、肺部感染有关。
2. 营养失衡：营养低于机体需要量。
3. 生活自理能力缺陷。
4. 舒适度改变。
5. 知识缺乏：缺乏疾病治疗及护理相关知识。

## （三）护理措施

1. 协助医生进行抗感染治疗，监测体温、观察记录感染相关指标变化情况，遵医嘱给予静脉补液、吸氧等，及时清理呼吸道痰液等分泌物。严格无菌操作，做好口腔护理，保持环境清洁，避免加重感染。

2. 监测各项营养指标变化，分析影响因素，及时给予输血等处置，严格执行各项操作标准与流程。评估患者吞咽功能，根据评估结果选择进食方式和种类，防止误吸等意外发生，加重病情。必要时遵医嘱给予留置胃管等，辅助肠内外营养，以满足患者每日营养需求。

3. 认真落实基础护理服务项目，保持头面、躯体、二阴及床单位整洁，提供舒适卧位。评估患者自理能力及生活自理需求，根据评估结果给予必要的协助，满足患者生活自理需求。

4. 通过物理治疗、药物治疗、体位管理、心理干预等多种方式缓解患者疼痛。减少环境刺激，提供安静舒适的休养环境，分散患者注意力。

5. 进行脊柱感染等相关疾病知识宣教，强调应严格遵医嘱使用各种药物，不得擅自调整药物剂量、时间和方法。出院前完成居家安全评估指导，给予出院指导及复诊指导。

## （四）护理评价

1. 患者出院前感染指标得到控制，无发热等异常表现。

2. 患者住院期间营养指标逐步恢复，营养需求得到满足。

3. 患者住院期间日常生活自理需求得到满足。

4. 患者住院期间疼痛程度、频次等均明显降低。

5. 患者及家属出院前能够掌握诊疗要点，治疗依从性好。

## （五）护理小结

患者为老年女性，反复腰背部及双下肢疼痛，逐步加重致卧床。诊断明确，患者依从性差，全身营养状况差，在护理过程中除应积极配合医生完成病情观察及对症护理外，应注意加强对患者营养支持和相关知识宣教，维持良好的营养状况和依从性，提高诊疗效果，促进疾病恢复。在宣教指导中，应注意沟通技巧，真正关心、理解患者，建立信任，提高宣教效果。

（王天天、杨雪、汤玉萌）

# 060  感染性关节炎一例

## 👉 患者基本信息

患者，男性，53 岁，身高 175 cm，体重 65 kg，已婚。

[在院时间] 2018 年 4 月 19 日入院，2018 年 4 月 28 日出院。

[主诉] 发热伴右手中指近端关节肿痛 1 周。

[主要诊断] 感染性关节炎。

## 👉 病史摘要

[现病史] 患者于 1 周前劳累后出现发热，体温最高 38.3 ℃，次日出现右手中指近端关节红肿，疼痛，就诊北京某医院予洛索洛芬钠分散片，口服，2 天后体温降至正常，关节疼痛略缓解，但红肿仍明显。患者无其他手指关节疼痛及肿胀，不伴有晨僵等症状。今日为进一步检查及治疗就诊于我院，行双手 X 线检查骨质未见明显异常。门诊以关节肿痛原因待查收入院。入院时精神尚可，食欲正常，睡眠正常，体重无明显变化，大小便正常。

[既往史] 膝骨关节炎 1 个月。否认高血压、冠心病、糖尿病等病史，否认肝炎、结核、疟疾等传染病史。4 年前于北京某医院因颈椎病行手术治疗（具体术式不详），否认其他手术史。否认外伤史，否认输血史，自诉对磺胺类药物过敏，预防接种随当地进行。

[个人史] 生于北京市海淀区，久居于本地，否认疫区居住史，否认疫水、疫源接触史，否认放射物质、有毒物质接触史，否认毒品接触史，否认冶游史，吸烟 30 年，

约每日 20 支，现未戒烟，否认饮酒史。

[**婚育史**] 已婚，23 岁结婚，配偶健康状况良好。育有 2 女，均体健。

[**家族史**] 父母已故，死因不详，2 个弟弟体健，家族无传染病及遗传病史。

# ☞ 入院检查

[**一般查体**] 体温 36.4 ℃，脉搏 76 次/分，呼吸 18 次/分，血压 115/80 mmHg，发育正常，营养良好，体型匀称，步入病房，自动体位，查体合作，神志清楚，精神尚可，正常面容，表情自然，语言正常，声音洪亮，对答切题。全身皮肤黏膜无黄染、出血点、蜘蛛痣及皮疹，无肝掌。皮肤有弹性，未见明显水肿。全身浅表淋巴结无肿大及压痛。头颅正常，无畸形。眼睑无水肿、下垂及闭合不全，巩膜无黄染，结膜无充血、水肿，角膜透明，双侧瞳孔等大等圆，直径约为 2.5 mm，对光反射灵敏，眼球活动自如，视力粗测正常。耳郭正常，外耳道通畅，无异常分泌物。鼻外形正常无畸形，无鼻翼扇动，双侧鼻腔通畅，无异常分泌物及出血，各鼻窦区无压痛，嗅觉粗测正常。口腔无异味，口唇无发绀、疱疹、皲裂、溃疡及色素沉着，扁桃体无肿大，咽部无充血、水肿。颈软，无抵抗，未见颈静脉怒张，颈动脉搏动正常，未闻及明显血管杂音，气管居中，甲状腺正常，未触及明显震颤，未见包块。心肺腹未见异常，肛门、直肠及生殖器未查。

[**专科查体**] 右手中指近端关节肿胀、局部皮肤颜色深红、无破溃及窦道，压痛明显，皮温较对侧明显升高，活动受限。

[**实验室检查**] 白细胞（WBC）12.40×10⁹/L、红细胞平均体积 99 fL ↑↑、平均 HGB 含量 32 pg ↑↑、血小板（PLT）454×10⁹/L ↑↑、中性粒细胞（NEU）7.52×10⁹/L ↑↑。C-反应蛋白（CRP）12.88 mg/L、血沉（ESR）18 mm/h、血尿酸（UA）143 μmol/L、肝肾功能及电解质正常。结明试验（－）、T-sport（－）、PPD 试验（－）、血培养（－）、类风湿因子（－）。

[**影像学检查**]

2018 年 4 月 20 日手部 MRI 示右手第 3 指近节指骨远端局部关节滑膜增厚，并见液体信号，余手指构成骨骨质结构完整，未见明显错位骨折（图 60.1）。影像诊断：右手第 3 指近节指骨远端局部滑膜炎、积液。

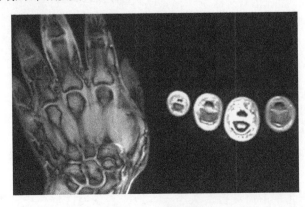

图 60.1　手部 MRI

## ☞ 诊治经过

患者为中年男性，以发热伴右手中指近端关节肿痛 1 周为主要临床表现；查体：右手中指近端关节肿胀、局部皮肤颜色深红、无破溃及窦道，压痛明显，皮温较对侧明显升高，活动受限。辅助检查：2018 年 4 月 19 日（解放军某医院），双手 X 线检查示骨质未见明显异常。入院后查双手 MRI 示右手第 3 指近节指骨远端局部滑膜炎、积液。进一步追问病史患者大约 2 周前曾有该手指被花刺扎伤经历，考虑手指关节感染因局部皮肤有损伤造成，诊断手指关节细菌性感染。治疗上：抬高患肢制动、使之充分休息，感染考虑以革兰阳性菌为主，首选青霉素抗感染治疗，但感染部位较深，可能同时存在厌氧菌感染可能，予足量奥硝唑联合抗感染，予非甾体药物消炎止痛，配合中成药如意金黄散用清茶调和后外敷，治疗 3 天后肿痛明显减轻，10 天后右手中关节肿胀消退，皮肤颜色接近正常，皮温较对侧大致相同。复查血常规白细胞及中性粒细胞百分比正常，血沉、高敏 C-反应蛋白等炎性指标均正常，2 周后出院。

## ☞ 出院诊断

①关节感染（右手中指近端关节）；②膝骨关节炎；③颈椎病术后。

## ☞ 出院医嘱及随访

建议 2 周后复查血常规、C-反应蛋白及血沉等炎性指标，1 个月后复查右手 MRI。

## ☞ 病例小结

感染性关节炎是指细菌、病毒等微生物侵入关节腔内导致的关节炎症。患者多为身体抵抗力较弱的儿童及老年人。关节感染最常见的原因是败血症，除此之外，外伤、手术、关节附近的软组织感染，也是发病的重要原因。临床表现为患关节肿胀，发热，疼痛，关节腔内积聚大量浆液性、纤维素性或脓性渗出液，关节囊膨胀，按压有波动感；关节活动受限，常伴有体温的升高；经久则关节软骨破坏，软骨下骨被侵蚀，关节骨周缘骨质增生，滑膜增厚；后期可发展为纤维性或骨性关节愈合，关节强硬或死关节。本病在诊断上需与类风湿性关节炎鉴别，而感染性关节炎本身具有以下一些特点，有助于与类风湿关节炎相鉴别：①大多累及单关节，偶有两个以上，呈不对称性。②发病急，关节疼痛更加剧烈，全身症状明显。③关节腔穿刺可抽出脓液，培养可检出致病菌。④类风湿因子阴性，免疫检查正常。治疗上：①全身使用足量、有效的抗生素。有条件时应尽量做关节积液的细菌培养与药物敏感试验，并根据结果选择最敏感的抗生素。②关节腔内直接注入有效的抗生素。根据情况隔日或隔 3~4 日做关节腔穿刺，尽量抽尽关节腔内积液，然后注入有效的抗生素。③一般不宜做关节切开引流，化脓性炎症仍不能控制、全身中毒症状严重者，则应做切开引流术。④在急性炎症消退后，应鼓励患者进行关节活动，以防止关节内粘连而发生关节强直。

## ☞ 护理部分

### （一）入院评估

1. 患者主诉右手第 3 指近端指关节疼痛，VAS 评分 3 分，为中度疼痛。

2. 右手中指近端关节肿胀、局部皮肤颜色深红、无破溃及窦道，压痛明显，皮温较对侧明显升高，活动受限。

3. 患者对于疾病的预后情况表示担心。

4. 缺乏疾病恢复的相关知识。

### （二）护理问题

1. 疼痛：慢性关节疼痛，与自身免疫反应有关。

2. 皮肤完整性受损的风险：右手中指近端关节肿胀、局部皮肤颜色深红、无破溃及窦道，压痛明显，皮温较对侧明显升高。

3. 紧张、焦虑：担心预后。

4. 知识缺乏：缺乏疾病相关知识。

### （三）护理措施

1. 根据患者病情及疼痛特点，鼓励患者适度活动，避免长时间维持同一姿势，遵医嘱给予物理治疗，如果患者疼痛明显可以应用非甾体类的抗炎药物来缓解疼痛。配合医生完成对原发疾病的治疗，从根本上缓解症状。

2. 鼓励患者摄入足够的蛋白质、维生素和水分维持正氮平衡以满足组织修复的需要，给予常规皮肤护理，忌用碱性肥皂。严密观察患者右手中指近端的皮肤有无红、肿、热、痛及感染等情况。

3. 做好入院宣教，为患者提供良好的就医环境。向患者做好疾病相关知识介绍，多与患者沟通，主动提供各项治疗护理，观察患者的生命体征，根据肢体局部的红肿疼痛程度来判断感染的严重程度，然后观察脓液的颜色、气味、黏稠度来判断细菌的种类，给患者做好解释工作，取得患者配合治疗。

4. 不要过度的劳累，过大的工作量、过大的压力及过重的体力劳动都有可能加重患者的病情。坚持严格遵医嘱治疗，不可擅自改变药物剂量或突然停药，保证治疗计划得到落实，应向患者详细介绍所用药物的名称、剂量、给药的时间和方法，并教会其观察药物疗效和不良反应。必须要多卧床休息，限制关节部位的活动，以免加重疼痛及肿胀的情况。

### （四）效果评价

1. 疼痛减轻，VAS 评分为 1 分出院。

2. 患者未出现皮肤问题，中指红肿好转。

3. 患者焦虑恐惧较前减轻，较积极配合医生治疗，能自觉避免各种加重皮肤损害的因素。

4. 患者了解疾病的相关知识，积极配合治疗。

### （五）护理小结

感染性关节炎在临床上多表现为单关节病变，关节局部有发红、肿胀、疼痛、触痛、温度增高及活动障碍，全身症状可有发热。必须严密观察患者的生命体征，了解感染性关节炎的确诊手段，协助医生诊断。

## ☞ 康复治疗

1. 对于炎症急性期疼痛患者要禁用温热疗法，根据患者年龄、耐受度进行康复活动。

2. 对疼痛部位给予湿热敷，可促进血液循环，减轻肌肉痉挛；为缓解疼痛给予局部肌肉按摩，以减少因肌肉僵直所发生的疼痛；也可使用超短波、微波和分米波疗法等。

3. 高频电疗法能够达到改善血液循环、解除痉挛和消炎消肿的作用。

4. 中频电疗来用于缓解疼痛，起到促进血液循环作用。

5. 紫外线进行消炎止痛。

（王春、周清、汤玉萌）

# 061  膝关节结核一例

## ☞ 患者基本信息

患者，女性，84 岁，身高 155 cm，体重 53 kg，已婚，退休。

[在院时间] 2018 年 7 月 2 日入院，2018 年 9 月 13 日出院。

[主诉] 左膝肿痛 6 月余。

[主要诊断] 膝关节结核。

## ☞ 病史摘要

[现病史] 患者主诉左膝疼痛 6 个月，主要位于内侧，活动时加重，休息后减轻，无关节不稳及肿胀，左膝屈曲受限，有卡感，保守治疗效果不佳，3 个月前就诊于北大某医院，行左膝关节镜下滑膜切除、游离体取出、伤口引流管负压吸引，术中病理回报考虑结核，术后 1 周时曾发生引流管伤口出血，后期好转出院。40 天前（6 月 11 日）引流口渗液，疼痛明显，发热，最高体温 39 ℃，再次就诊于北大某医院，予万古霉素、

三联抗结核药物治疗（异烟肼、乙胺丁醇、利福平），后期效果不明显，7月3日改用乳酸左氧氟沙星静滴后引流口逐渐渗出减少。现引流口处红肿明显，基本愈合，无渗出液，左膝肿胀，活动受限，严重影响日常生活，患者及家属为求进一步诊治来我院就诊。门诊行相关检查后以左膝关节结核收入院。患者目前精神尚可，食欲正常，睡眠正常，体重无明显变化，大小便正常。

[既往史] 高血压病史20余年，最高达150/100 mmHg，间断口服药物（具体不详）治疗，10余年前在某医院行胆囊切除术，否认冠心病、糖尿病等病史，否认肝炎、疟疾等传染病史，否认外伤史，否认输血史，否认药物、食物过敏史，预防接种随当地进行。

[个人史] 生于北京市，久居于本地，否认疫区居住史，否认疫水、疫源接触史，否认放射物质、有毒物质接触史，否认毒品接触史，否认冶游史，否认吸烟、饮酒史。

[婚育史、月经史] 无异常。

[家族史] 无异常。

## ☞ 入院检查

[一般查体] 体温36.5 ℃，脉搏70次/分，呼吸20次/分，血压130/80 mmHg，自动体位，查体合作，神志清楚。甲状腺正常，未触及明显震颤，未见包块。心肺腹查体未见明显异常。

[专科查体] 左膝伸直位状态，左膝肿胀，左膝外上侧可见一约0.5 cm×0.5 cm大小的引流口，愈合尚可，周围红肿明显，无明显渗出液流出，左侧股四头肌轻度萎缩。左膝关节压痛，皮温高，腘窝区未触及包块。左膝伸直位状态，右膝、双髋及踝关节活动自如。左膝关节活动度：20°-0°-0°，左膝过屈试验、浮髌试验阳性，左膝抽屉试验、麦氏征因疼痛拒查。双侧髂前上棘至内踝尖距离相等。

[实验室检查] 血常规示：中性粒细胞（NEU）$1.97\times10^9$/L↓↓，尿、便常规正常。生化示：谷丙转氨酶（ALT）69.2 U/L↑↑、谷草转氨酶（AST）89.8 U/L↑↑、总胆红素21.7 μmol/L↑↑、直接胆红素9.5 μmol/L↑↑、球蛋白（GLO）35 g/L↑↑、白球比（A/G）0.79↓↓、白蛋白（ALB）27.8 g/L↓↓。骨代谢标志物：全段甲状旁腺激素（PTH）15.30 pg/mL、1,25-二羟基维生素$D_3$ 14.06 ng/mL、Ⅰ型胶原氨基前肽（P1NP）68.63 ng/mL、骨特异碱性磷酸酶（Bone ALP）11.95 μg/L。血沉（ESR）39 mm/h↑↑。D-二聚体538 μg/L↑↑。

[影像学检查]

腰椎X线检查示腰椎生理曲度失常，诸椎体缘不同程度骨质增生、变尖，诸椎体骨密度减低，$L_4$、$L_5$椎体向前轻度移位，$L_5\sim S_1$椎间隙变窄。双侧骶髂关节尚清晰。腰椎退行性变、骨质疏松。

双能X线骨密度检查示骨质疏松（表61.1）。

2018年7月28日，左膝关节MRI示膝关节感染，考虑感染的可能性大（图61.1）。

表61.1　双能X线骨密度结果

| 日　期 | | 腰椎 | 股骨颈 | 髋部 |
|---|---|---|---|---|
| 2018 年 8 月 17 日 | BMD($g/cm^2$) | 0.601 | 0.413 | 0.207 |
| | T 值 | −4.1 | −3.9 | −4.5 |

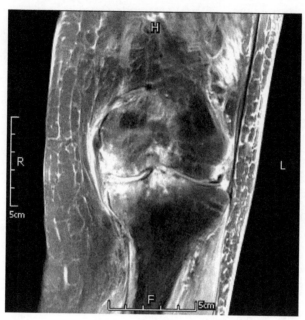

图61.1　左膝关节MRI

## ☞ 诊治经过

患者入院后完善检查，结合院外病理切片会诊，诊断膝关节结核明确，建议手术治疗。患者及家属拒绝手术，要求保守治疗，给予利福平胶囊 0.45 g/次、口服、1 次/日，盐酸乙胺丁醇片 0.75 g/次、口服、1 次/日，异烟肼片 0.3 g/次、口服、1 次/日，吡嗪酰胺片 0.5 g/次、口服、3 次/日，四联抗结核治疗。DXA 骨密度、腰椎 X 线示骨质疏松症，予钙剂、维生素 D 及静脉输注唑来膦酸（5 mg/次、1 次/日），抗骨质疏松治疗，住院期间肝功能异常、血尿酸升高，反酸、便秘，给予护肝、降尿酸、护胃、通便药物治疗后症状好转出院。

## ☞ 出院诊断

①左膝关节结核；②高血压病 1 级（高危组）；③重度骨质疏松；④高尿酸血症；⑤反流性食管炎；⑥肝功能不全；⑦胆囊切除术后。

## ☞ 出院医嘱及随访

1. 健康教育：高钙饮食，增强营养，适量运动，注意康复训练，预防摔倒。
2. 出院后严格规律用药，出院后 1 ~ 2 周定期复查血尿便常规、血生化、肝肾功能、出凝血功能、血沉、C-反应蛋白、3 个月后复查骨代谢标志物、膝关节 MRI 等相关检验检查，不适时随诊。

## ☞ 病例小结

骨结核的患者往往合并骨质疏松症，一方面因为局部结核，患肢制动，属于非废用性骨质疏松，骨量急剧下降；另一方面抗结核药物会导致骨量的快速流失。也有文献报道，结核分枝杆菌感染影响骨代谢过程使破骨细胞活性增强，可能是骨密度下降的独立危险因素。所以在临床上必须重视抗骨质疏松症的治疗，给予抑制破骨细胞活性药物较为理想，并且应用抗骨质疏松药物进行骨质疏松治疗可以减少外科手术后内固定松动甚至失败等并发症。

## ☞ 护理部分

### （一）入院评估

1. 主诉左膝关节疼痛，VAS 评分为 4 分。

2. 患者左膝肿胀，左膝外上侧可见一 0.5 cm×0.5 cm 大小的引流伤口，活动受限，严重影响日常生活。

3. Morse 评分为 85 分，存在高度跌倒风险，Braden 评分为 16 分，存在轻度压力性损伤风险，坠床评分 3 分，存在坠床风险。

4. 缺乏膝关节结核的相关知识。

### （二）护理问题

1. 疼痛：左膝关节疼痛，VAS 评分为 4 分。

2. 焦虑：左膝肿胀，严重影响日常生活。

3. 有受伤的风险：存在高度跌倒、轻度压力性损伤及坠床风险。

4. 知识缺乏：缺乏膝关节结核的相关知识。

### （三）护理措施

1. 观察疼痛的部位、性质及程度，消除诱发疼痛的因素，协助按摩、肢体被动运动或采用针刺疗法等，限制患肢活动，固定患肢于功能位，教会患者使用放松术，以减轻患者的痛苦。

2. 与患者进行有效的交流，鼓励患者说出自身的感受，建立有效的心理应对机制，应耐心听取患者的诉说，建立良好的护患关系，使患者产生安全感、信任感。

3. 根据患者的病情变化，动态评估患者日常生活自理能力，并给予相应的帮助。鼓励患者完成力所能及的日常生活自理项目，提供必要的辅助工具，合理安排床位及护理治疗时间，按等级护理活动要求巡视，落实基础护理项目，加强陪护人员的教育，共同协作，满足患者日常生活需求。住院期间，应用床挡保护，避免发生坠床。保持皮肤清洁、干燥，注意皮肤黏膜的保护，预防压力性损伤。

4. 告知患者疾病的预后情况，鼓励患者积极配合治疗，给患者讲解饮食的相关注意事项。遵医嘱使用抗结核药，合理安排给药时间及控制药物浓度，在用药过程中，注意观察药物的用药效果及毒副反应，定期复查肝肾功能，若发现恶心、呕吐、耳鸣、听力下降、肝肾功能损害等症状，应及时通知医生以便采取相应措施或更换药物。

### （四）护理评价

1. 患者疼痛症状缓解，VAS 评分 1 分出院。
2. 患者能积极配合治疗，紧张、焦虑得以缓解。
3. 患者住院期间主动配合护理治疗，未发生跌倒、坠床、压力性损伤等不良事件。
4. 患者能说出抗结核药物的服用方法及副作用，能主动避免潜在并发症的发生。

### （五）护理小结

该患者为左膝关节结核，活动过程中，只是左下肢受影响，应当鼓励患者下床活动，但一定要适量，不能过度劳动，活动过程中，必须有家属陪同，注意防跌倒，体温控制应合理，不宜降温过快，患者长期口服抗结核药物，注意观察患者有无恶心、呕吐等情况。

（王春、周清、汤玉萌）

# 062　糖尿病合并脊柱感染一例

## ☞ 患者基本信息

患者，男性，57 岁，身高 180 cm，体重 80 kg，BMI 24.69 kg/m²，已婚。

[在院时间] 2014 年 4 月 18 日入院，2014 年 5 月 7 日出院。

[主诉] 口干、多饮、多尿 1 年，加重伴腰部疼痛 3 个月。

[主要诊断] 糖尿病、脊柱感染。

## ☞ 病史摘要

[现病史] 患者于 2013 年无明显诱因出现口干、多饮、多尿，于当地医院测空腹血糖 7.8 mmol/L、餐后 2 小时血糖 12.2 mmol/L，诊断为 2 型糖尿病。予服用二甲双胍 + 阿卡波糖治疗 5 个月后自行停药；未予饮食及生活方式控制，未监测血糖变化情况。于 2014 年 1 月 29 日突然出现腰部剧烈疼痛，伴腰椎活动受限，遂就诊于郑州市某医院，诊断为小关节错位、腰肌劳损、椎间盘膨出，给予营养神经药物、组织脱水药物、地塞米松磷酸钠治疗 13 天，联合中医浮针治疗 3 次及内服中药 14 剂后上述症状逐渐改善，期间曾因不当牵引治疗导致症状反复，住院 21 天（2014 年 2 月 20 日）后好转出院。3

月 5 日因劳累再次出现腰部疼痛，就诊于北京某按摩医院，按摩后疼痛加重，伴明显活动受限，不能下床，不能站立，起卧及翻身困难。3 月 17 日急转入郑州市某专科医院，行腰椎 CT 未发现异常，应用轻柔按摩、口服中药制剂、物理治疗（红外、微波、艾灸、药物熏蒸）等治疗 15 天后症状改善不明显。4 月 1 日开始静脉输注甘露醇、赖氨匹林注射液，同时口服筋骨痛消丸共 1 周，期间于 4 月 1 日、4 日分别进行腰部封闭注射两次，疼痛有所缓解，但活动时仍自觉疼痛剧烈。4 月 8 日转入河南大学某医院，行腰椎 MRI 与 CT 检查示 $L_2 \sim L_3$ 椎体骨质破坏，相应椎体间盘炎症反应明显。给予双氯芬酸钠缓释胶囊 50 mg/次、每日 2 次，以及抗生素等药物治疗，期间请相关专家会诊，考虑为 2 型糖尿病，脊柱感染，腰椎结核?

[既往史] 高脂血症 1 年，间断口服降脂药物治疗。否认肝炎及结核等传染病史。对青霉素类药物过敏。

[个人史] 生于河南郑州，久居当地，否认疫水、疫源接触史，否认放射物质、有毒物质接触史，否认毒品接触史，否认冶游史，有吸烟史 40 余年，每日约 40 支，无饮酒等不良嗜好。

[婚育史] 27 岁结婚，配偶体健，育有 1 女，身体健康。

[家族史] 母亲健在，父亲曾患肺结核。

# ☞ 入院检查

[一般查体] 体温 36.2 ℃，脉搏 70 次/分，呼吸 18 次/分，血压 110/80 mmHg。神清语明，浅表淋巴结、甲状腺未触及肿大，双侧颈动脉、肾动脉、股动脉未闻及血管杂音。心肺腹无明显异常。足背动脉搏动可。

[专科查体] 腰椎生理曲度变直。$L_2 \sim L_5$ 椎体压痛阳性，椎旁肌紧张。$L_2 \sim L_5$ 椎体及棘突叩痛。腰椎各方向活动度明显受限。双侧肢体感觉无异常。神经系统检查未见明显阳性体征。

[实验室检查] 血、尿、便常规未见异常，肝肾功能、甲状腺功能、激素水平、蛋白电泳未见异常，甘油三酯（TG）4.51 mmol/L，糖化血红蛋白（HbA1c）7.0%，血沉 16 mm/h，C-反应蛋白（CRP）0.55 mg/L，痰培养（-），非结核分枝杆菌核酸检测（-），布氏杆菌凝集试验（-）。淋巴细胞培养 + 干扰素（刺激水平）（-），淋巴细胞培养 + 干扰素（基础水平）（-），结核菌素 r - 干扰素释放试验（-），结核抗体（38kd + 16kd）（-）。结核抗体（混合抗原）（-），结核抗体（38kd）（+）。肿瘤全套：糖类抗原 724 8.20 U/mL；$\beta_2$ 微球蛋白 1.65 μg/mL。血糖及胰岛素功能监测见表 62.1，骨代谢标志物检查见表 62.2，骨密度检查见表 62.3。

表 62.1 血糖及胰岛功能监测

| 项目 | 空腹 | 餐后 1 小时 | 餐后 2 小时 |
|---|---|---|---|
| 血糖（mmol/L） | 8.02 | 14.4 | 11.34 |
| C 肽（ng/mL） | 5.45 | 13.14 | 13.75 |
| 胰岛素（IU） | 10.42 | 57.65 | 44.08 |

表62.2 骨代谢标志物检查结果

|  | OC(ng/mL) | 25 - (OH)D₃(ng/mL) | CTX(ng/mL) | Bone - ALP(μg/L) |
|---|---|---|---|---|
| 2012 年 10 月 27 日 | 5.15 | 15.26 | 0.623 | 20.03 |
| 2014 年 4 月 20 日 | 5.135 | 22.97 | 0.501 | 12.42 |

表62.3 骨密度检查结果

|  |  | L₂~L₄ | L₂ | L₃ | L₄ | Neck | Troch | Ward' |
|---|---|---|---|---|---|---|---|---|
| 2012 年 10 月 25 日 | BMD(g/cm²) | 0.8212 | 0.8035 | 0.7866 | 0.7470 | 0.5686 | 0.5681 | 0.4369 |
|  | T 值 | -2.09 | -2.15 | -2.34 | -2.50 | -1.86 | -1.90 | -2.01 |
| 2014 年 4 月 23 日 | BMD(g/cm²) | 0.8503 | 0.8376 | 0.8034 | 0.7955 | 0.5691 | 0.5685 | 0.4456 |
|  | T 值 | -1.75 | -1.91 | -2.14 | -2.23 | -1.79 | -1.85 | -1.86 |

[影像学检查] 2014 年 4 月 21 日腰椎 MRI 示脊柱部分椎体骨质增生，$L_3$、$L_4$ 椎体形态不规则，$T_1WI$ 呈低信号影，$T_2WI$ 呈信号混杂高信号影；$L_3 \sim L_4$、$L_5 \sim S_1$ 椎间盘突出（图 62.1、图 62.2）。

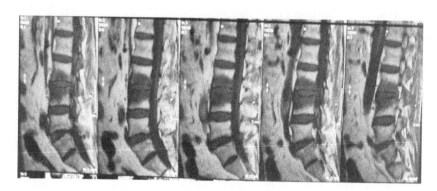

图 62.1 $T_1WI$

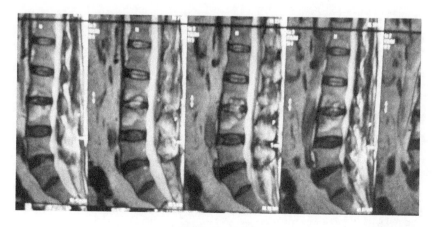

图 62.2 $T_2WI$

## 👉 诊治经过

患者主因口干、多饮、多尿 1 年，加重伴腰部疼痛 3 个月收入院。入院后完善相关检查，考虑糖尿病合并脊柱感染（性质待查？结核不除外）。给予健康教育：①卧床休息，避免椎体破坏后进一步压缩加重症状。②饮食：低盐，低脂肪，低胆固醇，低糖，优质足量蛋白，含钙、维生素、矿物质和水分丰富饮食；每餐定时，定量。因患者存在感染给予 4 次胰岛素强化治疗，严格控制血糖，促进感染控制。脊柱感染（结果不除外）：给予氨基水杨酸异烟肼片 0.3 g、口服、1 次/日，利福平胶囊 0.45 g/次、口服、1 次/晚，吡嗪酰胺片 0.5 g/次、口服、2 次/日，乳酸左氧氟沙星分散片 0.2 g、口服、1 次/日，四联抗结核药物。动态监测血常规、血沉、C-反应蛋白、血糖、肝肾功能及影像学变化情况。

## 👉 出院诊断

①2 型糖尿病；②脊柱感染（$L_3 \sim L_4$）低毒力细菌感染；③骨量减少。

## 👉 出院医嘱及随访

本患者是糖尿病合并感染病例，使用胰岛素强化每日 4 次 + 广谱抗生素抗感染治疗后患者腰部疼痛逐渐减轻，活动能力增强，复查腰椎 MRI，感染范围逐渐缩小。

## 👉 病例小结

糖尿病合并感染是糖尿病的严重危害之一，当血糖控制差时，高糖环境利于细菌滋生，血糖高使血浆渗透压升高，抑制白细胞趋化能力、黏附能力、吞噬能力以及细胞内杀伤作用从而降低对感染的抵抗力。糖尿病患者由于血管损伤和血管狭窄，肢体远端血液供应差，不利于感染控制。糖尿病患者神经损伤，对外界感知能力下降，易发感染。而糖尿病合并感染后严重者可出现生命危险，所以，一定要重视糖尿病合并感染。本病例即为典型血糖控制差、机体免疫力低下导致骨感染的病例，经严格控制血糖、积极抗感染治疗后好转。

## 👉 护理部分

### （一）入院评估

1. 评估患者腰部疼痛，VAS 评分 1~2 分，为轻度疼痛。
2. Morse 评分 25 分，存在中度跌倒风险。

### （二）护理问题

1. 舒适度改变：与患者腰痛有关。
2. 有受伤的风险：与双下肢活动无力有关。
3. 潜在并发症：低血糖，与患者处于血糖调整期，进食不规律有关。

4. 焦虑：与疼痛反复发作、病情迁延不愈有关。

## （三）护理措施

1. 协助患者取舒适卧位，适当转移患者注意力，缓解不适。

2. 保证病室内光线适度，保持地面干燥，减少患者活动区域的障碍物。避免转移及转运过程中发生跌倒意外。指导患者掌握腰椎及下肢康复锻炼的方法与技巧，增加患者肌力，预防跌倒。

3. 根据医嘱指导患者合理使用降糖药物，监测血糖变化。

4. 心理支持，劝导患者家属多给予关心、理解及心理支持，鼓励患者树立战胜疾病的自信心。

## （四）健康教育

1. 骨科专病小组和糖尿病专科小组主动为患者讲解糖尿病及脊柱自我保健知识，鼓励患者主动参与康复锻炼，协助康复师落实患者康复训练计划。

2. 指导患者糖尿病的饮食护理、运动护理、用药注意事项、如何辨别低血糖等知识。

3. 及时告知患者存在的各种护理风险及影响因素，积极发挥患者的主观能动性。

4. 出院指导：讲解出院手续办理流程，指导患者从饮食运动等多方面进行血糖控制，并学会低血糖的自我诊断。给患者讲解家庭日常保健知识，嘱其定期进行复查。

## （五）护理评价

1. 患者主诉腰疼缓解，复评 VAS 评分 1 分。

2. 患者及陪护人员能够正确采取防跌倒相关措施，具备自我防护意识，住院期间未发生意外跌倒事件。

3. 住院患者血糖控制稳定。

4. 患者能够正确说出低血糖发生的症状，并会采取相应的自救措施。

## （六）护理小结

患者为中老年男性，脊柱感染合并糖尿病，给予积极控制感染的同时要重视血糖的管理，在脊柱感染护理中应注意给予患者轴线翻身，指导患者及家属积极治疗原发病，提高患者舒适度。指导患者从饮食、运动等方面控制血糖。血糖控制对感染控制具有重要的作用，做好患者各项基础护理，避免并发症的发生，同时指导患者定期复查，预防肝肾功能损害。

（马伟凤、苏天娇、汤玉萌）

# 063　布鲁杆菌感染一例

## ☞ 患者基本信息

患者，男性，19 岁，身高 182 cm，体重 80 kg，未婚。

[**在院时间**] 2019 年 4 月 29 日入院，2019 年 5 月 9 日出院。

[**主诉**] 右臀部疼痛伴发热 11 天。

[**主要诊断**] 布鲁杆菌感染。

## ☞ 病史摘要

[**现病史**] 患者自诉于 2019 年 4 月 18 日晨起出现右臀部疼痛（1 周前曾接触受伤流浪狗），休息后症状缓解不佳，遂就诊于附近诊所，予口服药物（具体不详）治疗，效果不佳。4 月 19 日患者疼痛症状较重，并出现发热（最高体温 38 ℃），伴有鼻塞、咽部不适等症状，遂就诊于北京某医院，查腰椎 CT 示 $L_4 \sim L_5$ 椎间盘轻度膨出，血常规示中性粒细胞百分比 82.0%，C-反应蛋白（CRP）36 mg/L，诊断为腰椎间盘突出症、呼吸道感染，给予尼美舒利分散片、头孢地尼片、甲钴胺片及狗皮膏药治疗后，患者疼痛减轻，体温可降至正常。期间患者发热（未规律监测体温，自认发热）及疼痛症状持续存在。4 月 28 日患者停药后（药物服用完），疼痛症状再次加重，不能忍受，翻身、坐起等活动明显受限，被家人急送入我院急诊，予止痛治疗后症状不缓解。现患者疼痛严重，不能行走，为行进一步诊断及治疗就诊我院，门诊以关节炎收入我科。自发病以来无眼干，无口干、口腔溃疡，无皮疹、皮下结节、脱发、光过敏、雷诺现象等伴发症状。目前患者精神、饮食差，睡眠因疼痛欠佳，大小便正常。

[**既往史**] 既往体健，否认其他病史，否认肝炎、结核、疟疾等传染病史，否认手术史，否认外伤史，否认输血史，否认药物、食物过敏史，预防接种随当地进行。

[**个人史**] 生于河南省，久居于北京，否认疫区居住史，否认疫水、疫源接触史，否认放射物质、有毒物质接触史，否认毒品接触史，否认冶游史，否认吸烟、饮酒史。

[**婚育史**] 未婚、未育。

[**家族史**] 无特殊。

## ☞ 入院检查

[**一般查体**] 体温 38 ℃，脉搏 90 次/分，呼吸 27 次/分，血压 120/80 mmHg，精神可，神志清楚，发育正常。听诊双肺呼吸音清，未闻及干、湿啰音，未闻及胸膜摩擦音。心肺腹查体未见明显异常。

[**专科查体**] 脊柱无明显畸形，右侧臀部皮肤颜色及皮温正常，无皮疹及破溃，右臀部局部压痛阳性，未触及包块及皮下波动感。腰椎前屈后伸、左右侧位活动不受限，骨盆按压试验阳性，双侧"4"字试验因疼痛拒绝配合。

[**实验室检查**] 血常规、尿常规、便常规未见异常，血沉（ESR）39 mm/h，C-反应蛋白（CRP）34.89 mg/L，感染八项、肿瘤、甲状腺功能、结核相关检查及自身免疫检查未见异常。

血细菌培养：（右上肢，2019 年 5 月 7 日）鉴定结果：布鲁杆菌；（左上肢，2019年 5 月 7 日）鉴定结果：布鲁杆菌；（左上肢，2019 年 5 月 9 日）鉴定结果：布鲁杆菌。（右上肢，2019 年 5 月 9 日）鉴定结果：布鲁杆菌。

[**影像学检查**] 入院检查肺部 CT、心电图及腹部超声未见异常。2019 年 4 月 30 日，骶髂 CT 示骶髂关节骨质未见明显异常（图 63.1）。2019 年 5 月 8 日，髋关节 MRI 示右侧骶髂关节感染征象（图 63.2）。

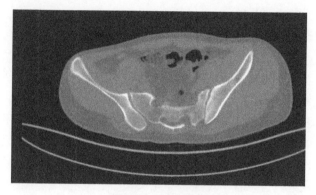

图 63.1  骶髂 CT

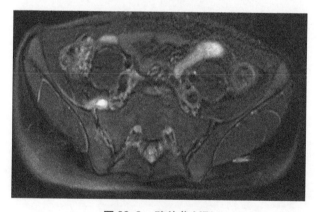

图 63.2  髋关节 MRI

## ☞ 诊治经过

入院后行骶髂关节 CT 检查，未见明显异常。给予对症非甾体抗感染止痛药及头孢哌酮钠舒巴坦钠治疗，患者疼痛症状不缓解，持续发热（大于 38.0 ℃），最高可达 39.0 ℃，热型呈波状热，行血细菌培养提示布鲁杆菌。髋部 MRI 提示右侧骶髂关节感染征象，给予利福平及多西环素治疗，现患者右臀部疼痛症状缓解，发热症状消失。

## ☞ 出院诊断

①骶髂关节感染（布鲁杆菌感染）；②菌血症。

## ☞ 出院时情况

患者右臀部疼痛症状缓解，发热症状消失，精神可，饮食、睡眠可，二便正常，患者及家属要求出院，请示上级医师同意患者出院。

## ☞ 病例小结

布鲁杆菌是一类革兰阴性的短小杆菌，牛、羊、猪等动物最易感染，可引起母畜传染性流产。人类接触带菌动物或食用病畜及其乳制品，均可被感染。我国部分地区曾有流行，现已基本控制。布鲁杆菌属分为羊、牛、猪、鼠、绵羊及犬布鲁杆菌6个种，20个生物型。中国流行的主要是羊（Br. melitensis）、牛（Br. Bovis）、猪（Br. suis）3种布鲁杆菌，其中以羊布鲁杆菌病最为多见。

本病隐匿性强，多家医院未能明确诊断，患者长期居住在北京，无疫区居住史，多次追问病史后无牛、羊、猪等接触史，无生肉及生奶食用史，无宠物养殖史，有短时流浪狗接触史，不是我国常见种类，属于犬类布鲁杆菌，发病时间短，CT无明显变化，因反复服用"退烧药物"热型不明显，诊断困难。入院给予常规抗生素治疗无效，非甾体抗感染止痛药物效果不佳，不应考虑普通感染及单纯骨科疾病，应考虑特殊感染。结合影像学及血培养检查，可明确诊断，给予利福平及多西环素治疗，发热及疼痛症状快速消失，治疗效果良好。当患者出现症状与相关检查、检验不符，治疗效果不佳时，应进一步检查，明确病因，不得以经验学武断诊治。

## ☞ 护理部分

### （一）护理评估

1. 持续高热，入科体温38 ℃。
2. VAS疼痛评分4分。
3. 不了解疾病病因等知识。
4. 焦虑抑郁评分12分。

### （二）护理问题

1. 体温过高。
2. 疼痛。
3. 知识缺乏：缺乏疾病诊疗相关知识。
4. 紧张、焦虑。

### （三）护理措施

1. 密切监测体温，分析热型特点，合理使用抗感染药物，正确采集血培养标本，辅助医生明确诊断，对症治疗。
2. 协助患者取舒适卧位，必要时遵医嘱给予止痛药物，给予心理支持。

3. 仔细询问接触史，讲解疾病预防要点，告知发热护理的注意事项，提高疾病知识掌握度，确保安全。

4. 帮助患者适应住院环境，正确认识疾病，建立信任感，主动巡视、关心患者，满足患者生活需求及其他合理要求。

### （四）护理评价

1. 患者出院时感染得到控制，体温恢复正常。
2. 患者住院期间疼痛明显缓解，VAS 评分 2 分。
3. 患者住院期间能够主动采取防护措施，掌握病因及治疗要点。
4. 患者住院期间紧张情绪缓解，主动配合治疗。

### （五）护理小结

结合疾病与患者特点，提示我们应掌握布鲁杆菌感染的特征，对类似病例应注意仔细询问接触史，加强宣教，提高患者及家属的自我防护意识和正确诊疗观念，重点做好高热护理，给予患者心理支持，避免疾病迁延，提高诊疗效果，促进康复。

（王天天、杨雪、汤玉萌）

# 064  丹毒一例

## 👉 患者基本信息

患者，男性，48 岁，身高 175 cm，体重 95 kg，BMI 31.02 kg/m²，已婚，经商。

[在院时间] 2019 年 7 月 19 日入院，2019 年 8 月 5 日出院。

[主诉] 右足外踝红肿热痛 3 天。

[主要诊断] 丹毒。

## 👉 病史摘要

[现病史] 患者自诉于 3 天前无明显诱因出现右足外踝红肿热痛，疼痛明显，不能下地，就诊于我院门诊，给予通滞苏润江胶囊 7 粒、口服、每日 2 次，症状未见明显缓解，右足外踝红肿热痛范围增大，延伸至右小腿下 1/3，疼痛加重，且出现体温升高，最高温度达 39.0 ℃，自服布洛芬缓释胶囊后体温恢复正常。今晨右足疼痛明显，不能耐受，测体温 38.0 ℃，就诊于我院门诊，急查血常规示白细胞 $10.60 \times 10^9$/L，中性粒细胞百分比 75.90%，淋巴细胞百分比 14.50%，中性粒细胞 $8.03 \times 10^9$/L；C-反应蛋白 74.27 mg/L。为进一步检查及治疗，门诊以关节肿痛原因待查收入院。患者目前精神尚可，食欲正常，睡眠正常，体重无明显变化，大便正常，排尿正常。

[既往史] 既往脑梗死病史、高脂血症病史 4 年余，现服用血栓通软胶囊 1 粒，每日 3 次；阿托伐他汀钙片（辉瑞制药）20 mg/次，口服，每晚 1 次；阿司匹林肠溶片（拜耳）0.1 g/次，口服，每晚 1 次；现症状稳定，无明显后遗症。否认高血压、糖尿病、冠心病等病史，否认肝炎、结核、疟疾等传染病史，30 年前因阑尾炎行阑尾切除手术，否认外伤史，否认输血史，否认药物、食物过敏史，预防接种随当地进行。

[个人史] 吸烟 20 年，每日约 20 支，现未戒烟，否认饮酒史。

[生育史] 无特殊。

[家族史] 无特殊。

## ☞ 入院检查

[一般查体] 生命体征平稳，心肺腹听诊未见明显异常，脊柱发育正常，无畸形。脊柱生理弯曲存在，棘突无叩击痛，活动自如。四肢无畸形，无明显水肿，无下肢静脉曲张。右足外踝及右下肢下 1/3 红肿明显，皮温增高，压痛明显；足背动脉搏动：左侧正常，右侧正常。四肢浅感觉正常，双侧膝腱反射对称、正常存在，双侧巴宾斯基征未引出，Kernig 征阴性。

[实验室检查] 2019 年 7 月 19 日，血常规（外院）：白细胞（WBC）$10.60 \times 10^9$/L，中性粒细胞百分比 75.90%，淋巴细胞百分比 14.50%，中性粒细胞 $8.03 \times 10^9$/L。C-反应蛋白（CRP）74.27 mg/L。血生化：血尿酸 280 μmol/L。类风湿因子 5.1 IU/mL，抗链球菌溶血素 "O" 124 U/mL。

2019 年 7 月 22 日，血常规、肝肾功能、血糖、血脂、血钙、血磷、碱性磷酸酶、电解质、血尿酸、免疫球蛋白、自身免疫相关检查、结明试验、淋巴细胞培养 + 干扰素、IgM 九联、降钙素原等检查未见明显异常。C-反应蛋白（CRP）75.14 mg/L，血沉（ESR）10 mm/h。

[影像学检查] 2019 年 7 月 22 日，右足正位 X 线检查未见明显异常（图 64.1）。2019 年 7 月 22 日胸部 CT 未见明显异常（图 64.2）。

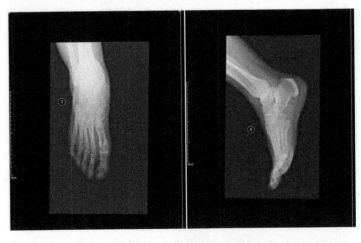

图 64.1　右足正位 X 线

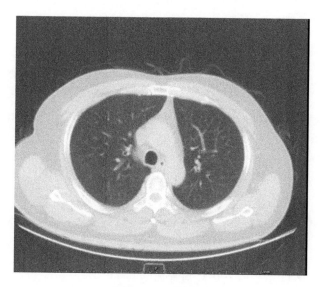

图 64.2　胸部 CT

## ☞ 诊治经过

患者主因右足外踝红肿热痛 3 天收入院。现主症见：右足外踝红肿热痛，肿痛范围延伸至右小腿下 1/3，疼痛明显，不能下地。入院后结合院外检查结果考虑为丹毒，给予注射用青霉素钠 480 万单位静脉注射，每次 2 日；抗感染治疗。评估结核等感染情况，排除其他特殊感染可能。嘱注意抬高患肢，予以制动。动态监测血常规、血沉等炎性指标，及时评估抗生素疗效。因患者目前 BMI 31.05 kg/m²，属于肥胖体型，目前又合并感染，完善糖耐量检查，排除糖尿病合并感染可能。

中医辨证：肝胆湿热证。

方剂：黄连 10 g、金银花 30 g、野菊花 20 g、蒲公英 20 g、紫花地丁 15 g、当归 20 g、生地 35 g、玄参 20 g、桑叶 15 g、鱼腥草 20 g、大黄 15 g、皂角刺 10 g、川牛膝 12 g、生栀子 15 g、生甘草 20 g，5 剂，水煎服。

症状好转调整如下。

中医辨证：软组织感染，丹毒（?），肝胆湿热证。

方剂：黄连 10 g、金银花 30 g、野菊花 20 g、蒲公英 20 g、紫花地丁 15 g、当归 20 g、生地 35 g、玄参 20 g、桑叶 15 g、鱼腥草 20 g、大黄 15 g、皂角刺 10 g、川牛膝 12 g、生栀子 15 g、生甘草 20 g，7 剂，代煎，水煎服。

西医抗感染联合中医清肝胆湿热中药汤剂治疗后，患者右足外踝及右小腿下 1/3 红肿热痛明显好转，可自由下地活动。

抗感染及中药汤剂综合治疗后复查：C-反应蛋白（CRP）< 1.00 mg/L，血沉（ESR）2 mm/h。

## ☞ 出院诊断

①丹毒；②脑梗死；③高脂血症。

## ☞ 出院医嘱及随访

低盐、低脂饮食；1周后复查血尿便常规、血沉、C-反应蛋白、肝肾功能、电解质、血糖及血脂等；不适时骨内科门诊随诊。

## ☞ 护理部分

### （一）入院评估

1. 评估患者右下肢肿胀疼痛，VAS 评分 3～4 分，为中度疼痛。

2. 静脉血栓风险 11 分，存在中度血栓风险。

### （二）护理问题

1. 疼痛：与患者肿胀感染有关。

2. 生活自理能力缺陷：与右下肢疼痛、制动有关。

3. 知识缺乏：缺乏日常保健知识、糖尿病预防相关知识。

### （三）护理措施

1. 提供安静舒适的环境，减少环境刺激。协助患者取舒适卧位，动态评估患者疼痛不适部位、性质、程度、缓解及加重的诱因。

2. 指导家属 24 小时陪护，给予患者生活照顾，协助完成日常活动。

3. 责任护士主动向患者讲解日常保健知识和各种风险预防知识。

### （四）护理评价

1. 患者住院期间疼痛逐渐减轻并可下地活动，无不适。

2. 急性期给予患者生活照顾，患者配合好。

3. 患者及陪护人员能够正确采取各种风险防范措施，患者具备自我防护意识，患者出院前能下地活动，未形成深静脉血栓。

### （五）护理小结

患者为中年男性，此次主要为皮下组织感染，在其护理过程中，主要遵医嘱给予抗感染治疗，给予患者抬高患肢同时，协助患者做好生活护理和心理指导，督导患者按时服药等，密切观察患者生命体征和患肢肿胀疼痛的变化。发现病情变化能够及时采取必要的救治措施。

# ☞ 康复治疗

## （一）物理治疗

1. 紫外线灯治疗用于消炎，改善局部疼痛。
2. 无热磁疗，促进局部血液循环，缓解炎性疼痛。
3. 采用超短波无热治疗来消除局部炎症。
4. 单侧健肢做气压式血液循环，防止深静脉血栓形成，双上肢也可以做，促进血液循环。

## （二）运动治疗

1. 除患侧肢，其余肢体进行主动活动，例如踝泵训练、股四头肌练习，加强锻炼活动，防止深静脉血栓形成。
2. 患者要适当抬高患肢，但是特别需要每天坐一会儿以防止站立时体位性低血压出现。

（马伟凤、苏天娇、汤玉萌）

# 风湿、内分泌及肾病相关骨病

## 065  Paget 骨病一例

### ☞ 患者基本信息

患者，男性，63 岁，身高 163 cm，体重 85 kg，已婚，工人。

[在院时间] 2017 年 10 月 19 日入院，2017 年 10 月 26 日出院。

[主诉] 腰背部酸痛 10 年，加重伴下肢疼痛、麻木半年余。

[主要诊断] Paget 骨病。

### ☞ 病史摘要

[现病史] 患者于入院前 10 年开始出现腰部酸痛、乏力，弯腰后不能直立，下肢行走自如，自觉腰背部变形逐年加重、身高明显缩短，未进行系统检查及治疗。近半年来患者腰部疼痛症状明显加重，伴有腰部麻木感、周身乏力，伴有双下肢疼痛，双膝关节为著，膝关节以下麻木感及双下肢水肿以左侧为著，不能行走。病程中患者无活动后或外力后四肢及腰背部活动受限或突发疼痛，患者为求进一步诊治来我院，门诊以"继发性骨质疏松原因待查，骨关节病"收入院。病程中患者饮食正常，二便正常，睡眠尚可，无明显体重变化。

[既往史] 平素健康状况较差，有冠心病病史，无传染病史，无外伤手术史，无药物或食物过敏史，无输血史。

[个人史] 生于哈尔滨市，久居于本地，否认疫区居住史，否认疫水、疫源、放射物质、有毒物质及毒品接触史，否认冶游史，否认吸烟、饮酒史。

[婚育史] 已婚，22 岁结婚，配偶健康状况良好，有 1 子，健康状况尚可，有腰背部酸痛症状，未明确诊断。

[**家族史**] 父母已故，有家族遗传病史。父亲及父亲的孪生兄弟家族中子代有 4 人患病，患者的哥哥及妹妹患病。

## ☞ 入院检查

[**一般查体**] 体温 36.4 ℃，脉搏 78 次/分，呼吸 18 次/分，血压 160/88 mmHg。一般状态较差，行走困难，由轮椅推入诊室，老年貌，明显驼背，胸廓变形，周身皮肤、黏膜无黄染，浅表淋巴结未触及，双瞳孔等大同圆，对光反射灵敏，未见面、舌瘫，咽无充血，扁桃体未及，颈软，气管居中，双肺呼吸音清，未闻及干、湿啰音，心率 78 次/分，律齐，各瓣膜区未闻及病理性杂音。腹平软，无压痛，肝脾肋下未触及。

[**专科查体**] 脊柱弯曲，压痛阳性，活动受限，双下肢水肿，双下肢骨骼弯曲畸形，生理反射正常，病理反射未引出。

[**实验室检查**] 血、尿常规，风湿系列，凝血五项均正常。生化系列：碱性磷酸酶（ALP）2260 U/L↑，总胆固醇 5.94 mmol/L↑，低密度脂蛋白胆固醇 3.84 mmol/L↑，高密度脂蛋白胆固醇 1.21 mmol/L↑。肝肾功能，血钙、磷，肿瘤标志物未见异常。骨代谢标志物：Ⅰ型胶原氨基前肽（P1NP）> 1200 ng/mL↑，骨钙素 114.8 ng/mL↑，β - 胶原降解产物（β - CTX）3.720 ng/mL↑，1,25 - 二羟基维生素 $D_3$ 9.35 ng/mL↓，全段甲状旁腺激素（PTH）42.81 pg/mL。

[**影像学检查**] 头、肺部 CT 示双侧腔隙性脑梗死，左侧半卵圆中心可疑稍高密度结节，约 2 mm，双侧间质性改变，双侧胸膜局限性增厚，扫描范围内诸多骨骨密度不均，多发骨破坏，建议进一步检查。腰椎正侧位 X 线检查示代谢性骨病、畸形性骨炎可能（图 65.1）。骨盆正位 X 线检查示代谢性骨病、畸形骨炎（图 65.2）。胫腓骨正位 X 线检查（双侧）示右侧腓骨下端及左侧胫骨病变（图 65.3、图 65.4）。骨扫描核医学诊断意见：全身骨显像示多发性骨代谢异常，考虑代谢性骨病（畸形性骨炎）所致。

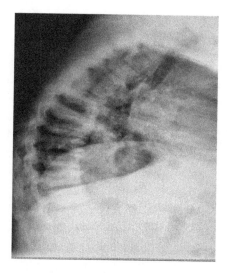

图 65.1　腰椎正侧位 X 线

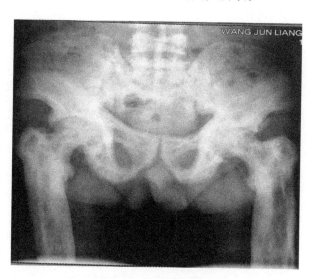

图 65.2　骨盆正位 X 线

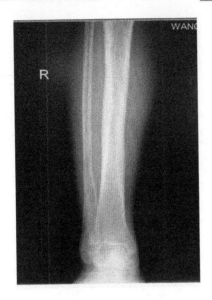

图65.3 右侧腓骨X线

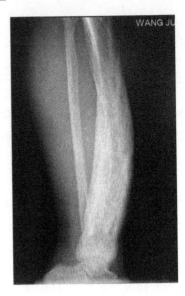

图65.4 左侧胫骨X线

## ☞ 诊治经过

予碳酸钙 $D_3$ 600 mg/次、口服、每日1次,阿法骨化醇0.5 μg/次、口服、每日1次,以及唑来膦酸注射液静脉注射,联合非甾体类抗感染药物等综合治疗,1周后复查血钙及肝肾功能未见异常,随访3年患者自诉腰背部疼痛明显缓解,可步行5公里。

## ☞ 出院诊断

Paget 骨病。

## ☞ 出院医嘱及随访

出院后选择高钙饮食,多晒太阳,防止摔倒,继续目前抗骨质疏松治疗方案,监测血钙水平(开始1~2周1次,正常后2月1次),3个月后复查血常规、肝肾功能。有条件半年后复查骨代谢标志物,1年后复查骨密度。连续3年行双膦酸盐治疗,不适门诊随诊。随访3年,患者腰背部、双下肢疼痛基本缓解,可独立行走,身高缩短未继续进展,未发生椎体及其他部位骨折。碱性磷酸酶持续下降至正常,分别为1969 U/L(第1年)、292 U/L(第2年)、86 U/L(第3年)。

## ☞ 病例小结

该患者病例特点:有家族史,中年发病,慢性病程;有逐渐加重的骨痛和骨骼畸形;血碱性磷酸酶异常增高;局部骨密度未见降低,X线有股骨、胫腓骨变形及结构异常表现,核素扫描放射性浓聚,骨代谢标志物活跃,符合 Paget 骨病(畸形性骨炎)的临床诊断。需与骨纤维异常增生症鉴别,后者诊断分为单骨型、多骨型、MAS综合征,X线检查示病变部位有典型磨玻璃样改变,活动期 ALP 和骨转换标志物可轻度升高,骨扫描和病理可协助确诊。

该病例符合临床诊断，治疗效果显著，但作为科学研究尚缺乏骨活检病理检测和基因检测结果，有待对家系进行进一步研究。研究报道，Paget 骨病病理改变可见病变部位纤维结缔组织伴新生编织骨组织，新生骨小梁增宽见黏合线紊乱。

（周萍）

# 066　肾小管酸中毒一例

## ☞ 患者基本信息

患者，男性，51 岁，身高 163 cm，体重 60 kg，已婚。

[**在院时间**] 2017 年 3 月 1 日入院，2017 年 3 月 15 日出院。

[**主诉**] 间断双下肢乏力 30 余年。

[**主要诊断**] 肾小管酸中毒（肾小管酸中毒性骨病）。

## ☞ 病史摘要

[**现病史**] 患者 2 岁时因周身浮肿就诊于天津市某医院，诊断为肾小管酸中毒，服用 "Shohl 混合液（25 mL，1~2 次/日）"；30 年前出现双下肢乏力，右下肢为著，遂就诊于天津市另一医院，诊断为 I 型肾小管酸中毒，出院后 "口服枸橼酸钾 100 g 混入 1000 mL 水中，秋、冬季 1 次/日，春、夏季 2 次/日，每次 25~30 mL" 对症治疗，乏力症状较前好转。患者于入院前 1 年因左侧股骨干骨折在天津市某医院行手术治疗。于入院前 1 个月无明显诱因出现右侧大腿疼痛，再次就诊于天津市某医院，行右侧膝关节三维 CT 重建（2017 年 1 月 10 日）示①右股骨髁上骨折；②左股骨干内固定术术后改变；③双膝退行性骨关节病；④骨质疏松症。未行手术治疗，给予患肢外固定支具、对症止痛治疗，未收入院。于入院前 8 天因疼痛加重就诊于我院骨内科门诊，骨密度检查（2017 年 2 月 21 日）示严重骨质疏松症。为求进一步诊治收入我科治疗。患者自发病以来无畏寒、怕热、多汗、烦渴、多饮、多尿，无关节肿痛、发热、皮肤淤点、牙龈出血，无腹胀、腹泻、反酸、呕血、便血、黄疸等不适，身高较前无明显变化，近期体重无明显减轻，精神、饮食、睡眠可，二便正常。

[**既往史**] 否认高血压、糖尿病、冠心病等病史，否认肝炎、结核、疟疾等传染病史，否认肾结石病史，否认其他手术史，否认外伤史，否认输血史，否认药物、食物过敏史，无四肢搐搦史，否认激素应用史，否认质子泵抑制剂、抗抑郁药使用史，预防接种随当地进行。

[**个人史**] 生于天津市，久居于本地，否认疫区居住史，否认疫水、疫源、放射物质、有毒物质及毒品接触史，否认冶游史，否认吸烟、饮酒史。

[**婚育史、月经史**] 已婚，22 岁结婚，配偶健康状况良好。育有 1 女，发育正常。

[**家族史**] 父母已故，2 个哥哥 3 岁前死亡，死亡原因不详。

# ☞ 入院检查

[**一般查体**] 体温 36.5℃，脉搏 94 次/分，呼吸 18 次/分，血压 125/80 mmHg，被动体位，查体合作，神志清楚，心肺腹查体未见明显异常。

[**专科查体**] 右下肢外固定支具，四肢肌肉无明显萎缩。右膝上部压痛阳性，右下肢纵向叩击痛阳性。双下肢感觉正常。

[**实验室检查**] 血常规、超敏 C-反应蛋白、凝血常规、便常规正常。尿常规：尿酸碱度（pH）7.5、尿比重（SG）1.008。血气分析：pH 值 7.339，标准碱剩余（SBE）−3.1 mmol/L，乳酸（LAC）2.6 mmol/L。生化：碱性磷酸酶（ALP）315 U/L，血钾（K）3.41 mmol/L↓，血氯（Cl）107.9 mmol/L，血肌酐（CRE）114 μmol/L，尿素氮（BUN）9.48 mmol/L，血钙（Ca）2.36 mmol/L，血磷（P）0.96 mmol/L。肝功能、血清蛋白、电泳均未见异常，24 小时尿钙、磷正常，肿瘤五项阴性。骨代谢标志物：全段甲状旁腺激素（PTH）55.1 pg/mL、1,25-二羟基维生素 $D_3$ 11.7 ng/mL↓↓、Ⅰ型胶原氨基前肽（P1NP）828 ng/mL↑↑、β-胶原降解产物（β-CTX）3.63 ng/mL↑↑。风湿免疫 8 项：补体 $C_3$ 73 mg/dL↓、自身抗体谱及抗核抗体阴性。本周蛋白阴性。

[**影像学检查**] 双侧股骨正位 X 线示右股骨髁上及右股骨干中上 1/3 可见骨质断裂；左侧股骨干骨折术后未愈合（图 66.1、图 66.2）。全身骨显像示①胸腰椎、骨盆示踪剂摄取能力增强；②右股骨远端、右胫骨近端异常示踪剂浓集；③左股骨中上段异常示踪剂浓集（图 66.3）。双能 X 线骨密度检查（2017 年 2 月 21 日）示严重骨质疏松症（表 66.1）。

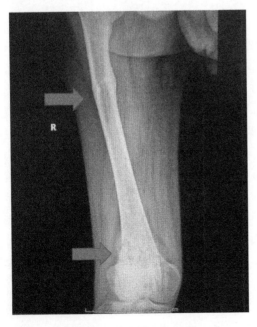

图 66.1　右股骨正位 X 线

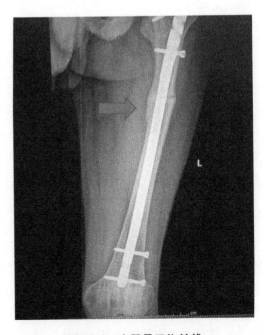

图 66.2　左股骨正位 X 线

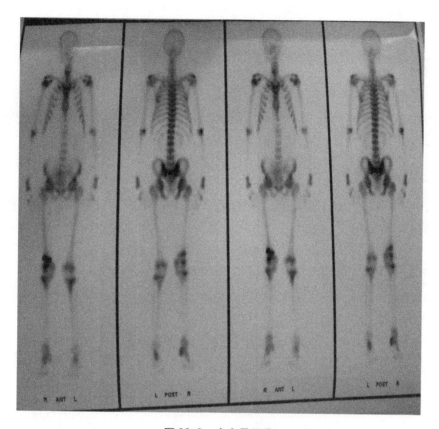

图 66.3　全身骨显像

表 66.1　双能 X 线骨密度检查结果

| 部位 | T 值 | BMD( g/cm² ) |
|---|---|---|
| 前臂 1/3 | − 5.6 | 0.521 |
| 前臂 Total | − 4.9 | 0.434 |
| L₁ ~ L₄ | 3.7 | 1.495 |

## ☞ 诊治经过

患者中年男性，主因间断双下肢乏力 30 余年入院。后完善相关检验、检查，排除转移性骨肿瘤、多发性骨髓瘤、甲状旁腺功能亢进等内分泌疾病，类风湿性关节炎等免疫性疾病，长期服用糖皮质激素、质子泵抑制剂、抗抑郁药及其他影响骨代谢药物的因素后，结合既往肾小管酸中毒病史，诊断肾小管酸中毒、肾小管酸中毒相关性骨病明确。治疗上予碳酸氢钠片 0.5 mg/次、每日 3 次治疗原发病，纠正酸中毒；予高钙饮食及骨质疏松相关健康教育；予钙尔奇 D 片 0.6 g/次、每日 1 次，骨化三醇胶丸 0.25 μg/次、每日2次，固力康（四烯甲萘醌）15 mg/次、每日3次，普通维生素D 800 IU、每日1次。1周后复查血钙磷、肝肾功能、血气分析及尿常规等指标，监测生化指标变化，患肢继续予高分子支具外固定，2周后复查。

## ☞ 出院诊断

①肾小管酸中毒（肾小管酸中毒相关性骨病、骨软化、低钾血症）；②维生素D缺乏（肌肉减少症）；③右股骨髁上骨折；④陈旧左股骨干骨折内固定术后；⑤陈旧右股骨干骨折未愈合。

## ☞ 出院医嘱及随访

出院后选择富钙饮食，多晒太阳，防止摔倒，继续目前抗骨质疏松治疗方案，监测血钙磷及碱性磷酸酶水平、血气分析、尿常规、肝肾功能、24小时尿钙磷（开始1~2周1次，正常后3个月1次）。2周后复查双侧股骨干正侧位片，评估是否可去支具下地负重。半年后复查骨代谢标志物（表66.2），1年后复查骨密度（表66.3）。不适时于骨内科门诊随诊。随访1年，患者3个月后即可下床负重活动，未再发生其他部位骨折，继续于我院骨内科复查及治疗（图66.4、图66.5）。

表66.2　住院及随访各生化指标变化

| 项　目 | 3月2日 | 3月13日 | 3月14日 | 4月15日 | 7月22日 | 12月13日 |
|---|---|---|---|---|---|---|
| 钙（mmol/L） | | 2.36 | 2.39 | 2.49 | 2.49 | 2.56 |
| 磷（mmol/L） | | 0.96 | 0,87 | 1.88 | 1.39 | 1.12 |
| 碱性磷酸酶（U/L） | 315 | | 326 | | 260 | 124 |
| 钾（mmol/L） | 3.41 | | 3.10 | 4.62 | 4.62 | 4.12 |
| 氯（mmol/L） | 107.9 | | 107 | 102.5 | 102.8 | 99.5 |
| pH值 | 7.339 | 7.328 | 7.347 | 7.395 | 7.395 | 7.411 |
| 尿pH值 | 7.5 | | 7.5 | 8.0 | 8.0 | |

表66.3　住院及随访骨密度变化

| 年份 | 前臂1/3<br>[T值/BMD（g/cm²）] | 前臂Total<br>[T值/BMD（g/cm²）] | $L_1 \sim L_4$<br>[T值/BMD（g/cm²）] |
|---|---|---|---|
| 2017年2月 | -5.6/0.521 | -4.9/0.434 | -3.7/1.495 |
| 2018年3月 | -5.3/0.642 | -4.5/0.559 | -3.6/1.323 |
| 2019年3月 | -5.2/0.682 | -4.3/0.580 | -3.7/1.421 |

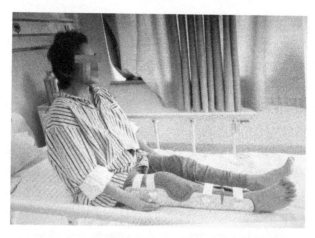

图66.4　右下肢外固定支具，四肢肌肉无明显萎缩

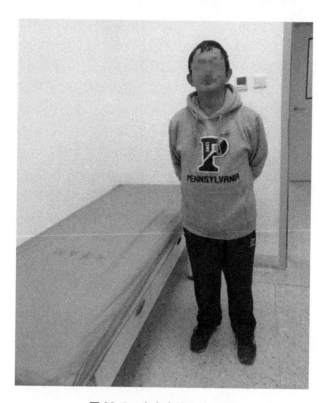

图66.5　患者出院3个月后

## ☞ 病例小结

患者为中年男性，幼年发病，多次骨折，严重影响生活质量。求助骨科医生，虽然通过手术进行了骨折的外科干预，但并没有对骨折病因足够重视及治疗，患者骨折持久不愈合，也有发生再次骨折等风险，无法达到尽快康复的效果。此患者的骨折愈合需要多学科合作，积极寻找病因，内外兼顾。虽然肾小管酸中毒是引起代谢性骨病、导致骨质疏松的重要原因，但我们不能先入为主，应积极除外可能引起骨折的其他原因；其

次，对于股骨干骨折的诊断，尤其是中年男性反复、多发股骨干骨折的情况，应尽可能完善相关检查，排除转移性骨肿瘤、多发性骨髓瘤，甲状旁腺功能亢进等内分泌疾病，类风湿性关节炎等免疫性疾病，其他感染性疾病，以及各种先天或获得性骨代谢异常疾病，以免遗漏其他疾病；排除长期服用糖皮质激素、质子泵抑制剂、抗抑郁药及其他影响骨代谢药物因素的影响。从患者的检查结果中，我们发现，骨密度值减低、增高并存，考虑到肾小管酸中毒对骨代谢的影响表现多种多样，可能有骨软化、骨质疏松、骨硬化；另外，肌肉的病变对于肾小管酸中毒的患者而言也是非常重要的，而维生素 D 缺乏对肌肉减少症的影响已得到了学者们的广泛证实。此患者维生素 D 缺乏考虑如下几方面因素：肾小管酸中毒通过对 $1\alpha$ 羟化酶的影响，使 $1,25$ – 二羟基维生素 $D_3$ 生成减少，因此在治疗上我们选择了 $1,25$ – 二羟基维生素 $D_3$，避免由于活性维生素 D 合成不足造成骨软化；由于地理因素，北方地区比南方地区接触阳光照射的机会更少，这也是为什么北方人维生素 D 水平普遍较低的重要原因；而且此患者自幼发病，骨骼、肌肉因素造成的乏力、疼痛症状严重影响其正常生活及户外活动，维生素 D 水平进一步下降。机体普通维生素 D 水平的提升对此患者至关重要。另一方面，肾小管酸中毒引起的低钾血症、骨软化是引起乏力及疼痛的重要原因，纠正低钾血症，提升血磷及维生素 D 水平，对于缓解患者症状有很大的帮助，需要注意的是在未治疗前患者血磷水平处于正常低值，补充活性维生素 D 和普通维生素 D 后，患者血磷水平有所升高，同时症状出现改善，二者之间的关系也值得关注。此患者病程时间比较长，给予对症治疗，减轻其疼痛、乏力症状对于患者建立治疗信心同样重要。在抗骨质疏松药物的选择上，虽然患者骨质疏松诊断明确，骨代谢处于高转换水平，但考虑到存在骨软化，而且骨折未愈合，我们未选择双膦酸盐及甲状旁腺类似物这两类药物，采取了纠正骨软化、促进骨矿化，联合固力康（四烯甲萘醌，为维生素 K 制剂）治疗，具有促进骨形成、抑制骨吸收和提高骨量的作用，同时能降低骨折发生风险，缓解疼痛症状，目前也广泛用于抗骨质疏松治疗。结果显示患者症状明显改善，骨痛消失，骨密度改善，表明治疗有效。通过对本例患者进行分析，提示我们在解决骨折、骨质疏松、肌肉减少症的同时仍应强调病因治疗，只有解决根本问题才能事半功倍。

（宋倩、晁爱军）

# 067　甲状旁腺功能减退 HDR 综合征一例

## 👉 患者基本信息

患者，女性，57 岁，身高 157 cm，体重 55 kg，已婚。

[**在院时间**] 2019 年 12 月 4 日入院，2019 年 12 月 27 日出院。

[**主诉**] 摔伤致左髋部疼痛、活动受限 6 小时。

[主要诊断] 左股骨转子间骨折。

## 👉 病史摘要

[现病史] 患者缘于入院前6小时摔倒，致左髋部摔伤，自觉疼痛，不能站立及行走，无头痛、头晕、恶心、呕吐等不适，就诊于我院急诊，拍片检查显示为左侧股骨转子间骨折，为行进一步治疗收入院。患者自患病以来神志清、精神可、饮食可，无心前区不适感，无胸闷、憋气，无腹胀、腹痛，饮食及睡眠佳，大小便正常。

[既往史] 平素身体状况一般，先天性失聪（感音性失聪）；癫痫病史30余年，近期无明显发作；2010年于外院诊断"脑垂体瘤"，病理性质不详，未行手术或规律药物治疗；2017年因摔伤致腰椎骨折，行保守治疗；否认传染病史；否认手术史；否认输血史；否认药物、食物过敏史。

[个人史] 生于天津市，久居于本地，否认疫区居住史，否认疫水、疫源、放射物质、有毒物质及毒品接触史，否认冶游史，否认吸烟、饮酒史。

[婚育史、月经史] 已婚，适龄结婚，配偶健康状况一般。13岁初潮，4～6/20～30天，52岁绝经，经量正常，颜色正常，无痛经，经期规律。孕1产1。

[家族史] 父母已故，父母为表兄妹，均无类似疾病，1个姐姐体健，另有3个姊妹均已故，分别患有白血病、不明残疾、幼年夭折，2个兄弟，均为聋哑人，其中1个哥哥育有2女（正常）。

## 👉 入院检查

[一般查体] 体温36.3℃，脉搏125次/分，呼吸18次/分，血压114/77 mmHg，平卧位，神志清楚，查体合作，头颅无明显畸形，眼裂无增宽，下颌骨短，牙齿不齐，颈软，无抵抗，甲状腺无明显肿大，双肺呼吸音粗，双肺可闻及少量干、湿啰音，心音低钝，心律齐，无明显病理性杂音，腹软无压痛、反跳痛、肌紧张，肝脾肋下未触及。

[专科查体] 脊柱略侧弯，无明显压痛，左下肢屈曲、外旋畸形，左髋部压痛，四肢肌肉无明显萎缩，双下肢不肿。

[实验室检查] 血常规、尿常规未见明显异常；肝功能提示白蛋白（ALB）34.9 g/L（参考范围：40～55 g/L），轻度减低；肾功能提示肌酐一过性升高，155.9 μmol/L，经过治疗后复查80.9 μmol/L；血钙1.12 mmol/L，经过补充活性维生素D，出院前复查1.66 mmol/L；甲状旁腺激素（PTH）1.2 pg/mL。

[影像学检查] 2019年12月5日于天津市某医院行头颅平扫MRI示双侧基底节区、双侧侧脑室体旁及双侧半卵圆中心腔隙性脑梗死软化灶；脑白质疏松症，脑萎缩；考虑双侧筛窦炎。腹部B超示胆囊腔内沉积物（？），双肾体积缩小。超声心动结果示EF 62%，主动脉硬化，左心室舒张功能减低。双下肢静脉B超示双下肢深静脉未见明显阻塞。腰椎正侧位X线检查示$T_{12}$、$L_1$椎体楔形变；胸椎退行性骨关节病，骨质疏松。左髋关节正侧位X线检查示左股骨转子间骨折，左髋关节骨质增生。2019年12月5日行胸部CT检查示双肺间质病变，双肺气肿、右肺散在肺大泡；右肺中叶外侧段及下叶前基底段实变影，考虑炎症；双侧支气管壁弥漫增厚，提示炎性改变；气管内高密度影，

不除外分泌物。2019 年 12 月 27 日基因检测结果示未检测到受检者家族性甲状旁腺功能减退症相关基因的明确致病变异。

## 诊治经过

患者为老年女性，主因摔伤致左髋部疼痛、活动受限 6 小时就诊于我院急诊，急诊拍片提示左股骨转子间骨折，收入我院髋关节科；入院后评估病情，患者合并有感染、低钾血症、低钙血症、肾功能异常，向患者家属交代病情，考虑手术风险大，内科疾病复杂，建议骨牵引治疗，于 2019 年 12 月 11 日转入我科继续骨牵引、调理内科疾病治疗，给予低分子肝素抗凝治疗以预防血栓、美罗培南抗感染、雾化吸入乙酰半胱氨酸化痰、骨化三醇（罗盖全）0.25 μg/次，2 次/日抗骨质疏松治疗，患者夜间谵妄、躁动明显，予奥氮平对症治疗；主任医师查房，考虑患者存在严重低钙血症，将罗盖全加至 0.5 μg/次，每日 2 次纠正低钙血症，治疗后复查电解质，并进一步完善甲状旁腺素检查，患者持续严重低钙血症，甲状旁腺激素明显减低，调整罗盖全为 0.5 μg/次，1 次/日纠正低钙血症治疗；经治疗后，患者肺感染情况较前好转，夜间谵妄较前改善，患者家属自动要求出院；综合考虑患者有甲状旁腺功能减低、先天性耳聋、既往多年抽搐史，入院检查提示双肾体积缩小、肾功能异常等情况，遂追问病史，得知患者父母为同外祖母表兄妹，患者兄弟姊妹中有先天性耳聋，不除外患者为家族性甲状旁腺功能减低，住院期间多次建议完善基因组学检测，患者家属拒绝，经与患者家属协商后，出院前留取血样完善基因检测，对 *PTH*、*CASR*、*GNA11*、*GCM2*、*SOX3*、*CLDN16*、*TRPM6*、*TBX1*、*GATA3*、*TBCE*、*FAM111A*、*AIRE*、*CHD7* 基因的外显子编码区进行直接测序，与参考序列进行比较，结果回报未检测到受检者家族性甲状旁腺功能减退症相关基因的明确致病变异。

## 出院诊断

①左股骨转子间粉碎性骨折；②骨质疏松；③肺炎；④间质性肺病；⑤肺气肿；⑥腔隙性脑梗死；⑦垂体瘤；⑧HDR 综合征、甲状旁腺功能减退症、先天性耳聋、双肾萎缩；⑨癫痫；⑩低蛋白血症；⑪电解质代谢紊乱；⑫贫血。

## 出院医嘱及随访

1. 注意休息，防坠床，注意伤口清洁护理；注意加强拍背呼吸道护理。
2. 出院后持续骨牵引，继续利伐沙班治疗预防血栓。
3. 补充维生素 D、钙剂及抗骨质疏松治疗，定期骨内科门诊复查骨密度、骨代谢指标等调整骨质疏松用药。
4. 继续其他疾病的治疗，定期测量血压，复查心电图、凝血常规、肝肾功能、血常规、下肢静脉 B 超等。

## 病例小结

该患者严重低钙血症，但是并无明显低钙症状，住院常规检查发现血钙水平低，考虑应该是长期的低钙血症使患者耐受该血钙水平；进一步查甲状旁腺激素发现甲状旁腺功能减低，追溯病史并无常见的获得性甲状旁腺功能减低的病因存在，但患者幼年起即有"癫痫"病史，不除外甲状旁腺功能减低、低钙血症导致抽搐；再次询问患者病史，患者父母为近亲结婚，兄弟姊妹中有耳聋，考虑遗传性疾病可能性大；回顾腹部 B 超检查结果提示双肾萎缩，经查阅文献，符合 HDR 综合征（Hypoparathyroidism, sensorineural deafness, and renal disease, HDR）特点；但是比较遗憾的一点，我们对该患者进行外周采血，送检基因检测，并未检测到明确的致病基因变异，另外，患者的父母均已故，健在的兄弟姐妹也不能配合完成基因检测，无法获得进一步遗传学证据。

HDR 综合征是一种非常罕见的骨代谢疾病，国内外文献多为个案病例报道，临床对该病认识不足。很多的研究证明 HDR 综合征与 GATA3 基因突变相关，GATA3 基因编码的 GATA3 蛋白属于 GATA 转录因子家族锌指蛋白，GATA3 基因的单倍剂量不足或突变可能是 HDR 综合征的潜在病因。回顾文献报道，该病基因突变类型多样，因为本次基因检测只能检测到外显子编码区及内含子－外显子交界处的基因突变，无法检测到大片段基因缺失或重复突变，以及内含子、基因侧翼序列的微小病变，所以对基因检测阴性的这一结果，我们尚存疑问，同时也提示，该病在遗传学方面仍存在我们需要探索的地方。

该病主要表现为三个部分，甲状旁腺功能减低、感音性耳聋、肾脏异常，所以患者可能在内分泌科、骨科、耳鼻喉科、肾内科等多个科室就诊，我们临床医生应注意每个病例的细微特点，提高病史采集能力，对发现的异常体征、检查结果多思考，提高疾病诊断的敏感性。另外，应该注意国内外文献学习，在掌握常见病诊疗的基础上增强罕见病的诊断能力，避免误诊、漏诊，延误治疗。

（刘亭亭、晁爱军）

# 068  骨质疏松合并强直性脊柱炎一例

## ☞ 患者基本信息

患者，男性，30 岁，身高 182 cm，体重 85 kg，已婚，程序员。

[在院时间] 2013 年 6 月 7 日，2013 年 6 月 20 日出院。

[主诉] 颈腰部僵直不适 2 年余，加重 3 月余。

[主要诊断] 骨质疏松合并强直性脊柱炎。

## ☞ 病史摘要

[现病史] 患者自述 2 年前无明显诱因出现颈腰部不适，夜间较重，翻身困难，晨起颈部发僵明显，活动后减轻，久坐疼痛加重，活动后缓解，偶有骶髂部疼痛，向周边放射。未重视，未就医，上述症状间断出现，逐渐加重，继而出现驼背。近 3 个月来患

者颈部、腰背部僵直疼痛明显，为系统治疗遂就诊于我科。患者自发病以来无发热、眼干、口干、进食困难，偶有口腔溃疡，无皮疹、皮下结节、脱发、光过敏、雷诺现象等伴发症状。

[既往史] 否认高血压、冠心病、糖尿病等病史，否认肝炎、结核、疟疾等传染病史，否认手术史，否认外伤史，否认输血史，否认服用甲状腺素、激素及抗癫痫等药物史，否认过敏史。

[个人史] 生于北京市，吸烟史10年，20支/日。

[婚育史] 适龄结婚，子女及配偶均体健。

[家族史] 家族无显性遗传性疾病史。

## ☞ 入院查体

[一般查体] 体温 36.5 ℃，脉搏 78 次/分，呼吸 19 次/分，血压 120/80 mmHg。心肺部查体未见明显异常。

[专科查体] 颈腰椎僵直，压痛（±）；枕臂试验 7 cm，胸廓活动范围 2.8 cm；Schober 试验为 3 cm；"4"字试验左侧强阳性，右侧弱阳性。

[实验室检查] 血、尿、便常规，肝、肾功能，血脂四项，激素六项，甲状腺功能七项，PPD 试验，结明试验等未见明显异常。血沉（ESR）90 mm/h↑，C-反应蛋白（CRP）69.4 mg/L↑，钙离子（$Ca^{2+}$）2.03 mmol/L↓。*HLA - B27* 阳性，RA 阴性。自身抗体谱：$AMA - M_2$ 弱阳性，PCNA 弱阳性，抗 SS - A 弱阳性。骨代谢标志物：1,25 - 二羟基维生素 $D_3$ 12.36 nmol/L↓。骨密度（BMD）：腰椎骨密度 Z 值 -2.6，髋部骨密度 Z 值 -2.75。

[影像学检查] 腰椎正侧位 X 线检查示腰椎骨质未见明显异常，椎小关节间隙模糊，前纵韧带、后纵韧带可见增厚，关节间隙未见明显狭窄。骨盆正侧位 X 线检查示两侧骶髂关节间隙模糊欠清，密度不均（图 68.1）。骶髂关节 CT 示双侧骶髂关节面毛糙，关节间隙狭窄，部分融合，髂骨耳状面骨质硬化（图 68.2）。

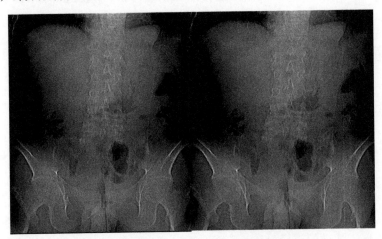

图 68.1　骨盆正侧位 X 线

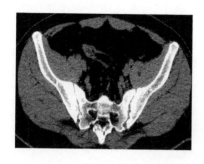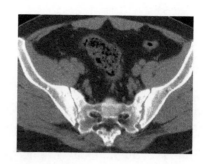

图 68.2　骶髂关节 CT

## ☞ 诊治经过

患者为青年男性，慢性病程，吸烟史 10 年，偶饮酒。颈腰部不适，夜间较重，翻身困难；晨起颈部发僵明显，活动后减轻；久坐疼痛加重，活动后缓解；骶髂部疼痛，偶有周边放射。根据相关检验、检查可诊断为强直性脊柱炎（ankylosing spondylitis，AS）。给予非甾体类抗感染药、慢作用抗风湿药物对症治疗；给予骨质疏松健康教育及钙剂和维生素 D 剂的基本补充剂联合抑制破骨细胞活性的药物，规范抗骨质疏松治疗。

## ☞ 出院诊断

①强直性脊柱炎；②继发性骨质疏松。

## ☞ 出院医嘱及随访

出院后继续给予非甾体类抗感染药和慢作用抗风湿药物及规范抗骨质疏松治疗。定期监测血、尿、便常规，血沉，C-反应蛋白，肝、肾功能，血钙、血磷，碱性磷酸酶，骨代谢标志物及骨密度等。

## ☞ 病例小结

AS 是一种原因不明的慢性进行性炎性疾病，以骶髂关节、脊柱骨突、脊柱旁软组织及外周关节受累为主，严重者出现脊柱畸形和关节强直。其合并骨质疏松最初被认为与附着端的疼痛、脊柱的僵硬导致活动受限等废用性因素有关；而近年的研究表明，AS患者在疾病早期即可出现骨质疏松或骨量减少，增加了 AS 患者脊柱畸形、骨折、神经系统损伤的危险性，影响本病的预后。目前越来越多的学者关注并研究 AS 继发骨质疏松，认为 AS 继发骨质疏松的机制包括物理、免疫炎症、激素水平等因素，这为临床诊断及改善 AS 预后提供帮助。

我们在临床中遇到 AS 患者，适当给予钙剂及维生素 D 的补充，定期完善骨密度的相关检查，及早发现骨质疏松，做到早发现、早治疗，防治骨质疏松及骨质疏松性骨折的发生。

# ☞ 护理部分

### （一）入院评估

1. 评估患者腰骶疼痛，VAS 评分 3~4 分，为中度疼痛。
2. Morse 评分 15 分，存在低度跌倒风险。
3. Autar 评分 6 分，存在极低深静脉血栓形成风险。
4. MNA – SF 为 10 分，无其他营养异常指标。

### （二）护理问题

1. 肢体活动受限与晨僵不适有关。
2. 失用综合征的危险与关节疼痛、畸形及脊柱强直有关。
3. 缺乏强直性脊柱炎相关知识。

### （三）护理措施

1. 注意观察并评估晨僵和腰痛等症状，以及严重程度和持续时间。注意活动受限的部位范围，是否伴有发热、咳喘、呼吸困难等症状，如发现，应警惕脏器受累，必要时遵医嘱给予用药。

2. 指导患者日常注意保持行、立、坐和卧位的正确姿势，以尽可能保持最佳的功能位置为宜。为防止脊柱变形，平时睡眠应睡硬板床，取去枕或低枕仰卧位。

3. 帮助患者认识疾病，教会患者自我护理的方法。避免各种诱因，如疲劳、受寒、各种感染、过度负重和剧烈运动等。指导患者坚持遵医嘱用药，定期门诊随诊，若病情复发或加重，应及早就医。

### （四）护理小结

患者为年轻男性，活动较好，对自身患病及原因理解不够。护理过程中积极指导患者正确认识疾病，调整心态，护理过程中重点观察患者的情绪变化及对疾病的接受程度，指导患者早诊断，并接受正规、合理治疗，指导患者进行功能康复锻炼并长期坚持。保持正确的身体姿态，对患者预后至关重要。

# ☞ 康复治疗

### （一）治疗目的

缓解患者症状，保持良好的姿势，减缓患者病情的进展。

### （二）康复方法

1. 物理治疗：

（1）红外线疼痛治疗，缓解疼痛不适，促进局部血液循环。

（2）中频电疗，用于缓解疼痛，起到促进血液循环的作用。

（3）患者床旁采用气压式血液循环驱动器来促进双下肢血液循环，避免深静脉血栓的形成。

（4）低频脉冲电磁场疗法可以抑制破骨细胞活性，促进成骨细胞形成，提高骨密度，减轻疼痛。

2. 坚持功能训练以维持脊柱生理曲度，防止畸形。

（1）姿势训练。站姿：站立行走时应尽量保持挺胸、收腹和双眼平视前方的姿势。坐姿：应保持胸部直立。睡姿：应睡硬板床，多取仰卧位，避免促进屈曲畸形体位，枕头要矮，一旦出现上胸椎或颈椎受累应停用枕头，膝下可以垫一个软枕，以减轻脊柱的受力。

（2）呼吸训练。呼吸训练的目的是维持胸廓活动度和增加肺活量，当胸廓活动度没有出现严重受限的时候，以训练胸式呼吸为主。当胸廓活动度严重受限时，可以训练腹式呼吸来代偿。在呼吸训练的同时，也可以配合扩胸运动，效果会更好。

（3）伸展运动。早晨醒来时，采用仰卧位，双臂伸过头，向手指方向尽量伸展，坚持 10 秒以上，放松；伸展双腿，双脚跖屈，坚持 10 秒以上，放松。以上动作重复10 次。

（4）膝胸运动。取仰卧位，抬起一侧膝慢慢向胸部方向屈曲，双手抱膝尽量拉向胸前，坚持 15 秒以上，回原双脚位置。另一膝做上述动作。双膝各重复 3 次，放松；双手抱膝运动 3 次，直至僵硬消失为止。

（5）腹部运动。取仰卧位，屈膝，双脚着地，双手置身旁，头与双肩一起慢慢抬高，以至双手触膝；坚持 15 秒，回复至原位。以上动作重复 5 次。

（6）转颈运动。坐位双脚着地，头向左转或右转，并注视同侧肩部，坚持 15 秒，回原位。每侧重复 5 次；左右侧屈，颈侧屈到最大限度，坚持 15 秒，复原。每个方向重复 5 次。

## （三）中医治疗

1. 艾灸治疗，该患者可行督脉艾灸治疗，可以疏通经络、活血化瘀、减轻疼痛不适感。

2. 针灸治疗，针刺夹脊穴和阿是穴及膀胱俞穴等，配合热灸或温针灸，可明显缓解不适症状。

3. 火罐疗法，背部使用火罐疗法可以松解背部肌肉、缓解疼痛。

（马伟凤、苏天娇、汤玉萌）

# 069 反应性关节炎合并骨量减少一例

## 👉 患者基本信息

患者，男性，70岁，身高164 cm，体重80 kg，已婚。

[**在院时间**] 2019年11月23日入院，2019年12月11日出院。

[**主诉**] 多关节肿痛2小时。

[**主要诊断**] 反应性关节炎、骨量减少。

## 👉 病史摘要

[**现病史**] 患者自述于入院4天前无明显诱因出现左肩部、腰背部（左）、双膝、双踝关节疼痛，其中双膝、双踝关节肿胀疼痛明显，皮温高，左侧为重，自行休息后症状未见明显缓解，遂就诊于我院门诊，急诊以关节肿痛原因待查收入院。病程中无发热、口腔溃疡，无皮疹、口干、眼干、脱发，无眼炎，无腹痛、腹泻、尿频、尿急，无咳嗽、胸闷、气短，无雷诺现象。发病以来神志清，精神好，食欲不佳，大小便正常，体重未见明显下降。

[**既往史**] 既往高血压病史10年余，最高血压180/110 mmHg，现使用降压0号控制血压，血压控制情况不详。有慢性胆囊炎、慢性胃炎病史（具体年限不详），间断服用消炎利胆片，现未服用。有窦性心动过缓病史，否认冠心病、糖尿病病史，否认肝炎、结核、疟疾等传染病史，否认手术史，否认外伤史，否认输血史，有头孢过敏史，预防接种随当地进行。

[**个人史**] 生于北京市。饮酒，每次50 mL，酒龄30年，现未戒酒。

[**婚育史**] 已婚，27岁结婚，配偶健康状况良好，育有1子。

[**家族史**] 其子为强直性脊柱炎患者。

## 👉 入院检查

[**一般查体**] 体温36.8 ℃，脉搏72次/分，呼吸18次/分，血压142/88 mmHg，全腹未触及包块，腹壁紧张，右腹压痛、反跳痛阳性，无液波震颤，肝脾肋下未触及，墨菲征阳性。

[**专科查体**] 脊柱发育正常，无畸形。脊柱生理弯曲存在，$L_1 \sim L_3$椎体及棘突压痛阳性，叩击痛阳性，翻身受限。左肩关节压痛阳性，活动轻度受限。双膝及双踝关节肿胀明显，压痛阳性，皮温高，活动受限，左侧为重，无明显水肿，无下肢静脉曲张。足背动脉搏动：左侧正常，右侧正常。四肢浅感觉正常，双侧膝腱反射对称，正常存在，双侧巴宾斯基征未引出，Kernig征阴性。

[**实验室检查**] 白细胞（WBC）$10.90 \times 10^9$/L↑、红细胞平均体积95 fL↑、中性粒细胞百分比83.50%↑、淋巴细胞百分比9.00%↓、中性粒细胞$9.12 \times 10^9$/L↑、C-反应

蛋白（CRP）199.69 mg/L↑、血沉（ESR）51 mm/h↑、谷丙转氨酶（ALT）62.4 U/L↑、总胆红素 28.6 μmol/L↑、直接胆红素 19.51 μmol/L↑。尿常规：尿胆原 33 μmol/L↑、胆红素阳性。*HLA - B27* 阳性。PPD 试验阳性，结核抗体（38kD + 16kD）阴性、结核抗体（38kD）阴性、淋巴细胞培养 + 干扰素（基础水平）0 个、淋巴细胞培养 + 干扰素（刺激水平）14 个、淋巴细胞培养 + 干扰素（阳性对照水平）267 pg/mL、结核杆菌特异性反应 T 细胞 14 个、实验结果中介值。骨代谢标志物：β - 胶原特殊系列（β - CTX）0.174 ng/mL，1,25 - 二羟基维生素 $D_3$ 13.51 ng/mL↓，I型胶原氨基端前肽 26.14 ng/mL，全段甲状旁腺激素（PTH）61.26 pg/mL。

[影像学检查] 2019 年 11 月 25 日行肺部 CT 示左肺少许索条，考虑少许膨胀不全；动脉硬化改变。2019 年 11 月 26 日行骶髂关节 CT 示双侧骶髂关节未见明显异常。2019 年 12 月 5 日全脊柱 MRI 示全脊柱退行性变（骨质增生；$T_2$、$T_8$ 椎体脂肪岛；椎间盘变性；$C_4 \sim C_5$、$C_5 \sim C_6$、$L_3 \sim L_4$、$L_4 \sim L_5$ 及 $L_5 \sim S_1$ 椎间盘突出伴部分神经根受压）（图 69.1）。左膝 MRI 示左膝关节退行性骨关节炎（骨质增生；骨软骨炎，滑膜炎、积液；半月板退变、损伤）；软组织水肿。双手正斜位 X 线示双手骨质未见明显异常。骨密度检查：T 值 -1.3。

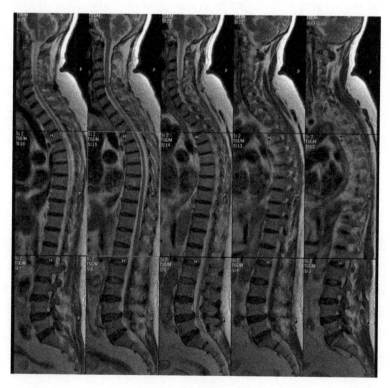

**图 69.1 全脊柱 MRI**

## 👉 鉴别诊断

（1）关节炎：①类风湿性关节炎，多见于青、中年女性，好发于手指近端指小关节和腕、膝、踝等关节，为对称性，伴有明显晨僵现象，可引起关节僵硬畸形。在慢性病变基础上反复急性发作，易于同痛风相混淆，但此病血尿酸不增高，类风湿因子呈高滴度，伴有免疫球蛋白增高。X 线检查显示关节面粗糙，关节间隙狭窄，甚至关节面融合，同痛风性凿孔样缺损有明显差异。②化脓性关节炎与创伤性关节炎，前者关节囊液可培养出细菌，后者有外伤史。两者血尿酸水平不高，关节囊液无尿酸盐结晶。③假性痛风，多见于老年人，为关节软骨钙化所致，以膝关节受累最为常见。关节滑囊液检查有焦磷酸钙结晶和磷灰石结晶；X 线可显示关节软骨钙化；血尿酸正常。可进一步检查明确诊断。④骨关节炎，多见于 50 岁以上者，关节痛不如类风湿关节炎明显，且以运动后痛、休息后缓解为特点，累及关节水肿如膝、髋关节，手指则以远端指关节出现骨性增生和结节为特点，血沉增快多不明显，血清类风湿因子阴性。

（2）强直性脊柱炎：多见于青年男性，以腰痛为突出表现，表现为夜间疼痛、休息疼痛、夜间翻身困难、晨起僵硬感、活动可缓解，部分患者可伴有外周关节表现，多以下肢为主，膝、髋关节受累最多，90% 以上的患者 *HLA - B27* 阳性，有骶髂关节炎的影像学改变。

（3）赖特综合征：无菌性尿道炎、结膜炎、关节炎三联征为本病基本特征；多数患者发病前 2~4 周有性病性尿道炎或菌痢病史，其关节炎具有多发性、不对称性，以膝、踝、跖趾等下肢关节受累为特点，多侵犯 20~40 岁男性，*HLA - B27* 常阳性。该患者无尿道炎、结膜炎等临床表现，考虑赖特综合征可能性不大。

（4）炎性肠病关节炎：在溃疡性结肠炎和克罗恩病等炎性肠病中，有 15%~25% 可伴有外周关节炎，女性居多。关节病变常为单关节或少关节，非对称性、游走性，以下肢多发，2/3 的患者有膝关节受累，半数累及踝关节。关节炎活动常和肠病活动一致，一般持续两个月，缓解后不遗留关节畸形。该患者无消化道不适症状，无游走性疼痛，考虑炎性肠病关节炎可能性不大。

## ☞ 诊治经过

（1）慢性胆囊炎急性发作：根据血、尿常规检查结果，结合体格检查考虑慢性胆囊炎急性发作，给予抗感染治疗。

（2）多关节肿痛：临床表现为左肩部、腰背部（左）、双膝、双踝关节疼痛，其中双膝、双踝关节肿胀疼痛明显，皮温高，左侧为重。其子为强直性脊柱炎患者。根据以上相关检查结果，请结核科会诊，不考虑结核感染。根据 Kingsley 与 Sieper 提出的 ReA 分类标准考虑为脊柱关节炎（反应性关节炎）。给予非甾体类抗感染止痛药物、慢作用抗风湿药物、生物制剂等对症治疗，症状好转。

## ☞ 出院诊断

①脊柱关节炎（反应性关节炎）；②慢性胆囊炎急性发作；③慢性胃炎；④窦性心动过缓；⑤高血压 3 级；⑥膝骨关节炎（左）；⑦腰椎间盘突出；⑧骨量减少。

## ☞ 出院医嘱及随访

给予骨质疏松健康教育，注意防寒保暖，高钙饮食，多晒太阳，适当运动，勿劳累，均衡营养，防止跌倒、骨质疏松及骨质疏松性骨折的发生。坚持口服药物治疗，定期复查血尿便常规、血沉、C-反应蛋白、肝肾功能、血糖、血脂、血钙、血磷、类风湿因子、自身抗体谱等，若有不适，骨内科门诊随诊。

## ☞ 病例小结

反应性关节炎（reactive arthritis，ReA）是一种发生于某些特定部位（如肠道和泌尿生殖道）感染之后而出现的关节炎。因为与人类白细胞抗原 HLA – B27 的相关性、关节受累的模式（非对称性，以下肢关节为主）以及可能累及脊柱有关，因此被归于脊柱关节病的范畴。

目前尚无特异性或根治性治疗方法。和其他炎性关节病一样，治疗目的在于控制和缓解疼痛，防止关节破坏，保护关节功能。①非甾体抗感染药。②抗生素：抗生素的治疗仍有争议。对于获得性 ReA，短期使用抗生素治疗并发的泌尿系感染可能减少有 ReA 病史患者的关节炎复发的风险，但是对于已有关节炎的患者本身是否有益尚缺乏证据。③糖皮质激素：对 NSAIDs 不能缓解症状的个别患者可短期使用糖皮质激素。④慢作用抗风湿药物。⑤生物制剂。综合本病例检查结果，局部感染合并多关节肿痛，HLA – B27 阳性，使用非甾体抗感染药联合慢作用抗风湿药物及生物制剂后症状得到明显缓解，考虑为脊柱关节病（反应性关节炎）。

## ☞ 护理部分

### （一）入院评估

1. 评估患者双膝、双踝关节肿胀疼痛程度，VAS 评分 3 ~ 4 分，为中度疼痛。
2. Morse 评分 35 分，存在中度跌倒风险。
3. Autar 评分 8 分，存在低深静脉血栓形成风险。

### （二）护理问题

1. 疼痛：与双踝关节炎性反应肿胀疼痛有关。
2. 肢体活动受限：与关节功能障碍、疼痛有关。
3. 知识缺乏：缺乏骨关节炎相关知识。

### （三）护理措施

1. 协助患者取舒适卧位，抬高患肢，评估患者疼痛不适部位、性质、程度、缓解及加重的诱因。必要时遵医嘱应用药物控制，及时抗感染治疗，密切观察用药后反应。
2. 注意活动受限的部位范围，是否伴有发热等症状。鼓励患者在床上适当运动，避免肌肉萎缩。
3. 帮助患者认识疾病，并使其积极配合治疗和功能锻炼，掌握自我护理的方法。日常生活及工作中均应避免各种诱因，如疲劳、受寒、各种感染、过度负重和剧烈运动等。戒烟。

### （四）护理评价

1. 患者出院前可下地正常行走，疼痛 VAS 评分为 1~2 分。
2. 患者出院前可完成穿衣、吃饭等个人生活活动所需动作。
3. 患者掌握关节保护相关知识，能够主动进行防护。

### （五）护理小结

患者为老年男性，护理过程中加强对患者健康知识的宣讲，对疾病进行早诊断及正规治疗，在合理治疗本病的同时注意观察血压、体温的变化。指导患者按时服用降压药，注意服用的方式，并服用保护胃黏膜等药物治疗。指导患者加强功能康复锻炼并长期坚持，日常重视坐、卧、立正确姿势的保持，注意保暖，积极预防免疫系统相关疾病的发生。定时到医院检查，按时服药，不适及时就诊。

## ☞ 康复治疗

### （一）物理治疗

1. 无热超短波用来消炎镇痛。
2. 中频磁疗促进局部血液循环，减轻疼痛。
3. 气压式血液循环驱动器，促进双下肢血液循环，防止深静脉血栓形成。

### （二）运动治疗

1. 卧床锻炼：采用绷腿或直腿抬高等静力收缩方式增加肌力，循序渐进增加训练时间以增加肌耐力。根据肌力训练情况进行站立训练，双上肢辅助减重，通过适当的应力刺激，既可以增加下肢骨密度，也可增加下肢肌力，提高患者生活质量。
2. 要锻炼减重，减轻膝关节的负担，减轻疼痛。
3. 加强股四头肌力量，增强关节稳定性，髋关节和踝关节也要锻炼，最主要的是股四头肌，加强肌肉对关节的保护作用。

（马伟凤、苏天娇、汤玉萌）

# 070　糖尿病足一例

## ☞ 患者基本信息

患者，男性，60 岁，身高 175 cm，体重 65 kg，BMI 21.22 kg/m²，已婚，农民。
[在院时间] 2016 年 9 月 12 日入院，2016 年 9 月 24 日出院。

[**主诉**] 口干、多饮、多尿 13 年，左足破溃 15 天。

[**主要诊断**] 糖尿病足。

## ☞ 病史摘要

[**现病史**] 患者 13 年前无明显诱因出现口干、多饮、多尿、体重未见明显下降就诊于我院门诊，完善 OGTT 试验，明确诊断为 2 型糖尿病，给予盐酸二甲双胍 0.25 g/次、3 次/日，阿卡波糖 100 mg/次、3 次/日，控制血糖，患者未重视，未规律监测血糖变化。2 年前患者间断出现眼睑及双下肢水肿，就诊于我院门诊，查空腹血糖 13.0 mmol/L，尿蛋白(+)，尿糖(++)，考虑血糖控制差，存在糖尿病肾脏病变，患者拒绝使用胰岛素控制血糖，给予瑞格列奈 1 mg/次、3 次/日，阿卡波糖 100 mg/次、3 次/日，格列美脲 2 mg/次、4 次/日。监测空腹血糖波动在 8 ~ 10 mmol/L，餐后血糖波动在 6.7 ~ 14 mmol/L。15 天前患者穿皮鞋后左足跟内侧出现水泡，后水泡破溃，面积约 1.3 cm × 0.5 cm，破溃面红肿疼痛，有淡黄色液体渗出，就诊于我院，门诊以糖尿病足病收入我科。

[**既往史**] 高血压病史 5 年，最高血压 180/90 mmHg，服用苯磺酸氨氯地平片 5 mg/次、1 次/日，血压控制可；高脂血症病史 5 年，服用阿托伐他汀钙片 20 mg/次、1 次/日；脑梗死、冠心病病史 3 年，长期服用硫酸氢氯吡格雷片 75 mg/次、1 次/日；胃轻瘫病史 3 年。

[**个人史**] 生于北京市。否认吸烟、饮酒史。

[**婚育史**] 24 岁结婚，育有 1 子，体健，配偶体健。

[**家族史**] 父母已故，其父为糖尿病患者，1 哥哥为糖尿病患者。

## ☞ 入院检查

[**一般查体**] 体温 36.5 ℃，脉搏 74 次/分，呼吸 20 次/分，血压 130/72 mmHg。心、肺、膈、腹部无异常。

[**专科查体**] 左足跟内侧破溃，破溃面约 1.3 cm × 0.5 cm，有少量液体渗出，红肿、触痛明显，伴有皮温升高，溃疡下无窦道形成，双下肢轻度水肿，足背动脉搏动减弱，双足振动觉减弱。

[**实验室检查**] 白细胞（WBC）$9.60 \times 10^9$/L，中性粒细胞百分比（NEU%）79.20%，红细胞（RBC）$3.5 \times 10^{12}$/L，血红蛋白（HGB）98 g/L，红细胞沉降率（ESR）48 mm/h，C-反应蛋白（CRP）19.0 μg/L，空腹血糖（GLU）13.6 mmol/L，糖化血红蛋白（HbA1c）9.2%。C 肽水平：空腹 1.17 ng/mL，餐后 1 小时 2.14 ng/mL，餐后 2 小时 2.19 ng/mL。血尿素氮（BUN）17.63 mmol/L，肌酐（CRE）282.1 μmol/L，尿酸（UA）303 μmol/L。谷丙转氨酶（ALT）20.1 U/L，谷草转氨酶（AST）19 U/L，血清总胆固醇（TC）6.94 mmol/L，甘油三酯（TG）7.1 mmol/L，高密度脂蛋白胆固醇（HDL - C）0.74 mmol/L，低密度脂蛋白胆固醇（LDL - C）1.43 mmol/L。尿蛋白(++)，尿糖(+)，尿微量白蛋白 >150 mg/L，24 小时尿蛋白定量 0.5 g/d。

[**影像学检查**] 心电图示窦性心律，ST - T 段改变。胸部 X 线检查示老年心肺改变。腹部超声示双肾实质性强回声，前列腺增生，肝胆胰脾声像未见异常。心脏超声示左心

房增大，左心室舒张功能减低，左心 EF 62%。颈动脉超声示双侧颈动脉硬化改变。双下肢动脉超声示双侧股、腘动脉硬化改变，斑块形成。冠状动脉 CTA 示左前降支近端混合斑块形成，管腔轻—中度狭窄。下肢血管 CTA 示下肢动脉多发混合斑块形成伴管腔不同程度狭窄（图 70.1）。头颅 MRI 示多发腔隙性脑梗死。左足 MRI 示左足软组织肿胀。神经感觉阈值检测示双足感觉轻度减弱。微循环检测示轻度异常。踝肱指数（ABI）左 0.81，右 0.6。骨密度：腰椎骨密度 T 为 -1.4；髋部骨密度 T 为 -2.3。

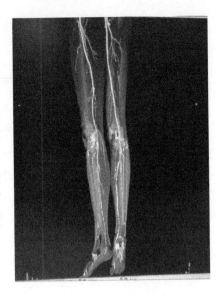

图 70.1　下肢血管 CTA

## 诊治经过

患者为老年男性，糖尿病病史较长，13 年；足部破溃，并发感染；多种口服药物联合控制血糖，血糖控制差，糖化血红蛋白（HbA1c）9.2%；合并多种糖尿病慢性并发症（糖尿病肾病、糖尿病性周围神经病变、冠心病等）；患者依从性差。给予糖尿病健康教育、四次胰岛素控制血糖、抗感染、扩血管改善微循环、营养神经、降压、保肾、抗骨质疏松等对症治疗，足部破溃处给予局部换药。因下肢血管状态差，伤口一直未愈合。2016 年 12 月 7 日转血管外科行下肢动脉介入治疗，术后七天再次转入我科，继续给予降糖、降压、调脂、抗感染、改善微循环、保护肾脏等对症治疗。血糖控制可，伤口结痂出院。

## 出院诊断

①2 型糖尿病，糖尿病足病；②下肢动脉闭塞性病变；③糖尿病性周围神经病变；④糖尿病性肾病；⑤肾性贫血；⑥冠状动脉粥样硬化性心脏病；⑦腔隙性脑梗死；⑧高血压；⑨高脂血症；⑩胃轻瘫；⑪骨量减少。

## 出院医嘱及随访

患者血糖控制较好，感染控制，伤口愈合出院。院外做好糖尿病健康教育，坚持四次胰岛素控制血糖，定期监测，防止低血糖发生。定期复查。

## 护理部分

### （一）护理评估

1. 跌倒评分 65 分，存在高度跌倒风险。

2. 坠床风险 6 分，存在坠床风险。

3. 患者血糖控制不佳，尿糖阳性。

4. 患者糖尿病足破溃，予敷料包扎。

5. 患者依从性差。

## （二）护理问题

1. 潜在并发症：低血糖。

2. 有受伤的风险：与双下肢活动无力、患者依从性差有关。

3. 潜在并发症：酮症酸中毒。

4. 知识缺乏：与缺乏骨质疏松、糖尿病相关知识有关。

## （三）护理措施

1. 血糖控制，根据医嘱指导患者合理使用降糖药物，严格监测血糖变化并及时报告医生。指导患者合理用餐，控制总热量。

2. 安排 24 小时陪护，保证病室内光线适度，密切观察药物不良反应，避免药物作用导致意外跌倒。

3. 加强预防，严密观察，记录患者的生命体征、神志、24 小时出入量等，遵医嘱定时监测血糖、血钠和渗透压的变化。加强预防酮症酸中毒，加强室内通风，积极预防感染。复查尿常规。

4. 通过实际事例加强对患者的健康教育管理，取得家属配合，加强对患者治疗过程的监督。

## （四）护理评价

1. 患者多饮、多食、多尿症状得到控制，血糖控制较好，体重接近正常。

2. 患者无感染发生或感染发生时得到及时发现和控制。

3. 足部破溃未发生感染，局部血液循环良好。

4. 未发生糖尿病急性并发症，慢性并发症未加重。

## （五）护理小结

患者为老年男性，糖尿病足，既往发生足部破溃，依从性差，血糖控制不佳，合并多种糖尿病并发症，在其护理过程中，重点关注患者血糖变化，以及对其安全的护理，指导患者认真执行糖尿病相关饮食、运动、用药、监测、胰岛素治疗，提高患者依从性。认真协助医生给予换药，严格无菌操作，预防感染，关注患者伤口变化。同时做好基础护理，关注糖尿病并发症的症状并强调注意事项。重视骨质疏松的干预和治疗。避免糖尿病并发症继续加重。

# ☞ 康复治疗

## （一）物理治疗

1. 红外线治疗来缓解疼痛不适，促进局部血液循环。

2. 中频电疗用于缓解疼痛，促进血液循环。

3. 热磁疗用于消炎止痛。

4. 破溃处可以用紫外线照射治疗。

### （二）运动治疗

1. 以低至中等强度有氧训练为主，包括步行、登山、游泳、划船、有氧体操、球类等活动，也可采用活动平板、功率自行车等器械。

2. 每次运动时间一般在 10 分钟以上，可逐步延长至 30～40 分钟。

3. 运动时间过短达不到体内代谢效应；运动时间不宜过长或运动强度不宜过大，运动前一定要有热身活动和放松运动。

（马伟凤、苏天娇、汤玉萌）

# 071　骨质疏松合并甲状旁腺功能亢进一例

## ☞ 患者基本信息

患者，女性，39 岁，身高 144 cm，体重 42 kg，BMI 20.25 kg/m²，已婚。

[在院时间] 2010 年 7 月 16 日入院，2010 年 8 月 31 日出院。

[主诉] 进行性四肢乏力伴全身多处骨骼疼痛 11 年，加重 1 个月。

[主要诊断] 骨质疏松、甲状旁腺功能亢进。

## ☞ 病史摘要

[现病史] 患者双下肢乏力 11 年，下蹲时起立困难，病情逐渐加重，未重视，未就医。7 年前 X 线检查发现骨质疏松，给予碳酸钙 D₃ 片 1 片/日，阿法骨化醇 0.5 μg/次、口服、1 次/日，未规律系统治疗。5 年前出现身高下降（160 cm 降至 144 cm）、驼背；4 年前出现腰、锁骨、肋骨等全身多处疼痛，需双拐辅助行走；3 年前出现尿路结石、短暂夜尿增多。期间双下肢乏力持续存在，逐渐加重，且出现四肢乏力。1 个月前患者四肢乏力症状及全身骨骼疼痛明显，为系统检查治疗，遂入住我科。入院时神志清，精神可，二便正常。

[既往史] 否认高血压、冠心病、糖尿病病史，否认肝炎、结核、疟疾等传染病病史，否认外伤史；无手术史；无服用甲状腺素、抗癫痫药物史，青霉素过敏。

[婚育史、月经史] 未婚，15 岁月经初潮，月经周期为 24～26 天，经期为 5～7 天，末次月经为 2010 年 7 月 8 日。

[个人史] 无特殊。

[家族史] 父母体健，2 兄 1 姐，其姐为糖尿病患者。

## ☞ 入院查体

[一般查体] 体温 36.5 ℃，脉搏 94 次/分，呼吸 22 次/分，血压 130/90 mmHg，颈部未见颈静脉怒张及颈动脉搏动，颈软，无抵抗，气管居中，双侧颈前部形态略饱满，双侧未扪及明显肿物，无压痛，表明光滑，随吞咽上下活动。胸廓前凸畸形，胸廓前后径增加，活动受限，双肺呼吸运动减弱，双肺触觉语颤正常，双肺呼吸音弱，心脏听诊未见异常。

[专科检查] 脊柱后凸畸形，周身骨骼叩击痛阳性，双上肢肌力 V 级，双下肢肌力 II 级，双膝关节不能自主活动，双侧膝腱反射略亢进。

[实验室检查] 血、尿、便三大常规，肝功能未见异常，自身抗体谱及免疫球蛋白 A、E、G、M 定量正常。*HLB - 27* 弱阳性。肿瘤六项（CA125、AFP、CA199、CEA、CA153、SCC）、激素水平、血气分析未见异常。碱性磷酸酶（ALP）2230 IU/L↑，肌酐（CRE）19.5 μmol/L↓，尿酸 178 μmol/L↓，血钙 2.69 mmol/L↑，血磷 0.45 mmol/L↓，血镁 1.20 mmol/L↓，血氯 113 mmol/L↓，24 小时尿钙 8.4 mmol↑，24 小时尿磷 5.49 mmol↓，24 小时尿钠 153 mmol/L↓，24 小时尿钾 21.34 mmol/L↓，24 小时尿氯 159 mmol/L↑，24 小时尿蛋白定量及定性 0.14 g/L↑。甲状腺功能：$FT_4$ 10.38 pmol/L↓，$T_4$ 64.04 nmol/L↓。骨代谢标志物：骨特异碱性磷酸酶（Bone ALP）1307.2 μg/L↑，1,25 - 二羟基维生素 $D_3$ 15.4 nmol/L↓，I 型胶原氨基前肽（P1NP）3.0 ng/mL，骨钙素 402.2 ng/mL↑，全段甲状旁腺激素（PTH）81.3 ng/dL↑。

术后复查：2010 年 8 月 13 日，全段甲状旁腺激素（PTH）2.0 ng/dL；碱性磷酸酶 1964 IU/L，血钙 1.44 mmol/L，血磷 0.37 mmol/L。

2010 年 8 月 29 日出院前复查：血钙 2.47 mmol/L，血磷 0.44 mmol/L。

[影像学检查] 腹部超声示肝胆胰脾双肾膀胱声像图未见异常。甲状腺超声：双侧甲状腺声像图未见异常。胸部 X 线检查示胸廓欠自然，双肺纹理增多，右下肺可见索条状阴影，主动脉迂曲，主动脉结增大，各骨骨质疏松明显（图 71.1）。骨盆 X 线检查示骨盆及双髋关节各骨骨质疏松，骨质模糊不清，双侧股骨头显示不清，双髋关节间隙变

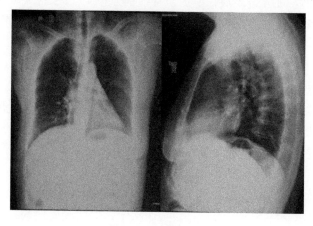

图 71.1　胸部 X 线

窄、消失，右侧股骨中段偏内侧骨皮质下方可见类圆形透亮区（图71.2）。头颅正侧位X线检查示颅骨增厚、内外板分界不清，颗粒状骨质吸收伴斑点状硬化，骨小梁结构稀疏，符合代谢性骨病表现，甲状旁腺功能亢进可能性大。四肢X线检查示双侧上下肢各骨骨皮质变薄，骨透亮度增高、模糊，双侧股骨轻度弯曲。右侧股骨上段可见圆形低密度影。骨密度检查结果见表71.1。

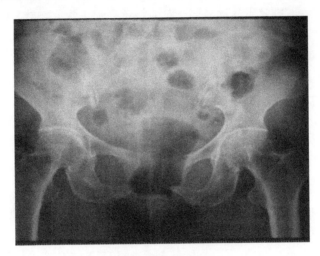

图71.2 骨盆X线

表71.1 骨密度检查结果

| 日 期 | | 腰椎 | 股骨颈 | 髋部 |
| --- | --- | --- | --- | --- |
| 2010 年 07 月 21 日 | BMD($g/cm^2$) | 0.540 | 0.296 | 0.3399 |
| | T 值 | − 6.03 | − 5.62 | − 5.81 |

全身骨显像示颅骨、下颌骨放射性摄取增高；双侧骶髂关节、耻骨联合部位放射性浓聚；四肢长骨皮质显影明显，两侧肋骨形态欠佳；双肾显影；右肾内可见点状放射性滞留；符合甲状旁腺功能亢进表现；甲状腺及甲状旁腺CT平扫未见明显异常；甲状旁腺核素扫描：甲状腺右叶下极结节影，考虑为甲状旁腺功能亢进，不除外甲状旁腺瘤可能。

## ☞ 诊治经过

1. 甲状旁腺功能亢进症：

分析病例特点如下。定性诊断：骨痛 11 年，尿路结石病史。生化：高血钙，低血磷，碱性磷酸酶 2230 IU/L，全段甲状旁腺激素 81.3 ng/dL，24 小时尿钙、磷：尿钙增高。骨骼X线：骨膜下皮质吸收、囊样变、骨畸形。

定位诊断。

甲状旁腺核素扫描：甲状腺右叶下极结节影，不除外甲状旁腺瘤可能。请外科会诊，转入外科在颈丛麻醉下行甲状旁腺腺瘤切除术，甲状腺质地软，右叶下极背侧可触及 4 cm×1.5 cm×1 cm 大小实性包块，其内侧可见直径约 0.6 cm 实性肿物，边界清楚，

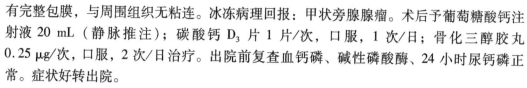

有完整包膜，与周围组织无粘连。冰冻病理回报：甲状旁腺腺瘤。术后予葡萄糖酸钙注射液 20 mL（静脉推注）；碳酸钙 $D_3$ 片 1 片/次，口服，1 次/日；骨化三醇胶丸 0.25 μg/次，口服，2 次/日治疗。出院前复查血钙磷、碱性磷酸酶、24 小时尿钙磷正常。症状好转出院。

2. 继发性骨质疏松症：

分析病例特点如下。甲状旁腺腺瘤原发疾病，进行性骨痛加重、身高变矮，脊柱后凸畸形，周身骨骼叩击痛阳性，结合 X 线检查 + 骨代谢标志物 + DEXA BMD 及 T 评分 = -6.03，考虑甲状旁腺功能亢进所致继发性骨质疏松，给予骨健康基本补充剂（钙、维生素 D）：元素钙 1000 mg/d，维生素 $D_3$ 1000 IU/d；降钙素抗骨质疏松治疗。注意定期复查钙磷代谢指标。

## 出院诊断

①甲状旁腺腺瘤，原发性甲状旁腺功能亢进症；②继发性骨质疏松症。

## 出院医嘱及随访

继续服用碳酸钙 $D_3$ 片 1 片，口服，1 次/日；骨化三醇胶丸 0.25 μg/次，口服，2 次/日，依降钙素注射液 20 IU，肌内注射，1 次/周。定期复查血、尿、便常规，血沉，C-反应蛋白，肝、肾功能，血钙、磷、碱性磷酸酶、24 小时尿钙磷水平，骨代谢标志物等。待患者症状稳定，综合评估骨代谢情况制定抗骨质疏松治疗方案。

## 病例小结

原发性甲状旁腺功能亢进（primary hyperparathyroidism，PHPT）是由于甲状旁腺自身病变（腺瘤、增生、癌）引起甲状旁腺激素（parathyroid，PTH）合成及分泌过多，导致血钙、血磷代谢异常的疾病。PTH 是主要的钙调节激素，长期异常升高的 PTH 及高钙血症可导致骨质疏松症、骨折、泌尿系结石、高钙危象，重症患者可出现肾衰竭、致死性心律失常，部分患者可出现神经系统、消化系统及心血管系统症状，轻型病例和早期病例可完全无症状或仅某些生化指标异常，由于临床表现缺少特异性，增加了临床诊治的难度，容易发生误诊和漏诊。该患者在院外反复就诊均未诊断明确。所以，我们在临床中要详细询问病史，不能放过任何蛛丝马迹，防止误诊、漏诊现象出现，以期及时诊断，早期治疗。此外，面对骨质疏松的患者我们一定要全面详细评估骨代谢情况，综合考虑，明确是原发性骨质疏松还是继发性骨质疏松，继发性骨质疏松在诊断时易被忽略，要引起我们的重视。

## 护理部分

### （一）入院评估

1. 患者主诉全身关节疼痛，VAS 评分 2~3 分，为轻中度疼痛。

2. Morse 评分 55 分，存在高度跌倒风险。

3. Autar 评分 6 分，存在极低深静脉血栓形成风险。

4. MNA – SF 为 10 分，无其他营养异常指标。

## （二）护理问题

1. 疼痛：与患者全身疼痛、骨质疏松有关。

2. 有受伤的危险：与患者双下肢无力、Morse 评分 55 分有关。

3. 潜在并发症：高血钙危象。

4. 焦虑：与患者病情迁延不愈有关。

5. 知识缺乏：与缺乏骨质疏松、糖尿病、甲状旁腺功能亢进相关知识有关。

## （三）护理措施

1. 根据患者全身情况和受累关节的病变性质、部位、多少及范围给予患者合适的体位。为患者提供舒适的环境，以免患者因感觉超负荷或感觉剥夺而加重疼痛感。

2. 保证住院环境安全，加强日常生活护理，加强巡视，患者住院期间洗漱及用餐时应加强对意外的预防。可给予患者使用拐杖或助行器，增加活动稳定性。

3. 预防高钙血危象：密切观察患者是否有软弱无力、四肢松弛、心动过缓、心律不齐症状，观察患者是否有幻觉、健忘、狂躁、嗜睡甚至昏迷等精神症状，观察患者是否有食欲不振、便秘、腹胀、恶心、呕吐等消化系统症状。出现以上症状请及时报告医生并进行处理。

4. 心理支持，鼓励患者说出自身感受，在协助患者认识自身焦虑表现的同时，劝导患者家属多给予其关心、理解及心理支持，鼓励患者树立战胜疾病的自信心。

## （四）健康教育

1. 风湿免疫专病小组主动为患者讲解甲状旁腺功能亢进的诱因及疾病发展过程，指导患者认识疾病，并学会日常自我功能锻炼；缓解期鼓励患者主动参与康复锻炼，适当增加负重练习，在治疗疾病的同时预防骨质疏松的发生。协助康复师落实患者康复训练计划。

2. 指导患者用药方法和注意事项，不要自行停药换药。定期监测血、尿常规及肝、肾功能等，一旦发现严重的不良反应，应立即停药并及时就医，病情复发时及早就医。

3. 出院指导：讲解出院手续办理流程及家庭日常保健知识，定期进行复查。

## （五）护理评价

1. 患者能正确运用减轻疼痛的技术和方法，主动配合休息、药物等治疗。

2. 疼痛减轻或消失。

3. 住院期间安全，未发生跌倒等不良事件。

4. 能够认识到焦虑所引起的不良反应，并能够运用适当的应对技术，使焦虑程度减轻，舒适感有所增加。

5. 患者了解了发病的诱因及病情的进展情况，了解了骨质疏松与自身疾病的相关性，并有意识地预防骨质疏松的发生和发展，重视并发症的发生。患者及家属能够积极主动配合治疗。

### （六）护理小结

患者为年轻女性，我院确诊患者为甲状旁腺疾病合并骨质疏松，此前患者在多家医院均未被确诊，治疗效果不佳。护理工作中除做好常规护理外，还需重视对患者的心理指导，增强患者对疾病治疗的信心，多与患者沟通。教育患者认识自身的疾病和并掌握骨质疏松疾病相关的知识，护理过程中认真观察患者的高血钙的临床症状并及时报告医生。使患者正确认识疾病，并积极主动改变目前的生活方式，提高生活自理能力，恢复肢体功能。同时重视患者骨质疏松、预防跌倒等，给予日常生活安全指导。

## ☞ 康复治疗

### （一）物理治疗

1. 红外线治疗，缓解疼痛不适。
2. 中频电疗用于缓解疼痛，促进血液循环作用。
3. 患者采用气压式血液循环驱动器来促进双下肢血液循环，避免深静脉血栓的形成。

### （二）运动治疗

1. 患者要加强肢体活动，双下肢做踝泵运动，防止深静脉血栓形成，双上肢进行举胳膊、握拳锻炼等，加速全身血液的循环。
2. 进行绷腿或直腿抬高等静力收缩以增加肌力，循序渐进增加训练时间以增加肌耐力。

（马伟凤、苏天娇、汤玉萌）

# 072 原发性甲状旁腺功能亢进并重度骨质疏松症一例

## ☞ 患者基本信息

患者，女性，54 岁，身高 156 cm，体重 58 kg，已婚，退休。

[在院时间] 2019 年 11 月 4 日入院，2019 年 11 月 11 日出院。

[主诉] 反复腰背痛 5 年，加重 1 年。

[主要诊断] 原发性甲状旁腺功能亢进并重度骨质疏松症。

## ☞ 病史摘要

[现病史] 患者于 5 年前无明显诱因出现腰背部疼痛，为阵发性隐痛，无肢体放射性疼痛，无肢体麻木，无明显活动受限等不适，反复就诊于外院门诊，经检查（不详）

考虑"骨质疏松",予抗骨质疏松等治疗后症状无明显改善。1 年前无诱因出现腰背痛加重,伴有腰背部活动轻度受限,并易疲劳,活动耐力下降,口干,无性格改变、反应迟钝、淡漠、消沉、多疑多虑,无明显记忆力减退,无食欲不振、腹胀、腹泻,无恶心、呕吐、反酸,无上腹疼痛,无胸闷、心悸、气促,无夜尿增多等不适,间断自服"钙片"(不详),症状改善不明显。2019 年 9 月在我院门诊查骨密度提示重度骨质疏松,予钙尔奇、骨化三醇治疗,10 月 30 日自行外院就诊,常规检查示"钙 3.53 mmol/L,甲状旁腺素 163.10 pg/mL",考虑"原发性甲状旁腺功能亢进",为进一步诊治收入我科。患者自起病以来,精神一般,食欲尚可,睡眠差,长期使用安眠药物辅助,近 3 个月失眠严重,大小便基本正常,近期体重无明显变化。

[既往史] 否认高血压、糖尿病、冠心病等病史,否认肝炎、结核、疟疾等传染病史,否认其他手术史,否认外伤史,否认药物、食物过敏史,否认激素应用史,预防接种随当地进行。

[个人史] 生于湖南省,久居于湖南,否认疫区居住史,否认疫水、疫源接触史,否认放射物质、有毒物质接触史,否认毒品接触史,否认冶游史,否认吸烟、饮酒史。

[婚育史、月经史] 已婚,配偶健康状况良好。13 岁初潮,4 ~ 6 天/20 ~ 30 天,50 岁绝经,经量正常,颜色正常,无痛经,经期规律。孕 1 产 1。

[家族史] 否认家族类似疾病史,父母均有高血压病史,父亲患有"膀胱癌",已规律治疗,仍建在,母亲体健,1 个妹妹体健,家族无传染病及遗传病史。

## ☞ 入院查体

[一般查体] 体温 36.5 ℃,脉搏 78 次/分,呼吸 18 次/分,血压 101/74 mmHg,自动体位,查体合作,神志清楚,心肺腹查体未见明显异常。

[专科查体] 脊柱生理弯曲存在,无明显侧弯,四肢肌肉无明显萎缩。$L_1 \sim L_4$ 椎体棘突压痛阳性,椎旁肌紧张。$L_1 \sim L_4$ 椎体及棘突叩痛阴性。双下肢感觉大致正常。

[实验室检查] 血常规:白细胞(WBC)$3.47 \times 10^9$/L,其余正常。尿常规:潜血阳性。白细胞反应弱阳性,红细胞 31 个/μL,白细胞 31 个/μL,草酸钙结晶 15 个/μL。全段甲状旁腺激素(PTH)38.86 pmol/L,1,25 - 二羟基维生素 $D_3$ 49.9 nmol/L,8am 皮质醇、促肾上腺皮质激素、空腹和餐后胰岛素、大便常规、凝血四项正常。生化:尿酸 350 mmol/L,碱性磷酸酶(ALP)44 U/L,氯(Cl)113.1 mmol/L,钙(Ca)2.92 mmol/L,磷(P)0.58 mmol/L。肌酐、尿素氮、血糖、肿瘤五项、传染病四项等均无异常。性激素六项符合绝经后激素水平。24 小时尿钙 5.6 mmol/L、尿磷 7.8 mmol/L;尿游离皮质醇 535.72 nmol/L。

[影像学检查] ①心电图:窦性心律,ST 段缩短,高血钙图形。②彩超:双肾上腺区未见明显异常声响,双侧甲状腺旁区未见明显肿块。双侧颈动脉血流通畅,双侧椎动脉未见狭窄。③头颈胸部 CT 平扫 + 增强:颅内双侧基底节区未见明显钙化,颅内未见明显占位病变,轻度脑萎缩,颅内动脉粥样硬化。甲状腺各部形态、大小、轮廓正常,密度欠均匀,增强后呈不均匀性强化改变,性质待定,请结合临床。甲状旁腺区及颈部未见明显占位性病变,建议进一步检查,或短期内随访复查。颈椎及骨性胸廓骨质疏

松，颈、胸椎退行性改变。

## ☞ 诊治经过

患者为老年女性，主因反复腰背痛 5 年，加重 1 年，入院后完善相关检验、检查，既往腰椎 MRI 未见明显腰椎椎体骨折。双能 X 线骨密度示右髋部 T 值为 -2.8，左髋部 T 值为 -3.1，结合脆性骨折史及 DXA 骨密度结果，排除转移性骨肿瘤、胸腰椎结核、多发性骨髓瘤、库欣综合征等内分泌疾病，类风湿性关节炎等免疫性疾病，无长期服用糖皮质激素及其他影响骨代谢药物、各种先天或获得性骨代谢异常疾病后，明确诊断为甲状旁腺功能亢进继发骨质疏松。治疗上给予低钙饮食，骨化三醇胶丸 0.5 μg/次、1 次/日，以及唑来膦酸治疗，注射唑来膦酸后患者有发热不适，予乐松对症退热治疗，患者自诉腰背部疼痛略缓解后出院。

患者随后在湖南省某医院就诊，查甲状腺彩超提示甲状腺实质弥漫性病变，请结合临床生化及甲状腺左侧叶下级等回声区，考虑甲状旁腺增生。2019 年 12 年 17 日甲状旁腺 MRI 平扫 + 增强：甲状腺左侧叶后下方异常结节灶，考虑甲状旁腺瘤可能性大。经过患者同意予以切除部分甲状旁腺，术前查血钙 2.59 mmol/L，血磷 0.74 mmol/L，全段甲状旁腺激素 207.7 pg/mL。患者于 2019 年 12 月 25 日于湖南省某医院在全麻下行甲状腺大部分切除术，术后复查血钙正常，全段甲状旁腺激素 41.45 pg/mL。

## ☞ 出院诊断

①原发性甲状旁腺功能亢进；②重度骨质疏松症。

## ☞ 出院医嘱及随访

出院后多晒太阳、防止摔倒，继续原方案抗骨质疏松治疗，监测血钙水平（开始每周 1 次，正常后 2 个月 1 次），3 个月后复查血常规、肝肾功能。半年后复查骨代谢标志物，1 年后复查骨密度。不适时于骨内科门诊随诊。随访 3 个月，患者腰背部疼痛明显好转，无发生椎体及其他部位骨折，继续于当地医院复查及治疗。

## ☞ 病例小结

首先对于一个老年人腰背部疼痛，尤其是疼痛明显，影响日常活动，即使未受外伤，我们也应该提高警惕，应行进一步腰椎 X 线、CT 等影像学检查，排除椎体骨折的发生；其次，对于原发性骨质疏松的诊断，应尽可能完善相关检查，排除转移性骨肿瘤、胸腰椎结核、多发性骨髓瘤、甲状旁腺功能亢进等内分泌疾病，类风湿性关节炎等免疫性疾病，以及其他感染性疾病。长期服用糖皮质激素及其他影响骨代谢药物、各种先天或获得性骨代谢异常疾病后，方可诊断为原发骨质疏松，以免遗漏其他疾病。最后，对于继发骨质疏松患者除了治疗原发病外，也要坚持治疗骨质疏松，对骨质疏松要足够重视及进行治疗，降低骨折的发生风险，所以在临床上对骨质疏松患者的健康教育及鼓励患者坚持治疗非常重要，未雨绸缪可以明显降低患者骨折的发生率，提高患者的生活质量。

☞ **护理部分**

### （一）入院评估

1. 主诉腰部疼痛，VAS 评分为 3 分。
2. Morse 评分为 40 分，有轻度跌倒风险。
3. 腰部活动受限。
4. 不了解骨质疏松骨折危险因素，易骨折。

### （二）护理问题

1. 疼痛：腰部疼痛，VAS 评分 3 分。
2. 有受伤的风险：轻度跌倒风险。
3. 躯体活动障碍：与腰部活动受限有关。
4. 知识缺乏：缺乏骨质疏松相关保健知识。

### （三）护理措施

1. 疼痛护理：

（1）动态评估患者疼痛部位、性质、程度、缓解及加重的诱因。

（2）增加陪伴，指导家属共同参与患者疼痛的管理、理解患者的各种不适。必要时遵医嘱应用药物控制，密切观察用药后反应。

（3）讲解疼痛的原因及评估方法，鼓励患者正确表达疼痛，教会患者放松技巧。

2. 安全护理：

（1）客观准确地评估患者发生跌倒的原因及现存的危险因素，及时去除危险因素，给予针对性安全指导。

（2）指导患者安全转移的方法及辅助器具的使用注意事项，协助患者完成日常活动。

（3）保证住院环境安全，如楼梯有扶手，阶梯有防滑边缘；病房地面和浴室地面干燥，灯光明暗适宜，床椅不可经常更换位置；过道避免有障碍物。

（4）加强日常生活护理，将患者日常所用的工具放于患者易于取拿的位置；加强巡视，对住院患者应加强洗漱及用餐期间发生意外的预防。

（5）向患者及家属讲解跌倒的后果及预防要点，共同参与患者安全管理。

3. 体位护理：

（1）主动告知患者佩戴腰围护具的相关知识。

（2）按时巡视病房，定时协助患者轴线翻身，告知患者翻身方法及要点，保持身体在一条直线上避免扭转。

（3）教会患者起卧等动作要领，必要时协助患者，减轻患者疼痛，避免再次损伤。

（4）指导患者于床上进行康复锻炼，掌握腰椎及下肢康复锻炼的方法与技巧，增强患者肌力。

4. 健康教育：

（1）骨质疏松健康教育小组主动为患者讲解骨质疏松相关知识，如骨质疏松药物的药理作用及骨质疏松的运动方法等。

（2）及时告知患者存在的各种护理风险及影响因素，与患者共同制订切实可行的护理计划，积极发挥患者的主观能动性，提升干预效果，避免骨折。

（3）指导患者及家属积极治疗原发病，掌握不同疾病预防及治疗方法，实现医护患一体化管理模式。

（4）出院指导：讲解出院手续办理流程及家庭日常保健知识，嘱定期进行复查。

## （四）效果评价

1. 患者出院时主诉疼痛缓解，VAS 评分 2 分。
2. 患者住院期间未发生跌倒或其他意外受伤情况。
3. 患者住院期间腰部活动度改善，感觉恢复。
4. 患者能够主动采取骨质疏松预防保健措施。

## （五）护理小结

患者为老年女性，重度骨质疏松，在护理过程中，应在保证患者安全、积极配合医生落实诊疗计划的同时，加强对疾病相关知识的宣教，帮助患者掌握骨质疏松骨折的危险因素及防护措施，提高自身重视程度，促进患者采取健康的生活方式、主动采取有效防范措施，预防骨折发生，提高生活质量。

# ☞ 康复治疗

## （一）治疗目的

缓解腰背部疼痛，提高骨密度，增强骨质，改善生活质量。

## （二）物理治疗

（1）红外线疼痛治疗，缓解疼痛不适，促进局部血液循环。

（2）患者居家采用水疗法，热水浴 39~40 ℃，具有镇痛作用。

（3）中频电疗用于缓解疼痛，促进血液循环。

（4）患者床旁采用气压式血液循环驱动器来促进双下肢血液循环，避免深静脉血栓的发生。

（5）低频脉冲电磁场疗法可以抑制破骨细胞活性，促进成骨细胞形成，提高骨密度，缓解疼痛。

## （三）运动治疗

1. 运动强度，宜选择中等强度；运动时间和频率，以动作简单的运动项目为主，练习时间可以稍短。

2 运动治疗：

（1）步行训练：老年骨质疏松患者每日步行以 5000～10 000 步为宜（2～3 千米），每分钟 80～90 步，每次步行 800～1000 米。

（2）走跑交替：开始训练时，每次跑 50 步，走 50 步，每天 5 次；适应后每日增加 1 次跑，直至增到 10 次。

（3）太极拳：每次训练时间为 15～20 分钟。

（王晓东）

# 073　原发性甲状旁腺功能亢进症一例

## ☞ 患者基本信息

患者，女性，54 岁，身高 162 cm，体重 62 kg，已婚，农民。

[在院时间] 2017 年 2 月 10 日入院，2017 年 3 月 2 日出院。

[主诉] 恶心、呕吐 1 月余，加重 1 周。

[主要诊断] 原发性甲状旁腺功能亢进症。

## ☞ 病史摘要

[现病史] 患者于入院前 1 个月无明显诱因出现恶心、呕吐，2～3 天呕吐 1 次，呕吐物为胃内容物，未予重视；入院前 1 周呕吐频率明显增多，每天呕吐 4～6 次，呕吐时间无规律，与进食无关，伴腹胀、便秘、食欲缺乏、烦渴、多尿等不适，日尿量约大于 3000 mL，自行于药店购买药物（具体不详）口服后症状未见缓解。于入院前 2 天就诊当地医院，查血钙 4.53 mmol/L，血钾 2.86 mmol/L，全段甲状旁腺激素 654.44 pg/mL，未接受治疗；今日就诊我院急诊时查血钙 4.04 mmol/L，血磷 0.40 mmol/L，血钾 2.68 mmol/L，血糖 6.77 mmol/L，急症予降钙、补钾处理后，以高钙血症收入我科。入科时患者精神差、食欲差，大便 6 日未解，尿量偏多，睡眠尚可，体重较 1 个月前减轻约 4 kg。

既往史、个人史、婚育史及家族史无特殊。

## ☞ 入院检查

[一般查体] 体温 36.3 ℃，脉搏 82 次/分，呼吸 20 次/分，血压 120/60 mmHg，全身皮肤、黏膜无黄染、出血点、蜘蛛痣及皮疹，未见皮下出血点、肝掌、蜘蛛痣等。全腹未触及包块，腹壁柔软，未触及压痛及反跳痛，无液波震颤，肝脾肋下未触及，胆囊未触及明显异常，墨菲征阴性，膀胱、双肾未触及。腹部叩诊呈鼓音。移动性浊音阴性，双侧肾区叩击痛阴性。肠鸣音正常，5 次/分。

[实验室检查] 红细胞（RBC）$3.0 \times 10^{12}$/L↓↓、血红蛋白（HGB）94 g/L↓↓、中性

粒细胞百分比 73.7% ↑↑。尿酮体（+），血钙 2.69 mmol/L ↑↑，血磷 0.39 mmol/L ↓↓，血钾 3.17 mmol/L ↓↓。便潜血（+），血沉（ESR）28 mm/h，白蛋白（ALB）33.9 g/L ↓↓，24 小时尿钙 17.476 mmol/L，24 小时尿磷 5.95 mmol/L。骨代谢标志物：全段甲状旁腺激素（PTH）239.9 pg/mL、1,25 - 二羟基维生素 $D_3$ 18.634 ng/mL、I 型胶原氨基前肽（P1NP）96.902 ng/mL、抗酒石酸酸性磷酸酶（5b）7.924 ng/mL，骨源性碱性磷酸酶（NBAP）21.605 μg/L。甲状腺功能全套：三碘甲状腺原氨酸（$T_3$）1.43 nmol/L、甲状腺素（$T_4$）81.61 nmol/L、血清促甲状腺素（TSH）3.70 mIU/mL、游离三碘甲状腺原氨酸（$FT_3$）3.46 pmol/L、游离甲状腺素（$FT_4$）14.65 pmol/L、抗甲状腺过氧化物酶抗体（Anti - TPO Ab）9.45、甲状腺球蛋白（TG）3.32 ng/mL。血淀粉酶、血糖、胆红素、凝血功能、肝肾功能、血糖、血脂、血磷、感染八项、肿瘤全套、C-反应蛋白未见异常。

[影像学检查] 2017 年 2 月 22 日甲状腺 CT 示双侧甲状腺低密度灶，以左叶背侧为著（图 73.1）。甲状旁腺超声示甲状腺左叶上极后方可疑实性结节（图 73.2）。甲状旁腺显像示考虑左下甲状旁腺功能亢进可能。腹部 CT 示肝右叶小囊肿；双侧髂骨骨质密度不均，左侧髂骨翼圆形低密度灶较前缩小。双能 X 线骨密度检查结果见表 73.1。

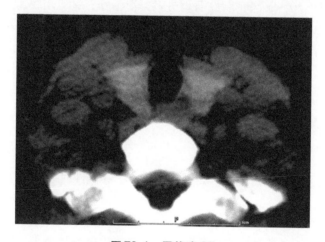

图 73.1　甲状腺 CT

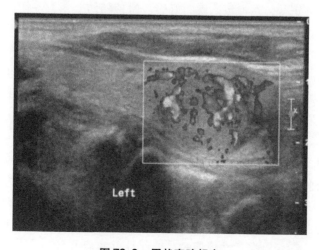

图 73.2　甲状旁腺超声

表73.1　双能 X 线骨密度检查结果

| 日　期 | | 腰椎 | 股骨颈 | 髋部 |
|---|---|---|---|---|
| 2017 年 2 月 15 日 | BMD( g/cm²) | 0.894 | 0.783 | 0.390 |
| | T 值 | 0.8 | 0.5 | 0.1 |

## ☞ 诊治经过

该患者为中年女性，54 岁，以恶心、呕吐为主诉入院，化验提示高钙血症及高甲状旁腺激素，否认既往消化道病史，初步考虑引起恶心、呕吐等消化道症状系高钙血症引起，高钙血症最常见的病因是肿瘤和甲状旁腺功能亢进，占80% ～90%。围绕二者完善相关检查，甲状旁腺超声及 CT 检查回报提示甲状旁腺肿瘤，全身骨显像未见异常，排除肿瘤骨破坏。否认肾病病史，入院检查肾功能正常，诊断为原发性甲状旁腺功能亢进症。治疗上：①扩容、促尿钙排泄：患者心功能正常，予生理盐水 3 ～4 L，每日 1 次补液，袢利尿剂呋塞米 40 mg/次、1 次/日促进钙排泄治疗；②应用快速降钙药物：鲑鱼降钙素 50 IU/次、1 次/日、肌内注射快速降低血钙；③补钾、抑酸护胃对症治疗；④外科手术治疗：血钙正常后，转入普外科于 2017 年 2 月 24 日在全麻下行甲状旁腺肿物切除、甲状腺肿物切除术，术后给予对症支持治疗后恢复顺利，血钙正常，切口愈合好。石蜡切片：（左侧）结节性甲状腺肿；（右侧）结节性甲状腺肿。左侧甲状旁腺肿物标本上部少量甲状旁腺组织；下部符合甲状旁腺腺瘤，大小 3 cm ×2 cm ×0.8 cm。

## ☞ 出院诊断

①原发性甲状旁腺功能亢进症；②甲状腺结节；③低钾血症；④轻度贫血。

## ☞ 预后及随访

术后 1 周血钙、血磷恢复正常，恶心、呕吐等消化道症状消失，复查便常规潜血阴性，正常进食后血钾正常，贫血较入院时好转。坚持随访 2 年，一切正常。

## ☞ 病例小结

临床上关于引起高钙血症的常见病及相互鉴别如下。①其中最常见的为原发性甲状旁腺功能亢进，该病可发生于任何年龄，以 50 ～60 岁最多见，男女比例约为 1∶3，病变以单个良性甲状旁腺肿瘤居多（ >80%），增生所致者占 15% ～20%，甲状腺癌 <1%。轻者表现为肌无力、反应迟钝、食欲减退，后期可有抑郁、感觉异常、近端肌无力、肌萎缩等，重者可有消化道症状，以及多尿、多饮、脱水及体重下降。实验室检查可见血清钙升高、血清磷降低、甲状旁腺激素升高、24 小时尿钙升高或正常，定位诊断有 B 超、CT，但最准确的属甲状旁腺显像。②其次为肿瘤性高钙血症，该病患者的甲状旁腺激素降低，其高钙血症由大量骨溶解造成，患者血清碱性磷酸酶明显升高，白介素及肿瘤坏死因子也升高，病变以多发性骨髓瘤、转移性乳腺癌及肺、皮肤、肾脏、卵巢等多

见。完善肿瘤标志物及全身骨扫描、胸腹部 CT 可鉴别。③还有部分甲状腺功能亢进患者会出现高钙血症，因为过多的甲状腺激素对骨骼有直接作用，可加快骨转化，增加成骨细胞和破骨细胞活性，且破骨细胞活性增加更为显著，骨吸收增加，血钙升高，完善甲状腺功能检查，可资鉴别。④还有极少数为其他疾病，如维生素 D 中毒，这类疾病甲状旁腺激素一般会降低；或服用噻嗪类利尿剂增加肾脏对钙的重吸收，引起高钙血症等。

## ☞ 护理部分

### （一）入院评估

1. 坠床风险 3 分，存在坠床风险，Morse 评分 45 分，存在高度跌倒风险。
2. 入院时查血钙 4.53 mmol/L。
3. MNU – ST 营养状态评分 7 分，存在营养不良。
4. 缺乏甲状旁腺相关知识。

### （二）护理问题

1. 有受伤的风险：与存在高度跌倒及坠床风险有关。
2. 潜在并发症：高钙危象。
3. 营养失调：与长期恶心、呕吐引起的营养流失及代谢率增高导致代谢需求大于摄入有关。
4. 知识缺乏：与缺乏疾病的相关知识有关。

### （三）护理措施

1. 客观准确地评估患者发生跌倒的原因及现存的危险因素，及时去除危险因素，保证住院环境安全，加强预防跌倒的宣传教育和保护措施，将日常所用的用具放于患者易于取拿的位置，加强巡视。
2. 观察患者有无头痛、肌无力、食欲不振、多尿、口渴、脱水甚至嗜睡、木僵等高血钙危象症状，鼓励患者多饮水，预防肾结石，定期监测血钙，限制钙的摄入，补充足量水分。
3. 告知患者进食高磷、低钙、高维生素食物，限制蛋白质及碳水化合物摄入量，以免出现尿钙排出量增多和形成尿路结石。
4. 风湿免疫专病小组为患者讲解甲状旁腺功能亢进的诱因及疾病发展过程，指导患者认识疾病，定期监测尿常规、血常规及肝肾功能等，一旦发现严重的不良反应，应立即停药并及时就医。告知患者疾病的原因为有不同程度的骨量丢失，重视对于骨质疏松症的预防，指导患者积极治疗原发病，并积极预防骨质疏松等并发症的发生。

### （四）效果评价

1. 患者在住院期间未出现跌倒、坠床等不良事件。
2. 患者能主动避免诱发高钙危象的因素，出院时高血钙得到控制。

3. 患者营养不良情况得以纠正，经评估营养指标正常出院。

4. 患者能说出该疾病的相关知识。

### （五）护理小结

患者为中年女性，诊断明确，护理过程中动态评估各项风险，及时给患者讲解各项护理风险的预防措施，并取得患者的配合，正确的饮食及用药对于该疾病的恢复至关重要。在治疗原发病的同时，要重视骨质疏松的预防。患者入院时恶心、呕吐，容易导致电解质紊乱，注意预防电解质紊乱引起的一系列并发症，患者电解质控制良好，高钙血症得以控制，转入外科进行手术治疗。

（王春、周清、汤玉萌）

# 074  散发性低磷性骨软化症一例

## ☞ 患者基本信息

患者，男性，47 岁，身高 170 cm，体重 70 kg，已婚，司机。

[**在院时间**] 2013 年 4 月 17 日入院，2013 年 5 月 8 日出院。

[**主诉**] 右下肢乏力、多处关节疼痛半年，右髋部疼痛活动受限 1 周。

[**主要诊断**] 散发性低磷性骨软化症。

## ☞ 病史摘要

[**现病史**] 患者于半年前无明显诱因出现右下肢乏力，渐加重，并出现双侧膝关节、踝关节等多处关节疼痛，曾就诊于当地医院，行双膝关节正侧位，提示关节间隙正常，未见明显异常；行双膝 MRI，提示未见明显异常。2013 年 1 月 7 日就诊于我院行右踝部 X 线检查，提示右跟骨骨质结构完整，未见明显骨质破坏及骨折线，所见关节间隙未见明显异常，周围软组织未见异常。1 周前摔倒后出现右髋部疼痛，活动时加重，休息时略缓解，无明显夜间疼痛，局部无红肿，无发热、盗汗等表现。2013 年 4 月 16 日就诊于淄博某部队中心医院，行髋关节 MRI，提示双侧股骨颈见条状 $T_1$、$T_2$ 低信号，并见片状 STIR 像高信号，提示双股骨颈骨折，病理性骨折不排除。建议患者就诊于上级医院，今患者为求进一步诊治来我院。患者目前精神尚可，体力正常，食欲正常，睡眠正常，体重无明显变化，大小便正常。

[**既往史**] 否认肝炎、结核、疟疾等传染病史，否认高血压、糖尿病等慢性病史，否认手术史，否认重大外伤史，否认输血及献血史，否认药物、食物过敏史，预防接种随当地进行。

[**个人史**] 生于山东滨州市，久居于本地，无疫区居住史，无疫水、疫源、放射物

质、有毒物质及毒品接触史，无吸烟、饮酒史，无冶游史。

[**婚育史**] 适龄结婚，配偶体健，育1子2女，均体健。

[**家族史**] 父母均已故（具体原因不详），3兄1姐1妹及子女均体健，家族无传染病及遗传病史。

## ☞ 入院检查

[**一般查体**] 体温36.7℃，脉搏60次/分，呼吸18次/分，血压150/80 mmHg。自动体位，查体合作，神志清楚，心肺腹查体未见明显异常。

[**专科查体**] 跛行步态，双上肢肌力及肌张力未见异常，腰椎活动可，局部无明显压叩痛，双髋部未见明显肿胀，局部皮温、皮色正常，右髋部大转子压痛、叩击痛，无放射痛，右侧"4"字试验阳性，双髋及双膝关节活动尚可，右下肢肌力Ⅲ级、肌张力未见异常，左下肢肌力及肌张力未见异常，双下肢皮肤感觉正常，双侧膝腱、跟腱反射存在，病理反射未引出。

[**实验室检查**] 血常规、大小便常规、抗O、类风湿因子、C-反应蛋白、血沉及肿瘤标记谱均未见明显异常。肝功生化：AKP 302 U/L↑，血尿酸106 μmol/L↓，磷离子0.54 mmol/L↓，钙离子2.39 mmol/L（正常）。全段甲状旁腺素（PTH）20 pg/mL（正常）。

[**影像学检查**] 2013年2月26日双膝及右足X线检查示骨质结构完整，未见明显骨质破坏及骨折线，所见关节间隙未见明显异常，周围软组织未见异常（图74.1）。2013年4月16日双髋关节MRI示双侧股骨颈见条状$T_1$、$T_2$低信号，并见片状STIR像高信号，提示双股骨颈骨折，病理性骨折不排除（图74.2）。2013年4月17日骨盆X线检查示双侧股骨头颈区骨小梁稀疏，疑似骨质破坏（图74.3）。2013年4月19日全身骨显像示全身骨多部位核素摄取增高（图74.4）。双下肢肌电图未见特征性改变。

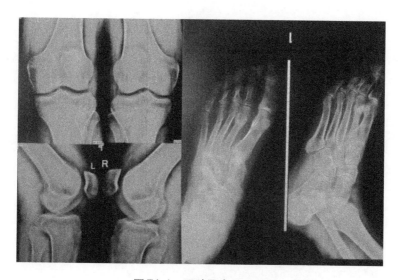

**图74.1　双膝及右足X线**

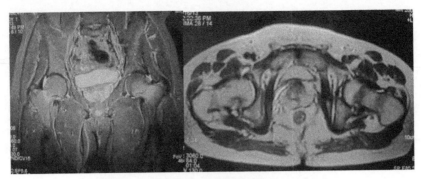

图 74.2　双髋关节 MRI

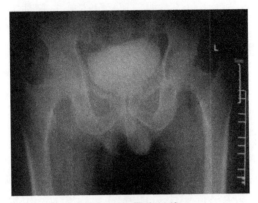

图 74.3　骨盆 X 线

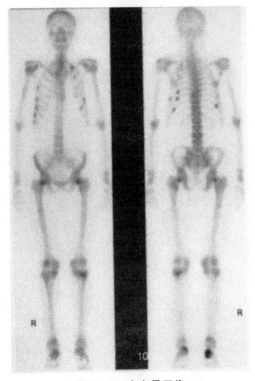

图 74.4　全身骨显像

## ☞ 诊治经过

患者为中年男性，主因右下肢乏力、关节疼痛半年，右髋部疼痛活动受限1周入院，有外伤史。入院后完善相关检验、检查，查碱性磷酸酶（AKP）302 U/L↑，磷离子0.54 mmol/L↓，钙离子2.39 mmol/L。复查生化结果显示磷离子0.58 mmol/L、钙离子2.35 mmol/L。行胸部及腹部CT检查未见明显异常表现。行PET-CT示①多处肋骨骨折、双侧股骨颈及跟骨FDG代谢轻度增高伴骨质密度异常，考虑为低磷性骨软化症；②颈部、腹部及盆腔扫描未见明确FDG代谢增高肿瘤性病变；③肝脏囊肿，慢性胆囊炎，左肾小钙化灶；④$L_4 \sim L_5$椎间盘轻度突出；⑤脑内形态结构及FDG代谢未见明显异常。排除转移性骨肿瘤、结核、多发性骨髓瘤、甲状旁腺功能亢进等内分泌疾病，类风湿性关节炎等免疫性疾病，各种先天或获得性骨代谢异常疾病后，明确诊断为散发性低磷性骨软化症。给予患者固定饮食（钙700 mg/d，磷1200 mg/d）治疗，具体方案为中性磷溶液（磷酸氢二钠73.1 g，磷酸二氢钾6.4 g，加水至1000 mL）初始5 mL，4次/日，口服，逐渐加量至20 mL、4次/日；口服，骨化三醇0.5 μg、1次/日和碳酸钙$D_3$片600 mg、2次/日补钙治疗。治疗3周后复查结果显示尿磷6.62 mmol/24 h，尿钙5.01 mmol/24 h，血磷0.71 mmol/L，血钙2.37 mmol/L。患者述右下肢乏力、右髋部疼痛伴活动受限症状较前逐渐减轻，双下肢诸肌肌力较前改善，右下肢肌力Ⅳ级、左下肢肌力Ⅴ级。症状改善后患者出院继续院外治疗。

## ☞ 出院诊断

①散发性低磷性骨软化症；②双侧股骨颈病理性骨折。

## ☞ 出院医嘱及随访

出院后继续固定饮食治疗，保持钙700 mg/d、磷1200 mg/d，口服骨化三醇0.5 μg、1次/日和碳酸钙$D_3$片600 mg、2次/日，多晒太阳、防止摔倒，避免重体力劳动，继续按照目前方案治疗，监测血钙、血磷水平（开始2周1次，正常后2个月1次），3个月后复查血常规、肝肾功能。不适于骨科门诊随诊。随访半年，患者右髋部疼痛症状消失，随访1年，患者乏力感明显好转，未再发生病理性骨折，继续于当地医院复查及治疗。

## ☞ 病例小结

本病例以全身多发骨质破坏以及进行性骨痛、无力为主要表现，早期诊治过程不明确，源于医生对疾病认识不足和对检查结果解读不全面，以致出现濒临病理性骨折。

低磷性骨软化症主要包括X连锁低磷性佝偻病、常染色体显性低磷性佝偻病、肿瘤相关性低磷性骨软化症、散发性低磷性骨软化症。临床表现为随病程进展逐渐加重的骨骼疼痛、畸形、活动受限、身材缩短、肌无力。主要生化检查特点为低血磷、高尿磷、碱性磷酸酶升高、1,25-二羟基维生素$D_3$降低或正常、血钙水平多在正常范围，X 线可见骨密度普遍降低、骨小梁影模糊。其中散发性低磷性骨软化症的特点包括：①于青年或中年起病，男女发病率相仿。②无家族史，排除肾小管酸中毒等继发原因，致病基因 *PHEX*、*FGF23*、*DMPI* 等无突变，排除肿瘤存在。③广泛的骨痛和肌无力，严重者出现骨折、假骨折、骨骼畸形和活动受限等；骨骼疼痛往往开始于腰部、下肢等负重部位；双能 X 线吸收仪（DXA）检测常显示骨密度显著降低，实验室生化检查可发现血清磷（P）显著降低和碱性磷酸酶（AKP）增高。④本病少见，临床上极易被误诊。

散发性低磷性骨软化症的诊断系在低磷性骨软化症诊断基础上的排他性诊断。本病首发症状和主要临床表现多为腰骶部或双髋部骨痛伴活动困难，故易于诸多常见病相混淆。在与遗传性和肿瘤型低磷性骨软化症鉴别的同时也要分析与排除存在肾小管酸中毒等的其他疾病，尤其是中青年女性，要注意存在原发疾病，如系统性红斑狼疮、干燥综合征等。如无病理性骨折出现的情况下，治疗方面应当以保守治疗为主，依靠药物为主、固定饮食、加强护理以及康复锻炼等方式综合进行。通过补充中性磷酸盐、维生素 D 及钙剂，避免负重、预防骨折，一般预后较好。上述病例通过治疗后症状体征明显好转，说明患者骨关节疼痛畸形与低磷性骨软化症有关，如能早期诊断、早期干预，预后会得到很大程度的改善。

本病例诊疗启发：提高对低磷性骨软化症的认识及对实验室检查结果和影像学检查结果的仔细判读至关重要。全面详细地询问病史及体格检查，结合化验及影像学检查的仔细判读，有助于提高诊断水平。

（王冰、宋若先）

# 075　成骨不全症一例

## ☞ 患者基本信息

患者，女性，11 岁，身高 148 cm，体重 30 kg，BMI 13.6 kg/m²，未婚，学生。

[就诊时间] 2018 年 5 月 3 日初次就诊，2020 年 4 月 13 日末次就诊。

[主诉] 1 年内反复骨折 2 次。

[主要诊断] 成骨不全症、左右股骨干骨折术后。

## ☞ 病史摘要

[现病史] 患者于 1 年前被人推倒摔伤后即感右大腿剧烈疼痛伴局部肿胀、畸形，不能行走，无双下肢麻木及抽筋，因休息后疼痛持续不缓解，当日到安塞某医院行 X 线检查，提示右股骨干中段骨连续性中断，断端分离移位，短缩成角畸形，建议转我院治疗。次日患儿来我院儿骨科，门诊检查后以右股骨干骨折收入院，入院后积极行术前相

关检查，血尿便常规、肝肾功能、电解质、凝血系列、肝炎系列、心电图等均正常，并行右股骨干骨折闭合复位髓内钉固定术。术后 3 天右下肢疼痛、肿胀明显减轻，右下肢髋人字石膏固定，足趾屈伸活动可，末梢血运无明显异常。术后 5 个月骨折愈合良好，可自行行走。3 个月前（2018 年 2 月 22 日）患者因玩耍时从高处摔伤，导致左大腿及左肩部疼痛、肿胀伴活动受限，急来我院，急诊行 X 线检查后以左股骨干骨折、左肱骨近端骨折，再次收入于我院儿骨科，并行左股骨干骨折、左肱骨近端骨折闭合复位内固定术，术后 3 天患儿伤肢肿胀好转，左下肢石膏固定，左上肢支具固定，足趾屈伸活动可，末梢血运无明显异常并出院。出院后每日服用骨化三醇及钙片（具体用药不详）。此后在儿骨科门诊复诊中医生发现蓝色巩膜，且身高低于同龄儿，体型消瘦，遂建议到骨质疏松科门诊就诊。病程中患儿无发热、盗汗，无心慌、气短，无反酸、胃灼热、腹胀及腹泻，精神及饮食欠佳，大小便无异常，体重无明显增减。

[既往史] 否认肝炎、结核、疟疾病史；否认手术、外伤、输血史；否认药物、食物过敏史；否认激素应用史，预防接种随当地进行。

[个人史] 生于陕西省安塞县，久居当地，无疫区、疫情、疫水接触史，无牧区、矿山、高氟区、低碘区居住史，无化学性物质、放射性物质、有毒物质接触史。患儿系 2 胎 2 产，足月顺产，生后无发育异常。

[家族史] 父母健在，母亲身高低于同龄人，蓝色巩膜，未进一步诊治。哥哥亦有反复多次骨折史，家族无传染病史。

## ☞ 入院检查

[一般查体] 体温 36.5 ℃，脉搏 84 次/分，呼吸 21 次/分，血压 110/70 mmHg。步入诊室，自动体位，查体合作，神志清楚，精神可，体型消瘦，双眼蓝色巩膜，无听力下降，无牙齿发育异常，甲状腺无肿大，胸廓双侧对称，无肋骨串珠，无鸡胸、漏斗胸，胸骨无压痛，肋骨无挤压痛，双肺呼吸音清，未闻及干、湿啰音，未闻及胸膜摩擦音。心前区无隆起，心率 84 次/分，律齐，各瓣膜听诊区未闻及病理性杂音。腹平坦，全腹无压痛、反跳痛，肝脾肋下未触及。生理反射存在，病理反射未引出。

[专科查体] 左右大腿可见手术瘢痕，均已愈合，无红肿、渗出，左大腿触痛阳性，左髋、膝、踝关节活动受限，左下肢末梢血运可，皮肤感觉正常。

[实验室检查] 血尿便常规、肝肾功能、凝血系列、肝炎系列均正常，血钙 3.22 mmol/L、血磷 0.95 mmol/L，血清碱性磷酸酶（ALP）227 U/L。骨代谢标志物：1,25 - 二羟基维生素 $D_3$ 16.15 ng/mL、I 型胶原氨基前肽（P1NP）392.1 ng/mL、血清 I 型胶原 C - 末端肽交联（S - CTX）1.65 ng/mL，全段甲状旁腺素（PTH）10.36 pg/mL，尿本周蛋白（-），蛋白电泳、轻链均正常。

[影像学检查] 2018 年 12 月 19 日右股骨全段正侧位 X 线检查示右股骨干骨折术后（图 75.1）。2018 年 12 月 22 日左股骨全段正侧位 X 线检查示左股骨干骨折术后（图 75.2）。2019 年 5 月 9 日左右股骨全段正位 X 线检查示左右股骨干骨折内固定术后（图 75.3）。2018 年 5 月 4 日双能 X 线骨密度检查结果显示腰椎（$L_1 \sim L_4$）0.323 g/cm²，Z 值为 -6.0（44%）。

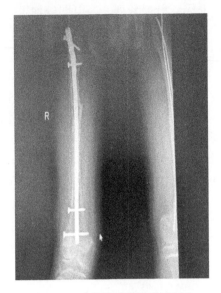

图 75.1　右股骨干骨折术后改变

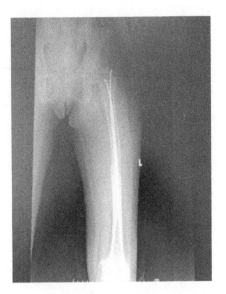

图 75.2　左股骨干骨折术后改变

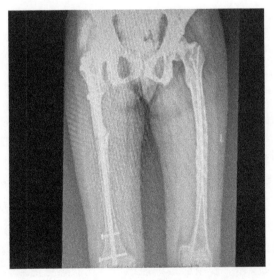

图 75.3　左右股骨干骨折内固定术后

☞ 诊治经过

　　患儿为 11 岁女孩，1 年内反复发生 3 个部位的骨折 2 次，生长发育略迟于同龄人，DXA 骨密度示低骨量，1,25 - 二羟基维生素 $D_3$ 水平低，需考虑佝偻病诊断。但患儿无鸡胸、漏斗胸及肋骨串珠等佝偻病体征，化验无低钙、低磷，但有蓝色巩膜，故追查其父母及哥哥，发现其母亲身高亦低于同龄人，有蓝色巩膜；哥哥亦反复多次骨折，查有蓝色巩膜体征，结合家族病史，排除佝偻病，可以明确诊断为成骨不全症。患儿虽血钙高，但血磷正常，甲状旁腺激素水平低，追问患儿近期进食含钙食物较多，且口服大量钙剂，故停用钙剂后复查血钙正常，可排除原发性甲状旁腺功能亢进症。

治疗上给予阿仑膦酸钠 70 mg/次，口服，1 次/周，维生素 D 滴剂 700 IU/次、1 次/日，金天格胶囊 0.8 g/次、每日 2 次，治疗 1 个月后复查血钙为 2.4 mmol/L，已降至正常。治疗 5 个月后（2018 年 10 月 12 日）患儿在家不慎滑倒再次摔伤，当即感右大腿剧痛伴肿胀，不能行走，于当地县医院行 X 线检查示右股骨骨折，再次来我院就诊，儿骨科以右股骨干骨折术后再骨折收入院，行右股骨干骨折术后再骨折内固定取出术，并行截骨矫形内固定、髋人字石膏外固定术。术后 3 天手术部位偶感疼痛，伤肢肿胀减轻，足趾屈伸活动可，末梢血运无明显异常，并请我科会诊，调整治疗方案，停服阿仑膦酸钠，改为唑来膦酸注射液 5 mg 静脉注射，1 次/年，骨化三醇 0.25 μg/次、1 次/日，钙尔奇 D 600 mg、1 次/日。术后 2 个月（2018 年 12 月 22 日）先后行左右股骨全段正侧位 X 线，提示骨折愈合良好，患儿可自行行走。术后半年（2019 年 5 月 9 日）复查 X 线示左右股骨干骨折愈合良好，患儿可独立行走，生活质量提高，正常生活学习。但复查时发现血常规：红细胞（RBC）$5.33 \times 10^{12}$/L、血红蛋白（HGB）84 g/L、红细胞平均体积 55.3 fL。补充诊断缺铁性贫血，给予加服多糖铁复合物胶囊 150 mg/次、1 次/日，维生素 C 片 2 片/次、3 次/日。术后 1 年余（2019 年 12 月 3 日）复查骨密度示腰椎（$L_1 \sim L_4$）0.663 g/cm$^2$，Z 值 −2.0（77%），明显好转，继续予唑来膦酸注射液 5 mg、静脉注射 1 次。末次复诊（2020 年 4 月 13 日）复查血红蛋白（HGB）104 g/L 较前明显提高，体重较前有所增加，生活质量提高。治疗期间骨代谢指标变化见表 75.1，骨密度变化见表 75.2。

表 75.1　治疗期间骨代谢指标变化

| 检查项目 | 2018 年 5 月 4 日 | 2018 年 12 月 22 日（半年余） | 2019 年 5 月 9 日（1 年） | 2019 年 12 月 3 日（1 年半） | 2020 年 4 月 13 日（约 2 年） |
|---|---|---|---|---|---|
| 1,25 - 二羟基维生素 D$_3$（ng/mL） | 16.15 | 17.55 | 21.41 | 23.46 | 29.89 |
| Ⅰ型胶原氨基前肽（ng/mL） | 392.1 | 447.3 | 320.4 | 242.1 | 241.2 |
| Ⅰ型胶原 C - 末端肽交联（ng/mL） | 1.65 | 0.491 | 0.830 | 0.805 | 0.738 |
| 甲状旁腺激素（pg/mL） | 10.36 | 48.54 | 36.35 | 24.6 | 12.74 |
| 钙离子（mmol/L） | 3.22 | 2.3 | 2.36 | 2.37 | 2.37 |
| 磷离子（mmol/L） | 0.95 | 1.68 | 1.38 | 1.23 | 1.38 |
| 血清碱性磷酸酶（U/L） | 227 | 227 | 252 | 210 | 151 |

表 75.2　治疗期间 DXA 骨密度变化

| 腰椎（$L_1 \sim L_4$） | 2018 年 5 月 4 日 | 2018 年 12 月 24 日 | 2019 年 12 月 3 日 |
|---|---|---|---|
| BMD（g/cm$^2$） | 0.323 | 0.502 | 0.663 |
| Z 值 | −6.0（44%） | −3.3（64%） | −2.0（77%） |

## ☞ 出院医嘱

叮嘱高钙、高铁，富含蛋白质的均衡饮食，如多摄入奶制品、豆制品、绿色蔬菜、黑芝麻、动物内脏及红肉等。加强户外活动，多晒太阳，促进皮肤合成维生素 D。避免负重，适当锻炼，预防肌肉萎缩，改善身体协调能力，避免跌倒。坚持用药，定期复诊。

## ☞ 病例小结

幼年轻微外力反复骨折，多为病理性骨折，在处理骨折同时寻找其病因并针对病因治疗至关重要。该患儿有蓝色巩膜，并追踪到其母亲和哥哥有同样体征，哥哥亦反复骨折，阳性家族史使得成骨不全症诊断确立。成骨不全症为引起儿童脆性骨折的主要原因，又称脆骨症，是以骨脆弱、骨畸形、蓝色巩膜、牙齿发育不全、身材矮小等为临床特征的常染色体显性或隐性遗传病。本病为家族遗传性疾病，可母婴同患。根据临床表型，Sillence 等将成骨不全症分成Ⅰ～Ⅳ型，该患儿反复骨折、蓝色巩膜，身高低于同龄人，但无听力下降，无牙本质发育异常，考虑为Ⅰ型成骨不全。此型成骨不全为常染色体显性遗传，病因为 COLIAL 基因突变，有条件的医院可进行 PCR – Sanger DNA 测序法或二代测序技术进行基因诊断，更有利于治疗及判断预后。

尽管成骨不全症目前尚无针对致病基因突变的有效治疗方法，但通过生活方式干预和药物治疗有助于增加骨密度、降低骨折率、改善骨畸形、提高生活质量。目前广泛使用的较有效的药物是双膦酸盐类，该患儿起始给予阿仑膦酸钠口服，治疗 5 个月后再次骨折，可能与治疗周期短或口服双膦酸盐吸收率低有关，因此调整治疗方案，改为唑来膦酸注射液静脉注射，复诊至今无再发骨折。

（曾玉红、李梅）

# 076　甲状腺功能亢进症合并骨质疏松症一例

## ☞ 患者基本信息

患者，女性，48 岁，身高 162 cm，体重 63 kg，已婚，退休。

[在院时间] 2018 年 2 月 21 日入院，2018 年 3 月 4 日出院。

[主诉] 腰背部疼痛 6 年，加重 1 个月。

[主要诊断] 甲状腺功能亢进症合并骨质疏松症。

## ☞ 病史摘要

[现病史] 患者于 6 年前无明显诱因出现腰背部疼痛，疼痛为弥漫性钝痛，负荷增

加时疼痛加重，休息后略有缓解，未治疗。2 年前患者上述症状加重，表现为周身骨痛，疼痛为弥漫性钝痛，部位不固定，休息并自服消炎、止痛、活血化瘀等药物治疗，症状无明显缓解，且伴有夜间双下肢抽搐症状。曾就诊于我院，行骨密度检查，提示骨质疏松（具体不详）。治疗 6 个月后全身骨痛及夜间抽搐症状明显缓解，患者自行停药。1 个月前无明显诱因再次出现腰背部疼痛，疼痛为弥漫性钝痛，休息后无缓解，日常活动轻度受限，遂就诊我院，门诊以骨质疏松症收入我科。患者自发病以来，无关节肿痛、发热、皮肤瘀点、牙龈出血，无腹胀、腹泻、反酸、呕血、便血、黄疸等不适，身高较前变矮 3 cm，近期体重无明显减轻，精神、饮食、睡眠可，二便无特殊。

[**既往史**] 既往甲状腺功能亢进病史 20 年余，长期口服"甲疏咪唑"治疗，现已停药 2 年，症状控制稳定。子宫肌瘤病史 10 年余，阑尾切除术后 5 年。高血压病史 2 年，血压最高 150/95 mmHg，目前未服用降压药。否认冠心病、糖尿病病史，否认肝炎、结核等传染病史，无外伤、输血史，否认食物过敏史，否认应用糖皮质激素等其他药物史，预防接种史不详。

[**个人史**] 生于北京市，近 10 年居住国外，否认疫区、疫水接触史，无特殊化学品及放射线接触史，无烟酒史。

[**婚育史、月经史**] 无异常。

[**家族史**] 家族无遗传病及传染病史，父母无脆性骨折史。

# ☞ 入院检查

[**一般查体**] 体温 36.4 ℃，脉搏 85 次/分，呼吸 18 次/分，血压 120/80 mmHg，自动体位，查体合作，神志清楚，眼睑无水肿，眼裂无变宽，甲状腺未触及明显肿大，质地中等，未触及结节，未闻及血管杂音。心肺腹查体未见明显异常。

[**专科查体**] 脊柱发育正常，无畸形。身高较前变矮 3 cm；各椎体无压痛、叩击痛；四肢无畸形，无明显水肿，无下肢静脉曲张。足背动脉搏动：左侧正常，右侧正常。四肢浅感觉正常，双侧膝腱反射对称且正常，双侧巴宾斯基征未引出，Kernig 征阴性。

[**实验室检查**] 血常规：血红蛋白（HGB）126 g/L、红细胞（RBC）$4.6 \times 10^{12}$/L、白细胞（WBC）$4.70 \times 10^9$/L、淋巴细胞百分比 53.60%，尿、便常规未见异常。血生化：甘油三酯（TG）2.14 mmol/L↑↑、低密度脂蛋白胆固醇 3.62 mmol/L↑↑、总钙（Ca）2.16 mmol/L↓↓、脂蛋白 a（Lpa）30.49 mg/dL↑↑、载脂蛋白 B 1.13 g/L↑↑、血管紧张素 I 转换酶 8.4 U/L↓↓。骨代谢标志物：I 型胶原氨基前肽（P1NP）37.836 ng/mL、骨特异碱性磷酸酶（Bone ALP）9.737 μg/L、抗酒石酸酸性磷酸酶（5b）2.00、1,25 - 二羟基维生素 $D_3$ 20.788 ng/mL、全段甲状旁腺激素（PTH）22.61 pg/mL。激素六项：雌二醇（E2）112 pg/mL、促卵泡刺激素（FSH）80.01 IU/L、促黄体生成素（LH）26.37 IU/L、血清黄体酮（Prog）1.31 ng/mL、催乳素（Prol）306.18 mIU/L、血清睾酮（T）0.2 ng/mL。蛋白电泳未见异常，糖化血红蛋白 5.1%。甲状腺功能全套：全段甲状旁腺激素（PTH）25.85 pg/mL、三碘甲状腺原氨酸（$T_3$）1.31 nmol/L、甲状腺素（$T_4$）71.39 nmol/L、血清促甲状腺素（TSH）4.98 mIU/mL、游离三碘甲状腺原氨酸（$FT_3$）4.41 pmol/L、游离甲状腺素（$FT_4$）13.81 pmol/L、腺球蛋白（TG）43.22 ng/mL、抗甲

状腺过氧化物酶抗体（Anti – TPO）> 600.0 IU/mL、甲状腺摄取（T – UP）1.17 TBI、促甲状腺素受体抗体（TRAB）1.403 U/L。糖耐量试验阴性、类风湿因子 8 IU/mL、自身抗体谱 + 抗核抗体阴性。

[影像学检查] 胸部 X 线示双肺心膈未见明显异常。胸腰椎 X 线示腰椎退行性病变，$L_2 \sim L_3$、$L_4 \sim L_5$ 椎体骨质增生。2018 年 2 月 21 日双能 X 线骨密度检查结果显示骨质疏松症（表 76.1）。

表 76.1 双能 X 线骨密度检查结果

| 日　期 | | 腰椎 | 股骨颈 | 髋部 |
|---|---|---|---|---|
| 2018 年 2 月 21 日 | BMD（g/cm²） | 0.773 | 0.676 | 0.430 |
| | T 值 | – 2.5 | – 1.6 | – 2.6 |

## ☞ 诊治经过

患者为中年女性，主因腰背部疼痛 6 年，加重 1 个月入院。根据相关检验、检查，考虑患者并不是绝经过后发生的骨质疏松症，既往无大量饮浓茶、咖啡、烟酒等特殊嗜好，无糖皮质激素使用史，父母无脆性骨折史，入院后完善相关检查，基本排除肿瘤、风湿免疫等疾病，除甲状腺功能亢进外的其他内分泌代谢性疾病，明确诊断为骨质疏松症，考虑甲状腺功能亢进引起的继发性骨质疏松症。治疗上给予健康教育，于补充钙剂、活性维生素 D 的基础上，予唑来膦酸钠静脉输注后未出现发热、关节痛等不良反应后出院。

## ☞ 出院诊断

①甲状腺功能亢进，继发性骨质疏松症；②颈椎病；③高血压病 1 级；④高脂血症。

## ☞ 出院医嘱及随访

高钙饮食、多户外活动，多接受日照，避免剧烈活动及跌倒；继续补充钙剂及维生素 D，定期复查肝肾功能、血钙、尿钙等指标；3 个月后复查骨代谢指标，1 年后复查骨密度，定期复查甲状腺功能及甲状腺超声。

## ☞ 病例小结

甲状腺功能亢进引起骨质疏松的机制至今尚不清楚，可能的原因：①甲状腺功能亢进时破骨细胞活性增强，骨吸收加快，使皮质骨的成孔性增加、松质骨骨量减少。加之甲状腺功能亢进患者蛋白质分解代谢过盛，负氮平衡，尿钙排量增加，负钙平衡，容易发生骨量减少和骨质疏松症，发生骨折的年龄也早于无甲状腺功能亢进病史者。②由于骨细胞上存在甲状腺素受体，甲状腺激素会影响骨骼代谢的调节，当甲状腺功能亢进时，由于甲状腺激素分泌过量，提高了破骨细胞的活性，也会引起骨质疏松症。另外，使用甲状腺药物也会导致骨质疏松的发生，因此临床上需定期对甲状腺功能亢进患者进行骨质疏松症的筛查，如发现骨量减少及骨质疏松要进行评估，早期进行干预治疗，避免骨折的发生。

## ☞ 护理部分

### （一）入院评估

1. 主诉腰背部疼痛，休息后无缓解，VAS 评分 4 分。
2. 日常活动轻度受限。
3. Morse 评分 45 分，存在高度跌倒风险。
4. 双能 X 线骨密度示骨质疏松症。

### （二）护理问题

1. 疼痛：腰背部疼痛，VAS 评分 4 分。
2. 生活部分自理能力缺陷：日常活动轻度受限。
3. 有受伤的风险：高度跌倒风险。
4. 潜在并发症：骨折。

### （三）护理措施

1. 指导患者学会疼痛曲线绘制法，为患者讲解骨质疏松与疼痛的关联，指导患者需要注意的事项，对患者行为、情绪等进行观察记录，疏导患者不良情绪，为患者实施个性化心理护理，指导患者掌握疼痛阈值，学会分析疼痛变化，乐于主动参与到骨质疏松的临床治疗和护理中。

指导患者要保持适当休息，必要时遵医嘱给予非甾体止痛药。

2. 根据患者目前的活动量及日常生活习惯，与患者及家属共同制订个体化活动计划。活动时以不感疲劳为度，保持环境安静，避免嘈杂，限制探视时间，相对集中时间进行治疗、护理，甲状腺功能亢进患者因怕热多汗，应安排通风良好的环境，夏天使用空调，保持室温恒定、凉爽，随时更换浸湿的衣服及床单。

3. 客观准确地评估患者发生跌倒的原因及现存的危险因素，及时去除危险因素，保证住院环境安全，如加强日常生活护理，将日常所用的用具放于患者易于取拿的位置，加强巡视，对住院患者在洗漱及用餐期间应加强意外的预防。

4. 专科健康教育小组成员通过视频、手册等多种形式向患者及家属讲解骨质疏松骨折的原因、后果及预防措施。多学科团队协作，为患者制定骨质疏松骨折健康管理处方，包括饮食、运动及康复训练等内容，提高骨密度与肌力，降低骨折风险。告知患者定期复查骨密度等相关指标，及时调整治疗方案。

### （四）效果评价

1. 患者出院时腰背部疼痛症状较前减轻，复评 VAS 评分为 1 ~ 2 分。
2. 患者出院时能耐受日常活动，生活自理，活动耐力增加。
3. 患者住院期间未发生跌倒等不良事件。
4. 患者住院期间积极配合治疗，未发生骨折等潜在并发症。

### （五）护理小结

本病病程较长，经积极治疗预后较好，少数患者可自行缓解。单纯抗甲状腺药物（ATD）治疗患者，复发率较高。部分放射性碘治疗、甲状腺手术治疗所致甲状腺功能减退者需甲状腺激素（TH）终身替代治疗。66% 的 Graves 眼病（GO）患者可自行减轻，20% 无变化，14% 继续恶化。甲状腺功能亢进危象病死率在 20% 以上。长期服用抗甲状腺药物，易引起骨质疏松症，护理骨质疏松症的患者，应避免其出现脆性骨折，健康教育是关键。

## ☞ 康复治疗

根据患者年龄，所有的康复活动均以轻柔和缓为主，强度、频率适中为宜。

### （一）物理治疗

1. 红外线疼痛治疗，缓解疼痛不适，促进局部血液循环。
2. 中频电疗用于缓解疼痛，促进血液循环。
3. 患者床旁采用气压式血液循环驱动器来促进双下肢血液循环，避免深静脉血栓的形成。
4. 低频脉冲磁疗可以通过抑制破骨细胞活性，促进成骨细胞形成，提高骨密度，减轻患者疼痛。

### （二）运动治疗

骨质疏松患者适合耐力性项目，不宜进行速度性项目。
1. 步行训练：骨质疏松患者每日步行以 5000 ~ 10 000 步为宜（2 ~ 3 千米），每分钟 80 ~ 90 步，每次步行 800 ~ 1000 米。
2. 户外慢跑：患者多晒太阳，参加户外慢跑，通过适当应力性刺激，增加下肢骨密度。
3. 太极拳：每次训练时间为 15 ~ 20 分钟。

（王春、周清、汤玉萌）

# 077  骨质疏松合并系统性红斑狼疮一例

## ☞ 患者基本信息

患者，女性，44 岁，身高 158 cm，体重 58 kg，已婚。

[在院时间] 2017 年 5 月 22 日入院，2017 年 5 月 27 日出院。

[主诉] 面部红斑、反复口腔溃疡 3 年，腰背疼痛 3 个月。

[**主要诊断**] 骨质疏松症、系统性红斑狼疮。

## ☞ 病史摘要

[**现病史**] 患者面部蝶形红斑、反复口腔溃疡 3 年，伴多关节肿痛，在外院明确诊断为系统性红斑狼疮（systemic lupus erythematosus，SLE），并长期服用小剂量激素（泼尼松）治疗（具体剂量不详），目前病情控制稳定。近年来，患者出现腰背疼痛、身高变矮、驼背等症状，3 个月前出现腰背部疼痛加重，身高变矮、驼背明显，需扶双拐行走。当地医院行全身骨显像，提示 $T_7$、$T_9 \sim T_{12}$ 椎体及 $L_3$ 椎体压缩性骨折。给予口服钙剂 600 mg/d，骨化三醇 0.25 μg/d。腰背疼痛症状缓解不明显，现为系统治疗就诊于我院，患者食欲下降，身高变矮 5 cm，体重减轻约 5 kg。

[**既往史**] 否认高血压、冠心病、糖尿病病史；否认肝、肾疾病史；否认外伤史；无手术史；无服用甲状腺素、抗癫痫药史，无过敏史。

[**婚育史、月经史**] 已婚，配偶体健，孕 1 产 1，哺乳 1 次，儿子体健，足月产，顺产。15 岁月经初潮，月经周期 25 天，经期 3 ~ 5 天，2010 年 7 月 19 日末次月经。既往月经规律，近 1 年来月经稀发，月经量适中，无痛。

[**个人史**] 生于内蒙古，久居当地，否认疫区居住史，否认疫水、疫源接触史，否认放射物质、有毒物质、毒品接触史，否认吸烟、饮酒史。

[**家族史**] 父亲因脑出血已故，母亲体健，否认髋部骨折史。

## ☞ 入院检查

[**一般查体**] 体温 36.7 ℃，脉搏 76 次/分，呼吸 18 次/分，血压 120/80 mmHg。满月脸，神清语明，浅表淋巴结、甲状腺未触及肿大，双侧颈动脉、肾动脉、股动脉未闻及血管杂音。心肺腹无明显异常。

[**专科查体**] 脊柱前屈畸形；$T_7 \sim T_{12}$、$L_3$ 椎体压痛阳性，椎旁肌紧张；$T_7 \sim T_{12}$、$L_3$ 椎体及棘突叩痛阳性；腰椎各方向活动度明显受限；双侧肢体感觉无异常；神经系统检查未见明显阳性体征。

[**实验室检查**] 血、尿、便三大常规，白蛋白、肝肾功能、血钙、血磷、碱性磷酸酶、24 小时尿钙、尿磷，血糖、血脂、电解质、血尿酸、激素水平、甲状腺功能及肿瘤全套未见明显异常。C-反应蛋白（CRP）1.2 mg/L，血沉（ESR）5 mm/h，结明三项阴性。自身抗体谱：核糖体阳性，核小体（弱阳性），抗 Jo-1（弱阳性）。总补体 58.3 U/mL，补体 C3、C4，免疫球蛋白 G、A、M 正常，抗核抗体 1 : 80。骨代谢标志物：骨特异碱性磷酸酶（Bone ALP）22.226 μg/L；1,25 - 二羟基维生素 $D_3$ 32.472 nmol/L；Ⅰ型胶原氨基前肽（P1NP）33.346 ng/mL；血清 β - 胶原降解产物（β - CTX）0.301 ng/mL；全段甲状旁腺激素（PTH）36.11 ng/dL。

[**影像学检查**] 心肺腹超声未见异常。胸腔超声示双侧胸腔少量积液。胸部 X 线示左下肺及主动脉球壁少许钙化。腰椎正侧位 X 线检查示胸腰椎多发压缩性骨折，脊椎局部后突（图 77.1）。胸椎 CT 示双侧少许胸腔积液，右上肺少许陈旧性病变，扫描所及诸骨骨质疏松，部分椎体压缩性改变。双能 X 线骨密度检查结果见表 77.1。

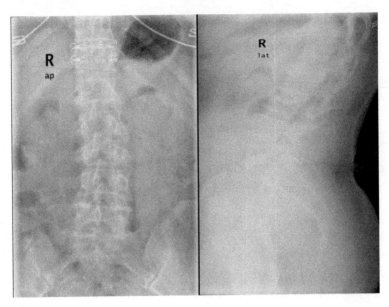

图 77.1　腰椎正侧位 X 线

表 77.1　双能 X 线骨密度检查

| 日　期 | | $L_2 \sim L_4$ | Neck | Total |
|---|---|---|---|---|
| 2017 年 5 月 23 日 | BMD( g/cm$^2$) | 0.772 | 0.595 | 0.808 |
| | Z 值 | -2.5 | -2.3 | -1.1 |

## ☞ 诊治经过

### （一）系统性红斑狼疮

分析病例特点：患者为 44 岁女性，主因面部红斑、反复口腔溃疡 3 年，腰背疼痛 3 个月收入院。根据美国风湿病学会 1997 年推荐的 SLE 分类标准，患者存在颊部蝶形红斑、口腔溃疡、关节炎、浆膜炎、抗核抗体阳性，诊断系统性红斑狼疮明确。对其进行临床 SLEDAI 评分，评分为 4 分，基本无活动，原治疗方案不变，继续给予糖皮质激素（醋酸泼尼松片）5 mg/次、1 次/日、口服和慢作用抗风湿药（硫酸羟氯喹）200 mg/次、2 次/日、口服。定期复查。

### （二）继发性骨质疏松症

分析病例特点：患者原发疾病系统性红斑狼疮需长期服用糖皮质激素；临床症状：进行性骨痛加重、身高变矮，棘突叩击痛；腰椎正侧位 X 线示胸腰椎多发压缩性骨折，脊椎局部后突。胸椎 CT 示双侧少许胸腔积液，右上肺少许陈旧性病变，扫描所及诸骨骨质疏松，部分椎体压缩性改变。全身骨显像：$T_7$、$T_9 \sim T_{12}$ 椎体及 $L_3$ 椎体压缩性骨折。完善激素水平、蛋白电泳、甲状腺功能及肿瘤等检查未见异常，综合患者病情考虑为糖皮质激素性骨质疏松症伴椎体多发骨折。

## ☞ 出院诊断

①系统性红斑狼疮；②糖皮质激素性骨质疏松症（GIOP）；③椎体压缩性骨折（$T_7$、$T_9 \sim T_{12}$、$L_3$）。

## ☞ 出院医嘱及随访

健康教育：三级预防，高钙饮食，多晒太阳，适当运动，防跌倒。饮食：进食含钙丰富、低盐和适量蛋白质的均衡膳食，每天喝牛奶，可进食含钙较高的海产品，戒除不良生活习惯。

运动：适当户外运动，光照可促进皮肤合成维生素 D，运动可增加肌肉力量，改善机体协调能力，降低跌倒风险，急性脆性骨折患者应制动，及时行综合骨科治疗。

药物：坚持服用骨健康基本补充剂（钙、维生素 D）联合双膦酸盐类抗骨质疏松治疗（唑来膦酸钠）；继续给予糖皮质激素和慢作用抗风湿药控制系统性红斑狼疮病情。适当服用胃黏膜保护剂。定期复查三大常规、血糖、血脂、电解质、血钙、血磷及骨密度等，不适时骨内科门诊随诊。

## ☞ 病例小结

本病例为典型糖皮质激素引起的骨质疏松（GIOP），长期服用激素可出现库欣综合征、糖尿病倾向、血清离子紊乱、血压升高、血胆固醇升高、骨质疏松、股骨头坏死、肌痛、肌无力、肌萎缩等，还可出现身体抵抗力下降、诱发或加重消化道溃疡、真菌及病毒感染、结核病加重、创伤和伤口愈合不良的情况。

1. GIOP 发生的机制：糖皮质激素通过促进破骨细胞介导的骨吸收及抑制成骨细胞介导的骨形成引起骨质疏松，其作用机制包括：①影响钙稳态：糖皮质激素抑制小肠对钙、磷的吸收，增加尿钙排泄，引起继发性甲状旁腺功能亢进症，持续的甲状旁腺素（PTH）水平增高可促进骨吸收。②对性激素的作用：糖皮质激素可降低内源性垂体促性腺激素水平并抑制肾上腺雄激素合成，促黄体激素（LH）水平降低引起雌激素及睾酮合成减少，进而造成骨质疏松。③抑制骨形成：长期应用糖皮质激素可抑制成骨细胞增生。④其他作用：糖皮质激素引起的肌病及肌力下降也可导致骨丢失。此外，患者本身的炎性疾病及合并用药（如环孢素）也可导致骨质疏松。

2. GIOP 的治疗：本患者长期服用糖皮质激素，可降低肾脏 $1\alpha$ - 羟化酶的活性，激素可减少成骨细胞的维生素 D 受体数量，间接降低维生素 D 的活性，糖皮质激素所致骨质疏松的一线用药是双膦酸盐类药物，双膦酸盐类能迅速抑制骨吸收、增加骨量、降低骨重建单位激活频率，从而降低骨折率，在骨重建中与羟基磷灰石相结合的焦磷酸盐类似物，能刺激成骨细胞生长，减少成骨细胞、成骨母细胞的凋亡，抑制破骨细胞增生和刺激破骨细胞分裂，通过减少介质和溶酶体酶的释放直接抑制成熟破骨细胞对骨的再吸收。规律双膦酸盐治疗能明显减轻骨质疏松症患者的痛苦，对激素类药物所致的骨质疏松，能迅速降低骨转换活性，较快提高骨密度，减少骨折风险，提高生活质量。

# ☞ 护理部分

## （一）入院评估

1. 评估患者腰背部疼痛，VAS 评分 1～2 分，为轻度疼痛。
2. Morse 评分 25 分，存在中度跌倒风险。
3. Autar 评分 6 分，存在极低深静脉血栓形成风险。
4. MNA－SF 评分 10 分，无其他营养异常指标。

## （二）护理问题

1. 皮肤完整性受损：与疾病所致的血管炎性反应等因素有关。
2. 疼痛：慢性关节疼痛，与自身免疫反应有关。
3. 口腔黏膜受损：与自身免疫反应、长期使用激素等因素有关。
4. 潜在并发症：慢性肾衰竭。
5. 焦虑：与病情反复发作、迁延不愈、面容毁损及多种脏器功能损害等因素有关。

## （三）护理措施

1. 鼓励患者摄入足够的蛋白质、维生素和水分，以维持正氮平衡，满足组织修复的需要。每天用温水冲洗和擦洗，忌用碱性肥皂。避免阳光直接照射裸露皮肤，忌日光浴，皮疹或红疹处避免涂用各种化妆品和护肤品。
2. 口腔黏膜受损护理：注意保持口腔清洁。对口腔内有感染灶者，遵医嘱局部使用抗生素。
3. 并发症护理：监测病情，定时测量生命体征、体重，观察水肿的程度、尿量、尿色及尿液检查结果的变化，监测血清电解质、血肌酐、血尿素氮的改变。
4. 心理支持：鼓励患者说出自身感受，协助患者认识自身焦虑表现的同时，向患者委婉说明焦虑对身体可能造成的不良影响，帮助患者解决问题。

## （四）健康指导

风湿免疫专病小组主动为患者讲解系统性红斑狼疮的疾病发展过程，同时指导患者认识、重视骨质疏松，并学会日常自我防护及抗骨质疏松锻炼。指导患者用药及健康生活方式养成。给予家庭日常保健知识，嘱定期进行复查。

## （五）护理评价

1. 患者能自觉避免各种加重皮肤损害的因素。
2. 疼痛减轻或消失。
3. 患者口腔溃疡愈合。
4. 患者能遵守饮食限制的要求，避免各种加重肾损害的因素。
5. 患者能够接受已患疾病的事实，情绪稳定，主动配合治疗。

## （六）护理小结

患者为中年女性，诊断明确，给予对症保守治疗，效果较好，患者长期患自身免疫性疾病导致骨质疏松，且配合治疗，病情控制效果好。指导患者及家属积极治疗原发病，重视皮肤护理，提高患者舒适度，同时加强骨质疏松的治疗。

# ☞ 康复治疗

## （一）物理治疗

1. 红外线疼痛治疗，缓解疼痛不适，促进局部血液循环。
2. 中频电疗用于缓解腰背部疼痛，促进血液循环。
3. 患者床旁采用气压式血液循环驱动器来促进双下肢血液循环，避免深静脉血栓的形成。
4. 低频脉冲电磁场疗法，抑制破骨细胞活性，促进成骨细胞的形成，提高骨密度，缓解关节疼痛。

## （二）运动治疗

1. 静力性体位训练：坐或立位时应伸直腰背，收缩腹肌和臀肌，或背靠倚坐直；卧位时应平仰、低枕，尽量使背部伸直，坚持睡硬板床。
2. 步行训练：老年骨质疏松患者每日步行以 5000～10 000 步为宜（2～3 km），每分钟 80～90 步，每次步行 800～1000 米。抬头、挺胸、直腰、四肢摆动自如，两臂用力向前摆动。
3. 太极拳：每次训练时间为 15～20 分钟。

（马伟凤、苏天娇、汤玉萌）

# 078 糖尿病足、类天疱疮一例

# ☞ 患者基本信息

患者，男性，61 岁，身高 178 cm，体重 64 kg，已婚，退休。

[在院时间] 2015 年 8 月 28 日入院，2015 年 10 月 15 日出院。

[主诉] 血糖升高 20 余年，双下肢反复水肿 5 年，周身水疱、皮肤破溃 2 个月。

[主要诊断] 糖尿病足、类天疱疮。

# ☞ 病史摘要

[现病史] 患者家属代述 20 余年前患者无明显诱因出现口干、多饮、多尿，遂就诊

我院，诊断为 2 型糖尿病，给予胰岛素治疗（具体剂量不详），血糖控制可（具体血糖情况不详）。期间使用胰岛素（具体剂量不详）治疗，未规律监测血糖，自认为血糖控制可。5 年前，患者劳累后出现双下肢凹陷性水肿，遂就诊我院内分泌科，查尿隐血（ + ），尿蛋白（ +++ ），血白蛋白 34 g/L，血肌酐 125 μmol/L，为控制血压和血糖，给予利尿消肿、活血保肾等对症支持治疗后，患者症状缓解。此后反复出现水肿，就诊于我院内分泌科治疗。2012 年 5 月无明显诱因出现气短、胸闷，伴喘憋、胸闷，夜间睡眠不能平卧，呈端坐位，遂就诊于我院肾内科，诊断为糖尿病肾病、尿毒症期，给予血液透析治疗后，症状较前缓解，此次开始行规律血液透析治疗至今，每周 3 次，未规律监测血糖。2 个月前，患者无明显诱因出现双下肢膝部以下及足部皮肤坏死样改变，呈紫黑色，伴水疱及皮肤破溃，双上肢、胸前区、腹部及腰背部多发水疱及皮肤破溃，遂就诊于我院肾内科，给予控制血糖、定期透析、抗感染及定期换药等治疗，效果不佳。1 周前，患者自觉水疱增多，为求进一步治疗，遂就诊于我院，门诊以 2 型糖尿病、糖尿病足收入我科，患者自发病以来，精神差、食欲差，便秘、无尿，近期体重无明显变化。

[既往史] 高血压病史 10 年余，血压最高可达 200/110 mmHg，自服苯磺酸氨氯地平片治疗（具体剂量不详），未规律监测血压，自认为血压控制可；陈旧性脑梗死病史 10 年余，遗留言语不利，无肢体活动障碍，自服阿司匹林治疗（具体剂量不详）；冠心病病史 10 年；尿毒症病史 3 年，规律透析治疗；既往行阑尾炎切除术；周围神经病变 10 个月。否认肝炎、结核等传染病史，否认重大外伤及手术、输血、中毒史，否认药物、食物及其他物质过敏史。预防接种史不详。

[个人史] 无特殊。

[婚育史] 已婚，20 岁结婚，配偶体健，育有 1 子，1 子体健。

[家族史] 无特殊。

## ☞ 入院检查

[一般查体] 体温 36.5 ℃，脉搏 78 次/分，呼吸 16 次/分，血压 120/80 mmHg；发育正常，营养差，神志差，查体不合作，慢性病容，贫血貌。全身皮肤及巩膜无黄染，头颈部浅表淋巴结无肿大。双侧瞳孔等大正圆，对光反射正常；双耳粗听力正常，外耳道无异常分泌物；各鼻旁窦区无压痛，鼻中隔无偏曲。咽部无充血，双侧扁桃体无肿大，伸舌居中。颈软，气管居中位，颈部血管无异常搏动。胸廓外形无异常，双侧胸廓呼吸动度对称一致，双肺叩诊呈清音，双肺呼吸音清，双肺未闻及干、湿啰音，未触及胸膜摩擦感。心界正常，心律齐整，心率 78 次/分，心音有力，心脏各听诊区未闻及杂音及心包摩擦音。腹平软，肝脾肋下未触及，全腹未触及异常包块，移动性浊音阴性，肠鸣音无异常。

[专科检查] 双下肢水肿，双侧足背动脉波动差，双下肢膝部以下及足部皮肤坏死样改变，呈紫黑色，伴水疱及皮肤破溃，双上肢、胸前区、腹部及腰背部多发水疱及皮肤破溃。四肢肌力 V 级，肌张力正常，生理反射正常存在，病理反射未引出。

[实验室检查] 白细胞（WBC）7.71 × 10⁹/L，红细胞（RBC）2.6 × 10¹²/L，血红

蛋白（HGB）66 g/L，血沉（ESR）55 mm/h，C-反应蛋白（CRP）20.24 mg/L，便常规正常，肝功能正常，尿素氮（BUN）33.55 mmol/L，肌酐（CRE）841.5 μmol/L，空腹血糖（GLU）21.48 mmol/L，糖化血红蛋白（HbA1c）12.3%，血钾（K）5.61 mmol/L，血钙（Ca）1.98 mmol/L，血磷（P）2.42 mmol/L。

## ☞ 诊治经过

结合患者入院相关检查及分泌物培养结果，考虑为溶血性葡萄球菌感染。心电图提示异位心律、心房扑动、ST‑T段改变。胸片未见明显异常。入院后给予胰岛素控制血糖、改善循环、营养神经及抗感染等治疗，定期透析，患者出现周身水疱、皮肤破溃，请皮肤科会诊，考虑类天疱疮，给予分泌物细菌培养，考虑溶血性葡萄球菌，根据培养结果，给予抗感染及激素治疗，患者住院期间，突发心律失常、心房扑动，给予地高辛片及酒石酸美托洛尔片后，症状缓解。

## ☞ 出院诊断

①糖尿病足病；②类天疱疮；③2型糖尿病，糖尿病性周围神经病变，糖尿病性周围血管病变，糖尿病性肾病；④慢性肾功能不全尿毒症期；⑤冠状动脉粥样硬化性心脏病；⑥肾性贫血；⑦陈旧性脑梗死；⑧脑梗死后遗症；⑨高血压3级；⑩肾性骨病；⑪心律失常。

## ☞ 出院情况

患者血糖控制可，周身水疱、皮肤破溃已结痂，无新发水疱，精神、睡眠可，大便正常，无尿。

## ☞ 病例小结

糖尿病是一组由于胰岛素分泌缺陷或其生物作用障碍引起的以高血糖为特征的代谢性疾病。慢性高血糖常导致各种组织器官的损伤，尤其是眼、肾、神经及心血管的长期损害、肾功能不全和衰竭。

糖尿病足是糖尿病下肢血管病变的结果，是糖尿病最严重和治疗费用最高的慢性并发症之一，严重者可以导致截肢。糖尿病足的主要症状是下肢疼痛及皮肤溃疡，从轻到重可表现为间歇性跛行、下肢休息痛和足部坏疽。

本患者为糖尿病终末期，有糖尿病性周围神经病变、糖尿病性周围血管病变、糖尿病性肾病、糖尿病足、冠心病、脑梗死等并发症，同时血糖控制极差，合并全身感染及类天疱疮，治疗难度加大。

## ☞ 护理部分

### （一）入院评估

1. 皮肤破溃，分泌物培养示溶血性葡萄球菌感染。

2. 电解质及肾功能异常，规律透析治疗。

3. 血红蛋白、红细胞低，呈贫血貌。

4. 双下肢水肿，Morse 评分 75 分。

5. 对血糖控制目标及糖尿病相关知识不了解。

## （二）护理问题

1. 感染：皮肤感染。

2. 电解质紊乱。

3. 营养失衡：低于机体需要量。

4. 有受伤的风险：高危跌倒风险。

5. 知识缺乏：缺乏糖尿病诊疗护理知识。

## （三）护理措施

1. 遵医嘱正确使用抗感染药物，监测体温及相关指标变化，给予保护性隔离。

2. 保持痂皮完整、皮肤清洁干燥，观察记录皮损大小、位置、表面情况、有无渗出及新发等。

3. 做好透析前的准备工作，由专科人员进行过程监护，严格无菌操作，准确记录，定期复查电解质浓度。

4. 给予饮食及药物干预，合理控制总入量及饮水量。

5. 悬挂高危护理警示标识，按等级护理要求巡视，加强陪护及防跌倒宣教。

6. 糖尿病专科健康教育小组根据患者血糖情况及治疗方案制订个体化指导计划，提高自我管理能力与认知水平。

## （四）护理评价

1. 患者住院期间感染得到控制，皮肤破溃愈合。

2. 患者住院期间电解质平衡。

3. 患者住院期间营养状况改善。

4. 患者住院期间未发生意外受伤事件。

5. 患者住院期间能够掌握糖尿病管理目标等知识。

## （五）护理小结

患者基础疾病多，体质虚弱，呈慢性病容，在治疗中体现多学科协作，积极治疗基础病，改善整体状况。针对此病例的护理，应在认真落实基础护理操作规程的同时，注意整体评估，从皮肤问题、营养状况、安全管理以及健康指导等方面进行全面干预，确保诊疗安全，促进患者恢复。

（王天天、杨雪、汤玉萌）

# 079　强直性脊柱炎一例

## ☞ 患者基本信息

患者，女性，30 岁，身高 160 cm，体重 62 kg，已婚，农民。

[在院时间] 2019 年 10 月 15 日入院，2019 年 10 月 22 日出院。

[主诉] 反复腰骶部疼痛 7 年余，颈部疼痛 1 年半，加重 5 天。

[主要诊断] 强直性脊柱炎。

## ☞ 病史摘要

[现病史] 患者自诉于 7 年前无明显诱因出现腰骶部钝痛，无下肢放射痛，久坐及卧床后加重，晨僵约 15 分钟，活动后减轻，就诊于当地医院，诊断为腰肌劳损，未行系统正规治疗。期间患者骶背部疼痛持续存在并逐渐加重，均未行系统正规治疗。1 年半前出现颈背部疼痛，就诊于当地医院，诊断为颈椎病，给予对症治疗（具体方案不详）。期间患者上述症状逐渐加重。1 个月前患者无明显诱因出现颈背部疼痛、僵直，腰骶部疼痛明显加重，就诊于我院，行骶髂关节 CT、骨盆正位 X 线及颈椎正侧位 X 线检查，诊断为强直性脊柱炎。入院后行颈椎 CT 及 MRI 等检查，诊断为强直性脊柱炎，骨量减少，为求进一步治疗，门诊以强直性脊柱炎收入院。患者自发病以来，无发热、眼干、关节疼痛及肿胀，无口干、进食困难、口腔溃疡、皮疹、皮下结节、脱发、光过敏、雷诺现象等伴发症状，精神、饮食、睡眠可，大小便正常，近期体重无明显变化。

[既往史] 否认高血压等病史，否认肝炎、结核、疟疾等传染病史，否认手术史，否认外伤史，否认输血史，否认药物、食物过敏史，预防接种随当地进行。

[个人史] 无特殊。

[婚育史、月经史] 已婚，22 岁结婚，配偶健康。育有 2 女，2 女体健，15 岁月经初潮，末次月经为 2018 年 10 月 25 日，月经周期 28 ~ 32 天，经期 5 ~ 7 天，月经周期规律，月经量适中，无痛经等不适。

[家族史] 父亲患有强直性脊柱炎，母亲及兄弟姐妹体健，家族无传染病及遗传病史。

## ☞ 入院检查

[一般查体] 体温 36.0 ℃，脉搏 78 次/分，呼吸 20 次/分，血压 120/70 mmHg。心肺腹查体未见明显异常。

[专科查体] 步入病房，脊柱生理曲度存在，四肢肌肉无明显萎缩。腰骶部压痛阳性。腰骶部叩击痛阳性。颈椎、腰椎活动受限。四肢、躯干及会阴部感觉正常对称。四肢肌力 Ⅴ 级，肌张力正常。特殊检查："4"字试验阳性、拾物试验阳性。

[实验室检查] 血、尿、便常规未见明显异常，肝肾功能、血糖、血脂及电解质未见

明显异常，血沉（ESR）73 mm/h，C-反应蛋白（CRP）47.81 mg/L，*HLA – B27* 阳性。

[影像学检查] 颈椎 X 线检查示颈椎生理曲度变直（图 79.1）。

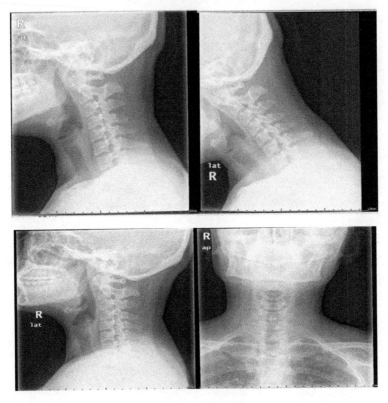

图 79.1　颈椎 X 线

## ☞ 诊治经过

患者入院后给予非甾体抗炎止痛药物、慢作用抗风湿药物治疗，患者疼痛症状缓解不佳，患者病史时间长，病情较重，在排除结核的感染因素后，给予生物制剂，患者症状减轻，血沉及 C-反应蛋白明显下降。

## ☞ 出院诊断

①强直性脊柱炎；②骨量减少。

## ☞ 出院时情况

患者腰骶部疼痛及颈椎疼痛症状缓解，复查血沉（ESR）21 mm/h，C-反应蛋白（CRP）8.01 mg/L，精神、饮食、睡眠可，大小便正常，患者出院。

## ☞ 病例小结

强直性脊柱炎（ankylosing spondylitis，AS）是以骶髂关节和脊柱附着点炎症为主要症状的疾病，与 $HLA-B27$ 呈强关联。某些微生物（如克雷伯氏菌）与易感者自身组织具有共同抗原，可引发异常免疫应答。本病是以四肢大关节、椎间盘纤维环及其附近结缔组织纤维化和骨化，以及关节强直为病变特点的慢性炎性疾病。本病年轻男性多见，主要认为是在遗传因素的基础上受环境因素（包括感染）等多方面的影响而致病。主要表现为关节病变，如骶髂关节炎、腰椎病变、胸椎病变、颈椎病变，约 90% AS 患者最先表现为骶髂关节炎。以后上行发展至颈椎，约 3% 患者首先表现为颈椎受累。约半数的患者会出现短暂急性的外周关节炎，一般多发生于大关节，下肢多于上肢。

本患者为青年女性，因起病隐匿，发病时间较长，未行系统诊治，导致病情较重，给予常规非甾体及慢作用抗风湿药物治疗效果不佳，给予生物制剂后，效果良好。

## ☞ 护理部分

### （一）入院评估

1. 腰骶部疼痛，VAS 评分 3 分。
2. 缺乏强直性脊柱炎治疗、保健相关知识。
3. Morse 评分 25 分，中度跌倒风险。

### （二）护理问题

1. 舒适度改变。
2. 知识缺乏：缺乏疾病自我管理相关知识。
3. 有受伤的危险：中度跌倒风险。
4. 潜在并发症：感染。

### （三）护理措施

1. 鼓励患者适度活动，给予物理治疗及功能锻炼指导，必要时遵医嘱使用止痛药物。

2. 实施多种方式的疾病知识宣教方法，帮助患者正确认识强直性脊柱炎的病因病机、诱发因素、治疗要点等。

3. 加强防跌倒教育，指导患者选择防滑鞋子及合体的着装，通过锻炼提高平衡能力。

4. 监测体温并遵医嘱复查血、尿常规，增加饮水量，落实个人卫生清洁，必要时遵医嘱给予抗感染药物。

### （四）护理评价

1. 患者 1 周后疼痛明显缓解，VAS 评分 2 分，舒适度改善。
2. 患者能够主动配合治疗，自觉按诊疗计划落实。
3. 患者住院期间未发生意外跌倒事件。
4. 患者住院期间感染指标恢复正常，体温在正常范围。

### （五）护理小结

患者为青年女性，长期居住于当地，医疗资源有限，且自身文化水平不足，导致未及时确诊且缺乏正确认知，依从性差。在治疗护理过程中，专科健康教育小组发挥着重要作用，通过反复讲解，帮助患者正确认识疾病，提高其依从性及自我管理能力与意识，避免加重或延误诊疗。

## ☞ 康复治疗

指导患者立、坐、卧的正确姿势，鼓励该患者适当运动，坚持脊柱、胸廓、髋关节的活动，避免过度负重和剧烈运动。

### （一）物理治疗

1. 红外线疼痛治疗，缓解疼痛不适，促进局部血液循环。
2. 中频电疗，用于缓解疼痛，起到促进血液循环的作用。
3. 患者床旁采用气压式血液循环驱动器来促进双下肢血液循环，避免深静脉血栓的形成。
4. 低频脉冲电磁场疗法，抑制破骨细胞活性，促进成骨细胞的形成，提高骨密度。

### （二）运动治疗

功能训练维持脊柱生理曲度，防止畸形；保持良好的胸廓活动度，避免影响呼吸功能；防止或减轻肢体因废用而致肌肉萎缩，维持骨密度和强度，防止骨质疏松等。

1. 姿势训练：①站姿，站立行走时应尽量保持挺胸、收腹和双眼平视前方的姿势。②坐姿，应保持胸部直立。③睡姿，应睡硬板床，多取仰卧位。
2. 呼吸训练：呼吸训练的目的是维持胸廓活动度和增加肺活量，当胸廓活动度没有出现严重受限时，以训练胸式呼吸为主。当胸廓活动度严重受限时，可以训练腹式呼吸来代偿。在呼吸训练的同时，也可以配合扩胸运动，效果会更好。
3. 伸展运动：早晨醒来时，采用仰卧位，双臂伸过头，向手指方向尽量伸展，坚持10秒以上，放松；伸展双腿，双脚跖屈，坚持10秒以上，放松。以上动作重复10次。
4. 膝胸运动：仰卧位，抬起一侧膝慢慢向胸部方向屈曲，双手抱膝尽量拉向胸前，坚持15秒以上，回原双脚位置。另一膝做上述动作。双膝各重复3次，放松；双手抱膝运动3次，直至僵硬消失为止。
5. 腹部运动：仰卧位，屈膝，双脚着地，双手置身旁，头与双肩一起慢慢抬高，以至双手触膝；坚持15秒，回复至原位。以上动作重复5次。
6. 转颈运动：坐位，双脚着地，头向左转或右转，并注视同侧肩部，坚持15秒，回原位。每侧重复5次；左右侧屈，颈侧屈到最大限度，坚持15秒，复原。每个方向重复5次。

### （三）中医治疗

1. 艾灸治疗，该患者可行督脉艾灸治疗，可以疏通经络、活血化瘀、减轻疼痛不适感。

2. 针灸治疗，针刺夹脊穴和阿是穴及膀胱经俞穴等，配合热灸或温针灸，可明显缓解不适症状。

3. 拔罐疗法，可以采取背部火罐治疗，松解背部肌肉，缓解疼痛。

（王天天、杨雪、汤玉萌）

# 080  痛风性肾病一例

## ☞ 患者基本信息

患者，男性，40岁，身高173 cm，体重90 kg，已婚，农民。

[在院时间] 2016年6月6日入院，2016年6月20日出院。

[主诉] 双下肢水肿半个月。

[主要诊断] 痛风性肾病。

## ☞ 病史摘要

[现病史] 患者自述半个月前活动后出现双踝内侧水肿，水肿呈对称、凹陷性，无红肿、疼痛等不适，活动后加重，卧床休息后减轻，未在意，未行系统正规治疗。患者半个月以来，双下肢水肿症状逐渐加重，为求进一步治疗，就诊于我院，门诊以水肿原因待查收入我科。患者自发病以来无发热、寒战，无游走性大关节疼痛，无双下肢麻木，精神、饮食、睡眠尚可，二便正常。体重无明显变化。

[既往史] 高尿酸血症病史1年，否认高血压、冠心病及糖尿病病史，否认肝炎、结核、疟疾等传染病史，否认手术史、外伤史、中毒及输血史，对磺胺类药物过敏，预防接种随当地进行。

[个人史] 无特殊。

[婚育史] 已婚，20岁结婚，配偶体健，育有1子，1子体健。

[家族史] 无特殊。

## ☞ 入院检查

[一般查体] 体温36.5 ℃，脉搏78次/分，呼吸16次/分，血压120/80 mmHg，心肺腹查体未见明显异常。

[专科查体] 双踝关节内侧水肿。双踝关节内侧可见凹陷性水肿。双下肢活动未见

明显异常。四肢、躯干及会阴部感觉基本正常。四肢肌力Ⅴ级，肌张力正常，生理反射正常存在，病理反射未引出。

## ☞ 诊治经过

1. 化验结果：血常规及便常规未见异常，肝肾功能未见异常，免疫球蛋白及自身抗体未见异常，尿酸（UA）449 μmol/L；尿微量白蛋白47 mg/L。

2. 检查结果：心电图、胸部X线、心脏、肝胆胰脾肾及下肢血管超声均未见异常。

3. 治疗经过：患者入院后完善相关检查，排除其他原因所致的肾脏损伤，给予降尿酸及保护肾脏等对症治疗。

## ☞ 出院诊断

①痛风性肾病；②高尿酸血症。

## ☞ 出院时情况

患者双下肢水肿症状消失，精神、饮食、睡眠可，大小便正常，患者及家属要求出院，请示上级医师同意患者出院。

## ☞ 病例小结

痛风（gout）是一种单钠尿酸盐沉积所致的晶体相关性关节病，与嘌呤代谢紊乱和（或）尿酸排泄减少所致的高尿酸血症直接相关。主要分为无症状期（高尿酸血症期）、急性关节炎期、慢性关节炎期及肾脏病变期。痛风性肾病简称痛风肾，是由于血尿酸产生过多或排泄减少形成高尿酸血症所致的肾损害。

痛风肾的临床表现早期可有显著的高血压和氮质血症，在病程中有25%患者会夹杂尿路感染，一般来说痛风肾多在不知不觉中发病，而且进展很缓慢，常经历10～20年才发生肾衰。

中期痛风性肾病：进入此期的患者尿常规检查已有明显改变，蛋白尿变为持续性。患者可出现轻度水肿及低蛋白血症。部分患者可有血压高、腰酸、乏力、头昏、头痛等症状。如果做有关的肾功能检查（肌酐清除率、酚红排泄试验、肾小球滤过率测定等），则可发现有轻至中度肾功能减退，但血中尿素氮与肌酐尚不会有明显升高。所以，肾炎患者了解"痛风肾的早期有哪些症状"是很有必要的。

晚期痛风性肾病：水肿、高血压、低蛋白血症等症状更加明显，并可出现贫血。最突出的表现是肾功能不全的加重，尿量逐渐减少，尿素氮、肌酐进行性升高，出现明显的氮质血症。最后发展为尿毒症、肾衰竭，只能依靠人工肾维持生命。

## ☞ 护理部分

### （一）护理评估

1. 不了解高尿酸血症的危害，依从性差。

2. 尿细菌（高视野）7.75/HP。

3. VAS 疼痛评分 2 分，为轻度疼痛。

4. 主诉担心预后及治疗费用过高。

## （二）护理问题

1. 知识缺乏：缺乏高尿酸血症保健知识。

2. 感染：泌尿系统感染。

3. 舒适度改变。

4. 紧张、焦虑。

## （三）护理措施

1. 告知患者及家属痛风性肾病的病因、治疗及预防注意事项。

2. 强调低嘌呤饮食的意义及选择，鼓励患者参加有氧运动，劳逸结合。

3. 督促患者落实会阴清洁，增加饮水量，指导患者正确留取尿标本，必要时遵医嘱口服或静脉给予抗感染药物。

4. 急性肿胀期卧床休息，双下肢适当抬高，恢复期鼓励患者增加康复训练。

5. 合理控制医疗费用支出，完善必要的检查和治疗，缓解患者经济压力，多关心理解患者，给予生活上的帮助。

## （四）护理评价

1. 患者住院期间能够掌握高尿酸血症日常饮食等注意事项。

2. 患者住院期间泌尿系统感染得到控制，尿细菌减少。

3. 患者住院期间未肿胀及疼痛缓解，舒适度提高。

4. 患者住院前紧张、焦虑情绪得到缓解，树立治疗信心。

## （五）护理小结

针对患者知识缺乏及经济条件限制等特点，护理中，在配合医生完成诊疗计划的同时，应积极开展专科健康教育，帮助患者及家属采取正确的生活方式，对实现康复目标、减缓疾病进程、降低医疗支出、提高生活质量具有重要作用。

# ☞ 康复治疗

## （一）物理治疗

1. 中频治疗用于消炎镇痛，促进局部血液循环。

2. 超声药物导入治疗，通过对疼痛部位导入药物来缓解疼痛和不适感。

## （二）运动治疗

痛风患者适当进行体育锻炼，可以减少内脏脂肪生成，减轻胰岛素的抵抗性，从而有利于预防痛风发作。在运动前，应接受专科医生指导，先做有关检查，循序渐进地增加运动量，不要剧烈运动。因为运动过度也容易引起痛风。

（王天天、杨雪、汤玉萌）

# 081 佝偻病一例

## ☞ 患者基本信息

患者，男性，4 岁 4 个月，身高 88 cm，体重 11 kg，未婚。

[在院时间] 2016 年 9 月 8 日入院，2016 年 9 月 22 日出院。

[主诉] 骨骼疼痛，畸形，生长缓慢 2 年。

[主要诊断] 佝偻病。

## ☞ 病史摘要

[现病史] 患儿 2 年前无明显诱因出现骨骼疼痛、双下肢行走不便，双下肢呈 X 形改变，未予重视，伴有多汗、睡觉不安、易激动，肌张力低下，头发稀少、枕秃。身高 88 cm，生长发育较同龄儿童明显迟缓。门诊以佝偻病收入我科。患者精神尚可，食欲欠佳，睡眠差，体重无明显变化，大小便正常。

[既往史] 否认肝炎、结核、疟疾等传染病史，否认手术史，否认外伤史，否认输血史，否认药物、食物过敏史，预防接种随当地进行。

[个人史] 生于四川雅江县，久居于本地，否认疫区居住史，否认疫水、疫源接触史，否认放射物质、有毒物质、毒品接触史，否认冶游史，否认吸烟、饮酒史。母乳喂养至今。

[家族史] 父母健在，均体健，1 兄 1 姐，均体健，家族无传染病史及遗传病史。

## ☞ 入院检查

[一般查体] 体温 36.6 ℃，脉搏 82 次/分，呼吸 22 次/分，血压 110/74 mmHg。发育不良，营养中等，体型偏瘦，步入病房，自动体位，查体欠合作，神志清楚，精神好，正常面容，表情自然，语言正常，声音洪亮，心肺腹查体未见异常。

[专科查体] 患儿胸廓畸形，呈鸡胸状，肋骨部串珠样改变，双下肢呈 X 形改变。

[实验室检查] 全血细胞分析（五分类）等（血）：白细胞（WBC）$6.89 \times 10^9$/L、红细胞（RBC）$5.2 \times 10^{12}$/L、血红蛋白（HGB）151 g/L、血小板（PLT）$328 \times 10^9$/L↑、中性粒细胞百分比 37.1%↓、淋巴细胞百分比 57.3%、血沉（ESR）2 mm/h。流式尿沉渣全自动分析 + 尿微量白蛋白定量：尿红细胞计数 28.50/μL、红细胞（高视野）5.13↑/HP、尿微量白蛋白 31 mg/L。生化组合：碱性磷酸酶（ALP）1227 IU/L↑、乳酸脱氢酶（LDH）

317 IU/L↑、α-羟基丁酸脱氢酶（HDBH）237 IU/L↑、肌酐（CRE）19.4 μmol/L↓、低密度脂蛋白胆固醇4.06 mmol/L↑、总钙（Ca）2.16 mmol/L↓、磷（P）1.31 mmol/L、钠（Na）139 mmol/L、钾（K）4.15 mmol/L、氯（Cl）109.31 mmol/L、游离脂肪酸（NEFA）2.10 mmol/L↑、视黄醇结合蛋白（RBP）12.2 mg/L↓。骨代谢标志物：全段甲状旁腺激素（PTH）729.1 pg/mL、Ⅰ型胶原氨基前肽（P1NP）>780.0 ng/mL、血清β-胶原降解产物（β-CTX）9.479 ng/mL、骨特异碱性磷酸酶（Bone ALP）87.924 μg/L、1,25-二羟基维生素 $D_3$ 11.029 ng/mL。

[影像学检查] 2016 年 9 月 13 日小儿胸正位 X 线检查示双肺纹理多，双肺门影不大。纵隔不宽，气管居中。心影不大。双侧肋膈锐利。胸廓对称，诸肋骨前端膨大，呈串珠状，其余所见骨质密度减低（图 81.1）。印象：心肺膈未见异常；胸部骨质改变，符合佝偻病。2016 年 9 月 13 日腕关节 X 线检查示双腕关节各骨骨密度减低，骨小梁稀疏、骨皮质变薄；干骺端宽大、展开，呈毛刷状改变，骨化中心密度减低，形态不规则，边缘模糊；腕骨可见 4 块骨化中心；双侧尺桡骨弯曲畸形。印象：双腕关节骨质异常，符合佝偻病。2016 年 9 月 13 日心脏超声示静息状态下，心脏结构及功能大致正

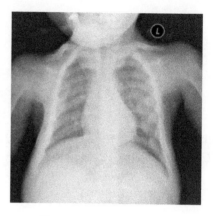

图 81.1 小儿胸正位 X 线

常，二尖瓣反流（少量）。2016 年 9 月 13 日甲状腺超声示甲状腺声像图未见异常，TI-RADS 0 级，双侧颈部可见多发淋巴结，右侧部分肿大，形态结构尚正常。⑤2016 年 9 月 13 日头颅正侧位 X 线检查示颅骨略呈方颅改变，各骨骨纹理模糊，骨皮质变薄，蝶鞍形态、大小正常，软组织未见明显异常。印象：颅骨改变，符合佝偻病，请结合临床。2016 年 9 月 13 日膝关节正侧位 X 线检查示双膝关节外翻呈 X 形，各骨骨密度减低，骨小梁稀疏，骨皮质变薄；干骺端宽大，展开，呈毛刷状改变，骨化中心密度减低，形态不规则，边缘模糊；股骨及胫腓骨弯曲畸形（图 81.2）。印象：双膝关节改变，符合佝偻病。

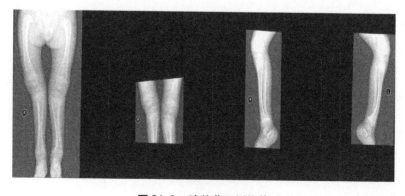

图 81.2 膝关节正侧位片

## ☞ 诊治经过

患者主诉为骨骼疼痛、畸形、生长缓慢 2 年。入院后完善相关检查，均符合佝偻病。给予维生素 AD 软胶囊、碳酸钙对症治疗，同时请首都医科大学附属北京某医院专家指导佩戴矫形支具后，患儿下肢行走情况较入院时明显好转，准予出院。

## ☞ 出院诊断

佝偻病。

## ☞ 出院医嘱及随访

患儿下肢行走情况较入院时明显好转。建议患者出院后，规律服用维生素 D 及碳酸钙片，同时夜间患儿熟睡后，佩戴下肢矫形器以支持患儿下肢矫形，并建议患儿 6 个月后于当地医院复查骨代谢标志物、复查体内 1,25 - 二羟基维生素 $D_3$ 的含量，不适时骨内科门诊复查或于当地医院复查。2 年后或患儿身高增长 10 ~ 15 cm 以上时，请前往当地儿童医院或某儿童医院进行支具延伸或更换支具。

## ☞ 病例小结

小儿佝偻病对儿童的健康危害很大，使小儿发育迟缓，坐位和行走都比健康小儿晚；使小儿的骨骼产生变化，头颅畸形以方头多见，出牙迟，10 个月以上尚未出牙，长出的牙齿缺失牙釉，容易生龋齿；囟门扩大，闭合晚；胸部呈鸡胸、漏斗胸等，脊柱弯曲。常见的原因有日光照射不足、维生素 D 摄入不足、钙含量过低或钙磷比例不当、维生素 D 的需要量增多、疾病和药物影响。治疗应坚持母乳喂养，及时添加含维生素 D 较多的食品，多到户外活动增加日光照射的机会，激期阶段勿使患儿久坐、久站，防治骨骼畸形，多补充维生素 D 及钙剂，必要时矫形辅助治疗。

## ☞ 护理部分

### （一）入院评估

1. MNA - SF 营养评估：9 分，有营养不良的风险。
2. 胸廓畸形，呈鸡胸状，肋骨部串珠样改变，双下肢呈 X 形改变。
3. 患儿易出汗，衣服潮湿。
4. 坠床评估：2 分，存在坠床风险。

### （二）护理问题

1. 营养失调：低于机体需要量与日光照射少、维生素 D 摄入不足有关。
2. 潜在并发症：骨骼畸形，维生素 D 中毒。
3. 有感染的危险：与免疫功能低下有关。
4. 有受伤的危险：存在坠床风险。

## （三）护理措施

1. 多补充含钙丰富的食物，如虾皮、海带、牛奶、豆类、鸡蛋等，补充钙剂为800 mg。若发现患儿出现厌食、恶心、倦怠、烦躁不安、低热，甚至呕吐、腹泻、顽固性便秘、体重下降、血钙 >3 mmol/L（12 mg/dL）时，应立即停用维生素 D，避免阳光照射，及时通知医生。

2. 患儿衣服应柔软、宽松。按医嘱补充维生素 D 及钙剂。每日保证一定时间的户外活动，时间逐渐增加，最好 1~2 小时/日。

3. 预防感染：保持空气新鲜，温湿度适宜，预防交叉感染。

4. 嘱家属 24 小时陪护，卧床时四个床挡保护。按时巡视病房，排除安全隐患。

## （四）护理评价

1. 患儿营养状况得到改善，家属掌握注意事项。

2. 住院期间给予患儿佩戴下肢矫形器支持患儿下肢矫形。未发生维生素 D 中毒。

3. 患儿住院期间病房清洁，温湿度适宜，按时给予患儿护理，未发生院内感染。

4. 患儿及家属掌握防坠床措施，住院期间无意外事件发生。

## （五）护理小结

患儿 4 岁 4 个月，佝偻病，双下肢呈 X 形，维生素 D 缺乏，影响患儿对钙、磷的吸收，造成钙磷代谢紊乱，及时补充维生素 D 对治疗佝偻病意义重大。晒太阳能够促进人体内维生素 D 的合成，如果阳光照射不足，容易影响患儿体内维生素 D 的合成，因此，需要通过其他途径，如食物、服用维生素 D 制剂等来补充缺乏的维生素 D。

# ☞ 康复治疗

1. 日光疗法：可于风和日丽的日子在户外进行日光空气浴，晒太阳。

2. 紫外线照射：治疗时宜采用高压汞灯对患儿进行全身紫外线照射。治疗前先测患儿本人的最小红斑量。治疗剂量依患儿年龄而不同，可参照既定的剂量表进行。紫外线照射期间应补充钙剂。

3. 体位矫形：患儿出现鸡胸等胸廓畸形，可以采用俯卧抬头姿势、睡硬板床来矫正畸形，每日 2~3 次。每次俯卧时间的长短应视患儿体质及耐受程度而异，不宜使患儿过度疲劳。同时佩戴矫形支具，帮助其矫正下肢行走情况。

4. 按摩疗法：每日或隔日做一次肢体或全身按摩，以促进全身血液循环、提高肌力。

5. 其他疗法：患儿可在户外进行游戏、体操等运动，待其年长后可进行体操、跑步、游泳等运动。

（翟武杰、邱佳美、汤玉萌）

# 082 骨质疏松症合并类风湿性关节炎一例

## ☞ 患者基本信息

患者，男性，85岁，身高170 cm，体重70 kg，已婚，退休。

[在院时间] 2016年4月14日入院，2016年4月23日出院。

[主诉] 腰背部疼痛6年，加重6天。

[主要诊断] 骨质疏松症、类风湿性关节炎。

## ☞ 病史摘要

[现病史] 患者于6年前无明显诱因出现腰背部疼痛，疼痛为弥漫性钝痛，负荷增加时疼痛加重、休息后略有缓解，未治疗。4年前患者上述症状加重，表现为周身骨痛，疼痛为弥漫性钝痛，部位不固定，夜间偶有下肢抽搐，休息并自服消炎止痛、活血化瘀等药物治疗半个月（具体药名及药量不详），症状无明显缓解。于2015年就诊于当地医院，行骨密度检查示腰椎T值为-2.61，髋关节T值为-2.87，诊断为骨质疏松症，予碳酸钙D$_3$片1片/次、1次/日，骨化三醇0.25 μg/次、2次/日及阿仑膦酸钠70 mg/次、1次/周治疗。3个月后全身骨痛及夜间抽搐症状明显缓解，未复诊，患者自行停药。6天前患者因搬重物，再次出现腰背部疼痛，疼痛为弥漫性钝痛，休息后无缓解，翻身、起坐、行走等活动轻度受限。为进一步检查及治疗门诊以骨质疏松症收入院。患者目前精神尚可，食欲正常，睡眠正常，体重无明显变化，大便正常，排尿正常。

[既往史] 高血压病史17年，血压最高可达220/110 mmHg，平素规律口服苯磺酸氨氯地平、氯沙坦钾片治疗，血压控制在140~160/70~90 mmHg。冠心病、高脂血症11年余，平素规律口服单硝酸异山梨酯、阿托伐他汀片、阿司匹林治疗；慢性支气管炎11年余。慢性肾功能不全7年余，未接受正规诊疗。1年前因类风湿性关节炎住我院骨内科，平素规律口服来氟米特，20 mg/次，1次/日治疗；否认糖尿病、肾小球肾炎病史；否认结核、肝炎、伤寒等传染病史；2008年行腰椎微创术；2009年诊断为双下肢血管闭塞，行下肢动脉支架术。否认糖尿病等病史，否认肝炎、结核、疟疾等传染病史，否认外伤史，否认输血史，否认药物、食物过敏史，预防接种随当地进行。

[婚育史] 24岁结婚，配偶去世，死因不详，育有2女1子，1女因"白血病"去世，1子因"抑郁病"去世，1女体健。

[个人史] 生于北京顺义区，久居于本地，否认疫区居住史，否认疫水、疫源接触史，否认放射物质、有毒物质、毒品接触史，否认冶游史，否认吸烟、饮酒史。

[家族史] 父母已故，父亲因"肾衰竭"去世，母亲因"乳腺癌"去世，1个哥哥去世，死因不详，1个妹妹因"心脏病"去世，家族无传染病及遗传病史。

## ☞ 入院检查

[**一般检查**] 体温 36 ℃，脉搏 78 次/分，呼吸 20 次/分，血压 130/80 mmHg，患者被轮椅推入病房，心肺腹查体未见特殊异常。

[**专科查体**] 脊柱生理曲度存在，无明显侧弯，四肢肌肉无明显萎缩。颈椎、腰椎棘突、棘上韧带及椎旁肌压痛阴性。颈椎、腰椎棘突直接叩击痛阴性。颈椎、腰椎活动无明显异常。双上、下肢及会阴无明显感觉异常。

[**实验室检查**] 血常规 + 血型等（血）：红细胞压积（HCT）0.36 L/L↓、红细胞平均体积 97 fL↑、单核细胞百分比 8.3% ↑、嗜酸细胞百分比 6.0% ↑。肿瘤全套（男）等（血）：非小细胞肺癌抗原（CA211）4.19 ng/mL↑、$\beta_2$ - 微球蛋白（$\beta_2$ - MG）> 10.0 μg/mL↑、鳞状上皮细胞癌抗原（SCC）3.115 μg/L↑、血清胃泌素释放肽前体（ProGRP）91.949 pg/mL↑。骨内科生化组合等（血）：总蛋白（TP）54.6 g/L↓、白蛋白（ALB）31.9 g/L↓、白球比（A/G）1.41↓、尿素氮（BUN）15.29 mmol/L↑、肌酐（CRE）162.9 μmol/L↑、尿酸（UA）490 μmol/L↑、高密度脂蛋白胆固醇 0.79 mmol/L↓、肌红蛋白 100.9 μg/L↑。

[**影像学检查**] 2016 年 4 月 15 日胸正侧位 X 线示老年性心肺改变（图 82.1）。2016 年 4 月 18 日超声检查示双侧颈动脉硬化改变，斑块形成；双侧颈总动脉局部管腔狭窄（70% ~99%）；双侧股、腘动脉硬化改变，斑块形成；双侧椎动脉彩色血流未见异常；双侧股、腘静脉彩色血流未见异常。骨密度检查结果见表 82.1。

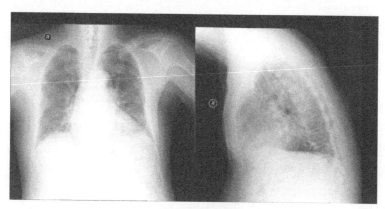

图 82.1　胸正侧位 X 线

表 82.1　骨密度检查结果

| 腰　椎 | | $L_1$ | $L_2$ | $L_3$ | $L_4$ | Total |
|---|---|---|---|---|---|---|
| | BMD($g/cm^2$) | 1.220 | 1.248 | 1.183 | 1.215 | 1.216 |
| | T 值 | 1.3 | 1.4 | 0.7 | 1.1 | 1.1 |
| 股骨颈 | | Neck | Troch | Inter | Total | Ward's |
| | BMD($g/cm^2$) | 0.581 | 0.587 | 1.079 | 0.838 | 0.250 |
| | T 值 | -2.6 | -1.5 | 0.6 | -1.3 | -3.8 |

## ☞ 诊治经过

患者入院后，积极完善相关检查检验，给予对症支持治疗。给予改善骨质疏松（阿仑膦酸钠片）、改善骨代谢、营养骨神经、降压降脂、改善心脏供血等综合治疗。

中医辨病辨证：腰痛、水肿，脾肾阳虚，水湿侵犯症。

中药处方：黄芪 35 g、白术 30 g、熟地 20 g、当归 20 g、白茅根 20 g、栀子 10 g、生山药 20 g、苍术 20 g、蛇床子 10 g、百合 20 g、丹参 30 g、降香 15 g、茯苓皮 12 g、红花 12 g、扁蓄 12 g、车前草 12 g、肉桂 18 g、干姜 12 g、五味子 10 g、天竺黄 10 g、白鲜皮 10 g、陈皮 15 g、大腹皮 15 g、冬瓜皮 12 g、地骨皮 12 g，7 剂，代煎，水煎服，200 mL，每日 2 次。（中药处方仅供参考）

## ☞ 出院诊断

①骨质疏松症；②高血压病 3 级（极高危）；③高脂血症；④冠状动脉粥样硬化性心脏病；⑤类风湿性关节炎；⑥脑梗死；⑦肾功能不全；⑧呼吸道感染；⑨下肢血管闭塞（双侧）。

## ☞ 出院医嘱及随访

患者精神、睡眠正常，饮食、大小便正常。目前无全身疼痛情况发生，病情稳定，准予出院。①嘱患者多吃含钙、磷高的食品，如牛奶、奶制品、豆类、鸡蛋、绿色蔬菜、海带、鱼等；有条件者每日摄取牛奶 250～500 mL，注意合理配餐；坚持低盐、低脂饮食，注意多饮水，保持大便通畅，这样可增进食欲、促进钙的吸收。②避免嗜烟酗酒（吸烟影响体内激素的作用，致钙吸收受影响；另外尼古丁直接损伤血管内皮细胞，促进斑块形成；尽量少喝咖啡、浓茶和碳酸饮料（这些饮料可造成钙的流失）。③坚持每日晒太阳 20～30 分钟，以促进维生素 D 的合成，利于肠道钙的吸收。④适量的负重锻炼，如散步、慢跑、爬楼梯和跳舞（这些活动可通过神经内分泌调节而影响机体的钙平衡，有助于减少骨量丢失和保持骨量）。⑤继续规律口服药物治疗。日常生活中注意监测血压变化情况，控制不佳时及时调整降压药物用量。3 个月后复查血常规、肝肾功能。半年后复查骨代谢标志物，1 年后复查骨密度。

## ☞ 病例小结

骨质疏松症包括绝经后骨质疏松（Ⅰ型）和老年性骨质疏松（Ⅱ型），其发病与年龄、遗传、运动、体内性激素的改变等多种因素有关，其中绝经后女性的雌激素减少和男性睾丸功能减退性的雄激素减少是主要因素。随着年龄增加，老人体内的维生素 D 也随之减少，导致血钙浓度下降，促使甲状旁腺素增高，进一步加重骨密度的降低。

## ☞ 护理部分

### （一）入院评估

1. 疼痛评估：腰部疼痛，VAS 评分 4 分为中度疼痛。

2. Morse 跌倒评分 45 分，存在高危风险。

3. 对骨质疏松饮食了解不足。

4. 腰背部疼痛活动轻度受限。

### （二）护理问题

1. 疼痛：骨痛与骨质疏松有关。

2. 有受伤的危险：与骨质疏松导致骨骼脆性增加有关。

3. 知识缺乏：缺乏骨质疏松饮食相关知识。

4. 有失用性综合征的危险：与骨质疏松疼痛有关。

### （三）护理措施

1. 给予疼痛评估，采取相应措施，使用硬板床，卧床休息数天到一周，使用骨科辅助物，必要时使用背架、紧身衣等，以限制脊椎的活动度和给予脊柱支持，减轻疼痛。

2. 讲解防跌倒知识，采取有效防护措施，指导患者正确用药，服用降糖药物，注意服药后情形，若感头晕、软弱无力时，确保在床上休息，并及时告知医护人员。

3. 在均衡营养的基础上多食奶制品、豆类及其制品、海产品、深绿色蔬菜、坚果、水果等。均衡营养：建议摄入富含钙、低盐和适量蛋白质及淀粉类食品，推荐每日蛋白质摄入 0.8 ~ 1.0 g/kg，每天摄入牛奶 300 mL 或相当量的奶制品。

4. 协助康复师给予患者功能锻炼。

### （四）护理评价

1. 患者主诉疼痛较前缓解，复评 VAS 评分 1 分。

2. 患者及陪护人员能够正确采取防跌倒相关措施，住院期间未发生意外跌倒事件。

3. 患者能够说出骨质疏松饮食种类，并且每日合理摄入。

4. 患者能够掌握肢体功能锻炼方法，未发生肢体废用综合征。

### （五）护理小结

骨质疏松症，随着病情进展，骨量不断损失，骨微结构悄悄发生着变化，从而出现骨痛、易骨折等问题。健康的生活方式、均衡的膳食、充足的日照、规律的运动更加有助于骨骼肌肉的健康强壮。

## ☞ 康复治疗

对于该患者我们建议多做户外运动、多晒太阳、多做物理疗法，提高患者骨密度，改善生活质量。

### （二）物理治疗

1. 红外线疼痛治疗，缓解疼痛不适。

2. 低频脉冲电磁场疗法，抑制破骨细胞活性，促进成骨细胞的形成，提高骨密度。

3. 中频电疗用于缓解疼痛，促进血液循环。

4. 采用气压式血液循环驱动器来促进双下肢血液循环，避免深静脉血栓的形成。

### （三）运动治疗

1. 静力性体位训练：坐或立位时应伸直腰背，收缩腹肌和臀肌，或背靠倚坐直；卧位时应平仰、低枕，尽量使背部伸直，坚持睡硬板床。老年骨质疏松患者适合耐力性项目，不宜进行速度性项目。

2. 步行训练：老年骨质疏松患者每日步行以 5000～10 000 步为宜（2～3 千米），每分钟 80～90 步，每次步行 800～1000 米。

（翟武杰、邱佳美、汤玉萌）

# 083　骨质疏松症合并类风湿性关节炎一例

## ☞ 患者基本信息

患者，女性，74 岁，身高 156 cm，体重 60 kg，已婚。

[在院时间] 2019 年 5 月 8 日入院，2019 年 5 月 22 日出院。

[主诉] 多关节肿痛 26 天。

[主要诊断] 骨质疏松症，类风湿性关节炎。

## ☞ 病史摘要

[现病史] 患者于 2019 年 4 月 12 日无诱因出现关节肿痛，开始时为对称性双手近端指间、掌指关节、腕关节肿痛及肩关节疼痛，功能受限，晨僵明显，晨僵 >1 小时，未就医；1 周后出现右足底疼痛伴双下肢水肿；2 周后出现双足肿痛，症状逐渐加重，发展为双侧肘关节、膝关节、踝关节及跖趾关节肿痛。4 月 22 日就诊于我院中医科，予口服药物治疗（具体用药不详），患者症状未改善，2019 年 5 月 8 日收入我科。患者自发病以来神志清、精神好，偶心悸，无口腔溃疡、皮疹、口干、眼干、脱发，无眼炎，无咳嗽、胸闷、气短，无腹痛，无雷诺现象，食欲可、大小便正常。

[既往史] 13 年前患胆结石行胆囊切除术（腔镜），有高血压病史 10 年，最高血压 150/60 mmHg，口服苯磺酸氨氯地平片 5 mg/次、1 次/日，血压控制可。2 年前在外院发现脾大，1 年前出现贫血，在外院行 3 次输血治疗后病情稳定，1 年前出现肠梗阻，后经内科保守治疗痊愈。否认肝炎、结核、疟疾等传染病史，否认药物、食物过敏史。

[个人史] 生于北京市，久居于本地，否认疫区居住史，否认疫水、疫源接触史，否认放射物质、有毒物质、毒品接触史，否认冶游史，否认吸烟、饮酒史。

[婚育史] 24 岁结婚，配偶体健。子女健康状况良好。

[家族史] 父母已故，父亲有脑出血病史；母亲有阿尔茨海默病，兄弟姐妹状况良好，父母家族无传染病及遗传病史。

## ☞ 入院检查

[一般查体] 体温 36.5 ℃，脉搏 72 次/分，呼吸 18 次/分，血压 134/78 mmHg，神志清楚，全身浅表淋巴结无肿大及压痛。心肺无明显异常。肝肋下未触及，脾肋下可触及。

[专科查体] 脊柱发育正常，无畸形。脊柱生理弯曲存在，棘突无叩击痛，活动自如。四肢无畸形，双侧近端指间关节、掌指关节、双腕、双肘关节、双膝关节、踝关节和跖趾关节肿胀及压痛，双侧近端指间关节、掌指关节、双腕以及肩关节活动受限。双下肢、双足、双踝关节水肿，压之凹痕。无下肢静脉曲张。足背动脉搏动：左侧正常，右侧正常。四肢浅感觉正常，双侧膝腱反射对称且正常，双侧巴宾斯基征未引出，Kernig 征阴性。

[实验室检查] 2019 年 5 月 8 日血分析：白细胞（WBC）$7.83 \times 10^9$/L、红细胞（RBC）$2.0 \times 10^{12}$/L、血红蛋白（HGB）62 g/L、红细胞压积（HCT）0.20 L/L、血小板（PLT）$133 \times 10^9$/L。中性粒细胞百分比 18.7%、淋巴细胞百分比 75.1%、中性粒细胞（NEU）$1.47 \times 10^9$/L、淋巴细胞（LYM）$5.91 \times 10^9$/L。网织红细胞百分比 3.77%、未成熟网织红细胞指数 22.5%、低荧光强度网织红细胞比例 77.5%、高荧光强度网织红细胞比例 8.6%。血清铁：铁（Fe）8.1 $\mu$mol/L、总铁结合力 34.7 $\mu$mol/L、维生素 $B_{12}$ > 1500 pg/mL。C-反应蛋白（CRP）56.77 mg/L、血沉（ESR）105 mm/h、类风湿因子（RF）3.6 IU/mL、抗链球菌溶血素 O 125 U/mL。蛋白电泳：Alpha16.0%。抗核抗体：1∶100 核颗粒型、1∶320 核点型。便常规 + OB、尿常规、肝肾功能、感染八项、甲状腺功能全套未见明显异常。D - 二聚体 2158 $\mu$g/L。总钙（Ca）2.16 mmol/L、磷（P）1.09 mmol/L。

[影像学检查] 2019 年 4 月 29 日（院外）胸部 X 线检查示心、肺、膈未见明显异常。2019 年 4 月 29 日（院外）双手正斜位 X 线检查示双手骨质疏松征象。2019 年 5 月 8 日右手 MRI 平扫未见明显异常。2019 年 5 月 9 日骶髂 CT 示双侧骶髂关节骨质增生，髋臼边缘变尖，骨质疏松，关节面光整，关节间隙内见少许气体密度影，周围软组织未见异常。扫描所及脾大（图 83.1）。2019 年 5 月 8 日腹部超声示脾大，脾静脉增宽，其余未见异常。2019 年 5 月 8 日心脏超声是左心房增大，主动脉瓣钙化，二、三尖瓣反流（少量），肺动脉压力升高，左心室舒张功能减低。2019 年 5 月 8 日血管超声示双侧颈动脉硬化改变，斑块形成；双侧股、腘动脉硬化改变，斑块形成。2019 年 5 月 14 日浅表淋巴结超声结果未见异常。2019 年 6 月 9 日骨密度检查结果见表 83.1。

**表 83.1 骨密度检查结果**

| 日 期 | | 腰椎 | 股骨颈 | 髋部 |
|---|---|---|---|---|
| 2019 年 6 月 9 日 | BMD(g/cm²) | 0.662 | 0.533 | 0.640 |
| | T 值 | -3.5 | -2.8 | -2.5 |

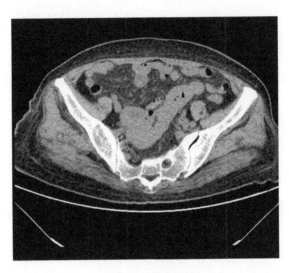

**图 83.1 骶髂 CT**

## ☞ 诊治经过

分析病例特点：患者为女性，74 岁，多关节肿痛。根据相关检验、检查结果，并依据 2010 年 ACR/EULAR RA 分类标准，此患者评为 6 分，可以确诊为类风湿关节炎。根据 DAS28 评分大于 5.1，考虑为高疾病活动度患者。患者贫血、脾大，请血液科会诊，建议骨髓穿刺协助诊疗，患者拒绝。10 天后复查结果：2019 年 5 月 18 日血分析：白细胞（WBC）13.22 × 10⁹/L、红细胞（RBC）2.33 × 10¹²/L、血红蛋白（HGB）73 g/L、红细胞压积（HCT）0.230 L/L、血小板（PLT）169 × 10⁹/L。中性粒细胞（NEU）1.75 × 10⁹/L、淋巴细胞（LYM）11.13 × 10⁹/L。D-二聚体 2021 μg/L、血沉（ESR）86 mm/h、C-反应蛋白（CRP）37.16 mg/L。

## ☞ 出院诊断

①类风湿关节炎；②骨质疏松症；③高血压 2 级（高危）；④贫血；⑤脾大。

## ☞ 出院医嘱及随访

注意休息、理疗、关节活动和肌肉锻炼；坚持药物治疗，注意定期复查。3 个月之后患者疼痛症状好转，因其服用激素，将依降钙素注射液改为阿仑膦酸钠片 70 mg/次、口服，1 次/周抗骨质疏松治疗。注意定期复查。

## ☞ 病例小结

1. 该患者类风湿性关节炎诊断明确，回顾病史，患者 2 年前在外院发现脾大，1 年前出现贫血，2019 年 4 月出现关节症状。脾大出现在关节炎之前，与大多数 Felty 综合征常于关节炎数月甚至数年后出现不同。建议定期复查，评估有无 Felty 综合征可能。

2. 对于首诊出现脾大的患者，我们要考虑自身免疫相关疾病可能，尤其不能排除类风湿关节炎。

3. 长期使用激素时要给予胃黏膜保护剂，定期复查血糖、血脂、电解质、骨代谢相关指标、骨密度、双侧骨盆平片等，防止出现激素导致的并发症。

## ☞ 护理部分

### （一）入院评估

1. 评估患者双手无畸形，双手掌指、近端指间关节阵发性酸胀痛，VAS 评分 1~2 分，为轻度疼痛。

2. Morse 评分 25 分，存在中度跌倒风险。

3. Autar 评分 6 分，存在极低深静脉血栓形成风险。

4. MNA – SF 评分 10 分，血色素低，无其他营养异常指标。

### （二）护理问题

1. 慢性疼痛：与局部炎性反应有关。
2. 失用综合征的危险：与关节疼痛、僵硬及关节肌肉功能障碍有关。
3. 营养低于机体需要量：与患者血色素降低有关。
4. 焦虑：与疼痛反复发作、病情迁延不愈有关。
5. 知识缺乏：与缺乏骨质疏松、类风湿性关节炎相关知识有关。

### （三）护理措施

1. 根据患者全身情况和受累关节的病变性质、部位、多少及范围给予患者合适的体位，选择不同的休息方式。尽可能保持关节功能位置，适当给予运动治疗，减少或避免关节挛缩、肌力减退。

2. 根据受累关节的不同部位及病变特点指导患者有规律地进行具有针对性的功能锻炼，循序渐进，活动量应控制在患者能忍受的范围内。

3. 指导患者均衡营养进食，不要挑食。多进食富含维生素、蛋白质、铁的食物，如动物肝脏、牛奶、鸡蛋、豆制品、海带、瘦肉、鱼虾类。定时复查血常规，不适时及时就诊。

4. 心理支持，鼓励患者说出自身感受，与患者一起分析原因，并评估其焦虑程度，鼓励患者树立战胜疾病的自信心。

### （四）健康教育

风湿免疫专病小组主动为患者讲解类风湿性关节炎的诱因及疾病发展过程，指导患者认识疾病，并学会日常自我功能锻炼及关节保护。缓解期鼓励患者主动参与康复锻炼，适当增加负重练习，在治疗疾病的同时预防骨质疏松症的发生。协助康复师落实患者康复训练计划。责任护士主动巡视患者，及时动态评估患者，按时做好各项护理质量工作。给予患者家属讲解日常保健知识，定期进行复查。

### （五）护理评价

1. 患者能正确运用减轻疼痛的技术和方法，主动配合休息、药物等治疗，疼痛减轻或消失。

2. 患者掌握缓解关节僵硬的方法，关节疼痛、僵硬程度减轻，关节活动受限状况得到改善，能够进行适度的关节活动。住院期间，患者未出现相关并发症。

3. 患者复查化验指标好转。

4. 能够认识到焦虑所引起的不良反应，并能够运用适当的应对方法，焦虑程度减轻，舒适感有所增加。患者及家属能够积极主动配合治疗。

5. 患者了解了发病的诱因及病情的进展情况，了解了骨质疏松与自身疾病的相关性，并有意识预防骨质疏松的发生和发展，重视并发症的发生。

### （六）护理小结

患者为老年女性，类风湿性关节炎合并骨质疏松症，在其护理过程中，重视对患者进行健康指导、康复指导及日常生活运动指导，使患者提高生活自理能力，学会正确肢体功能锻炼，促进患者的恢复。同时重视患者骨质疏松预防及日常生活安全指导，养成健康生活模式，提高生活质量。

## ☞ 康复治疗

### （一）物理治疗

1. 红外线治疗，缓解疼痛，促进局部血液循环。
2. 低频脉冲磁疗，抑制破骨细胞活性，促进成骨细胞的形成，提高患者骨密度。
3. 超短波消炎止痛用于急性期的治疗。
4. 患者采用气压式血液循环驱动器，促进下肢血液循环，防止深静脉血栓的形成。

### （二）运动方法

1. 休息、活动期的关节制动，恢复期的关节功能锻炼。
2. 肌力训练：该患者不做过度运动锻炼，但为保持肌力进行肌肉静力性收缩即等长收缩训练，以保护炎症性关节病变处的肌力，保持肌力和耐力。在其恢复期，需加强关节主动运动，适当进行等张训练或抗阻力训练，指导患者用滑轮、弹簧、沙袋等进行肌力训练。

（马伟凤、苏天娇、汤玉萌）

# 084 甲状腺功能亢进致骨质疏松性椎体多发骨折一例

## ☞ 患者基本信息

患者，女性，58 岁，身高 160 cm，体重 54 kg，已婚，农民。

[在院时间] 2016 年 1 月 19 日入院，2016 年 1 月 25 日出院。

[主诉] 胸椎压缩骨折术后 4 个月，腰背部疼痛 1 周。

[主要诊断] $T_9$ 骨质疏松性压缩骨折；胸腰椎压缩性骨折术后（$T_{10}$ ~ $T_{12}$、$L_1$）；骨质疏松症（严重）；腰椎管神经鞘瘤切除内固定术后；高血压病。

## ☞ 病史摘要

[现病史] 患者 2015 年 9 月因胸椎压缩骨折于我科局麻下行经皮穿刺胸椎体成形术（$T_{10}$ ~ $T_{12}$），手术顺利，疼痛明显缓解，术后给予抗骨质疏松药物（伊班膦酸、维生素 D、钙剂、固力康）对症治疗，患者恢复良好，腰背部疼痛症状明显缓解，出院后继续口服抗骨质疏松药物（钙剂、固力康等）治疗。1 周前患者洗手弯腰起身时腰背部疼痛症状突发加重，行走活动时疼痛明显，卧床休息稍缓解，翻身活动困难，无下肢放射疼痛。无低热、盗汗，无夜间痛。患者为求诊治来我院，门诊以胸椎压缩骨折术后收入院。患者一般情况良好，精神可，饮食正常，睡眠稍差，发病后体重无明显变化，大小便正常。

[既往史] 患者 2015 年 3 月因腰椎管神经鞘瘤在山东省某医院神经外科行腰椎管内肿瘤切除植骨融合内固定术（$L_3$ ~ $L_4$）。2015 年 6 月因反复腰背痛再次于山东省某医院行椎体成形术（$T_{11}$、$L_1$）。2015 年 9 月因胸椎压缩骨折于我院行胸椎体成形术（$T_{10}$ ~ $T_{12}$）。否认肝炎、结核、疟疾等传染病史，否认冠心病、糖尿病病史，否认外伤史，否认输血史，无药物、食物过敏史，预防接种随当地进行。

[个人史] 生于山东省，久居于本地，无疫区居住史，无疫水、疫源接触史，无放射物质、有毒物质、毒品接触史，无吸烟、饮酒史。

[婚育史、月经史] 23 岁结婚，配偶体健，育 1 女 1 子体健。13 岁初潮，4 ~ 6 天/20 ~ 30 天，50 岁绝经。

[**家族史**] 父母体健，兄弟姐妹体健，家族无传染病及遗传病史。

# ☞ 入院检查

[**一般查体**] 体温 36.8 ℃，脉搏 80 次/分，呼吸 18 次/分，血压 135/60 mmHg。强迫侧卧位，查体合作，神志清楚，心肺腹查体未见明显异常。

[**专科查体**] 平车推入病房。腰部后正中可见长 15 cm 手术瘢痕，愈合良好。胸腰段棘突及两侧椎旁肌广泛压痛、叩击痛，无肢体放射。腰椎屈伸活动受限。双下肢肌力 Ⅳ 级，肌张力正常。鞍区及下肢皮肤感觉正常。双侧膝跟腱反射正常，病理征未引出。

[**实验室检查**] 血、便、尿常规正常。凝血四项、血沉、C-反应蛋白正常，生化、肝肾功能，血钙、磷和碱性磷酸酶水平，未见明显异常。甲状旁腺激素（PTH）28.9 pg/mL、1,25-二羟基维生素 $D_3$ 31.67 ng/mL、Ⅰ 型胶原氨基前肽（P1NP）239.6 ng/mL。

[**影像学检查**] 2015 年 9 月腰椎 MRI 示 $T_{11}$、$L_1$ 椎体内可见椎体成形术后改变；$T_{10}$、$T_{12}$ 椎体压缩变扁，中央部长 $T_1$ 短 $T_2$ 信号；$L_3 \sim L_4$ 椎体内固定牢固良好（图 84.1）。腰椎 X 线检查示 $L_3 \sim L_4$ 内固定位置良好，$T_{11}$、$L_1$ 椎体可见骨水泥填充影（图 84.2）。腰椎 MRI 示 $T_{10}$、$T_{12}$ 椎体呈楔形变，抑脂像高信号提示新鲜压缩骨折征象；$L_3 \sim L_4$ 椎体内固定位置良好（图 84.3）。腰椎 X 线检查示再次 PVP 术后，$T_{10} \sim T_{12}$、$L_1$ 椎体内骨水泥填充影，充盈满意（图 84.4）。2016 年 1 月胸椎 MRI 示 $T_9$ 椎体楔形改变，抑脂像高信号，提示新鲜骨折（图 84.5）。第三次 PVP 术后 X 线检查示 $T_9 \sim T_{12}$、$L_1$ 椎体内可见骨水泥填充影，充盈满意；$T_9$ 水泥血管渗漏，多椎体骨质疏松（图 84.6）。2016 年 3 月右侧胫腓骨正侧位 X 线检查示骨质疏松，骨皮质菲薄，胫骨远端皮质不连续（图 84.7）。

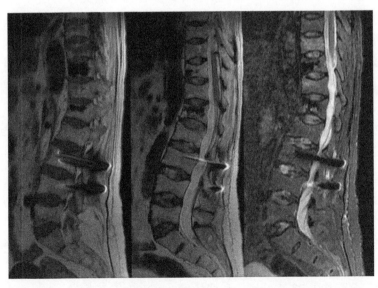

图 84.1 腰椎 MRI（1）

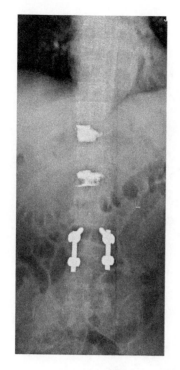
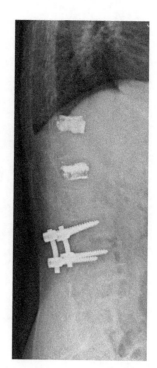

图84.2 腰椎X线（1）

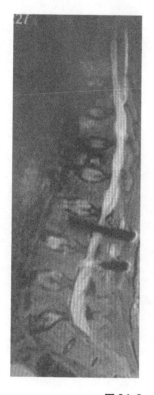
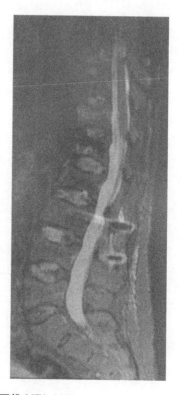

图84.3 腰椎MRI（2）

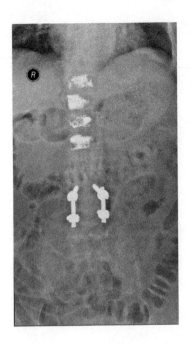
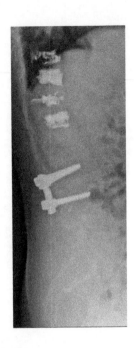

图 84.4　腰椎 X 线（2）

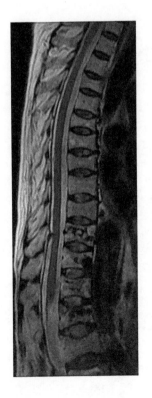
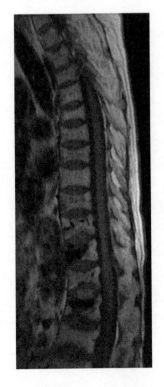
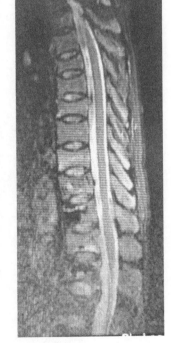

图 84.5　胸椎 MRI

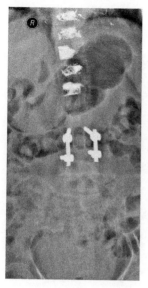
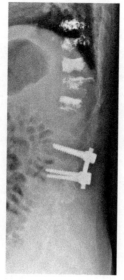

图 84.6　第三次 PVP 术后 X 线

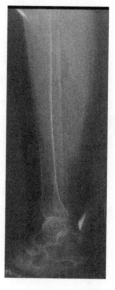
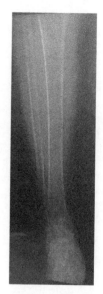

图 84.7　右侧胫腓骨正侧位 X 线

## ☞ 诊治经过

　　患者为中年女性，既往 2015 年 3 月因腰椎管神经鞘瘤在山东省某医院神经外科行腰椎管内肿瘤切除植骨融合内固定术（$L_3 \sim L_4$）。术后卧床 3 个月，后出现持续性腰痛，翻身困难，再次入山东省某医院诊断为 $T_{11}$、$L_1$ 压缩骨折，行第一次椎体成形术，术后患者恢复良好，疼痛缓解。2015 年 9 月（PVP 术后 3 个月），因全身疼痛，弯腰后再次出现腰痛加重，疼痛剧烈，于我院行 MRI 检查提示 $T_{10}$、$T_{12}$ 椎体压缩性骨折，排除手术禁忌后行胸椎体成形术，术后配合伊班膦酸、维生素 D、钙剂、固力康等抗骨质疏松药物治疗，患者疼痛症状缓解后出院。2016 年 1 月（第二次 PVP 术后 3 个半月）再次出现剧烈腰背痛，再次入住骨科，入院后完善相关检查，胸椎 MRI 示 $T_{10} \sim T_{12}$、$L_1$ 椎体内可见骨水泥填充影，$T_9$ 椎体楔形变，高信号，提示新鲜骨折。骨代谢指标示甲状旁腺激素（PTH）28.9 pg/mL、1,25 - 二羟基维生素 $D_3$ 31.67 ng/mL、P1NP 239.6 ng/mL。结合椎体反复脆性骨折史，排除转移性骨肿瘤、胸腰椎结核、多发性骨髓瘤、甲状旁腺功能亢进等内分泌疾病、类风湿性关节炎等免疫性疾病、长期服用糖皮质激素及其他影响骨代谢药物、各种先天或获得性骨代谢异常疾病后，明确诊断为骨质疏松性多发椎体骨折。治疗上第三次行 $T_9$ 椎体成形术，术后给予高钙饮食及骨质疏松相关健康教育，唑来膦酸 5 mg 静脉注射，配合维生素 D、固力康等药物抗骨质疏松治疗。患者诉腰背部疼痛缓解后出院。

## ☞ 出院诊断

　　①胸椎骨质疏松性压缩骨折（$T_9$）；②胸腰椎压缩性骨折术后（$T_{10} \sim T_{12}$、$L_1$）；③骨质疏松症（严重）；④腰椎管内神经鞘瘤切除内固定术后；⑤高血压病；⑥甲状腺功能亢进。

## ☞ 出院医嘱及随访

①佩戴腰围下床活动；②继续口服抗骨质疏松药物；③1年后按需行唑来膦酸（密固达）药物治疗；④出院给予高钙饮食、多晒太阳、防止摔倒，继续按照目前方案抗骨质疏松治疗，监测血钙水平（开始1~2周1次，正常后2个月1次），3个月后复查血常规、肝肾功能，不适时骨科门诊随诊。

患者出院后未严格遵医嘱行抗骨质疏松口服药物治疗。2016年3月（第三次PVP术后2个月），患者轻微扭伤出现右胫骨骨折，行石膏外固定保守治疗。1个月后于门诊复查，行甲状腺超声检查示甲状腺实质性损害改变，考虑桥本病，行甲状腺功能查血结果：游离三碘甲状腺原氨酸35.39 pg/mL，游离甲状腺素 >100.00 ng/dL↑，促甲状腺激素 0.005 μIU/mL↓，抗甲状腺球蛋白抗体497.10 IU/mL，抗甲状腺过氧化物酶抗体600.00 U/mL↑，甲状旁腺激素25.50 pg/mL。叮嘱患者积极治疗甲状腺疾病，并规律抗骨质疏松治疗。2018年3月电话随访患者无特殊不适，正常工作生活。

## ☞ 病例小结

首先要提高医生对继发性骨质疏松性骨折的认识与重视。对于一个年龄小于60岁的妇女反复出现腰背部疼痛，疼痛尤其明显时，即使无明显外伤，我们也应该提高警惕，应行进一步相关实验室及影像学检查，首先要排除各种原因导致继发性骨质疏松性椎体骨折的发生，方可诊断为原发性骨质疏松性骨折。其次，对于脊柱椎体骨折的诊断，尤其是反复、多发椎体骨折的，应尽可能完善相关检查，排除转移性骨肿瘤、胸腰椎结核及其他感染性疾病、多发性骨髓瘤、甲状旁腺功能亢进等内分泌疾病、类风湿性关节炎等免疫性疾病，长期服用糖皮质激素及其他影响骨代谢药物、各种先天或获得性骨代谢异常疾病后，方可诊断为骨质疏松引起的脆性骨折，以免遗漏其他疾病。本例患者两次住我院骨科均按照骨质疏松性脊柱压缩骨折给予椎体成形术，但两次均未查甲状腺超声及甲状腺功能，导致误诊，也源于当时医生对骨质疏松性压缩骨折的认知不足。随后发生胫骨骨折后，在随访中及时查清了病因，考虑甲状腺功能亢进导致骨质疏松可能性大。有学者认为，甲状腺功能亢进时因为甲状腺激素增多，成骨细胞和破骨细胞的活性都增加，但破骨细胞更明显，骨吸收大于骨形成，导致骨量丢失，发病率为35%~58%。此外甲状腺激素分泌增多可干扰活性维生素D的生成，导致钙吸收降低，使蛋白质分解代谢亢进，引起钙磷代谢紊乱而发生负钙平衡，诱发骨质疏松。术后积极适当的功能锻炼是避免术后失用性骨质疏松的有效途径，而反复骨折对患者心理影响较大，对于术后功能锻炼及生活均产生了消极影响。最后，目前许多医生对骨质疏松引起脆性骨折的治疗，仍局限于对骨折进行外科干预，如椎体成形术、内固定手术等，没有对引起骨质疏松症的原因追根溯源，也未引起足够重视及对骨质疏松症患者进行规范有序的抗骨质疏松治疗，导致患者再次发生骨折的风险显著增高。治疗原发病，往往对骨质疏松的治疗起到根本性作用，因此对于骨质疏松性骨折首先要排除继发性骨质疏松性骨折，可按照原发性骨质疏松性骨折治疗。临床上对已发生骨折的骨质疏松症患者进行骨质疏松症科普知识的健康教育，提高患者的坚持治疗依从性，引起患者自身的重视非常重要，虽是"亡羊补牢，但为时不晚"，可以明显降低再次骨折的发生率。

（许小多、宋若先）

# 085 垂体瘤继发骨质疏松症一例

## 👉 患者基本信息

患者，男性，56 岁，身高 180 cm，体重 80 kg，已婚，工人。

[**就诊时间**] 2014 年 4 月 16 日初次就诊，2015 年 12 月 16 日末次就诊。

[**主诉**] 全身痛 1 年，加重伴活动受限 1 个月。

[**主要诊断**] ①继发性骨质疏松症，$T_{12}$、$L_3$ 椎体骨折；②垂体腺瘤术后。

## 👉 病史摘要

[**现病史**] 患者于 1 年前无明显诱因间断出现全身疼痛不适，症状反复，时轻时重，与劳累、天气变化无关，未予重视。1 个月前无诱因全身疼痛症状加重，以腰背痛为著，翻身起坐活动受限，遂就诊于外院，经"止痛药"对症治疗，疼痛不缓解。今为进一步治疗来我院骨质疏松科。患者自发病以来，精神、食欲欠佳，睡眠尚可，大小便正常，体重无明显改变。但有乳房变大，体毛变少；亦常感全身无力、口渴、夜尿增多，伴有间断头痛，间断发作恶心、呕吐；但无腹胀、腹痛、腹泻、反酸等，无肾区疼痛、血尿，无抽筋，无关节红肿、皮肤瘙痒、皮疹及牙龈出血，亦无头晕、眩晕及视力障碍等不适。

[**既往史**] 患有甲状腺功能减低症，服用优甲乐（左甲状腺素钠片）1 年（50 μg/d）；否认高血压、糖尿病、冠心病病史，否认肝炎、结核、疟疾等传染病史；3 个月前发现垂体瘤，于外院行垂体瘤摘除术，病理诊断为"垂体腺瘤"，术后一直服用氢化可的松（20 mg/d）；否认输血史，否认药物、食物过敏史，预防接种史不详。

[**个人史**] 生于陕西省西安市，久居于本地，否认疫区居住史，否认疫水、疫源接触史，否认放射性物质、化学性物质、有毒物质、毒品接触史，否认冶游史，否认吸烟、饮酒史。

[**婚育史**] 适龄结婚，育有 1 子，配偶及儿子均体健。

[**家族史**] 父母已故，兄弟姐妹均健在。否认家族性遗传病史。

## 👉 入院检查

[**一般查体**] 体温 36.3 ℃，脉搏 65 次/分，呼吸 18 次/分，血压 120/70 mmHg。发

育正常，慢性病容，轮椅推入诊室，神志清楚，表情淡漠，查体合作。全身皮肤、黏膜无黄染，无皮疹、淤点、淤斑。甲状腺无肿大，无压痛、震颤、血管杂音；胸廓两侧对称，乳房略大；胡须、腋毛稀疏。心肺腹查体未见明显异常。

[**专科查体**] 神志清楚，言语清晰，语言流利，应答切题，查体合作。思维反应较慢，理解力、判断力正常；视野粗查无缺损，双侧眼球各项运动正常自如。双眼睑无下垂、无水肿，结膜无苍白，全身关节无红肿，脊柱无畸形。$L_3$ 椎体棘突压痛阳性；胸骨、肋骨压痛阴性，胸廓挤压痛阴性，双手关节痛阴性。$L_3$ 椎体及棘突叩痛阳性，胸骨叩痛阴性。四肢肌力、肌张力正常。神经系统检查生理反射存在，病理反射未引出。

[**实验室检查**] 肝功、肾功、血常规（2014年1月21日，外院）：正常。垂体激素：睾酮（T）2.6 nmol/L，黄体酮（P）0.119 nmol/L，雌二醇（E2）<18.35 pmol/L，促黄体生成素（LH）14.85 mIU/mL，促卵泡激素（FSH）15.77 mIU/mL，泌乳素（PRL）441 mIU/L，皮质醇15.01 μg/dL，生长激素（GH）<0.03 ng/mL，促肾上腺皮质激素（ACTH）10.04 pg/mL。甲状腺功能：游离甲状腺素（$FT_4$）10.92 pmol/L，游离三碘甲状腺原氨酸（$FT_3$）3.01 pmol/L，促甲状腺激素（TSH）2.18 μIU/mL，抗甲状腺球蛋白抗体（TGAb）16.36 IU/mL，抗甲状腺过氧化物酶抗体（TPOAb）150.51 IU/mL。

肝肾功、电解质（2014年4月16日，我院）：正常。骨代谢标志物：1,25-二羟基维生素 $D_3$ 20.78 ng/mL、Ⅰ型胶原氨基前肽（P1NP）218.3 ng/mL、血清Ⅰ型胶原C-末端前肽交联（S-CTX）0.728 ng/mL、甲状旁腺激素（PTH）30.25 pg/mL。

[**影像学检查**] ①脑垂体MRI增强（2014年1月23日，外院）示垂体腺瘤2.2 cm×1.7 cm×2.2 cm（图85.1）。②胸腰椎MRI（2014年4月16日，我院）示 $T_{12}$、$L_3$ 椎体压缩骨折，$L_2$ 椎体鱼椎样改变（图85.2）。③2014年5月19日骨密度检查结果显示骨量减少（表85.1）。

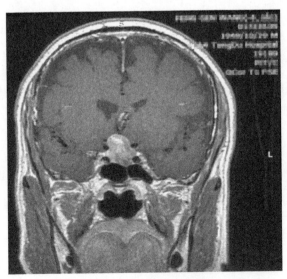

图85.1　脑垂体MRI增强

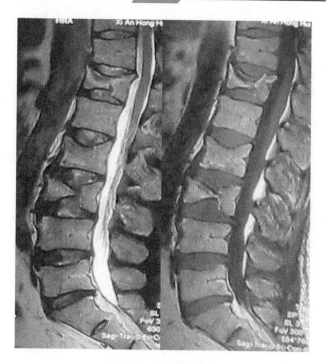

**图 85.2　胸腰椎 MRI**

**表 85.1　DXA 骨密度检查结果**

| | 左 髋 | | 腰 椎 | |
|---|---|---|---|---|
| | Femoral Neck | Total | $L_2$ | Total( $L_1 \sim L_4$ ) |
| BMD( $g/cm^2$ ) | 0.701 | 0.886 | 0.874 | 1.036 |
| T 值 | −1.8 | −1.2 | −1.3 | 0.2 |

## ☞ 诊治经过

患者为 56 岁男性，主因"全身痛 1 年，加重伴活动受限 1 月"就诊，查 MRI 胸腰椎骨折，DXA 骨密度示骨量减少，因临床有脆性骨折，符合骨质疏松症诊断，且为继发性骨质疏松症。继发因素有内分泌疾病本身的影响，也有来自所用药物对骨代谢的影响。

继发因素之一：患者有垂体腺瘤病史，垂体腺瘤临床表现之一为激素分泌异常症群，激素水平异常会影响骨骼系统代谢。腺垂体分泌的激素中 TSH、ACTH、FSH 和 LH 分别通过调控靶腺即甲状腺、肾上腺、性腺分泌相应激素，发挥相应生理作用；GH、PRL 直接作用于靶组织或靶细胞发挥相应生理功能。这些激素水平的异常对骨骼系统的影响表现为以下几个方面：①生理剂量的 PRL 对性激素合成有促进作用，而 PRL 异常升高对性激素合成有抑制作用，性激素对骨骼具有保护作用，性激素减少（尤其 E2 水平下降），会通过多种信号通路促进破骨细胞活化、抑制成骨细胞，导致骨吸收增加、骨量丢失、骨密度下降，从而增加髋部、椎体、非椎体骨折的风险，该患者 PRL 明显高于正常水平，睾酮（T）、黄体酮（P）、雌二醇（E2）明显低于正常水平；②GH 通过调控骨重建维持骨转换、骨质量和骨密度，GH 减少使骨转换降低，从而影响成骨功能，使骨质量、骨密度下降，该患者 GH 明显减少；③生理状态的雌激素与甲状腺激素可以使 GH 受体数量增加，故雌激素与甲状腺激素水平降低时，会使 GH 受体数目下降，从而影响其相应的生理功能。继发因素之二：患者垂体腺瘤术后 3 个月一直服用氢化可的松替代治疗，糖皮质激素副作用之一为骨质疏松，且糖皮质激素使用 3 个月以上对骨密度无安全剂量。

在诸多影响骨骼代谢的继发因素中，以 PRL 水平明显升高、E2 水平明显减少及服用糖皮质激素所致骨转换失衡、骨丢失加快为主。予以依降钙素缓解疼痛、抑制骨折期快速骨流失；予以阿仑膦酸钠（70 mg/周）抑制骨吸收、增加骨密度、降低再发骨折风险；同时予以阿法骨化醇、钙剂基础治疗。1 个月后复诊，患者全身疼痛症状明显好转，生活质量明显提高，自行步入诊室。之后定期于我科复查，骨转换指标维持正常水平，病情平稳。患者定期复查各项指标见表 85.2。

表 85.2　患者定期复查各项指标汇总

| | S-CTX (ng/mL) | P1NP (ng/mL) | PTH (pg/mL) | 1,25-二羟基维生素 $D_3$ (ng/mL) | BMD($g/cm^2$) | | |
| --- | --- | --- | --- | --- | --- | --- | --- |
| | | | | | 左股骨颈 | 左全髋 | 腰椎 |
| 2014 年 5 月 19 日 | 0.728 | 218.3 | 45.74 | 20.78 | 0.701 | 0.886 | 1.036 |
| 2014 年 7 月 9 日 | 0.363 | 136.3 | 45.74 | 28.08 | — | — | — |
| 2014 年 10 月 9 日 | 0.319 | 97.04 | 39.91 | 29.09 | — | — | — |
| 2014 年 12 月 23 日 | 0.189 | 52.36 | 37.07 | 21.65 | 0.711 | 0.873 | 1.107 |
| 2015 年 5 月 13 日 | 0.195 | 31.8 | 53.38 | 32.97 | — | — | — |
| 2015 年 12 月 16 日 | 0.164 | 26.86 | 30.39 | 22.66 | 0.734 | 0.892 | 1.116 |

## ☞ 出院医嘱及随访

嘱咐患者平素进食富含钙、磷的食物，多晒太阳，适当锻炼，避免负重，改善居家环境，防跌倒和骨折；嘱其继续按照目前治疗方案，定期监测血钙水平、血磷水平、肝肾功、血常规及骨代谢标志物，定期于内分泌科垂体瘤术后复查，半年复查骨密度；不适时随诊。

## ☞ 病例小结

骨质疏松症常见于绝经后女性，随着人们对骨质疏松的认识与重视，男性骨质疏松症也越来越多见，但多数为继发性，且多继发于性激素异常、性功能低下、药源性及内分泌系统疾病、制动等；内分泌学科中，常见于下丘脑-垂体疾病、甲状腺疾病、性腺疾病、肾上腺皮质疾病、糖尿病等。因此，临床诊治过程中须详细询问病史，准确病因诊断、及早防治。垂体瘤是颅内常见肿瘤，占中枢神经系统肿瘤的 10% ~20%，尸检发现的无症状垂体瘤更多，其中来自腺垂体瘤的占多数，所以垂体瘤漏诊率很高。垂体瘤主要临床表现为激素分泌异常症群，激素分泌水平异常对骨骼会产生一定影响，如 T、

P、E2、GH、ACTH 水平降低，PRL、FSH、TSH 水平升高，会导致骨量丢失、骨密度下降，从而出现骨痛、骨脆性增加，易发生骨折。因此，临床工作中，如遇到有全身骨痛、反复病理性骨折的患者，应常规行骨密度、血生化、血常规及骨代谢标志物检测，注意追查病理性骨折的原因；若有激素分泌异常相关临床征兆者，应行内分泌相关检查，如垂体激素检测，必要时行头颅 CT 或 MRI，以明确有无垂体病变；如明确诊断垂体瘤，予以手术切除，术后需告知患者进一步检查，排除继发性骨质疏松症；更不能忽视的是，术后予以激素替代治疗者，应考虑到糖皮质激素对骨密度的影响，告知患者予以重视，行骨质疏松相关检查与干预，以期达到早查、早诊、早治，避免发生严重骨质疏松症及反复病理性骨折。

## ☞ 护理部分

1. 骨质疏松知识科普教育，如适量运动（包括慢走、慢跑、太极拳等）、多晒太阳、富含钙饮食、积极诊治影响骨代谢的疾病、慎用影响骨代谢的药物、防跌倒防骨折、改善居家环境预防跌倒等。

2. 重视抗骨质疏松治疗，同时定期垂体瘤术后复查。

3. 指导患者适当的康复锻炼，预防骨折后并发症出现，根据具体情况必要时采用多种康复措施。

## ☞ 康复治疗

1. 疼痛管理、饮食及生活习惯指导、运动康复、康复辅具的使用、中医药康复等。

2. 鼓励患者在医护人员的指导下尽早坐起和站起，以缩短卧床时间，减少卧床相关并发症的发生。

3. 腰背部肌肉力量训练和平衡训练。

4. 骨折后的康复训练通常由被动运动开始，可待疼痛缓解后，逐步开始行主动肌力锻炼。

5. 康复措施主要包括运动康复、物理疗法和个性化的康复辅具，有助于改善骨折后残留的肢体疼痛、肿胀及功能障碍，增加骨强度，提高患者生活质量。

（曾玉红、冯燕）

# 086  骨软化症一例

## ☞ 患者基本信息

患者，男性，53 岁，身高 171 cm，体重 53 kg，已婚，工人。

[就诊时间] 2019 年 3 月 26 日初次就诊，2019 年 12 月 17 日末次就诊。

[**主诉**] 全身痛，乏力 1 年余，加重 1 个月。

[**主要诊断**] 维生素 D 缺乏性骨软化症。

## 病史摘要

[**现病史**] 患者于 1 年前无明显诱因出现全身痛、乏力，以腰背部显著，活动时疼痛加重、休息后症状减轻。1 个月前全身疼痛、乏力加重，伴活动受限，走路需人搀扶，为行进一步系统治疗，就诊我科，由轮椅推入诊室。患者发病以来，无抽筋，无多汗、烦渴、多饮、多尿，无关节肿痛、发热、皮肤淤点、牙龈出血，无腹胀、腹痛、腹泻、反酸、呕血、便血及黄疸等不适，身高较前变矮 2 cm 以上，近期体重无明显减轻，精神、饮食、睡眠可，二便无特殊。

[**既往史**] 否认高血压、糖尿病、冠心病等病史，否认肝炎、结核、疟疾等传染病史，2 年前因肝内胆管阻塞行肝叶部分切除术，具体情况不详。否认外伤史，否认药物、食物过敏史，否认激素应用史，预防接种随当地进行。

[**个人史**] 生于陕西省西安市，久居于本地，否认疫区居住史，否认疫水、疫源接触史，否认放射物质、有毒物质、毒品接触史，否认冶游史，否认吸烟、饮酒史。

[**婚育史**] 23 岁结婚，配偶体健，育有 2 子，均体健。

[**家族史**] 父母健在，均体健，1 个哥哥、1 个妹妹均体健，家族无传染病及遗传病史。

## 入院检查

[**一般查体**] 体温 36.6 ℃，脉搏 68 次/分，呼吸 18 次/分，血压 120/75 mmHg。神志清楚，精神可，轮椅推入诊室，查体合作，头颅四肢无畸形，心肺腹查体未见明显异常。

[**专科查体**] 脊柱生理弯曲存在，无明显侧弯，四肢肌肉无明显萎缩。胸腰椎棘突压痛阳性，双侧肋骨挤压痛阳性，四肢感觉无明显异常。胸腰椎椎体及棘突叩痛阳性；双下肢肌力 Ⅲ 级、双上肢肌力 Ⅳ 级，四肢肌张力正常。生理反射存在，病理反射未引出。

[**实验室检查**] 血、尿常规正常；血生化：血钙 1.95 mmol/L，血磷 0.45 mmol/L，血钾、钠、氯正常，碱性磷酸酶（ALP）432 U/L，总胆红素 31.06 μmol/L，直接胆红素 18.83 μmol/L，间接胆红素 11.42 μmol/L。肾功能、血清蛋白电泳、性激素六项、血气分析均未见明显异常；骨代谢标志物：1,25 - 二羟基维生素 $D_3$ 3 ng/mL、Ⅰ 型胶原氨基前肽（P1NP）281 ng/mL、Ⅰ 型胶原羧基端末端肽（S - CTX）0.888 ng/mL、甲状旁腺激素（PTH）220 pg/mL。

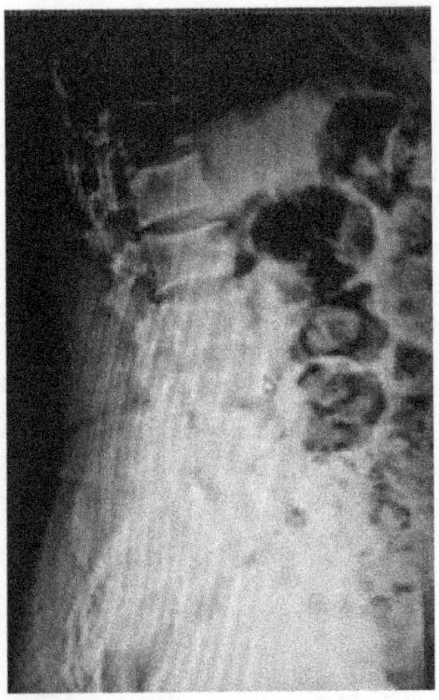

[**影像学检查**] 2019 年 3 月 26 日腰椎侧位 X 线检查示 $T_{12}$、$L_3$ 椎体楔形变（图 86.1）。骨密度（2019 年 3 月 26 日）：Total（$L_1 \sim L_4$）0.535 g/cm$^2$，T 值 - 5.1。随访期间患者骨密度见表 86.1。

图 86.1 腰椎侧位 X 线

表86.1　患者治疗前与治疗后9个月骨密度变化情况

| 腰椎 | | $L_1$ | $L_2$ | $L_3$ | $L_4$ | Total |
|------|------|------|------|------|------|------|
| 2019年3月26日 | BMD($g/cm^2$) | 0.523 | 0.553 | 0.677 | 0.490 | 0.535 |
| | T值 | -5.0 | -4.9 | -4.8 | -5.5 | -5.1 |
| 2019年12月17日 | BMD($g/cm^2$) | 0.735 | 0.765 | 0.790 | 0.867 | 0.793 |
| | T值 | -3.1 | -3.0 | -2.8 | -2.0 | -2.7 |

## ☞ 诊治经过

患者为中年男性，主诉全身痛，乏力1年余，加重1个月，结合骨密度、实验室检查结果，排除多发性骨髓瘤、长期服用糖皮质激素及其他影响骨代谢药物、各种先天或获得性骨代谢异常疾病后，诊断为骨软化症。本病例患者因有"肝内胆管阻塞"病史，并行"肝叶部分切除术"，检查时血清1,25-二羟基维生素$D_3$严重缺乏，血中总胆红素水平增高，因此考虑是肝源性维生素D缺乏所致的骨软化症。

治疗上，给予碳酸钙$D_3$片（钙尔奇D）600 mg/次、1次/日，骨化三醇胶丸0.25 μg/次、2次/日，维生素D滴剂800 IU、1次/日，金天格胶囊0.8 g/次、2次/日治疗。并定期检测血钙、血磷、骨代谢指标水平，调整用量。定期检测骨密度。

## ☞ 出院医嘱及随访

嘱咐患者平素高钙饮食、多晒太阳、防止摔倒，继续按照目前方案治疗，1个月、3个月和半年后检测血钙水平、血磷水平、肝肾功能和骨代谢标志物，半年后复查骨密度。不适门诊随诊。由于患者自身原因，于第9个月前来复诊，走入诊室，患者自述全身疼痛症状于治疗后1个月已明显好转，并自购药物继续治疗。未再发生椎体及其他部位骨折，骨密度较9个月前明显提高。查体四肢肌力已恢复正常。血钙2.19 mmol/L、血磷0.98 mmol/L、ALP 252 U/L、1,25-二羟基维生素$D_3$ 21.84 ng/mL、P1NP 306.7 ng/mL、S-CTX 1.42 ng/mL、PTH 113.7 pg/mL。

## ☞ 病例小结

发生于50岁以后男性的病理性骨折和低骨量常由骨质疏松症导致，但此患者血钙、磷低，碱性磷酸酶高，不符合骨质疏松症的临床特点，应考虑为骨软化症。因此在临床上检测骨代谢指标、电解质、血气分析、肝肾功能至关重要，这些指标的变化也是与肾小管酸中毒、肿瘤相关性低磷性骨软化、甲状旁腺功能减退等疾病鉴别的重要依据。

骨软化是以新近形成的骨基质矿化障碍为特点的一种骨骼疾病。其结果导致非矿化的骨样组织堆积，骨质软化，而产生骨痛、骨畸形、骨折等一系列临床症状和体征。骨软化病早期X线检查可无特殊变化，大部分患者有不同程度骨质疏松、长骨皮质变薄，有些伴病理性骨折。严重者X线检查表现脊柱前后弯及侧弯，椎体严重脱钙萎缩，呈双凹型畸形。

维生素 D 对机体钙、磷代谢起重要作用，能促进小肠对钙、磷的吸收，增加肾小管对钙、磷的重吸收；在 PTH 的协同作用下，动员骨盐的溶解，维持血钙、磷的正常浓度，有利于骨质中钙盐的沉着，促进新骨形成。因此，维生素 D 缺乏及代谢障碍是引起骨软化的重要原因。引起维生素 D 缺乏的原因有很多，主要包括日照不足、摄入不足、胃肠道病变及术后常伴有维生素 D 的吸收不良等。其中胆道疾病，如胆汁性肝硬化、胆道梗阻影响脂肪的吸收，也影响脂溶性维生素 D 的吸收，胆盐对于维生素 D 的吸收是必需的，胆道阻塞如先天性胆管闭锁、肝管外胆管阻塞等均有维生素 D 水平降低。当患有吸收不良综合征时，维生素 D 丢失不仅仅包括口服给予的维生素 D，还有内源性产物。

在治疗上，如果本病诊断明确，只需要给予患者充足的钙和维生素 D 就可以取得显著疗效，该病患者的骨密度水平要比原发性骨质疏松症患者增长快，本病例 9 个月后骨密度水平较前明显好转，提高了 48.2%。所以本病的关键在于明确诊断、及早治疗。

## ☞ 护理部分

1. 主动为患者讲解骨软化相关知识及原因，指导患者及家属积极治疗原发病。
2. 均衡饮食，少食多餐，以富含钙磷、适量蛋白质、易消化食物为主。
3. 增加户外活动，多晒太阳。

## ☞ 康复治疗

### （一）治疗目的

缓解全身疼痛，提高骨密度，改善生活质量，防止并发症。

### （二）物理治疗

1. 可用红外线、中频电疗缓解疼痛不适，促进局部血液循环
2. 患者也可采用居家水疗法，热水浴 39 ~ 40 ℃，具有镇痛作用。

### （三）运动治疗

运动强度，宜选择中等强度。运动方法如下。
1. 步行训练：每日步行以 5000 ~ 10 000 步为宜（2 ~ 3 千米），每分钟 80 ~ 90 步，每次步行 800 ~ 1000 米。
2. 走跑交替：开始训练时，每次跑 50 步，走 50 步，每天 5 次；适应后逐渐增加步数。
3. 太极拳、健身操：每次训练时间为 15 ~ 20 分钟。

（潘明明、曾玉红）

# 087 原发性甲状旁腺功能亢进症一例

## ☞ 患者基本信息

患者，女性，55 岁，身高 160 cm，体重 60 kg，已婚，农民。

[就诊时间] 2018 年 1 月 13 日初次就诊，2018 年 1 月 13 日末次就诊。

[主诉] 全身骨痛 3 年余，加重 1 个月。

[主要诊断] 原发性甲状旁腺功能亢进症、甲状旁腺腺瘤。

## ☞ 病史摘要

[现病史] 患者于 3 年前无明显诱因出现全身骨痛，最初感腰背部疼痛，活动时加重、休息后可减轻，不影响日常活动，后逐渐累及双下肢并发展至全身痛，甚至久坐后出现双侧坐骨区疼痛，伴有全身广泛骨骼关节明显触压痛。平素未正规治疗，自行间断服用钙尔奇，症状无缓解。1 个月前因劳累后出现腰背痛加重、翻身起坐受限，为行进一步系统治疗，就诊我科。患者自起病以来无抽筋、乏力，无多汗、烦渴、多饮、多尿，无关节肿痛、发热、皮肤淤点及牙龈出血，亦无腹胀、腹痛、腹泻、反酸、呕血、便血及黄疸等，身高较前变矮 5 cm 以上，近期体重无明显减轻，精神、饮食、睡眠可，二便无特殊。

[既往史] 高血压病史 8 年，否认糖尿病、冠心病等病史，否认肝炎、结核、疟疾等传染病史，否认手术史，否认外伤史，否认输血史，否认药物、食物过敏史，否认激素应用史，预防接种随当地进行。

[个人史] 生于陕西省西安市，久居于本地，否认疫区居住史，否认疫水、疫源接触史，否认放射物质、有毒物质、毒品接触史，否认冶游史，否认吸烟、饮酒史。

[婚育史、月经史] 23 岁结婚，配偶健康状况良好。孕 1 产 1，儿子体健。14 岁初潮，4 ~ 6 天/20 ~ 30 天，48 岁绝经，经量正常，颜色正常，无痛经，经期规律。

[家族史] 父母健在，均体健，1 个哥哥体健，家族无传染病及遗传病史。

## ☞ 入院检查

[一般查体] 体温 36.4 ℃，脉搏 70 次/分，呼吸 18 次/分，血压 125/80 mmHg，神志清楚，精神可，步入诊室，自动体位，查体合作，心肺腹查体未见明显异常。

[专科查体] 脊柱生理弯曲存在，无明显侧弯，四肢肌肉无明显萎缩。全身广泛骨骼压痛阳性，以腰背部显著。胸腰椎椎体及棘突叩痛阳性。四肢肌力、肌张力正常，生理反射存在、病理征未引出。

[实验室检查] 血、尿常规正常。血生化：血钙 2.91 mmol/L、血磷 0.57 mmol/L、血钾、钠、氯正常，碱性磷酸酶（ALP）621 U/L，肾功能、血清蛋白电泳、性激素六项均未见异常。骨代谢标志物：1,25 – 二羟基维生素 $D_3$ 7.52 ng/mL、Ⅰ型胶原氨基前肽（P1NP）46.3 ng/mL、Ⅰ型胶原羧基端末端肽（S – CTX）0.472 ng/mL、甲状旁腺激素

（PTH）2165 pg/mL。

[**影像学检查**] 2018 年 1 月 13 日腰椎侧位 X 线检查示 $T_{12}$、$L_2$、$L_5$ 椎体楔形变（图 87.1）。骨密度检测结果显示 Total（$L_1 \sim L_4$）0.588 g/cm$^2$，T 值 −3.5。随访期间患者骨密度见表 87.1。甲状旁腺核素扫描示甲状腺右叶中下部病灶，甲状旁腺腺瘤可能性大（图 87.2）。

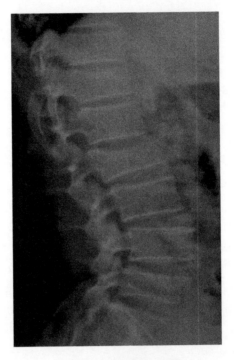

图 87.1　腰椎侧位 X 线

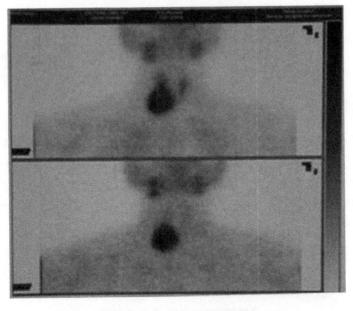

图 87.2　甲状旁腺核素扫描

表 87.1　患者治疗前后骨密度变化情况

| | 腰椎 | $L_1$ | $L_2$ | $L_3$ | $L_4$ | Total |
|---|---|---|---|---|---|---|
| 2018 年 1 月 13 日 | BMD($g/cm^2$) | 0.509 | 0.574 | 0.610 | 0.635 | 0.588 |
| | T 值 | −3.9 | −3.8 | −3.6 | −3.1 | −3.5 |
| 2018 年 12 月 13 日 | BMD($g/cm^2$) | 0.767 | 0.829 | 0.872 | 0.864 | 0.837 |
| | T 值 | −1.5 | −1.4 | −1.1 | −1.0 | −1.2 |

## ☞ 诊治经过

患者为女性，主因全身痛 3 年余，加重 1 个月就诊，X 线检查示 $T_{12}$、$L_2$、$L_5$ 椎体楔形变，骨密度示骨质疏松，实验室检查示血钙高、血磷低，ALP 明显高，进一步查 PTH 2165 pg/mL，诊断为甲状旁腺功能亢进症。遂查甲状旁腺核素扫描示甲状腺右叶中下部病灶，甲状旁腺腺瘤可能性大。修正诊断为原发性甲状旁腺功能亢进症，甲状旁腺腺瘤。

患者为绝经后女性，骨痛、骨折、骨密度低首先要考虑原发性骨质疏松症，但血钙高、血磷低，碱性磷酸酶异常高可排除。而骨痛、骨折、血钙高，要与转移性骨肿瘤、多发性骨髓瘤鉴别，但患者无肿瘤病史，查血常规、球蛋白、蛋白电泳未见异常可排除。

治疗上：行甲状旁腺腺瘤切除术，术后当天查血钙 1.93 mmol/L，无手、足、唇和面部发麻，无手足抽搐，给予碳酸钙 $D_3$ 片（钙尔奇 D）600 mg/次、3 次/日，骨化三醇胶丸 0.25 μg/次、2 次/日治疗。术后 1 周复查血钙 2.31 mmol/L 已恢复正常，减量碳酸钙 $D_3$ 片 600 mg、1 次/日，骨化三醇胶丸 0.25 μg、1 次/日，定期复诊检测血钙、磷水平，根据结果调整用量。

## ☞ 出院医嘱及随访

嘱高钙饮食，多晒太阳、适当活动，防止摔倒；继续按照目前方案治疗，并定期检测血钙、磷水平每月 1 次，ALP、PTH、骨转换指标 3 个月 1 次，骨密度半年一次。不适时门诊随诊。随访 1 年，患者全身疼痛明显好转，未再发生椎体及其他部位骨折。2018 年 12 月 13 日复查骨密度检查结果显示 Total（$L_1 \sim L_4$）0.837 $g/cm^2$，T 值 −1.2，较 11 个月前明显提高。目前继续于我科随诊治疗。

## ☞ 病例小结

原发性甲状旁腺功能亢进症是一种内分泌疾病，但患者往往是以骨痛为首发症状于骨科就诊。当我们在临床上遇到有全身骨痛症状的患者，一定要进行骨密度检测，如果该患者存在骨质疏松还同时具有高钙血症、泌尿系结石、异位钙化或消化道溃疡，诊断一定要考虑到原发性甲状旁腺功能亢进症。

甲状旁腺功能亢进症，可分为原发性、继发性、三发性和假性。继发性甲状旁腺功能亢进症主要由于长期肾病、吸收不良综合征或维生素 D 缺乏与羟化障碍等疾病引起血钙过低刺激甲状旁腺所致，临床上呈血钙过低，血磷可低、可高或正常。三发性甲状旁腺功能亢进则系在长期继发性甲状旁腺增生基础上产生腺瘤伴功能亢进，常见于肾脏移植后。假性甲状旁腺功能亢进是由于某些器官的恶性肿瘤分泌类似甲状旁腺素的多肽物质引起血钙水平升高。原发性甲状旁腺功能亢进，是因甲状旁腺组织本身的异常，如甲状旁腺肿瘤或增生致甲状旁腺激素分泌过多而引起的全身性钙磷及骨代谢疾病，起病多缓慢，病程平均约 5 年以上。

临床上怀疑原发性甲状旁腺功能亢进症后，需要进一步行甲状旁腺超声、CT、MRI 或者核素扫描等检查，明确定位及病因是增生、腺瘤或者癌。其中最多见的是甲状旁腺腺瘤，而腺瘤摘除后，骨痛症状会很快缓解，增高的血钙水平也会很快下降。但注意腺瘤摘除后一定要补充足够的钙剂，以防止术后出现的"骨饥饿"状态导致相对钙不足，术后前期要严密监测血钙水平。患者骨密度恢复要比骨质疏松症患者快，本患者在 11 个月后骨密度水平几乎恢复到正常。所以本病的关键在于早发现、早治疗。

## ☞ 护理部分

1. 主动为患者讲解原发性甲状旁腺功能亢进相关知识及运动方法等。
2. 指导患者及家属积极治疗原发病，讲解疾病预后情况，增加患者信心。
3. 给予家属讲解日常保健知识，定期进行复查。

## ☞ 康复治疗

### （一）治疗目的

缓解全身疼痛，提高骨密度，增强骨质，改善生活质量，防止术后并发症。

### （二）物理治疗

1. 红外线疼痛治疗，缓解症状，促进局部血液循环。
2. 患者居家采用水疗法，热水浴 39~40 ℃，具有镇痛作用。
3. 中频电疗用于缓解疼痛，促进血液循环。

### （三）运动治疗

运动强度，宜选择中等强度。运动方法如下。

1. 步行训练：每日步行以 5000~10 000 步为宜（2~3 km），每分钟 80~90 步，每次步行 800~1000 米。
2. 走跑交替：开始训练时，每次跑 50 步，走 50 步，每天 5 次；适应后逐渐增加每次跑步数。
3. 太极拳：每次训练时间为 15~20 分钟。

（潘明明、曾玉红）

# 其他

## 088 唑来膦酸治疗骨质疏松后血小板降低一例

### 👉 患者基本信息

患者，女性，71 岁，身高 158 cm，体重 61 kg，已婚，退休。

[在院时间] 2019 年 12 月 30 日入院，2020 年 1 月 14 日出院。

[主诉] 间断腰背部疼痛 20 天，加重 1 天。

[主要诊断] 骨质疏松症。

### 👉 病史摘要

[现病史] 患者于入院前 20 天无明显诱因出现腰背部疼痛，不向其他部位放射，不伴乏力及疲劳感，不伴双下肢麻木，不伴四肢搐搦，每于劳累及活动后发生，休息后略有好转。入院前 1 天，无明显诱因患者自觉疼痛加重，卧床后症状不见减轻，就诊于我院门诊。行骨密度检查提示骨质疏松，故门诊以骨质疏松症收入院。患者既往无明显身高缩短，无四肢搐搦史，无肾结石病史，无糖皮质激素使用史，无慢性腹泻或长期服用质子泵抑制剂史。患者自发病以来，精神好，饮食一般，睡眠欠佳，二便正常。

[既往史] 既往身体状况欠佳，有特发性血小板减少性紫癜病史 20 余年，近 5 年未再服药，平素血小板计数波动于 $(80 \sim 100) \times 10^9$/L；2 型糖尿病史 10 年，口服拜糖平 50 mg/次，每日 3 次治疗，自测血糖基本稳定。否认传染病史。否认手术史，6 年前摔倒致左股骨转子间骨折，保守治疗好转，10 年前曾有血小板输注史，否认药物、食物过敏史，预防接种随当地进行。

[个人史] 生于天津市，否认疫区居住史，否认疫水、疫源接触史，否认放射物质、

有毒物质接触史，否认毒品接触史，否认冶游史，否认吸烟史，否认饮酒史。

[婚育史、月经史] 已婚，24 岁结婚，配偶健康状况良好。绝经年龄 52 岁。经量正常，颜色正常，无痛经，经期规律。孕 1 产 1。

[家族史] 家族无传染病及遗传病史。

## ☞ 入院检查

[一般查体] 体温 36.9 ℃，脉搏 76 次/分，呼吸 19 次/分，血压 140/70 mmHg，自动体位，查体合作，神志清楚，心肺腹查体未见明显异常。

[专科查体] 脊柱生理弯曲存在，无明显侧弯。胸背部广泛压痛，腰 5 椎体棘突压痛阳性，椎旁肌紧张，胸廓挤压征阴性。腰 5 椎体及棘突叩痛阳性。感觉：双下肢感觉正常，活动自如。

[实验室检查] 尿常规正常。血常规：白细胞（WBC）$9.85 \times 10^9$/L，红细胞（RBC）$5.40 \times 10^{12}$/L，血红蛋白浓度 154 g/L，血小板数（PLT）$76 \times 10^9$/L。凝血四项正常，生化：白蛋白（ALB）38.3 g/L，球蛋白（GLO）26.7 g/L，碱性磷酸酶（ALP）200 U/L，葡萄糖 6.20 mmol/L。肝、肾功能，血钙、磷和甲状旁腺素水平未见异常；血清蛋白电泳、肿瘤五项均未见异常，24 小时尿钙、磷正常；1,25 - 二羟基维生素 $D_3$ 8.4 ng/mL。骨代谢标志物：Ⅰ型胶原氨基前肽（P1NP）53.82 ng/mL，β - 胶原降解产物（β - CTX）0.421 ng/mL。

[影像学检查] 2019 年 12 月 31 日胸腰段 MRI 示 $T_{10}$、$T_{12}$、$L_5$ 椎体骨折，椎旁软组织肿胀；腰椎退行性变骨关节病，$L_2 \sim S_1$ 椎间盘膨出、变性，$L_3 \sim L_5$ 水平双侧黄韧带肥厚，$L_3 \sim L_5$ 水平椎管狭窄 Ⅰ°（图 88.1）。双能 X 线骨密度检查结果示骨质疏松症（表 88.1）。全身骨显像未见异常浓聚信号。

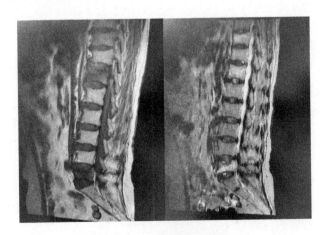

图 88.1　胸腰段 MRI

表 88.1　双能 X 线骨密度检查结果

| 日 期 | | 股骨颈 | 全髋 | $L_2$ | $L_4$ | $L_2 \sim L_4$ |
|---|---|---|---|---|---|---|
| 2019 年 12 月 31 日 | BMD($g/cm^2$) | 0.410 | 0.440 | 0.605 | 0.618 | 0.608 |
| | T 值 | -4.0 | -4.1 | -3.8 | -4.0 | -4.3 |

## 诊治经过

患者为老年女性，主因间断腰背部疼痛 20 天，加重 1 天收入院，入院后完善相关检验、检查。根据检查结果，排除转移性骨肿瘤、多发性骨髓瘤，甲状旁腺功能亢进等继发性骨质疏松可能，且患者无长期服用糖皮质激素及其他影响骨代谢药物史，考虑诊断为严重骨质疏松伴椎体多发骨折。给予口服罗盖全 0.25 μg/次、2 次/日，钙尔奇 D 600 mg/次，1 次/日，维生素 D 滴剂 1200 U、1 次/日治疗，肌内注射鲑鱼降钙素 50 U，1 次/日，同时在除外禁忌证后于 2020 年 1 月 2 日予静脉滴注唑来膦酸 5 mg，患者用药后未出现发热、骨痛等不适症状。3 日后即 2020 年 1 月 5 日复查血常规示血小板计数降至 $10 \times 10^9/L$，立即输注甲泼尼龙 80 mg，并连续 5 日维持此治疗方案，期间复查血常规示血小板计数持续性降低，最低达 $3 \times 10^9/L$。故于 2020 年 1 月 10 日输注丙种球蛋白 15 g，用药后再次复查血常规，血小板计数升至 $81 \times 10^9/L$，且未再出现病情反复，患者自诉腰背部疼痛有所好转，于 2020 年 1 月 14 日出院。

## 出院诊断

①严重骨质疏松；②$L_5$ 椎体压缩性骨折；③$T_{10}$、$T_{12}$ 椎体压缩性骨折；④特发性血小板减少性紫癜；⑤2 型糖尿病；⑥陈旧性左股骨转子间骨折。

## 出院医嘱及随访

适当锻炼，预防跌倒，富钙饮食，适时适量户外活动增加阳光照射。维持抗骨质疏松药物治疗方案：罗盖全 0.25 μg/次、2 次/日，钙尔奇 D 600 mg/次、1 次/日，维生素 D 滴剂 1200 U、1 次/日，长期骨内科门诊随诊（建议每 2 周 1 次），监测血钙、血磷及 1,25 - 二羟基维生素 $D_3$ 水平，6 个月后复查骨代谢标志物及骨密度。

出院后口服泼尼松片 15 mg、1 次/日，定期于血液内科门诊随诊，监测血小板计数情况，及时调整治疗方案。

## 病例小结

该患者在明确诊断为原发性骨质疏松后，接受唑来膦酸联合钙剂及活性维生素 D 的抗骨质疏松治疗方案。一方面考虑到作为已发生两次脆性骨折的严重骨质疏松患者，唑来膦酸能够通过抑制破骨细胞成熟和功能，从而抑制骨吸收，提高骨量和降低再骨折的发生率。另一方面，该患者并不存在使用唑来膦酸的禁忌证，如药物成分过敏、严重肾功能不全及低钙血症等。患者合并有特发性血小板减少性紫癜，入院时血小板计数与平素水平基本一致，但在用药 3 日后出现明显的血小板计数进行性下降，我们认为这与用药关系极为密切。唑来膦酸是第三代含氮双膦酸盐类药物，目前临床主要用于骨质疏松症，变形性骨炎及恶性肿瘤引起骨转移等的治疗，随着使用越加广泛，其各种不良反应也在不断被发现，如发热、下颌骨坏死、非典型骨折、肾功能损害、低钙血症、骨骼肌肉疼痛、上消化道症状以及房颤等，但本病例中的血小板减少尚未见到相关文献报道。

不过已有研究者证实，唑来膦酸可以使多发性骨髓瘤患者的骨髓基质细胞增生能力减低、凋亡增加，而骨髓基质细胞可能影响血小板的生成，是否因此会干扰造血系统尚需进一步证实。但该病例提示我们对于使用唑来膦酸的骨质疏松患者，特别是合并有血液系统疾病者，应提高警惕，加强用药期间的血常规监测，出现血常规异常时应及时处理，尽量避免或减轻由此引起的损害，本例我们采用糖皮质激素治疗效果不佳，表现为血小板计数持续下降，然后采用丙种球蛋白 15 g 静脉注射获得病情缓解，可以供以后治疗参考。

（刘洁、晁爱军）

# 089  骨斑点症一例

## 👉 患者基本信息

患者，男性，32 岁，身高 175 cm，体重 78 kg，已婚。

[在院时间] 2017 年 4 月 18 日入院，2017 年 4 月 26 日出院

[主诉] 查体发现肩关节骨质异常 2 个月入院。

[主要诊断] 骨斑点症。

## 👉 病史摘要

[现病史] 患者入院前 2 个月健康查体行胸部 X 线检查时发现骨质异常，双肩关节可见多发簇状绿豆大小密度增高影，边界清晰，既往无抽搐，无骨痛、乏力，无恶心、呕吐，无双下肢麻木，无肾结石病史，近一年无脆性骨质病史，未应用质子泵抑制剂，无慢性腹泻病史，近半年体重无明显变化，饮食、睡眠可。

[既往史] 既往体健，否认高血压、糖尿病、冠心病等病史，否认骨折史，否认乙肝、结核等传染病史，否认手术外伤史，否认输血史。否认药物过、食物敏史。否认激素应用史，规律预防接种。

[个人史] 否认疫区居住史，否认放射物质、有毒物质接触史，否认毒品接触史，否认冶游史，否认吸烟史及饮酒史。

[婚育史] 已婚，26 岁结婚，配偶体健。育有 1 女，体健。

[家族史] 父母体健，家族无传染病及遗传病史。

## 👉 入院检查

[一般查体] 体温 37.1 ℃，脉搏 75 次/分，呼吸 18 次/分，血压 121/82 mmHg。自动体位，查体合作，神志清楚，心肺腹查体未见明显异常。

[专科查体] 发育正常，头颅无畸形，牙齿无脱落，脊柱生理弯曲存在，无侧弯及

畸形，胸廓正常，胸廓及压痛阴性，胸骨压痛阴性，四肢及脊柱活动可，四肢发育正常，肌肉无萎缩，直腿抬高试验阴性，无 X/O 形腿。

[**实验室检查**] 血常规、肝肾功能、血气分析、肿瘤标志物、抗核抗体谱、尿常规、便常规未见异常，钙磷代谢检查、甲状旁腺素及骨转换指标检查均正常：其中血钙 2.41 mmol/L，血磷 1.31 mmol/L，碱性磷酸酶（ALP）57 U/L，24 小时尿钙 5.49 mmol/24 h，24 小时尿磷 19.89 mmol/24 h，甲状旁腺激素（PTH）51.9 pg/mL，1,25 - 二羟基维生素 $D_3$ 15.8 ng/mL，β - 胶原降解产物（β - CTX）0.326 ng/mL，Ⅰ 型胶原氨基前肽（P1NP）60.12 ng/mL。

[**影像学检查**] 双手 X 线检查示双手可见多个点状高密度影（图 89.1）。胸部 X 线检查示肩胛骨、锁骨、肱骨可见多个点状高密度影（图 89.2）。骨盆 CT 示股骨、髂骨、耻骨可见多个圆形状高密度影（图 89.3）。全身骨显像示未见骨肿瘤及骨转移瘤表现。

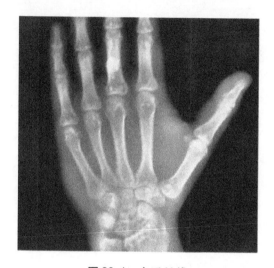

图 89.1　左手 X 线

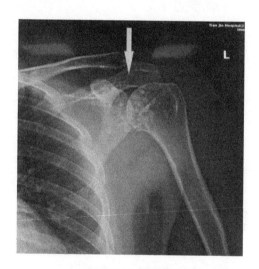

图 89.2　胸部 X 线

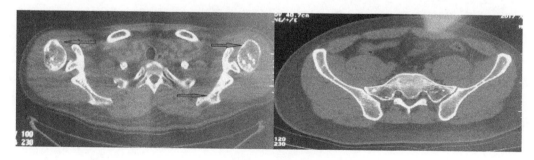

图 89.3　骨盆 CT

## ☞ 诊治经过

患者为青年男性，主因查体行 X 线检查发现肩关节骨质异常 2 个月入院。既往体健，无身高发育异常或骨折史，入院后完善相关检查，实验室检查未见明显异常，影像学检查可见边界清楚、多发、大小均匀一致的高密度影，双侧对称，多骨受累。结合病史体征及相关检查，诊断为骨斑点症，患者无骨痛等临床表现，目前不需要药物治疗。嘱患者定期骨内科门诊复查，监测相关实验室检查。

## ☞ 出院诊断

骨斑点症。

## ☞ 出院医嘱及随访

出院后健康饮食、规律运动。密切观察自身肌肉及骨骼有无不适；定期骨内科门诊复查骨代谢指标及影像学检查。随访3年患者未出现骨痛等不适。

## ☞ 病例小结

此病例为患者查体时发现影像学表现异常，无任何临床表现，我们要提高警惕，做好进一步的鉴别诊断。骨斑点症是一种罕见的遗传性骨发育异常性疾病，发病部位有多个良性骨岛组成，多聚集在较大关节周围。骨斑点症的异常骨化大多为 2~10 mm 的圆形或类圆形骨岛。在儿童时期出现，持续在整个生命过程中。其分布多为对称，特别分布于膝关节、肩关节周围以及骨盆和腕关节，很少分布于颅骨、肋骨、椎体等。多无临床症状，有20%的患者因骨痛就诊在家族性骨斑点症流行病学研究发现，发病部位首先是手骨（100%），其次是腕骨（97.4%），掌骨（92.3%），脚趾骨（87.2%），跗骨（84.4%），跖骨（84.6%），骨盆（74.4%），桡骨（66.7%），尺骨（66.7%），骶骨（58.9%），肱骨（28.2%），胫骨（20.5%）腓骨（12.8%）。关于发病机制，目前的文献表明，LEMD 的功能突变（LEMD3 基因的域位于 12q），可能是该病发生的病因。LEMD3 编码的蛋白有助于控制转化生长因子 β（TGF - β）途径和骨形态发生蛋白（BMP）途径的两种化学信号通路。通过这些途径的信号传导打开（激活）Smads 的蛋白质，附着（结合）到 DNA 的特定区域以激活某些基因。TGF - β 和 BMP 通路调节各种细胞过程，包括细胞生长和分裂（增生）、细胞成熟进行特殊功能（分化）和细胞自身破坏（凋亡）的过程。这些途径也参与新骨的生长。这一突变也可能影响皮肤，进行骨扫描是无异常的，但也有病例发现有轻微浓聚。其仍需要与以下疾病进行鉴别，如成骨细胞的骨转移、结节性硬化症、滑膜性软骨瘤病、骨质增生症、肥大细胞增多症、纹状骨病等。关于治疗，目前尚未达成共识。有文献报道，非甾体抗炎药（NSAIDs）常被用于治疗疼痛。另有病例报道，罕见的活动性病变可用双膦酸盐类药物治疗。

（夏荣林、晁爱军）

# 090 股骨粗隆间骨折伴难治性下肢疼痛一例

## ☞ 患者基本信息

患者，女性，85 岁，平车入院，已婚，农民。

[在院时间] 2019 年 3 月 21 日入院，2019 年 4 月 15 日出院。

[主诉] 左髋部疼痛伴活动受限 1 天。

[主要诊断] 左股骨粗隆间骨折、严重骨质疏松症。

## ☞ 病史摘要

[现病史] 患者于入院前 1 天不慎摔倒，致左髋部疼痛伴活动受限，摔伤时无头晕、头疼、黑蒙及肢体无力，无恶心、呕吐及呕血，无心悸、大汗，无胸痛、胸闷及心前区疼痛，无腹痛、腹泻，就诊于我院急诊，行骨盆 X 线检查提示左股骨粗隆间骨折、骨质疏松。给予对症止疼治疗后收入我科，患者自发病以来，饮食少，小便少，大便未解，体力下降，体重无著变。

[既往史] 否认高血压、糖尿病、冠心病等病史，否认肝炎、结核、疟疾等传染病史，否认手术史，否认其他外伤史，否认输血史，否认药物、食物过敏史，否认激素应用史，预防接种随当地进行。

[个人史] 生于天津，久居本地，否认疫区居住史，否认疫水、疫源接触史，否认放射物质、有毒物质接触史，否认毒品接触史，否认冶游史，否认吸烟史，否认饮酒史。

[婚育史、月经史] 已婚，20 岁结婚，配偶健康状况一般。绝经年龄 50 岁，经量正常，颜色正常，无痛经，经期规律。孕 4 产 4。

[家族史] 家族无传染病及遗传病史。

## ☞ 入院检查

[一般查体] 体温 36.8 ℃，脉搏 90 次/分，呼吸 20 次/分，血压 150/60 mmHg。被动体位，查体合作，神志清楚，心肺腹查体未见明显异常。

[专科查体] 左髋部局部肿胀，触有压痛，左下肢外旋畸形，左下肢较右下肢短缩，轴向叩击痛，左髋关节活动障碍，左足背动脉搏动好，左下肢感觉正常。

[实验室检查] 血常规示血红蛋白浓度 109 g/L，便常规及尿常规未见异常。凝血功能 D-二聚体 1600 mmol/L，生化常规：肝功能正常，肾功能：肌酐（CRE）112 μmol/L，血钾 5.45 mmol/L，肿瘤标志物未见异常，骨扫描未见病理性骨折。

[影像学检查] 骨盆 X 线检查示左股骨粗隆间骨折、骨质疏松，腰椎 MRI 示腰椎退行性病变。2019 年 3 月 22 日双能 X 线骨密度检查结果示骨质疏松症（表 90.1）。

表90.1 双能 X 线骨密度检查结果

| | $L_1 \sim L_4$ | 股骨颈(右) | 髋部 |
| --- | --- | --- | --- |
| T 值 | -3.9 | -2.8 | -3.5 |
| BMD($g/cm^2$) | 0.375 | 0.324 | 0.312 |

## ☞ 诊治经过

患者为老年女性，主因左髋部疼痛伴活动受限 1 天入院，入院后完善相关检验、检查。排除病理性骨折及甲状旁腺功能亢进等疾病，明确诊断为左股骨粗隆间骨折伴原发性骨质疏松症。

治疗上：患者自入院后就出现下肢疼痛，VAS 评分达 8 分，但相关检查并无明显异常，考虑为髋部骨折所致，给予骨牵引治疗后，疼痛并未像其他髋部骨折患者一样得到缓解，遂给予非甾体消炎药辅助止痛治疗，由口服升级为肌内注射，均不能缓解其疼痛。由于疼痛仍较为剧烈，呈持续性，影响睡眠及饮食，且较为敏感，手碰到皮肤患者即疼痛难忍，不能单纯用患者疼痛耐受性差解释，考虑是否合并其他未发现的骨折。完善其他相关部位 X 线检查，未发现有遗漏的骨折部位，并完善了腰椎 MRI 检查，排除了腰椎管狭窄压迫神经所致的疼痛。此外，患者的疼痛不仅是患侧，也并不局限于骨折处，且与体位变化关系不密切，考虑到患者存在严重的骨质疏松症，骨折后骨量流失严重，给予鲑鱼降钙素注射液抗骨松治疗的同时缓解骨痛，亦未见改善。再次复习患者病历及相关检查，发现患者的血钾始终波动于 5 ~ 5.45 mmol/L，查阅相关资料发现：血钾轻度升高时会造成神经肌肉兴奋性增加，临床可表现为肌痛。给予降血钾治疗，血钾水平降至 4.5 mmol/L 以下后，患者的下肢疼痛明显缓解，停用止痛药物治疗，完成骨牵引 4 周疗程后好转出院。

## ☞ 出院诊断

①左股骨粗隆间骨折；②原发性骨质疏松症，老年性骨质疏松症；③慢性肾功能不全。

## ☞ 出院医嘱及随访

嘱高钙饮食、晒太阳、防摔倒，继续原方案抗骨质疏松治疗。出院后每 2 周复查 X 线以调整骨牵引力和重量，观察是否可下地活动。1 年后复查骨密度；监测电解质变化及肝肾功能；不适时骨内科门诊随诊。

## ☞ 病例小结

患者下肢骨折后出现下肢疼痛似乎是必然的，医生常常会忽视其他的原因，如该病例中的患者，其疼痛是较其他骨折疼痛不同的：双下肢均有疼痛而不仅是患侧，且程度类似；疼痛部分比较弥散而不仅局限于骨折部位，且与体位变化关系不密切；疼痛更加剧烈和敏感，VAS 评分达 8 分，手碰到皮肤患者即疼痛难忍；常规的对症止痛治疗效果不佳。当我们注意到该患者的血钾正常偏高，给予患者降血钾处理，血钾水平降至 4.5 mmol/L 以下时，患者的下肢疼痛明显缓解，VAS 评分降至 2 分，病程中患者因肾功能不全，反复出现高钾血症后的下肢疼痛，当血钾水平恢复后症状随即消失。该患者的疼痛是血钾水平偏高造成的肌肉症状。老年髋部骨折的患者往往病情相对复杂，不能仅关注骨折局部的症状及处理，还要注意患者的电解质、营养状况以及精神状态等。

（程静、晁爱军）

# 091　SAPHO 综合征一例

## ☞ 患者基本信息

患者，男性，38 岁，身高 172 cm，体重 85 kg，已婚，农民。

[在院时间] 2011 年 8 月 10 日入院，2011 年 9 月 7 日出院。

[主诉] 双侧胁肋部疼痛 4 年，加重伴胸背部疼痛不适半年。

[主要诊断] SAPHO 综合征。

## ☞ 病史摘要

[现病史] 患者于 4 年前无明显诱因出现双侧胁肋部疼痛，呈间歇性钝痛，不伴午后低热、盗汗等症状。到当地诊所给予口服中药（具体药物及剂量不详）治疗，感疼痛症状较前加重，于山东省 A 医院就诊，住院诊断为血清阴性脊柱关节病，行抗风湿免疫治疗，无效。自行出院后又于山东省 B 医院诊断为骶髂关节炎，予以青霉素及中药（具体药物及剂量不详）治疗，病情好转。2010 年 1 月患者自感胁肋部疼痛伴腰痛，伴有夜间痛，再次于山东省 B 医院就诊，诊断为胸椎体结核，并予以异烟肼、利福平等抗结核药（其他具体不详）治疗，自感无效。自行出院后，又于山东省 A 医院行胸锁关节切开活检术，诊断为多发性骨质破坏原因待查，建议其转院治疗。后患者于北京某三甲医院就诊，建议住院进一步检查以明确诊断，因多种原因，患者未行治疗。今为求进一步诊疗，来我院就诊，门诊以多发性骨质破坏原因待查收入骨科，患者自发病以来，睡眠可，精神可，大小便正常，体重明显减轻。

[既往史] 患者 4 年前患有双手脓疱疮，于当地医院皮肤科治愈。胸背部脂肪瘤（多发）病史半年，否认药物过敏史，否认高血压、糖尿病、冠心病等病史，否认结核、伤寒等传染病史，无其他手术及外伤史，否认输血史，否认药物、食物过敏史，否认激素应用史，预防接种随当地进行。

[**个人史**] 生于济南，流动人口，否认疫区居住史，否认疫水、疫源接触史，否认放射物质、有毒物质接触史，否认毒品接触史，否认冶游史，否认吸烟史，否认饮酒史。

[**婚育史**] 适龄结婚，育有1子，配偶及儿子均体健。

[**家族史**] 父母体健。1弟体健，家族无传染病及遗传病史。

## ☞ 入院检查

[**一般查体**] 体温36.8 ℃，脉搏75 次/分，呼吸18 次/分，血压130/60 mmHg。强迫仰卧位。

[**专科查体**] 胸骨中、下1/3 交界处见一长约4 cm 的横行手术瘢痕，愈合良好，胸腰椎呈"板状"僵直，腰椎屈伸活动明显受限，胸背部可触及数个大小不等的质软肿物，活动、无压痛。胸骨、两胁肋部、$T_5$ 及 $T_{11}$ 棘突压痛、叩击痛，无放射痛。双下肢皮肤感觉、肌力、肌张力均正常。

[**实验室检查**] 血、便、尿常规未见明显异常。白蛋白（ALB）32.7 g/L，血沉（ESR）49 mm/h。骨代谢标志物：Ⅰ型胶原氨基前肽（P1NP）75.43 ng/mL，骨钙素27.24 μg/L。类风湿因子阴性C-反应蛋白（CRP）32.8 mg/L。

[**影像学检查**] 胸腰椎X线示双侧肋骨、胸肋关节及胸骨虫蚀样改变，局部软组织肿胀（图91.1）。胸肋关节切开活检病理结果显示增生的纤维结缔组织及少许破碎的板层骨组织伴有少许黏液变性的组织，局部有少许多核巨细胞（图91.2）。腰椎CT示 $L_5$、$T_{11}$、$T_{12}$椎体骨质破坏（图91.3）。骶髂关节CT示未见明显异常（图91.4）。胸部CT三维重建示胸锁关节、肋骨多发骨质破坏（图91.5）。ECT全身骨显像示全身骨显影清晰，双侧胸锁关节、双侧第2~第6胸肋关节、$T_{11}$、$T_{12}$ 及 $L_5$ 椎体可见放射性摄取增高，颅骨、肋骨、骨盆、脊柱其余各椎体及四肢骨放射性分布尚对称均匀，未见明显局限性异常核素分布；全身骨多部位放射性摄取增高，以双侧胸锁关节表现为著，符合SAPHO综合征骨代谢图像表现（图91.6）。

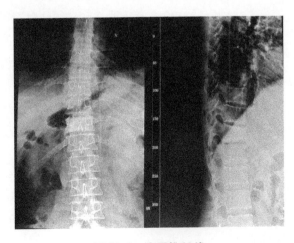

**图91.1 胸腰椎X线**

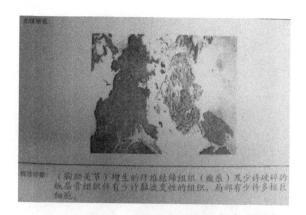

图91.2 胸肋关节病理结果

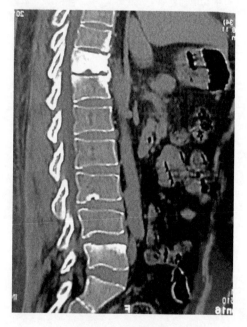

图91.3 腰椎CT

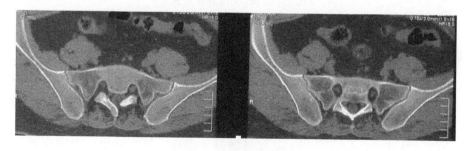

图91.4 骶髂关节CT

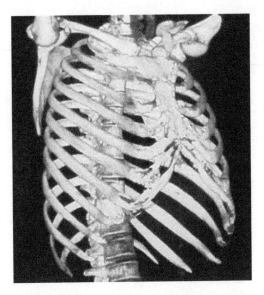

图 91.5　胸部 CT 三维重建

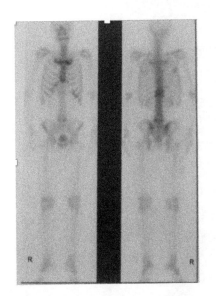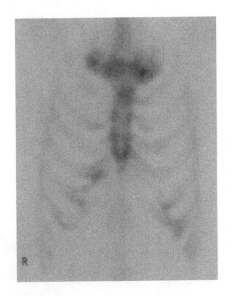

图 91.6　ECT 全身骨显像

## ☞ 诊治经过

患者入院后完善各项检查，根据原病理切片结果及我院病理科会诊意见，考虑为增生纤维组织玻璃样变形、局灶多核巨细胞反应。ECT 检查示全身多部位放射性摄取增高，以双侧胸锁关节为著，符合 SAPHO 综合征骨代谢表现。我院 CT 检查示骶髂关节及脊椎小关节未见异常，$L_1$、$L_4$、$L_5$ 椎体骨质异常密度。结合病史、影像表现、病理、ECT，综合考虑为 SAPHO 综合征。给予唑来膦酸 4 mg/次、静脉注射、1 次/月，青霉素 $4.8 \times 10^6$ U/次、静脉注射、2 次/日，克林霉素 0.9 g/次、静脉注射、1 次/日，甲氨蝶呤片 15 mg/次、口服、1 次/周，柳氮磺吡啶 0.5 g/次、口服、3 次/日，美洛昔康 7.5 mg/次、口服、2 次/日，阿仑膦酸钠片 10 mg、口服、1 次/晨，益赛普 12.5 mg/次、皮下注射、2 次/周。及时对症处理各种不适症状。治疗后患者胸背部疼痛症状逐渐减轻，一般情况良好，无特殊不适。治疗 3 周后复查血沉 49 mm/h、C-反应蛋白 20.3 mg/L，治疗效果好。患者顺利出院。

## ☞ 出院诊断

SAPHO 综合征。

## ☞ 出院医嘱及随访

休息为主，避免重体力活动及锻炼。继续"现"方案治疗 4 周，3 个月后来院复查。

## ☞ 病例小结

SAPHO 综合征目前仍属于少见疾病，是滑膜炎（Synovitis）、痤疮（Acne）、脓疱病（Pustulosis）、骨肥厚（Hyperostosis）和骨炎（Osteitis）的简称，是主要累及皮肤、骨和关节的一种慢性疾病。1987 年由 Chamot 等首次提出 SAPHO 综合征的概念。SAPHO 综合征国外报道较多，多见于日本及西欧北欧国家，发病率不高于万分之一。国内尚无准确的发病率报道。病变主要累及胸骨上端、锁骨内端及第一对肋软骨。以胸骨、锁骨骨质增生、硬化、肥厚，肋软骨骨化，伴胸骨后纵隔软组织肿块形成为特征。对于该病的诊断、治疗及相关机制的研究仍在进一步探索当中。病因主要有两种学说：①痤疮丙酸杆菌持续性轻度感染能够触发机体自身非特异性的 T 细胞免疫反应异常激活，从而造成非特异性的炎性损伤。②免疫途径介导的疾病，炎性细胞因子 TNF-α 可能与本病的发生及症状的持续有关。因其发病率较低、病变表现多样，各科医师对此病认识不足，极易导致被误诊及延误诊断。全面地认识和理解其各种骨骼病变及影像学特征，对于此类罕见疾病的早期诊断有着至关重要的作用。

诊断标准：①特征性脓疱疮或痤疮，无菌性滑膜炎、骨肥厚或骨炎；②无菌性滑膜炎、骨肥厚或骨炎，累及中轴骨或外周骨（特别是前胸壁、椎体、骶髂关节），有或无特征性皮肤病变。痤疮、严重的皮损在本病中发生概率不高，不可作为排除本病诊断的标准。

SAPHO 综合征的皮肤病变主要为嗜中性粒细胞浸润，典型表现为掌跖脓疱病，可合并银屑病改变，病变主要为无菌性炎症改变，同时还包括痤疮、化脓性汗腺炎等。皮肤病变可先于、晚于或与骨骼病变同时发生，或于整个病程中不发生，如本例患者的皮肤病变即出现在骨骼病变之前。影像学检查是 SAPHO 综合征最具诊断价值的手段，其中 X 线、超声、CT、MRI 均有重要价值，但各项检查一般只能作为局部检查的手段，不能全面评估患者全身骨与关节受累情况。诊断金标准为 ECT，胸锁肋关节部位放射性核素摄取增高，胸骨柄形状像牛的脑颅，炎症性的胸锁关节及相邻肋骨放射性摄取增高，形状像牛角，常称为"牛头征"（bull head sign），对 SAPHO 综合征具有诊断价值。

目前对于 SAPHO 综合征的治疗仍缺乏大量的临床研究支持，以经验治疗为主，其中非甾体类抗炎药仍作为首选。但有至少半数的患者疼痛不能缓解，不能阻止病情进展。对于非甾体抗炎药不能控制的病例，通常需要二线治疗，包括糖皮质激素和抗风湿药。对于难治性 SAPHO 综合征，多主张使用抗肿瘤坏死因子－α（TNF－α）拮抗剂作为三线治疗。抗生素和双膦酸盐类药物常作为联合用药治疗。本病预后良好，进展缓慢，无明显的致残性，无严重的并发症发生，能够用药物良好地控制症状，同时外科手术治疗一般效果不佳。

通过本病例的漫长诊疗过程，我们认识到提高医生对 SAPHO 综合征的认识及诊断治疗方法至关重要。

（王冰、宋若先）

# 092  唑来膦酸注射液静脉应用抗骨质疏松治疗一例

## ☞ 患者基本信息

患者，女性，80 岁，身高 150 cm，体重 40 kg，已婚，农民。

[在院时间] 2015 年 11 月 1 日入院，2016 年 1 月 10 日出院。

[主诉] 摔伤致左髋部疼痛伴活动受限 8 小时。

[主要诊断] 左股骨转子间骨折、骨质疏松症。

## ☞ 病史摘要

[现病史] 患者于入院前 8 小时如厕时不慎滑倒，致左髋部着地，出现左髋部疼痛伴活动受限，无意识丧失，无头晕、头痛、黑蒙、心悸、大汗，无二便失禁，无恶心、呕吐，无流涎、四肢无力，遂就诊于我院急诊，拍骨盆正 X 线检查示左股骨转子间骨折，为进一步诊治而收入院。患者无明显身高变化，无长期服用质子泵抑制剂病史，无明显骨痛、乏力症状，无四肢搐搦史，未曾发生肾结石，无糖皮质激素使用史，无慢性腹泻病史。患者自发病以来，神志清，精神可，体力较前下降，小便可，大便未排。

[既往史] 既往高血压病史 30 余年，血压最高可达 210/110 mmHg，平素自行服用拜新同治疗，血压一般控制在 150～160/80～90 mmHg；既往有影像学检查发现陈旧腔隙性脑梗死病史，曾间断服用阿司匹林治疗，未规律用药；否认冠心病、糖尿病、风湿免疫系统疾病病史；否认肝炎等传染病史；否认手术及其他外伤、输血史；否认食物及药物过敏史。

[个人史] 否认疫区居住史，否认毒物、药品、动物及传染病接触史，否认性病及

冶游史。否认吸烟、饮酒史。

[**婚育史、月经史**] 已婚，育有 2 子 1 女，配偶体健。绝经年龄 52 岁，否认异常经量过多、过少史。

[**家族史**] 否认家族遗传性疾病病史及传染病病史。

## ☞ 入院检查

[**一般查体**] 体温 36.9 ℃，脉搏 115 次/分，呼吸 18 次/分，血压 196/116 mmHg，发育正常，营养中等，神志清楚，言语清晰，双瞳等大等圆。口角未见明显偏斜，口唇无发绀，颈软无抵抗，气管居中。胸廓对称，双肺呼吸音清，未闻及啰音。心音可，律齐，心率 115 次/分。腹平软，无压痛，肝脾肋下未触及。双下肢无明显指凹形水肿，生理反射存在，病理反射未引出。

[**专科查体**] 左下肢屈曲外旋畸形，左髋部压痛、纵向叩击痛，活动受限，双侧足趾活动可，双侧足背动脉可触及。

[**实验室检查**] 入院化验：钾离子 4.0 mmol/L，钠离子 138.8 mmol/L，氯离子 100.4 mmol/L，钙离子 2.08 mmol/L，磷离子 1.01 mmol/L，镁离子 0.98 mmol/L，尿素氮（BUN）8.8 mmol/L，血清肌酐（SCr）80.2 μmol/L，血清白蛋白（ALB）39.6 g/L，血清球蛋白（GLO）29.1 g/L，尿糖（GLU）6.10 mmol/L。血常规：白细胞（WBC）$9.45 \times 10^9$/L，中性粒细胞（NEUT）$7.34 \times 10^9$/L，红细胞（RBC）$3.68 \times 10^{12}$/L，血红蛋白（HGB）102 g/L，血小板（PLT）$273.00 \times 10^9$/L。游离甲状腺功能正常，凝血常规正常，甲状旁腺激素 50 ng/mL、1,25-二羟基维生素 $D_3$ 18.5 ng/mL。尿常规：比重 1.01，尿蛋白阳性。腹部超声：未见异常。左髋 CT：左股骨转子间骨折。骨密度检查：严重骨质疏松，股骨颈 0.357 g/cm²，T 值为 -4.4，腰椎 0.814 g/cm²，T 值为 -1.9，髋部 0.549 g/cm²，T 值为 -3.2。

## ☞ 诊治经过

入院后病情平稳，进食如常，二便可，周身无明显水肿，行骨牵引治疗骨折及抗凝改善微循环等对症支持治疗，无潜在肾毒性及诱发电解质紊乱药物应用。2015 年 11 月 28 日予以唑来膦酸注射液 5 mg、静脉注射，其应用前后均给予生理盐水 250 mL 水化保护肾功能。2015 年 11 月 29 日凌晨 4 点患者出现发热，体温达 39 ℃，给予阿司匹林泡腾片 0.5 g 对症，体温逐渐下降，后于当日 8:50 体温再次升高，给予地塞米松磷酸钠 5 mg 静脉入壶对症降温，体温控制可，于 2015 年 11 月 30 日凌晨再次出现发热，经物理降温后体温恢复正常，未再反复，精神可，进食如常。2015 年 12 月 5 日（唑来膦酸注射液 5 mg 应用后第 8 天）患者突发意识障碍嗜睡后昏迷，化验血钠 95.3 mmol/L，血钾 2.71 mmol/L，血糖 7.5 mmol/L，游离甲状腺功能正常。头颅 CT 示脑干、双侧基底节区、脑室旁多发腔梗死、脑萎缩。予以肠内营养支持、静脉输液及鼻饲药物纠正电解质紊乱。同时患者昏迷后对家属进行健康教育，通过与患者家属进行有效沟通，使其了解其昏迷原因，对家属提出的问题进行专业的解答，获得患者家属的信任，并告知护理的重要性，之后将治疗期间护理相关知识告知家属，使其初步掌握翻身拍背、鼻饲喂食等的注意事项，提高患者家属对患者的照顾能力，促进患者医从性的提高。将护理等级由一级护理调整为特级。定时应用生理盐水对患者进行口腔护理，根据口腔黏膜情况酌情行香油涂抹，改善口腔环境，降低口腔感染发生。定期进行尿管护理及膀胱冲洗预防泌尿系统感染。每日进行电子震动排痰，帮助患者排痰，预防坠积性肺炎。继续原有气垫床应用，并加强医护人员定时协助患者翻身及更换体位，按摩受压部位，避免压力性损伤，并指导患者家属每日对患者肩胛部及臀部等皮肤进行清洗并及时更换衣服。经与家属沟通后维持原骨牵引治疗，定期牵引及应用骨折治疗仪促进骨折愈合；继续压力抗栓泵应用，叮嘱患者家属采用传统按摩法按摩患者下肢预防下肢血栓的发生；给予被动足踝屈伸锻炼，以维持肌力及改善关节功能等。患者于 2015 年 12 月 8 日意识恢复正常。期间多次复查电解质、肾功能、24 小时尿生化并记录出入量，见表 92.1、表 92.2、图92.1。该患者预后良好，意识及血电解质恢复正常，进食可，二便正常，复查 24 小时尿钠恢复正常，拆除牵引后指导患者对患肢进行功能锻炼，之后患者回家休养。

表 92.1　患者肾功能参数变化

| 日　期 | 尿素氮（mmol/L） | 血清肌酐（μmol/L） | 肌酐清除率（mL/min） |
|---|---|---|---|
| 2015 年 11 月 2 日 | 8.8 | 80.2 | 31.24 |
| 2015 年 11 月 25 日 | 7.4 | 68.7 | 36.47 |
| 2015 年 12 月 7 日 | 3.8 | 54 | 46.39 |

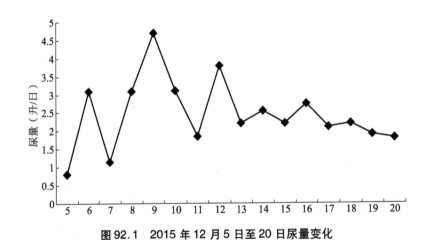

图 92.1　2015 年 12 月 5 日至 20 日尿量变化

表 92.2　24 小时尿生化各参数变化

| 日　期 | K（mmol/L） | Na（mmol/L） | Cl（mmol/L） | Ca（mmol/L） | P（mmol/L） | Cr（mmol/L） | Pr |
|---|---|---|---|---|---|---|---|
| 2015 年 11 月 27 日 | — | — | — | 1.70 | 9.50 | 3805 | 11.75 |
| 2015 年 12 月 10 日 | 64.07 | 589.76 | 492.28 | 3.06 | 2.13 | 2890.6 | 493.20 |
| 2015 年 12 月 26 日 | 10.84 | 166.00 | 153.80 | 2.84 | 7.46 | 3040 | 171.40 |

## ☞ 出院诊断

①左股骨转子间骨折；②严重骨质疏松症；③电解质代谢紊乱低钾血症；④高血压3级（极高危）；⑤陈旧性脑梗死；⑥低蛋白血症；⑦贫血。

## ☞ 出院医嘱及随访

注意休息，防坠床、跌倒，注意牵引眼拔出处伤口护理。出院后继续预防血栓、降压治疗，继续补充活性维生素D（骨化三醇0.25 μg/次、2次/日）及钙剂（600 mg/d）治疗，定期骨内科门诊复查尿钙、骨密度、骨代谢、1,25－二羟基维生素 $D_3$ 水平等调整骨质疏松用药；避免早期负重，避免盘腿、侧卧、剧烈活动，2周后（定期）门诊复查骨折愈合情况，根据骨折愈合情况决定负重时间指导患肢功能锻炼；定期监测血压、心电图、电解质、肝肾功能、凝血常规、血常规、下肢静脉超声等。定期门诊复查（出院后2周，之后遵门诊医嘱），遵嘱服药，不适时随诊。出院后1个月随访，患者可下地活动，化验电解质无异常。

## ☞ 病例小结

我科临床应用唑来膦酸抗骨质疏松治疗，严格把握适应证，常规评估肾功能（要求内生肌酐清除率 >35 mL/min），静脉注射时间大于15分钟，并予以充分水化以减少肾脏损伤发生。本例患者静脉应用唑来膦酸注射液5 mg后第8天突发意识障碍，化验结果示重度低钠、低钾，39小时后抽取静脉血测肾功能示肌酐、尿素氮值较唑来膦酸应用前均低，不考虑肾小球功能的明显下降。患者昏迷后记录出入量，密固达应用后第9天至第17天时均有尿量增多，最高达4.7 L/d，第11天意识恢复后无多饮、烦渴症状，期间第13天收集24小时尿液送检血钠偏高，余尿钾、钙、磷、蛋白均在正常范围内，提示可能出现了肾小管功能障碍。除密固达、阿司匹林泡腾片外，住院期间无其他造成肾损伤药物应用。

静脉应用双膦酸盐类能够有效抑制破骨细胞调节的骨吸收、降低骨转换，唑来膦酸低剂量应用治疗骨质疏松，有利于提高患者依从性。肾毒性是唑来膦酸应用过程中一比较严重的副作用。在推荐剂量和时间下规范应用，其肾毒性副作用罕见。在HORIZON－PFT试验中，治疗3年后，肌酐清除率改变（每年给药前测量）以及肾损伤和肾衰竭的发生率，唑来膦酸组和安慰剂组之间差别具有统计学意义。唑来膦酸组与安慰剂组血浆肌酐水平在给药后10天内一过性升高分别为1.8%和0.8%。多项应用于骨转移癌患者的研究（一般5 mg/次，3~4周1次）表明少数病例有一过性肾功能恶化甚至肾衰竭的情况发生，其肾脏副作用一般与肾小管损伤有关。

阿司匹林能抑制前列腺素合成，具有解热镇痛作用。其对肾功能的影响存在争议。有研究长期大量服用阿司匹林对肾脏有一定的损害，多数是可逆的。其机制为该药使前列腺素的合成减少，导致肾血管收缩，并有增厚和玻璃样变，肾血流减少和肾小球滤过率降低，可引起缺血性肾损害、水钠潴留和高血钾。也有学者认为，阿司匹林中所含的水杨酸在肾小管重吸收，竞争性地抑制血尿酸排泄，尿酸蓄积，有可能导致尿酸盐性

（痛风性）肾衰竭。然而，亦有多项研究有力证明使用阿司匹林与发生慢性肾脏病无关。阿司匹林泡腾片达峰时间为 0.3 到 2 小时，半衰期约 2 到 3 小时，说明书中无肾损伤不良反应的描述。国内有 1 例该药物应用后 2 小时出现急性肾功能衰竭的报道，其患者是过敏体质，而阿司匹林又可以致敏，综合考虑是应用阿司匹林引起肾间质病变和血管炎等因素致急性肾衰竭。本病例报道中一方面患者既往因脑梗死服用阿司匹林，无不良反应发生；另一方面患者无肌酐、尿素氮的升高，仅有肾小管功能损伤推断，无明确药理学理论支持。但考虑唑来膦酸肾损伤的副作用，以后的临床实践中应尽量避免阿司匹林泡腾片用于唑来膦酸输注后的发热治疗。

　　该患者住院期间化验肾功能尿素氮、血清肌酐均在正常范围，唑来膦酸应用前后标准 24 小时留尿法计算肌酐清除率均正常，应用后出现一过性多尿及尿钠排出增多，而患者高龄、体型瘦小，以后的临床工作中此类患者是否需要基于年龄和体重等对密固达用量进行调整值得进一步探讨。同时唑来膦酸应用前后需注意血尿电解质的监测以及早发现潜在的肾小管损伤并积极干预以免患者病情加重乃至危及生命。该类有过急性肾损伤发作病史的患者应视为高危患者。

　　此外，肿瘤患者应用唑来膦酸注射液的肾脏损伤恢复时间偶有报道，而原发性骨质疏松患者应用该药发生肾脏相关损伤的累积剂量及恢复时间值得进一步临床积累，以指导常规及肾损伤后序贯应用的安全性评估及时机选择，规避医疗风险。

（崔秀丽、晁爱军）

# 093　妊娠哺乳相关骨质疏松症一例

## ☞ 患者基本信息

　　患者，女性，33 岁，身高 156 cm，体重 49 kg，已婚，专业技术人员。

　　[在院时间] 2017 年 1 月 10 日入院，2017 年 1 月 19 日出院。

　　[主诉] 腰背部疼痛不适 2 个月，加重 10 天。

　　[主要诊断] 妊娠哺乳相关骨质疏松症、胸腰椎压缩性骨折、甲状腺功能减退。

## ☞ 病史摘要

　　[现病史] 患者于 2 个月前无明显诱因出现腰背部间断疼痛不适，在当地诊所行针灸治疗，效果不明显，2017 年 1 月 9 日到当地人民医院就诊，行胸椎 CT 检查示骨质疏松并多发椎体压缩骨折。胸椎 MRI 示 $T_6 \sim T_8$、$T_{11} \sim T_{12}$、$L_1 \sim L_2$ 椎体多发信号改变，考虑压缩骨折，胸椎退行性病变。甲状旁腺激素（PTH）>600 ng/L。甲状腺功能示血清促甲状腺素 46.73 mIU/L↑，游离甲状腺素（$FT_4$）6.77 pmol/L↓，游离三碘甲状腺原氨酸（$FT_3$）4.31 pmol/L，考虑甲状旁腺功能亢进，建议到上级医院进一步检查。患者来

我院甲状腺乳腺外科，以原发性甲状旁腺功能亢进、骨质疏松、压缩性骨折、甲状腺功能减退收入院。患者自发病以来，无畏寒、怕热、多汗、烦渴、多饮、多尿，无关节肿痛、发热、皮肤淤点、牙龈出血，无腹胀、腹泻、反酸、呕血、便血、黄疸等，身高较前变矮 5 cm，近期体重无明显减轻，精神、饮食、睡眠可，大小便无特殊。

[既往史] 平素健康，桥本甲状腺炎 10 余年，未服药。否认高血压、糖尿病、冠心病等病史，否认肝炎、结核、疟疾等传染病史，否认其他手术史，否认外伤史，否认输血史，否认药物、食物过敏史，否认激素应用史，预防接种随当地进行。

[个人史] 生于山东省临沂市，久居于本地，否认疫区居住史，否认疫水、疫源接触史，否认放射物质、有毒物质接触史，否认毒品接触史，否认冶游史，否认吸烟史，否认饮酒史。

[婚育史、月经史] 31 岁结婚，配偶健康状况良好。孕前月经规律，11 岁/4 ~ 6 天/28 ~ 30 天，末次月经时间为 2015 年 12 月 10 日，目前哺乳期闭经。2016 年 9 月 26 日足月顺产 1 女，孕 1 产 1。

[家族史] 父母健在，1 弟体健，家族无传染病及遗传病史，无骨质疏松家族史。

## ☞ 入院检查

[一般查体] 体温 36.4 ℃，脉搏 70 次/分，呼吸 19 次/分，血压 130/80 mmHg。自动体位，查体合作，神志清楚，心肺腹查体未见明显异常。

[专科查体] 颈部对称，颈部隆起，甲状腺 Ⅱ° 肿大，局部皮肤无红肿，无颈外静脉怒张及颈动脉异常搏动，气管居中。甲状腺未触及肿块，颈部双侧及锁骨上淋巴结未触及。脊柱生理弯曲存在，无明显侧弯，胸腰椎活动明显受限。中下胸椎及上腰段椎体棘突压叩痛，无明显放射痛，双下肢感觉、肌力及肌张力正常，双侧直腿抬高试验阴性，双侧股神经牵拉试验阴性，双侧膝跟腱反射存在，生理反射存在，病理反射未引出。腰背部 VAS 评分 8 分。

[实验室检查] 血、便常规正常。尿常规示尿比重（SG）1.029↑，中性粒细胞（LEU）2 +↑，白细胞（WBC）242.2/μL↑，上皮细胞（EC）42.2/μL↑，结晶（CRYSTA）376.9/μL↑，结晶标记（XTALF）阳性，白细胞（高倍视野）43.6/HPF↑，上皮细胞（高倍视野）7.6/HPF↑，黏液标记（MUCUSF）阳性，血沉（ESR）36 mm/h↑。生化示碱性磷酸酶（AKP）182 U/L↑；性激素六项示泌乳素（PRL）801 μIU/mL↑；免疫球蛋白示 IgG 17.8 g/L↑，免疫球蛋白 k 轻链 5.22 g/L↑，l 轻链 2.91 g/L↑。骨代谢标志物示 1,25 - 二羟基维生素 $D_3$ 5.35 ng/mL↓、I 型胶原氨基前肽（P1NP）131 ng/mL↑、I 型胶原 C 端肽（β - CTX）0.909 μg/L↑、骨钙素（OST）37.24 μg/L，甲状旁腺素（PTH）23.7 pg/mL。甲状腺功能示血清促甲状腺素（TSH）46.73 mIU/L↑，游离甲状腺素（$FT_4$）6.77 pmol/L↓，游离三碘甲状腺原氨酸（$FT_3$）4.31 pmol/L。凝血四项、肝、肾功能，血钙、磷水平，C-反应蛋白正常；血清蛋白电泳未见明显异常；肿瘤标记谱未见异常。

[影像学检查] 2017 年 1 月 16 日，胸腰椎 MRI 示 $T_{11}$ ~ $L_4$ 椎体异常信号，伴椎体压缩性改变；$L_5$ ~ $S_1$ 椎间盘突出；$S_3$ 骶管小囊肿（图 93.1）。2017 年 1 月 18 日，双能 X

线骨密度检查结果示骨质疏松症（表93.1）甲状腺超声示甲状腺弥漫性病变并局部结节，多源性，考虑桥本病并异常增生为主（TI-RADS 多为Ⅱ~Ⅲ级）；颈部双侧及中央区淋巴结肿大。甲状旁腺静态显像未见局限性核素摄取增高区域。

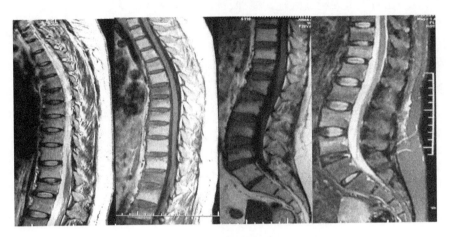

图93.1　胸腰椎 MRI

表93.1　2017 年 1 月 18 日双能 X 线骨密度检查结果

|  | 股骨颈 | 股骨粗隆 | Ward 三角 | 总计 |
|---|---|---|---|---|
| BMD($g/cm^2$) | 0.5895 | 0.4460 | 0.3062 | 0.6132 |
| T 值 | -1.83 | -2.91 | -4.05 | -2.79 |
| Z 值 | -1.80 | -2.77 | -3.73 | -2.55 |
|  | $L_2$ 椎体 | $L_3$ 椎体 | $L_4$ 椎体 | 总计 |
| BMD($g/cm^2$) | 0.6942 | 0.6758 | 0.6663 | 0.7299 |
| Z 值 | -2.96 | -3.29 | -3.22 | -2.50 |

## ☞ 诊治经过

患者为中年女性，主因腰背部疼痛不适 2 个月，发现 PTH 严重增高 3 天入院，完善相关检验、检查。颈部超声检查未见异常肿大甲状旁腺，甲状旁腺静态显像未见局限性核素摄取增高区域，结合入院后两次复查甲状旁腺素（PTH）、血钙（Ca）、血磷（P）结果未见异常，可排除患者骨质疏松症因甲状旁腺功能亢进引起。甲状腺功能减退导致骨质疏松症多为低转化型，结合患者骨代谢指标，可排除患者骨质疏松症因甲状腺功能减退引起。胸腰椎 MRI 示多发胸腰椎新鲜压缩骨折及骨密度结果，排除转移性骨转移瘤、骨肿瘤、胸腰椎结核、多发性骨髓瘤，类风湿性关节炎等免疫性疾病，长期服用糖皮质激素及其他影响骨代谢药物、各种先天或获得性骨代谢异常疾病后，明确诊断为妊娠哺乳相关骨质疏松症、胸腰椎压缩骨折、甲状腺功能减退。治疗：停止哺乳，卧床休息，予高钙饮食及骨质疏松相关健康教育，予左旋甲状腺片 50 mg/次、口服、1 次/日，四烯甲萘醌 15 mg/次、口服、3 次/日，碳酸钙 $D_3$ 颗粒 3 g/次、口服、1 次/日，阿法骨化醇软胶囊 0.25 μg/次、口服、2 次/日，进口唑来膦酸注射液 5 mg、静脉注射，1 周后复查血钙及肝肾功能未见异常，患者自诉腰背部疼痛缓解后出院。VAS 评分 3 分。

## ☞ 出院诊断

①妊娠哺乳相关骨质疏松症；②胸腰椎压缩性骨折；③甲状腺功能减退。

## ☞ 出院医嘱及随访

出院高钙饮食、晒太阳、防摔倒，继续口服四烯甲萘醌、阿法骨化醇、钙剂 10 个月。半年后复查骨代谢标志物，1 年后复查骨密度。不适时骨病科门诊随诊。随访 2 年，出院后半年内患者腰背部疼痛逐渐消失；出院后半年复查骨代谢指标均正常，复查脊柱 MRI 原骨折椎体信号基本正常，未再发现其他椎体骨折异常信号；2019 年 10 月电话随访身体良好无不适，查骨代谢及血生化指标均无异常；继续于临沂市当地医院复查及治疗。

## ☞ 病例小结

1. 本例患者外院首诊考虑为甲状旁腺功能亢进导致骨质疏松性骨折，为进一步治疗来我院甲状腺乳腺外科，复查 PTH 正常，排除甲状旁腺功能亢进，考虑甲状腺功能异常，误诊甲状腺功能减退导致骨质疏松症。研究认为甲状腺功能减退时甲状腺激素分泌异常可使骨代谢障碍、骨量减少，甲状腺激素对成骨细胞及破骨细胞的刺激作用均减弱，导致骨转化减慢、骨矿化周期延长。甲状腺功能减退患者功能性成骨细胞数目减少，血清骨钙素降低，同时破骨细胞活性也降低，骨吸收速度减慢，引起低转化型骨质疏松。而本例患者骨代谢指标显示，血清骨钙素正常，骨吸收加速，又排除甲状腺功能减退导致骨质疏松症。

2. 患者外院首次化验 PTH 数值严重超出正常范围，考虑是化验错误或者标本有误，应注意复核。因甲状旁腺功能亢进导致 PTH 水平升高；PTH 是一把双刃剑，既能破骨，间断小剂量的应用又能刺激成骨细胞的活性，促进骨形成，增加骨密度。体内长期高水平 PTH 主要是增加破骨细胞的数目及活力，促进骨吸收，释放钙离子入血，从而导致血钙升高、血磷下降及骨质疏松症的发生；而本例患者入院后两次复查 PTH 及血钙、磷均在正常范围内，故排除甲状旁腺功能亢进导致骨质疏松症。

3. 本例患者系孕产后 2 周出现腰背剧烈疼痛，追问病史孕期活动少，平素喜素食，身体瘦弱，符合怀孕相关骨质疏松危险因素。PLO 发病机制考虑可能是以下几方面：①妊娠期胎儿生长及哺乳对于钙需求的增加，同时孕产妇对于钙及维生素 D 摄入的不足导致；②哺乳期高泌乳素血症抑制下丘脑—垂体—卵巢轴，导致雌二醇水平的降低，产妇从妊娠期高雌激素水平到哺乳期雌激素水平的急剧下降，类似于女性的围绝经期过程，增加了破骨细胞的活性，导致骨转换增加进而造成骨质疏松；③有研究发现高泌乳素患者骨密度低于泌乳素水平正常的闭经者。认为泌乳素可能直接作用于骨，引起患者骨质减少，患者骨密度减少与血清泌乳素水平及闭经时间呈负相关；④妊娠妇女胎盘及乳腺可分泌 PTH 相关肽（parathyroid hormone - related peptide，PTHrp），妊娠晚期 PTHrp 分泌达高峰，可产生类 PTH 的生物学效应；⑤怀孕时负重的增加及前凸位等可能会增加腰部骨折的风险；⑥妊娠期卧床休息或住院期间不活动会进一步增加骨丢失。

4. 双膦酸盐 FDA 批准在妊娠期用药是 C、D 级别，但治疗 PLO 效果显著，且部分研究无明显不良结局，提示可用于育龄期妇女骨质疏松症治疗；但对于准备再次妊娠患者，应注意停药后 2 年以上，因唑来膦酸对再次妊娠的影响研究较少。

5. 对于椎体骨折的诊断，尤其多发椎体骨折的诊断，应尽可能完善相关检查，排除转移性骨肿瘤、胸腰椎结核及其他感染性疾病、多发性骨髓瘤、甲状旁腺功能亢进等内分泌疾病，风湿性疾病等免疫性疾病，慢性胃病以及长期服用糖皮质激素及其他影响骨代谢药物、各种先天或获得性骨代谢异常疾病等引起的继发性骨质疏松性压缩骨折，方可诊断为骨质疏松引起的脆性骨折，以免遗漏其他疾病。通过病史采集，本例明确诊断为怀孕相关骨质疏松性压缩骨折。

6. 近几年，随着我国"单独二孩"政策、"全面二胎"政策的相继实施，产妇平均年龄会升高，年度出生人口将会增加，PLO 的检出率也有可能会进一步上升，故应重视二胎高龄产妇的保健。

对本病例诊疗过程的反思启示如下。①详细的病史采集及与疾病相关情况的问诊有助于明确病因及诊断；②化验结果严重异常时，及时复查复核可避免误导诊疗思路；③多学科 MDT 诊疗模式有助于快速明确诊断思路；④提高骨科医师对怀孕相关骨质疏松症的认识至关重要，避免受邀妇产科会诊时，误诊为腰椎其他疾病性疼痛，有助于高龄孕产妇的身体保健。

（宋若先、张政）

# 094　妊娠哺乳相关骨质疏松性骨折一例

## ☞ 患者基本信息

患者，女性，30 岁，身高 162 cm，体重 52 kg，已婚，专业技术人员。

[在院时间] 2019 年 12 月 4 日入院，2020 年 1 月 1 日出院。

[主诉] 扭伤致腰部疼痛 1 周，加重 4 天。

[主要诊断] 腰椎压缩性骨折（$L_2$、$L_5$）、妊娠相关性骨质疏松症。

## ☞ 病史摘要

[现病史] 患者1周前扭腰时突然出现腰部疼痛，呈间歇性，活动时明显，休息后稍有缓解，翻身困难，无双下肢放射痛，未予制动，在家人陪伴下于济南市某医院就诊，行腰椎 MRI 检查，提示腰椎压缩骨折，建议保守治疗。4天前患者突然腰痛加重，疼痛剧烈，难以忍受，今患者为求进一步诊治来我院急诊科，骨科会诊后以腰椎压缩骨折收入创伤骨科拟手术治疗。患者一般情况可，精神可，饮食及睡眠差，发病后体重无变化，大小便正常。

[既往史] 否认肝炎、结核、疟疾等传染病史，否认高血压、冠心病、糖尿病等病史，否认手术、外伤史，否认输血史，无食物、药物过敏史，预防接种随当地进行。

[个人史] 生于山东济南市，久居本地，无疫区居住史，无疫水、疫源接触史，无放射物质、有毒物质接触史，无毒品接触史，无吸烟史，无饮酒史。

[婚育史、月经史] 适龄结婚，配偶体健，2个月前顺产1女，女儿体健。15岁初潮，4~5天/28~30天，末次月经时间为2018年12月10日。经量正常，颜色正常，无痛经，经期规律。孕1产1。

[家族史] 父母体健，1姐体健，家族无传染病及遗传病史。

## ☞ 入院检查

[一般查体] 体温37 ℃，脉搏82次/分，呼吸18次/分，血压127/75 mmHg。神志清，精神可，痛苦面容，发育正常，营养中等。语言正常，声音洪亮，对答切题。平车推入病房。被动体位，查体欠合作。

[专科查体] 腰椎生理曲度存在，下腰椎棘突及棘突间广泛压痛、叩击痛，鞍区皮肤感觉正常，双下肢肌力、肌张力正常，感觉正常，双侧直腿抬高试验80°，双侧跟膝腱反射正常。

[实验室检查] 血、便常规正常。尿常规示：上皮细胞（EC）26.2/μL↑、红细胞（RBC）33.2/μL↑、白细胞（WBC）56.1/μL↑、比重（SG）1.036↑、蛋白质（PRO）阳性↑、红细胞（高倍视野）6.0/HPF↑、白细胞（高倍视野）10.1/HPF↑、小圆上皮细胞（SRC）10.4/μL↑、小圆上皮细胞标记（SRCF）阳性↑、潜血（BLD）阳性↑。肝功示白球比例（A/G）1.05↓、碱性磷酸酶（AKP）138 U/L↑、唾液酸（SA）106.7 mg/dL↑、前白蛋白（PA）134.1 mg/L↓、肌酐（CRE）30 μmol/L↓、葡萄糖（GLU）8.14 mmol/L↑、球蛋白（GLO）37.7 g/L↑。骨代谢五项示甲状旁腺素（PTH）31.0 pg/mL（正常）、Ⅰ型胶原氨基前肽（P1NP）74.43 ng/mL（升高）、Ⅰ型胶原C端肽（β-CTX）2.190 μg/L（升高）、骨钙素（OST）18.13 μg/L（正常）、1,25-二羟基维生素 $D_3$ 22.64 ng/mL（不足）。

甲状腺功能五项正常。肾功示胱氨酸蛋白酶抑制剂C（Cy）1.16 mg/L↑、肌酐（CRE）37 μmol/L↓。性激素六项示促黄体生成素（LH）0.92 IU/L、黄体酮（PROG）0.072 μg/L、雌二醇（E2）7.59 ng/L、泌乳素（PRL）1577.0 μIU/mL↑、促卵细胞生成素

（FSH）4.15 IU/L、睾酮（T）0.227 μg/L。

2019 年 12 月 20 日复查肝功示碱性磷酸酶（AKP）149 U/L↑、唾液酸（SA）84.3 mg/dL↑、前白蛋白（PA）168.5 mg/L↓、肌酐（CRE）28 μmol/L↓、磷（P）0.75 mmol/L↓。

骨代谢五项示甲状旁腺素（PTH）22.2 pg/mL（正常）、Ⅰ型胶原氨基前肽（P1NP）142.10 ng/mL（升高，较第一次查高）、Ⅰ型胶原 C 端肽（β–CTX）1.250 μg/L（升高，但较第一次查下降）、骨钙素（OST）21.13 μg/L（正常，较第一次高）、1,25–二羟基维生素 $D_3$ 16.82 ng/mL（不足，较第一次低）。

类风湿因子（RF）－BN2 < 10.10 IU/mL、抗 O（ASL）－BN 2179.0 IU/mL、C-反应蛋白（CRP）< 3.02 mg/L。

[影像学检查] 腰椎正侧位 X 线检查示腰椎生理曲度存在，$L_2$ 椎体变扁，局部骨质离断，诸椎体边缘及椎小关节未见明显骨质增生（图 94.1）。

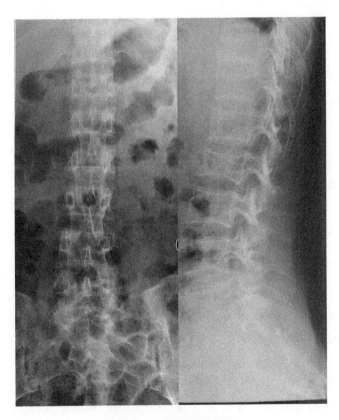

**图 94.1　腰椎正侧位 X 线**

腰椎 CT 示腰椎生理曲度存在，$L_2$ 椎体呈楔形改变，局部骨质离断，部分骨皮质不连续（图 94.2）。

腰椎 MRI 示腰椎生理曲度存在，$L_2$ 椎体呈楔形改变，$L_2$、$L_5$ 椎体可见斑片状长 $T_1$ 长 $T_2$ 信号，诸椎间盘信号可（图 94.3）。

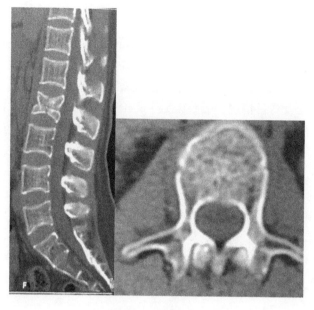

图 94.2　腰椎 CT

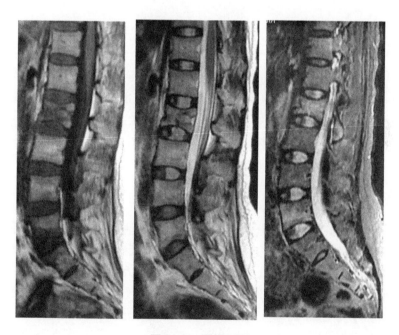

图 94.3　腰椎 MRI

## ☞ 诊治经过

　　患者为青年女性，妊娠分娩后 2 个月，主因扭伤致腰部疼痛 1 周，加重 4 天入院，入院后完善相关化验、检查，腰椎影像学检查提示 $L_2$ 椎体压缩性改变，呈新鲜性压缩性骨折。结合椎体压缩骨折及 DXA 骨密度结果，排除转移性骨肿瘤、胸腰椎结核、多发性骨髓瘤、甲状旁腺功能亢进等内分泌疾病，类风湿性关节炎等免疫性疾病，长期服用糖皮质激素及其他影响骨代谢药物、各种先天或获得性骨代谢异常疾病后，结合患者近期妊娠、分娩、哺乳史，既往以素食为主，体重偏低，存在妊娠相关性骨质疏松发生的危险因素及妊娠相关既往史，明确诊断为腰椎压缩骨折、妊娠相关性骨质疏松症。治疗上：停止哺乳，予高钙饮食及骨质疏松相关健康教育，针对疼痛情况予以镇痛药物对症处理，针对骨质疏松及骨折情况，嘱卧床为主，给予防压力性损伤气垫防止压力性损伤发生，同时予药物钙 0.6 g/次、口服、3 次/日、骨化三醇胶丸 0.5 μg、口服、1 次/日及特立帕肽注射液 20 μg、皮下注射、1 次/日，进口依降钙素注射液 20 U、皮下注射、1 次/日，进口唑来膦酸 5 mg、静脉注射并联合中药等综合治疗，2 周后复查血钙及肝肾功能未见异常，骨代谢指标示甲状旁腺素（PTH）22.2 pg/mL（正常）、I 型胶原氨基前肽（P1NP）142.10 ng/mL（升高，较第一次查高）、I 型胶原 C 端肽（β-CTX）1.250 μg/L（升高，但较第一次查下降）、骨钙素（OST）21.13 μg/L（正常，较第一次高）、1,25-二羟基维生素 $D_3$ 16.82 ng/mL（不足，较第一次低）。患者自诉腰背部疼痛逐步缓解，继续巩固疗效后出院。入院时 VAS 10 分，出院时 VAS 4 分。

## ☞ 出院诊断

腰椎压缩性骨折（$L_2$、$L_5$）；妊娠相关骨质疏松症。

## ☞ 出院医嘱及随访

嘱出院高钙饮食、晒太阳、防摔倒，继续原方案抗骨质疏松治疗（钙剂、骨化三醇、特立帕肽、降钙素、中成药物），监测血钙水平（开始 1 到 2 周 1 次，正常后 2 个月 1 次），3 个月后复查血常规、肝肾功能。半年后再次复查骨代谢标志物及骨密度，1 年后再次复查骨密度。不适时骨科门诊随诊。随访 3 个月，患者腰背部疼痛基本消失，未再发生椎体及其他部位骨折，继续复查及治疗。

## ☞ 病例小结

提高骨科医生对妊娠相关骨质疏松症及骨质疏松性骨折的认识至关重要。妊娠相关骨质疏松症是一种发病率低但容易被漏诊、误诊的疾病，调查显示其发病率为 4~8/1 000 000。1955 年有文献首次报道了该疾病并逐步引起人们的重视。对于一名青年女性，尤其是妊娠哺乳期的女性，轻微外伤后或未受明确外伤出现腰背部剧烈疼痛、翻身困难，影响日常活动及工作时，我们应高度警惕，应进一步行脊柱 X 线、CT、MRI 等影像学检查，警惕妊娠相关性骨质疏松症及相关压缩骨折。其次，妊娠期及哺乳期女性的严重腰背痛应避免用"月子病"来概括，影像学检查是必需的，若存在明显骨质改变，在排除转移性骨肿瘤、胸腰椎结核及其他感染性疾病、多发性骨髓瘤，甲状旁腺功能亢进等内分泌疾病，类风湿性关节炎等免疫性疾病，长期服用糖皮质激素及其他影响骨代谢药物、各种先天或获得性骨代谢异常疾病后，结合患者的妊娠、哺乳史应高度怀疑妊娠相关性骨质疏松症及其并发症。由于妊娠女性的体内激素水平变化及哺乳期乳汁分泌等会摄取体内的钙，治疗上首先应停止哺乳，然后予以积极对症处理，予以镇痛、制动，对于疼痛严重，无法站立需卧床的患者应予以防压力性损伤气垫保护，同时指导患者适度、正确床上肢体功能锻炼，预防静脉血栓及其他相关卧床并发症发生；同时积极对症处理，国内较多的治疗方案是应用双膦酸盐类治疗，但由于双膦酸盐类抗骨质疏松研究主要针对老年人，缺少年轻人应用的循证证据，同时双膦酸盐类沉积于骨内，代谢缓慢且容易透过胎盘，使得双膦酸盐类的应用受到一定限制。降钙素类药物可起到良好的治疗骨质疏松性骨痛的作用，同时特立帕肽促进成骨疗效确切和抑制破骨的双膦酸盐类联合应用能起到良好的效果。中医药作为我国的国粹，在骨质疏松的治疗中也起到不可忽视的作用。研究显示妊娠相关性骨质疏松症相关骨折多集中于胸腰椎，以 $T_{11} \sim L_2$ 为主，其中 $L_1$ 椎体发生骨折的概率最高。胸腰椎的压缩骨折会引起脊柱后凸畸形，考虑患者年龄较轻，生存时间较长，明显的椎体高度改变需预防以后出现脊柱后凸的可能。对于以疼痛为主，不伴有神经刺激及受损表现的妊娠相关性骨质疏松及骨折，在椎体压缩高度丢失不超过椎体高度 1/3 的情况下，系统、规律的保守治疗也能起到良好的治疗效果。临床上要认识妊娠相关性骨质疏松症，尤其对受邀妇产科会诊时要想到该病的存在，避免漏诊、误诊，同时，系统、全面、联合、规律地保守治疗对大部分患者能起到良好的效果。

# ☞ 护理部分

## （一）入院评估

1. 主诉腰部疼痛，VAS 评分为 9 分。
2. Morse 评分为 45 分。
3. 腰部活动明显受限，双下肢肌力、感觉正常，大小便正常。
4. 不了解妊娠相关性骨质疏松症的危险因素及注意事项。

## （二）护理问题

1. 疼痛：腰部疼痛，VAS 评分 9 分。
2. 有受伤的风险：高度跌倒风险。
3. 躯体活动障碍：与腰部疼痛及活动受限有关。
4. 知识缺乏：缺乏骨质疏松及骨质疏松骨折相关保健知识。

## （三）护理措施

1. 疼痛护理
（1）动态评估患者疼痛不适部位、性质、程度、缓解及加重的诱因。
（2）减少搬动次数，卧床为主，避免诱发疼痛的原因，急性期指导患者卧床休养，防压力性损伤气垫保护以预防压力性损伤，恢复期指导患者正确佩戴保护具进行适度活动。
（3）增加陪伴，指导家属共同参与患者疼痛的管理、理解患者的各种不适。遵医嘱应用镇痛药物控制，密切观察用药后反应。

（4）卧床期间，指导并协助患者轴线翻身，避免脊柱扭转加重损伤，加剧疼痛。

（5）讲解疼痛的原因及评估方法，鼓励患者正确表达疼痛，教会患者放松技巧。

2. 安全护理

（1）客观准确地评估患者发生跌倒的原因及现存的危险因素，及时去除危险因素，给予针对性安全指导。

（2）指导患者安全转移的方法及辅助器具使用的注意事项，协助患者完成床到轮椅、平车的转移，正确使用腰围等辅助器具。

（3）保证住院环境安全，如楼梯有扶手，阶梯有防滑边缘；病房地面和浴室地面干燥，灯光明暗适宜，床椅不可经常更换位置；过道避免有障碍物。

（4）加强日常生活护理，将日常所用的用具放于患者易取拿的位置；加强巡视，对患者应加强洗漱及用餐期间发生意外的预防。

（5）向患者及家属讲解跌倒的后果及预防要点，共同参与患者安全管理。

3. 体位护理

（1）主动告知患者佩戴护具的相关知识。

（2）按时巡视病房，定时协助患者轴线翻身，告知患者翻身方法及要点，保持身体在一条直线上避免扭转。

（3）教会患者起卧等动作要领，必要时协助患者，减轻患者疼痛，避免再次损伤。

（4）患者床上康复锻炼，增加腰椎及下肢康复锻炼的方法与技巧，增加患者肌力。

4. 健康教育

（1）讲解骨质疏松症相关知识，如讲解骨质疏松药物的药理作用及骨质疏松的运动方法等。

（2）遵医嘱使用抗骨质疏松药物，药物应该储存于室内避光且温度在 $2 \sim 8\ ℃$ 的地方。

（3）及时告知患者存在的各种护理风险及影响因素，与患者共同制订切实可行的护理计划，积极发挥患者的主观能动性，提高干预效果，避免再次骨折。

（4）指导患者及家属配合治疗、协助护理，实现医护患一体化管理模式。

（5）出院指导：讲解出院手续办理流程及家庭日常保健知识，嘱定期进行复查。

## （四）效果评价

1. 患者出院时主诉疼痛缓解，VAS 评分 4 分。

2. 患者住院期间未发生跌倒或其他意外受伤情况。

3. 患者住院期间腰部活动度改善，疼痛缓解。

4. 患者能够主动采取骨质疏松骨折预防保健措施。

## （五）护理小结

患者为青年女性，分娩 2 个月，处于哺乳期，嘱予以停止哺乳、加强营养、高钙饮食，在护理过程中，应在保证患者安全、积极配合医生落实诊疗计划的同时，加强对疾病相关知识的宣教，帮助患者掌握骨质疏松骨折的危险因素及防护措施，提高自身重视程度，促进患者采用健康的生活方式、主动采取有效防范措施，预防再骨折等并发症的发生，提高生活质量。

## ☞ 康复治疗

### （一）治疗目的

缓解腰背部疼痛，提高骨密度，增强骨质，改善生活质量。

### （二）运动疗法

1. 运动强度，宜选择中等强度为好。

2. 运动时间和频率以动作简单的运动项目为主，练习时间可以稍短，待症状缓解后逐步增加活动量。

3. 生活习惯改变：适度光照、高钙饮食，均衡营养。避免咖啡、浓茶、碳酸饮料摄人。

（王磊、宋若先）

# 095 骨质疏松伴椎体多发性骨折一例

## ☞ 患者基本信息

患者，女性，63 岁，身高 162 cm，体重 68 kg，已婚，退休。

[在院时间] 2018 年 8 月 4 日入院，2018 年 8 月 16 日出院。

[主诉] 广泛胸背部疼痛 10 余天，加重 1 天。

[主要诊断] 骨质疏松伴椎体多发性骨折。

## ☞ 病史摘要

[现病史] 患者本人及家属诉于 10 天前上卫生间起身时感胸背部广泛疼痛，翻身起身活动费力，自认为与既往重度骨质疏松有关，遂家中卧床休息静养，疼痛尚可耐受，同时家中予以鼻喷抗骨质疏松药物（鲑鱼降钙素鼻喷剂）治疗，未于医院进一步诊治，2018 年 8 月 3 日白天自觉上述症状明显加重，翻身起身活动费力，伴有双侧胸腰肋区广泛性疼痛，疼痛致全身不自主颤抖，如同发热、寒战，同时伴胸闷、气喘、气憋、呼吸困难，上述症状严重影响日常生活及夜间睡眠，为求进一步诊治遂在家人陪同下就诊于我院急诊，完善相关检查，我科会诊后考虑胸腰椎骨质疏松性骨折可能性大，建议住院治疗，遂急诊以"胸腰背部疼痛待查（骨质疏松性骨折？）"收入我科。病程中，患者神志清，精神欠佳，对答切题，睡眠、饮食欠佳，偶有咳嗽、咳痰，白色痰液，

无发热、盗汗、腹痛、腹胀、反酸、呕血等不适，近期体重无明显减轻，大小便无特殊。

[既往史] 平素健康状况较差，高血压病史 10 余年，口服"氨氯地平"降血压，未检测血压，糖尿病病史 3 年，口服"二甲双胍片"及皮下注射胰岛素（具体不详）控制血糖，血糖控制情况不详；2003 年诊断为"急性脑梗死"，未遗留肢体及言语障碍。2011 年因椎体压缩性骨折行"椎体成形术"（具体节段不详），2013 年行"输尿管结石手术"，期间曾反复多次因"肺部感染、支气管哮喘、间质性肺疾病、冠心病、2 型糖尿病"于我院住院治疗，住院及出院期间长期应用激素治疗肺部疾患；2018 年 1 月因"$T_8$ 椎体压缩性骨折"于我院行"$T_8$ 椎体压缩性骨折椎体成形术"，术后症状改善，院外抗骨质疏松治疗（钙剂、罗盖全），否认肝炎、结核、疟疾等传染病史，否认其他手术史，否认外伤史，否认输血史，否认药物、食物过敏史，预防接种史不详。

[个人史] 生于新疆呼图壁，久居本地，否认疫区居住史，否认疫水、疫源接触史，否认放射物质、有毒物质接触史，否认毒品接触史，否认冶游史，否认吸烟史，否认饮酒史。

[婚育史、月经史] 已婚，19 岁结婚，配偶健康状况良好。绝经年龄 50 岁，经量正常，颜色正常，无痛经，经期规律。孕 2 产 2，生 1 子 1 女。

[家族史] 父母已故，死因不详，家族无传染病及遗传病史。

## ☞ 入院检查

[一般查体] 体温 36.2 ℃，脉搏 80 次/分，呼吸 18 次/分，血压 120/80 mmHg。平车推入病区，查体欠合作，神志清楚，心肺腹查体未见明显异常。

[专科查体] 脊柱轻微驼背畸形，无明显侧弯，四肢肌肉无明显萎缩。胸腰背部及双侧腰肋区有广泛压痛，拒叩触，翻身起身活动痛性受限，无明显的双下肢放射样感觉异常，双下肢运动及末梢血运未见异常，余查体因患者疼痛无法配合。

[实验室检查] 急诊查血气：pH 7.459；$pCO_2$ 36.1 mmHg；$pO_2$ 59.2 mmHg；$SO_2$ 92.3%；钾离子测定 3.1 mmol/L。心电图：窦性心律，正常心电图。心肌酶未见异常。

入院完善相关检查示血、尿、便常规正常，凝血四项、血沉、高敏 C-反应蛋白正常，降钙素原测定：0.05 ng/mL。电解质：钾测定 3.29 mmol/L，无机磷测定 0.72 mmol/L，血钙、碱性磷酸酶水平及甲状腺功能五项均未见异常，肝肾功能正常。血脂分析：甘油三酯 2.32 mmol/L，高密度脂蛋白胆固醇 0.93 mmol/L。女性肿瘤标志物：糖类抗原测定（CA199）（H）48.89 U/mL；糖类抗原测定（CA724）7.7 U/mL；骨代谢标志物：1,25 - 二羟基维生素 $D_3$ 13.18 ng/mL，风湿三项正常。

[影像学检查]

2018 年 8 月 4 日行胸部 X 线检查提示符合慢性支气管炎并左肺炎症 X 线征象。胸腰椎 X 线示①胸腰椎退行性病变；②$T_{12}$ 椎体楔形变；③$T_8 \sim T_{10}$ 椎体骨水泥成形术后；④$L_4$ 椎体楔形变；⑤胸腰椎骨质疏松。双能骨密度测定示腰椎 T 值为 -4.6，左侧股骨 T 值为 -3.4，右侧股骨 T 值为 -3.1。2018 年 8 月 7 日胸腰椎 MRI 示①胸、腰椎退行性病变；②$T_8$、$T_9$、$T_{10}$ 椎体压缩性骨折椎体成形术后改变；③$T_7$、$T_8$ 椎体压缩性骨折并骨髓水肿；④$L_4$椎体陈旧性压缩性骨折；⑤$L_4/L_5$椎间盘膨出；⑥胸腰椎退行性变（骨质增生、疏松，椎间盘变性）。肺动脉 CTA 及双肺薄层 CT 示①符合支气管慢性炎症、双肺肺段性炎症、双肺纤维灶；②右肺中叶微结节；③双肺 CTA 未见异常。头颅 MRI + 血管 MRA 示多发腔隙性脑梗死并脑缺血；头颅血管 MRA 未见异常。

## ☞ 诊治经过

患者为中老年女性，主因广泛胸背部疼痛 10 余天，加重 1 天入院，入院全身不自主震颤，考虑为疼痛应激所致，完善头颅相关检查除外脑血管病变；患者入院时胸闷、气喘、气憋，急诊完善心电图及心肌酶检查除外急性心血管疾病，血气分析提示 I 型呼吸衰竭，结合既往肺部基础疾患，予以吸氧、平喘等对症支持治疗，症状改善，同时完善肺部 CTA 除外肺栓塞，根据双肺薄层 CT 结果请呼吸专科会诊评估肺部情况及是否调整既往激素使用情况，专科会诊后建议停用激素治疗，肺部疾患予以抗感染、平喘、吸氧等对症处理，同时监测血糖控制平稳，继续维持原降糖方案。入院针对胸腰背部疼痛暂予以抗感染、镇痛对症治疗，嘱患者严格卧床。MRI 检查、骨密度及血液相关结果显示后排除转移性骨肿瘤、胸腰椎结核、多发性骨髓瘤，甲状旁腺功能亢进等内分泌疾病，类风湿性关节炎等免疫性疾病，明确诊断为骨质疏松伴椎体多发骨折，针对双侧腰肋区疼痛，考虑肋间神经痛，予以牛痘疫苗肌内注射改善症状性神经痛。

针对 $T_7$ 椎体压缩性新鲜骨折，治疗方案包括：保守治疗，卧床 6～12 个月；手术治疗，行椎体成形手术。患者表示入院经保守对症治疗后，疼痛较入院有所减轻，疼痛可耐受，最终综合患者病情予以保守对症治疗，积极予以抗骨质疏松综合治疗：①予骨质疏松相关健康教育，适当功能锻炼（卧床期间及下地活动相关康复锻炼）；②予基础药物治疗，钙尔奇 0.6 g/次、1 次/日，骨化三醇 0.5 μg/次、1 次/日；③评估肾功能及患者一般情况给予唑来膦酸抗骨质疏松治疗；④联合中成药（金天格胶囊）等综合治疗，经治疗患者自诉胸腰背部疼痛较入院缓解，病情稳定后出院。

## ☞ 出院诊断

①重度骨质疏松症伴多发椎体骨折；②$T_8$、$T_9$、$T_{10}$椎体压缩性骨折骨水泥成形术后；③胸腰椎退行性病变；④肋间神经痛；⑤间质性肺疾病；⑥慢性支气管炎，支气管哮喘；⑦高血压 3 级（很高危组）；⑧冠状动脉粥样硬化性心脏病，稳定性心绞痛，心功能不全，心功能 III 级；⑨2 型糖尿病；⑩高甘油三酯血症。

## ☞ 出院医嘱及随访

①出院后注意个人防护，家人陪护，6 周内尽量以卧床为主，下地活动佩戴支具防护，避免摔倒跌伤，卧床期间脊柱腰背肌功能锻炼；②骨质疏松饮食、晒太阳、防摔倒，继续原方案抗骨质疏松治疗（钙尔奇 0.6 g/次、1 次/日，骨化三醇 0.5 μg/次、1 次/日），监测血钙水平（开始 2 个周 1 次，正常后 2 个月 1 次），3 个月后复查血常规、肝肾功能；③6 个月到 1 年后复查骨密度，定期（每年）注射唑来膦酸抗骨质疏松治疗，连续 3 年；④口服金天阁胶囊 3 个月健骨促进成骨生长；⑤其余内科疾患专科随

诊治疗；⑥定期复查，期间若有任何不适，我科门诊随诊。

## ☞ 病例小结

对于中老年人腰背部疼痛，尤其是疼痛明显、影响日常活动的，即使未受外伤，我们也应该提高警惕，根据查体情况进一步行腰椎 X 线、CT、MRI 等影像学检查，排除各种导致椎体骨折发生的原因；其次，对于椎体骨折的诊断，尤其反复、多发椎体骨折的诊断，应尽可能完善相关检查，排除转移性骨肿瘤、胸腰椎结核及其他感染性疾病、多发性骨髓瘤，甲状旁腺功能亢进等内分泌疾病，类风湿性关节炎等免疫性疾病，长期服用糖皮质激素及其他影响骨代谢药物、各种先天或获得性骨代谢异常疾病后，方可诊断为骨质疏松引起的脆性骨折，以免遗漏其他疾病。该患者因肺部疾患曾较长一段时间服用激素治疗，一定程度上影响骨代谢，故在骨质疏松治疗上需权衡内科疾患，专科评估非常重要。以往国内外对骨质疏松引起脆性骨折的治疗，大部分局限于对骨折进行外科干预，如外科外固定和内固定手术等，没有对骨质疏松病因引起足够重视并进行治疗，导致患者再次发生骨折的风险显著增高。而近些年随着学科发展，骨质疏松越来越多受到临床医师的重视，通过交流学习，骨质疏松的诊治也逐渐开展和规范化，通过广泛的骨质疏松健康宣教和早期的筛查、诊断、干预，让骨质疏松性骨折的发生尽量减少，最终提高人群的骨骼健康。同时，对各类原因导致的骨质疏松性骨折也应及时纠正，因此多学科联合的综合评估也尤为重要，其最终目的是提高生活质量、减少脆性骨折发生所带来的负面影响。当然，骨质疏松治疗是一个长期过程，任何阶段都不容忽视，提高全民意识很重要，所谓"骨松治疗，贵在坚持"，长期坚持可以降低患者再次骨折的发生率。

## ☞ 护理部分

### （一）入院评估

1. 主诉胸腰部疼痛，VAS 评分为 7 分。
2. Morse 评分为 40 分，中度跌倒风险。
3. 胸腰部活动受限，双下肢皮肤浅感觉正常。
4. 不了解骨质疏松性骨折危险因素，反复骨折。

### （二）护理问题

1. 疼痛：胸腰背部疼痛，VAS 评分 7 分。
2. 有受伤的风险：中度跌倒风险。
3. 躯体活动障碍：与胸腰背部活动受限有关。
4. 知识缺乏：骨质疏松骨折相关保健知识知晓单一。

### （三）护理措施

1. 疼痛护理
（1）动态评估患者疼痛不适部位、性质、程度、缓解及加重的诱因。

（2）减少搬动次数，避免诱发疼痛的原因，急性期指导患者卧床休养，恢复期指导患者正确佩戴保护具进行适度活动。

（3）增加陪伴，指导家属共同参与患者疼痛的管理、理解患者的各种不适。必要时遵医嘱应用药物控制，密切观察用药后反应。

（4）卧床期间，指导并协助患者轴线翻身，避免脊柱扭转加重损伤，加剧疼痛，指导患者肺功能锻炼等（吹气球）、指导患者足踝功能锻炼等预防血栓。

（5）讲解疼痛的原因及评估方法，鼓励患者正确表达疼痛，教会患者放松技巧。

2. 安全护理

（1）客观准确地评估患者跌倒发生的原因及现存的危险因素，及时去除危险因素，给予针对性安全指导。

（2）指导患者安全转移的方法及辅助器具的使用注意事项，协助患者完成床到轮椅、平车的转移，正确使用助行器等辅助器具。

（3）保证住院环境安全，如楼梯有扶手，阶梯有防滑边缘；病房地面和浴室地面干燥，灯光明暗适宜，床椅不可经常更换位置；过道避免有障碍物。

（4）加强日常生活护理，将日常所用的用具放于患者易拿取的位置；加强巡视，对患者应加强洗漱及用餐期间发生意外的预防。

（5）向患者及家属讲解跌倒的后果及预防要点，共同参与患者安全管理。

3. 体位护理

（1）主动告知患者佩戴护具的相关知识。

（2）按时巡视病房，定时协助患者轴线翻身，告知患者翻身方法及要点，保持身体在一条直线上避免扭转。

（3）教会患者起卧等动作要领，必要时协助患者，减轻患者疼痛，避免再次损伤。

（4）患者床上康复锻炼，增加腰椎及下肢康复锻炼的方法与技巧，增加患者肌力。

4. 健康教育

（1）骨质疏松健康教育小组主动为患者讲解骨质疏松症相关知识，如讲解骨质疏松药物的药理作用及骨质疏松的运动方法等。

（2）遵医嘱唑来膦酸抗骨质疏松治疗，治疗前充分水化，嘱患者多饮水，适当补液、补充电解质。

（3）及时告知患者存在的各种护理风险及影响因素，与患者共同制订切实可行的护理计划，积极发挥患者的主观能动性，提高干预效果，避免再次骨折。

（4）指导患者及家属积极治疗原发病，讲解不同疾病预防及治疗方法，实现医护患一体化管理模式。

（5）出院指导：讲解出院手续办理流程及家庭日常保健知识，嘱定期进行复查。

## （四）效果评价

1. 患者出院时主诉疼痛缓解，VAS 评分 3 分。

2. 患者住院期间未发生跌倒或其他意外受伤情况。

3. 患者住院期间胸腰背部疼痛及双侧肋间疼痛改善。

4. 患者能够主动采取骨质疏松性骨折预防保健措施。

### （五）护理小结

患者为中老年女性，在没有明显外伤的情况下反复多次发生脊柱多节段骨折，且病情逐渐加重，在护理过程中，应在保证患者安全、积极配合医生落实诊疗计划的同时，加强对疾病相关知识的宣教，帮助患者掌握骨质疏松骨折的危险因素及防护措施，提高自身重视程度，促进患者采用健康的生活方式、主动采取有效防范措施，预防再骨折等并发症的发生，提高生活质量。

## ☞ 康复治疗

### （一）治疗目的

缓解胸腰背部疼痛，提高骨密度，增强骨质，改善生活质量。

### （二）物理治疗

1. 电磁波治疗，缓解局部疼痛不适，促进局部血液循环。
2. 患者居家热敷理疗，具有镇痛作用。
3. 床旁采用气压式血液循环驱动器来促进双下肢血液循环，避免深静脉血栓的形成。
4. 肺功能锻炼，吹气球，深呼吸，间断氧疗，从而增加抵抗力。
5. 低频脉冲电磁场疗法，抑制破骨细胞活性，促进成骨细胞形成，提高骨密度，缓解疼痛。

### （三）运动治疗

1. 运动强度宜选择中等强度为好，以动作简单的运动项目为主，练习时间可以稍短。
2. 运动方法
（1）卧床期间：腰背肌锻炼（五点式或小燕飞）、直腿抬高锻炼等，10 秒/个，10~20 个/组，2~3 组，循序渐进。
（2）步行训练：3 个月内下地活动佩戴支具防护，以房内活动为主，3 个月后可扶手掌外出活动，家人陪护，骨质疏松患者每日步行以 3000~5000 步为宜（1~2 千米），后可根据情况适当增加。
（3）后期适当负重，注意防护。

（阿力）

# 096  腰椎间盘突出症一例

## ☞ 患者基本信息

患者，男性，30 岁，身高 173 cm，体重 70 kg，已婚，工人。

[在院时间] 2016 年 7 月 10 日入院，2016 年 7 月 17 日出院。

[主诉] 腰痛伴左下肢疼痛 1 月。

[主要诊断] $L_4 \sim L_5$ 椎间盘突出症。

## ☞ 病史摘要

[现病史] 患者诉 1 个月前搬重物时突然出现腰部胀痛，疼痛向左小腿放射，伴左小腿外侧及足背区皮肤麻木感，不伴有左下肢疼痛发凉，不伴有左膝及左髋部疼痛，无大小便功能障碍。行走、劳累活动后疼痛加重，卧床休息后好转。近一月反复发作，为行进一步系统诊疗，就诊于我院，门诊行腰椎 MRI 检查可见 $L_4 \sim L_5$ 椎间盘左后方突出，以腰椎间盘突出症收入院。病程中患者神志清，精神差，饮食可，睡眠差，近期体重无明显减轻，二便无特殊。

[既往史] 否认高血压、糖尿病、冠心病等病史，否认肝炎、结核、疟疾等传染病史，否认手术史，否认外伤史，否认输血史，否认药物、食物过敏史，否认激素应用史，预防接种随当地进行。

[个人史] 生于四川省，久居于本地，否认疫区居住史，否认疫水、疫源接触史，否认放射物质、有毒物质接触史，否认毒品接触史，否认冶游史，否认吸烟史，否认饮酒史。

[婚育史] 已婚，22 岁结婚，育有 1 子，配偶健康状况良好。

[家族史] 父母健在，2 个姐姐体健，家族无传染病及遗传病史。

## ☞ 入院检查

[一般查体] 体温 37.2 ℃，脉搏 80 次/分，呼吸 18 次/分，血压 120/80 mmHg。

[专科查体] 腰椎生理曲度变直，无侧弯，$L_4 \sim L_5$ 棘突间隙、$L_4 \sim L_5$ 椎旁左侧压痛。腰椎各方向活动受限，向左侧弯时腰腿疼加重，向右侧弯时减轻。左小腿外侧、足背区皮肤感觉减退，左踇指背伸肌力Ⅳ级，左踝背伸屈曲肌力Ⅴ级，左跟腱反射减弱。左侧直腿抬高试验 30°阳性，加强试验 25°阳性。双下肢病理反射未引出。

[实验室检查] 血、尿、便常规正常。凝血四项、血沉、C-反应蛋白正常，生化检查示肝肾功能、血钙、血磷和碱性磷酸酶水平均未见异常，风湿三项、血沉未见异常。

[影像学检查] 腰椎正侧位 X 线可见 $L_4 \sim L_5$ 椎间隙变窄，相邻椎体边缘骨质增生。腰椎过伸过屈位 X 线示未见腰椎不稳迹象。腰椎 CT 示 $L_4 \sim L_5$ 椎间盘左后方突出，硬膜囊受压。腰椎 MRI 示 $L_4 \sim L_5$ 椎间盘左后方突出，纤维环未破裂。双下肢动静脉 B 超未见异常。

## ☞ 诊治经过

患者为青年男性，初次发作，病程较短，卧床休息后腰腿疼症状可缓解，MRI 显示椎间盘纤维环完整无破裂，故采取保守治疗。治疗上：嘱患者卧硬板床休息，予 20% 甘露醇注射液静脉输注、2 次/日，口服乐松 60 mg/次、3 次/日，甲钴胺片 0.5 mg/次、3 次/日；腰椎牵引持续 30 分钟，1 次/日；腰背部局部 TDP 理疗 30 分钟，2 次/日；指导腰背肌功能锻炼。患者 1 周后腰腿痛明显缓解，可下地行走。

## ☞ 出院诊断

$L_4 \sim L_5$ 椎间盘突出症。

## ☞ 出院医嘱及随访

①出院后避免弯腰负重，抬东西时，采用正确姿势，即在下蹲姿势下，用腿的力量将重物抬起，以免造成腰部损伤。②避免腰部受凉，需注意保暖，不受潮湿，免遭风、寒、湿的侵袭诱发损伤。③经常加强腰背肌的锻炼，增强腰部肌肉力量，以减少腰肌损伤机会。晚上睡硬板床。④出院后继续口服甲钴胺片 0.5 mg/次、3 次/日。1 个月后门诊随访。

## ☞ 病例小结

腰椎间盘突出症多为腰椎间盘发生的退行性改变，而长期的工作、生活中外力持续作用在腰椎间盘上，可加重退变的发生。一般来说，从 20 岁左右，腰椎间盘即开始发生退行性改变，30 岁以后腰椎间盘血供逐渐减少，随着营养减少，椎间盘变性加重后，向后方突出，压迫神经根，最终导致临床症状。

卧硬板床能减轻身体质量对椎间盘的压力，减轻突出的髓核对神经根的刺激。卧床休息是保守治疗的基础，是手术、药物等治疗不可取代的，但要严格要求患者绝对卧床，以达到最佳疗效。

药物治疗主要是抑制组织的炎症和肿胀，减轻神经根水肿和炎性渗出，从而达到缓解症状的作用。

腰椎牵引治疗是利用作用力与反作用力的原理，通过牵引使腰椎间隙增宽，腰椎间孔增大，有利于突出髓核的回纳和复位，达到缓解疼痛、改善腰椎功能的效果；另外，牵引可以使腰部肌肉达到最大的松弛，通过牵拉韧带和纤维环，腰椎体间隙加大，腰椎间盘的压力减轻，从而达到减轻神经根压迫的目的。

TDP 理疗能明显解除局部肌肉组织痉挛，对肌层有类似按摩作用，能兴奋粗纤维，牵制传导痛觉的细纤维，具有即时止痛的效能。

腰背肌功能锻炼对恢复腰部肌肉力量、缓解腰部肌萎缩有积极作用。

综上所述，我们采用牵引、理疗、腰背肌锻炼及药物等综合保守治疗腰椎间盘突出症，方法简单，效果肯定，患者易于接受。只要我们掌握好其适应证，规范化治疗，就可以达到较好的疗效。

☞ **护理部分**

### （一）入院评估

1. 主诉腰腿部疼痛，VAS 评分为 8 分。
2. Morse 评分为 40 分，中度跌倒风险。
3. 腰部活动受限，左下肢浅感觉减退。

### （二）护理问题

1. 疼痛：腰腿部疼痛，VAS 评分 38 分。
2. 有受伤的风险：中度跌倒风险。
3. 躯体活动障碍：与腰部活动受限有关。
4. 知识缺乏：缺乏对腰椎间盘突出症认识、健康保健知识。

### （三）护理措施

1. 成立全程护理管理小组

由经验丰富的高年资护士任组长，其余人员为组员，在入院早期即对患者进行护理评估，评估指标包括患者的性别、年龄、受教育程度、病程及对疾病的认识等方面，根据评估结果制订便于患者及家属接受的护理计划，明确护理目标。

2. 健康教育

为每位患者发放由本科室编写的《腰椎间盘突出症健康教育手册》，根据患者理解水平为其详细讲解疾病基本情况，消除患者知识误区，从而杜绝不良行为发生。

3. 拓展心理护理

在长期的疾病折磨下，患者及家属往往承受较大的心理压力，易产生焦虑、抑郁情绪，如不及时予以疏导将会降低患者对治疗的信心，进而对遵医嘱行为产生不良影响，最终导致治疗效果下降。因此，需对患者进行必要的心理疏导，同时要注意兼顾家庭成员的心理疏导，鼓励患者与家庭成员间的沟通、交流，有助于减少患者及家属的焦虑、抑郁情绪，改善家庭关系。

4. 康复训练

康复训练尤其是加强腰背肌力量训练是关键，对腰椎间盘突出症功能恢复具有重要作用，部分患者错误地认为经保守治疗后腰腿部疼痛及麻木症状缓解，康复训练意义有限而未规律进行康复训练，致使患者恢复期延长甚至遗留肢体活动障碍，这要求护士在患者恢复阶段加强对患者的技术指导，引导患者进行正确、有效的长期康复训练。

5. 营养支持

由于饮食习惯的影响，患者往往缺乏必要的营养支持，不利于患者肢体功能恢复，鼓励患者进食高蛋白、高热量且易消化的食物，忌食刺激性食物等。

6. 建立健全全程护理计划

计划重点强调入院时、治疗中及出院后护理工作重点，要求护理人员按需执行、及时评价反馈。

### （四）效果评价

1. 患者出院时主诉疼痛缓解，VAS 评分 1 分。
2. 患者住院期间未发生跌倒或其他意外受伤情况。
3. 患者住院期间腰部活动度改善。
4. 患者能够主动采取腰椎间盘突出症预防保健措施。

### （五）护理小结

患者在入院早期即对患者进行护理评估，评估指标包括患者的性别、年龄、受教育程度、病程及对疾病的认识等方面，从而明确护理过程中的注意事项，这在护理过程中提高了患者对治疗的信任度，从而促使患者更加主动地配合治疗。

健康教育宣讲增加了患者及家属对疾病的认识，同时有助于消除患者的知识误区，在初始就杜绝不良行为的发生。有效的心理护理干预强调对患者进行必要心理疏导，同时要注意兼顾家庭成员的心理疏导，鼓励患者与家庭成员间的沟通、交流，有助于减少患者及家属的焦虑、抑郁情绪，改善家庭关系。治疗过程中，护理人员予以营养支持等对症护理，显著改善患者早期营养症状。出院后通过电话随访的方式及时、准确掌握患者病情变化，指导患者进行恰当的康复训练。

腰椎间盘突出症保守治疗包括卧床休息、康复锻炼、药物控制、体位牵引、理疗等，80% 的患者经保守治疗能得到有效缓解甚至治愈。

急性期患者积极卧床休息有利于减轻腰椎负荷，腰背肌处于松弛状态，髓核易回纳，腰椎周围静脉回流良好，康复锻炼对缓解关节僵硬及肌萎缩有积极作用。

体位牵引是最常用的保守疗法之一，主要目的就是降低椎管压力，促进髓核回纳，改善突出症状。

TDP 理疗则可以促进血液循环、减轻水肿，同时降低神经末梢兴奋程度、松弛肌肉、提高腰腿活动度。

对腰椎间盘突出症保守治疗患者予以恰当的护理支持具有重要意义。

## ☞ 康复治疗

### （一）康复治疗目的

增强肌力，增加脊柱稳定性保护腰椎，缓解疼痛，改善生活质量。

### （二）物理治疗

1. 电磁波治疗，缓解局部疼痛不适，促进局部血液循环。
2. 患者居家热敷理疗，具有镇痛作用。

### （三）运动治疗

1. 目的：增强肌力，稳定脊柱，缓解疼痛。

2. 运动方法

（1）腰背肌锻炼（五点式或小燕飞）、直腿抬高锻炼等，10 秒/个，10 ~ 20 个/组，2 ~ 3 组，循序渐进。

（2）每坐 30 分钟左右站起来活动，避免久坐不动。

（3）改变不良生活方式。腰椎间盘突出症其实就是生活习惯不良造成的问题，因此，注意生活中的不良小细节，去改变它，才能拯救我们的腰椎。

（阿力）

# 097  骨质疏松伴椎体多发性骨折一例

## ☞ 患者基本信息

患者，女性，82 岁，身高 151 cm，体重 57.7 kg，已婚，退休工人。

[在院时间] 2019 年 9 月 9 日入院，2019 年 9 月 18 日出院。

[主诉] 反复腰背部疼痛 5 年余，加重 1 周。

[主要诊断] 骨质疏松伴椎体多发性骨折。

## ☞ 病史摘要

[现病史] 患者于 2014 年 6 月不慎摔倒，过后感腰背部疼痛，疼痛较剧烈，伴活动受限，行走后腰部疼痛加重，卧床休息后可缓解，于我院骨科治疗，明确 $L_3$ 椎体压缩性骨折，骨质疏松，治疗后腰痛好转出院。半年后患者无明显诱因再次出现腰部疼痛，完善腰椎 MRI 明确 $T_{12}$ 椎体压缩性骨折，并于 2014 年 12 月 19 日于我院骨科行 $T_{12}$ 椎体压缩性骨折 PKP 术，术后予抗骨质疏松治疗，病情稳定后出院。2019 年 1 月再次出现腰背部疼痛，长时间行走后加重，双下肢乏力，无下肢放射痛，平卧休息可稍缓解，于外院门诊就诊，查胸腰椎 X 线检查示 $T_6$ 椎体轻度压缩性改变，考虑 $T_{12}$ 椎体术后改变，$L_2 \sim L_3$ 椎体压缩性改变，我院康复科住院治疗后好转出院。一周前患者无明显诱因再次出现腰背部疼痛伴双脚麻木感，长时间行走后加重，无下肢放射痛，平卧休息可稍缓解，夜间翻身亦有腰背部疼痛，天气变化时疼痛加剧，现患者腰背部疼痛，活动稍受限，因疼痛行走耐力差，无呼吸困难，无放射痛，偶有胸闷，无心悸，日常生活基本自理，现为求进一步治疗由家属扶行入住我科。自起病来患者无畏寒、怕热、多汗、烦渴、多饮、多尿，无关节肿痛、发热、皮肤淤点、牙龈出血，无腹胀、腹泻，身高较前变矮 4 cm 以上，精神一般，胃纳可，睡眠欠佳，二便通畅，近期体重无明显下降。

[既往史] 有冠心病病史 10 余年，曾口服拜阿司匹林 0.1 g/次、1 次/日治疗，2018 年 4 月因结肠肿物于外院行腹腔镜下结肠肿物切除术，病理检查示中分化腺癌，未行进一步放化疗等治疗，2 型糖尿病史 10 余年，目前未服药治疗，近期血糖控制不详。有右

侧膝关节炎病史。否认肝炎、结核等传染病史，否认肾病等病史，有输注红细胞病史（具体不详）。否认药物、食物过敏史，预防接种随当地进行。

[**个人史**] 生于广东省，久居本地，否认血吸虫疫水接触史，否认到过地方病高发及传染病流行地区。否认嗜酒史、吸烟史。无常用药品及麻醉毒品嗜好。否认工业毒物、粉尘、放射性物质接触史。否认冶游史。

[**婚育史、月经史**] 已婚，适龄婚配，配偶已逝。子女体健。绝经年龄 50 岁，经量正常，颜色正常，无痛经，经期规律。孕 3 产 3。

[**家族史**] 否认家族类似疾病史，否认家族有高血压、冠心病等病史，否认家族有肝炎、结核等传染病史，否认家族有遗传病、精神病史。

## ☞ 入院检查

[**一般查体**] 体温 36.5 ℃，脉搏 78 次/分，呼吸 19 次/分，血压 132/84 mmHg。自动体位，查体合作。神志清楚，心肺腹查体未见明显异常。

[**专科查体**] 脊椎稍向右侧弯，四肢肌肉无明显萎缩。胸腰椎棘突有压痛及叩击痛，椎旁肌紧张。胸椎、腰椎椎体及棘突叩痛阳性。双下肢浅感觉减退。

[**实验室检查**] 全血常规五分类：白细胞（WBC）$3.04 \times 10^9$/L，血小板（PLT）$127 \times 10^9$/L，淋巴细胞（LYM）$0.991 \times 10^9$/L，血红蛋白（HGB）99 g/L；抗环瓜氨酸肽抗体（定量）64.4 U/mL。尿、便常规正常，凝血四项、血沉、高敏 C-反应蛋白正常，血脂、肝肾功能、血钙、血磷和碱性磷酸酶水平、性激素六项均未见异常；肿瘤七项、甲状腺功能三项未见异常；骨代谢标志物：1,25 - 二羟基维生素 $D_3$ 39.15 nmol/L、Ⅰ型胶原氨基前肽（P1NP）48.32 ng/mL、β - 胶原降解产物（β - CTX）0.424 ng/mL，N - MID 骨钙素 20.43 ng/mL。

[**影像学检查**] 2019 年 9 月 12 日，胸、腰椎 MRI（图 97.1）示① $T_6$、$L_2$、$L_5$ 较新

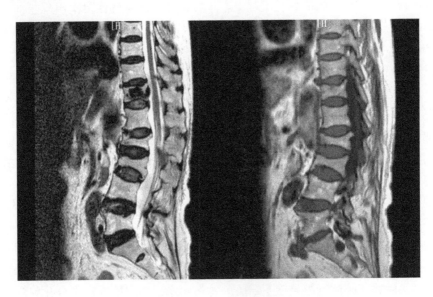

图 97.1　胸、腰椎 MRI

鲜压缩性骨折；$T_{12}$、$L_3$ 椎体陈旧性压缩性骨折，$T_{12}$ 椎体成形术后改变。②胸、腰、骶椎退行性改变，胸腰椎排列欠稳，胸腰椎各椎间盘变性。$L_5$、$S_1$ 椎体终板炎，$T_{11}$ ~ $S_1$ 椎体间各椎间盘轻度向后方突出或膨出。③骶管囊肿。2019 年 9 月 12 日，双能 X 线骨密度检查结果示骨质疏松症（表 97.1）。全身骨显像未见异常浓聚信号。

表 97.1　双能 X 线骨密度检查结果

| 检查时间 | 扫描部位 | 具体部位 | BMD（g/cm²） | T 值 |
|---|---|---|---|---|
| 2019 年 9 月 12 日 | 腰椎 | $L_1$ | 0.669 | － 3.0 |
| | | $L_2$ | 0.801 | － 2.5 |
| | | $L_3$ | 0.751 | － 3.3 |
| | | $L_4$ | 0.747 | － 3.3 |
| | | Total | 0.747 | － 3.1 |

## 诊治经过

患者为老年女性，主因反复腰背部困痛 5 年余，加重 1 周入院，入院后完善相关检验、检查，结合椎体反复脆性骨折史及骨密度结果，排除转移性骨肿瘤、胸腰椎结核、多发性骨髓瘤、甲状旁腺功能亢进等内分泌疾病、类风湿性关节炎等免疫性疾病、长期服用糖皮质激素及其他影响骨代谢药物、各种先天或获得性骨代谢异常疾病后，明确诊断为骨质疏松伴椎体多发骨折。治疗上，予高钙饮食及骨质疏松相关健康教育，予药物钙 0.6 g/次、1 次/日，骨化三醇胶丸 0.5 μg/次、1 次/日及锝（$^{99}$Tc）亚甲基二膦酸盐注射液（云克）3 套、1 次/日，联合中成药等综合治疗，1 周后复查血钙及肝肾功能未见异常，患者自诉腰背部疼痛略缓解后出院。总共治疗疗程为 3 个月，每次住院时间10 天。

## 出院诊断

①骨质疏松伴多发椎体骨折；②脊柱退行性病变；③冠状动脉粥样硬化性心脏病（心功能 Ⅱ 级）；④2 型糖尿病；⑤轻度贫血；⑥横结肠肿瘤术后。

## 出院医嘱及随访

出院选择高钙饮食、晒太阳、防摔倒，继续目前方案抗骨质疏松治疗，监测血钙水平（开始时每 1~2 周 1 次，正常后每 2 个月 1 次），3 个月后复查血常规、肝肾功能。半年后复查骨代谢标志物，1 年后复查骨密度。不适时骨内科门诊随诊。随访半年，患者腰背部疼痛明显好转，未再发生椎体及其他部位骨折，不需家属扶行，自己可独立行走。

## ☞ 病例小结

首先，对于老年人腰背部疼痛，尤其是疼痛明显，影响日常活动时，即使未受外伤，我们也应该提高警惕，应进一步行腰椎 X 线、MRI 等影像学检查，排除各种导致椎体骨折发生的原因；其次，对于椎体骨折的诊断，尤其反复、多发椎体骨折的诊断，应尽可能完善相关检查，排除转移性骨肿瘤、胸腰椎结核及其他感染性疾病、多发性骨髓瘤、甲状旁腺功能亢进等内分泌疾病、类风湿性关节炎等免疫性疾病、长期服用糖皮质激素及其他影响骨代谢药物、各种先天或获得性骨代谢异常疾病后，方可诊断骨质疏松引起的脆性骨折，以免遗漏其他疾病。特别是现今社会中，肿瘤发病率高，许多患者既往有肿瘤病史，肿瘤未进一步转移，但对于此类骨折患者，应用降钙素类、甲状旁腺激素类药物仍应谨慎。并且对于高龄患者，疼痛易反复，故选择锝（$^{99}$Tc）亚甲基二膦酸盐注射液（云克）较为适合，对疼痛缓解明显。最后，对于骨折患者，应重视对骨质疏松的病因及时进行治疗，避免患者再次发生骨折，因此，对已发生骨折的骨质疏松患者的健康教育及坚持治疗非常重要，虽是"亡羊补牢"，但为时未晚，可以明显降低患者再次骨折的发生率。

## ☞ 护理部分

### （一）入院评估

1. 主诉腰部疼痛，VAS 评分为 3 分。
2. Morse 评分为 40 分，中度跌倒风险。
3. 腰部活动受限，双下肢浅感觉减退。
4. 不了解骨质疏松骨折危险因素，反复骨折。

### （二）护理问题

1. 疼痛：腰部疼痛，VAS 评分 3 分。
2. 有受伤的风险：中度跌倒风险。
3. 躯体活动障碍：与腰部活动受限有关。
4. 知识缺乏：缺乏骨质疏松骨折相关保健知识。

### （三）护理措施

1. 疼痛护理

（1）动态评估患者疼痛不适部位、性质、程度、缓解及加重的诱因。

（2）减少搬动次数，避免诱发疼痛的原因，急性期指导患者卧床休养，恢复期指导患者正确佩戴保护具进行适度活动。

（3）增加陪伴，指导家属共同参与患者疼痛的管理、理解患者的各种不适。必要时遵医嘱应用药物控制，密切观察用药后反应。

（4）卧床期间，指导并协助患者轴线翻身，避免脊柱扭转加重损伤，加剧疼痛。

（5）讲解疼痛的原因及评估方法，鼓励患者正确表达疼痛，教会患者放松技巧。

2．安全护理

（1）客观准确地评估患者发生跌倒的原因及现存的危险因素，及时去除危险因素，给予针对性安全指导。

（2）指导患者安全转移的方法及辅助器具的使用注意事项，协助患者完成床到轮椅、平车的转移，正确使用助行器等辅助器具。

（3）保证住院环境安全，如楼梯有扶手，阶梯有防滑边缘；病房地面和浴室地面干燥，灯光明暗适宜，床椅不可经常更换位置；过道避免有障碍物。

（4）加强日常生活护理，将日常所用的用具放于患者易拿取的位置；加强巡视，患者住院期间洗漱及用餐时应加强对意外的预防。

（5）向患者及家属讲解跌倒的后果及预防要点，共同参与患者安全管理。

3．体位护理

（1）主动告知患者佩戴护具的相关知识。

（2）按时巡视病房，定时协助患者轴线翻身，告知患者翻身方法及要点，保持身体在一直线上避免扭转。

（3）教会患者起卧等动作要领，必要时协助患者，减轻患者疼痛，避免再次损伤。

（4）指导患者床上康复锻炼，讲解腰椎及下肢康复锻炼的方法与技巧，增加患者肌力。

4．健康教育

（1）骨质疏松健康教育小组主动为患者讲解骨质疏松症相关知识，给患者讲解骨质疏松药物的药理作用及骨质疏松的运动方法等知识。

（2）及时告知患者存在的各种护理风险及影响因素，与患者共同制订切实可行的护理计划，积极发挥患者的主观能动性，提升干预效果，避免再次骨折。

（3）指导患者及家属积极治疗原发病，讲解不同疾病预防及治疗方法，实现医护患一体化管理模式。

（4）出院指导：讲解出院手续办理流程及家庭日常保健知识，定期进行复查。

## （四）效果评价

1．患者出院时主诉疼痛缓解，VAS 评分 1 分。

2．患者住院期间未发生跌倒或其他意外受伤情况。

3．患者住院期间腰部活动度改善，感觉恢复。

4．患者能够主动采取骨质疏松骨折预防保健措施。

### （五）护理小结

患者为老年女性，在没有明显外伤的情况下反复多次发生脊柱多节段骨折，且病情逐渐加重，在护理过程中，应在保证患者安全、积极配合医生落实诊疗计划的同时，加强对疾病相关知识的宣教，帮助患者掌握骨质疏松骨折的危险因素及防护措施，提高自身重视程度，促进患者采取健康的生活方式、主动采取有效防范措施，预防再骨折等并发症的发生，提高生活质量。

## ☞ 康复治疗

### （一）治疗目的

缓解腰背部疼痛，提高骨密度，增强骨质，改善生活质量。

### （二）物理疗法

1. 超激光疼痛治疗来缓解疼痛不适，促进局部血液循环。

2. 患者居家采用水疗法，热水浴 39 ~ 40 ℃，具有镇痛作用。

3. 中医定向透药电疗用于缓解疼痛，起到促进血液循环作用。

4. 患者床旁采用气压式血液循环驱动器来促进双下肢血液循环，避免深静脉血栓的形成。

5. 低频脉冲电磁场疗法，抑制破骨细胞活性，促进成骨细胞形成，提高骨密度，缓解疼痛。

### （三）运动治疗

1. 运动强度宜选择中等强度为好。以动作简单的运动项目为主，练习时间可以稍短。

2. 运动方法：

（1）步行训练：老年骨质疏松患者每日步行以 5000 ~ 10 000 步为宜（2 ~ 3 千米），每分钟 80 ~ 90 步，每次步行 800 ~ 1000 米。

（2）走跑交替：开始训练时，每次跑 50 步，走 50 步，每天 5 次；适应后每日增加 1 次跑，直至增到 10 次。

（3）太极拳：每次训练时间为 15 ~ 20 分钟。

（王晓东）

# 098　椎体压缩性骨折合并严重骨质疏松症一例

## ☞ 患者基本信息

患者，女性，69岁，身高150 cm，体重40 kg，已婚，退休中学教师。

[在院时间] 2018年2月3日入院，2018年2月7日出院。

[主诉] 腰部疼痛、不敢活动9天。

[主要诊断] $L_1$ 椎体压缩性骨折、$L_2$ 椎体陈旧性骨折、严重骨质疏松症。

## ☞ 病史摘要

[现病史] 患者于9天前在家进行功能练习（腰背肌训练）后出现腰部疼痛并且活动受限，翻身改变体位后加重，休息后稍有减轻。遂就诊于我院门诊，经X线检查以 $L_1$ 椎体压缩性骨折收于脊柱外科住院治疗。自受伤以来，患者精神尚可，食欲差，睡眠正常，体重无明显变化，小便正常。

[既往史] 10年前右腕部克雷氏骨折（属脆性骨折）保守治愈。半年前为家人翻身致 $L_2$ 椎体压缩性骨折，卧床3个月保守治疗（但未抗骨质疏松治疗）。40年前地震砸伤致 $L_5$ 椎体骨折，保守治愈。否认心脑血管病、糖尿病及其他内分泌、风湿免疫性疾病，否认肝炎、疟疾等传染病病史，否认手术史，否认输血史，否认药物、食物过敏史，预防接种随当地。

[个人史] 生于当地，久居当地，否认疫区史，否认疫水、疫源接触史，否认放射物质、有毒物质接触史，否认毒品接触史，否认冶游史，否认吸烟、饮酒史。患者一直瘦小体型。平时食量不大，不偏食。不爱运动和晒太阳。驼背及身高变矮不明显。

[婚育史、月经史] 已婚，30岁结婚，配偶健康状况可。15岁初潮，行经4~6天，经期25~30天，50岁绝经，经量正常，颜色正常，无痛经，经期规律。育有1女，健康状况良好。无晚育史，哺乳期不长。

[家族史] 父亲已故，母亲健在（父母无髋部及脊柱骨折史）。

## ☞ 入院检查

[一般查体] 生命体征平稳，心肺腹听诊未见明显异常。

[专科查体] 胸腰背部侧凸及后凸不明显。两侧背肌稍紧张，皮肤无出血及破溃。腰椎是尤其上段 $L_1$，棘突、椎旁有压痛及叩击痛。$L_2$ 轻微叩击痛。其余椎体无明显叩击痛。双下肢、鞍区皮肤针刺痛正常。肌张力正常，肌力Ⅴ级。病理征阴性。

[实验室检查] 完善血常规、尿常规、凝血功能、D-二聚体及血生化检查，检查结果基本正常。24小时尿钙、磷未检测。

2018年2月4日骨代谢检测：Ⅰ型胶原氨基前肽（P1NP）139.6 ng/mL↑，Ⅰ型胶原C端肽（β-CTX）1.0 ng/mL↑，甲状旁腺激素（PTH）1.5 pg/mL↓，BAP（-），1,25-二羟基维生素$D_3$ 14.5 ng/mL↓。

[影像学检查] 胸、腰段MRI示$L_1$椎体考虑新鲜骨折，$L_2$椎体楔形变（图98.1）。DXA骨密度示T值为-3.3。

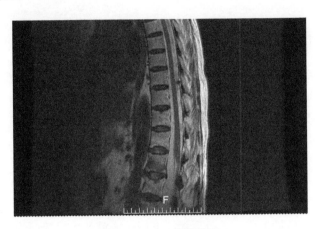

图98.1 胸、腰椎MRI

## ☞ 诊治经过

入院后完善相关检查，结合检查结果，排除继发性骨质疏松可能，考虑此患者为"$L_1$椎体压缩性骨折并严重骨质疏松症"。$L_1$骨折属新鲜骨折且局部症状与影像学相符，患者一般情况好，无手术禁忌证，故于2018年2月5日在局麻下行$L_1$骨折椎体成形术（PVP）。手术过程顺利，术后第一天佩戴腰背支具下地活动。并嘱患者进行适当的腰背肌功能训练。术后予碳酸钙片300 mg/次、2次/日、口服，阿法骨化醇0.5 μg/次、2次/日、口服，普通维生素$D_3$ 1200 IU/d、口服，依降钙素注射液10 U（1 mL）、2次/周、肌内注射。由于患者的骨转换为高转换并且能下地行走，故之后改为利塞膦酸钠片35 mg/周口服。嘱其高钙、低钠、适量蛋白饮食。多晒太阳和防摔倒，避免提重物及劳累。

## ☞ 出院诊断

①$L_1$椎体压缩骨折；②$L_2$椎体陈旧骨折；③严重骨质疏松症。

## ☞ 出院医嘱及随访

坚持骨质疏松饮食，适当运动（尤其是负重运动和抗阻运动），多晒太阳，坚持规范抗骨质疏松治疗方案，定期复查化验指标（肝肾功能，血钙、磷，24小时尿钙、磷，骨代谢及骨密度），并长期骨内科门诊随诊。

由于患者住院期间PTH水平低，故嘱其规律复查。2018年5月8日复查PTH、血钙、血、磷尿钙及尿磷，此时患者除主诉久坐后下腰酸痛、乏力外未诉其他不适，一般情况明显好转，二便正常。化验结果：甲状旁腺激素（PTH）26.5 pg/mL，血钙2.28 mmol/L，血磷1.14 mmol/L，尿钙10.26 mmol/天↑，尿磷正常。彩超未发现泌尿系结石的出现。由于有高尿钙故停服钙剂及阿法骨化醇，普通维生素 $D_3$ 减至 400 IU/d，利塞膦酸钠片不变。

2018 年 6 月 1 日复查血钙、血磷、尿钙、尿磷均正常，故碳酸钙片改为 300 mg、1 次/日，其他不变。

2018 年 8 月 13 日复查血钙、血磷、尿钙、尿磷均正常，1,25 - 二羟基维生素 $D_3$ 15.75 ng/mL↓，由于钙水平比较平稳，维生素 D 水平较低属于维生素 D 缺乏，故加大普通维生素 $D_3$ 补充剂量至 1200 IU/d，阿法骨化醇减半即 0.5 μg/d、口服。

之后每 3 个月监测血钙、血磷、尿钙、尿磷均正常。一年后患者一般情况好转，生活能自理，能进行一些家务劳动及进行简单的运动，腰背痛也改善，未再出现骨折。再次复查骨代谢及骨密度，结果满意。故药物治疗继续。详见下表（表 98.1、表 98.2）。

表 98.1　骨代谢对比表

| 时　间 | P1NP<br>(ng/mL) | CTX<br>(ng/mL) | PTH<br>(ng/mL) | 1,25 - 二羟基维生素 $D_3$<br>(ng/mL) |
|---|---|---|---|---|
| 2018 年 2 月 | 139.6 | 1.0 | 1.5 | 14.5 |
| 2019 年 6 月 | 29.55 | 0.184 | 23.5 | 23.94 |

表 98.2　DXA 骨密度对比表

| 日　期 | 项目 | $L_1 \sim L_4$ | 颈 | 全部 |
|---|---|---|---|---|
| 2018 年 2 月 5 日 | BMD(g/cm²) | 0.768 | 0.532 | 0.611 |
| | T 值 | -3.2 | -3.3 | -2.8 |
| 2019 年 6 月 5 日 | BMD(g/cm²) | 0.840 | 0.585 | 0.667 |
| | T 值 | -2.5 | -2.9 | -2.4 |

### ☞ 病例小结

骨质疏松性骨折（或称脆性骨折）指受到轻微创伤或日常活动中即发生的骨折，是骨质疏松症的严重后果。骨质疏松性骨折的常见部位是椎体、髋部、前臂远端、肱骨近端和骨盆等，其中最常见的是椎体骨折。国内基于影像学的流行病学调查显示，50 岁以上女性椎体骨折发生率约为 15%，50 岁以后椎体骨折的发生率随年龄增长而逐渐增加，80 岁以上女性椎体骨折发生率可高达 36.6%。而骨质疏松性骨折发生后，再骨折的风险显著增加。据统计，第一次骨折后的一年之内，有 25% 的患者会发生再骨折；椎体骨折后，再发骨折风险增加 5 倍。

基于此，如果在 10 年前患者出现第一次脆性骨折即右腕部克雷骨折（属于前哨骨折）时，如果启动骨质疏松检测及治疗模式，相信 10 年后患者就不至于因轻微的用力（为家人翻身）就出现第一次脊柱椎体骨折（$L_2$ 椎体压缩性骨折）。因此可见在前哨骨折的发生中，早期进行抗骨质疏松干预很重要。再有，关于脊柱骨折的治疗方案也有待改进，半年前患者 $L_2$ 椎体骨折后由于当地医院给予了保守卧床治疗，卧床时间过长（3 个月），且该院没有给予相应的预防急性骨丢失的措施，以至于患者下地活动后在进行

骨内科临床病例荟萃

腰背肌训练时不可避免地出现了 $L_1$ 椎体压缩性骨折，也就是相邻椎体再骨折的发生。后脊柱外科对伤椎进行微创手术（PVP 术），术后正规抗骨质疏松治疗（双膦酸盐以及钙剂、维生素 D 和活性 D 等），患者一般情况好转，未再发生骨折。

患者在用药治疗初期，由于 1,25 - 二羟基维生素 $D_3$ 缺乏引起 PTH 水平降低，经过补充普通维生素 $D_3$ 后这两个值均得到改善。其次由于高尿钙也反射性抑制了 PTH 的水平，故停用活性维生素 D 改为小剂量普通维生素 $D_3$，经过多次复查血钙、尿钙恢复至正常水平，并且没有泌尿系结石的发生，后来才恢复钙剂和正常量普通维生素 $D_3$ 的补充，以及小剂量活性维生素 D 的补充。

再有，双膦酸盐类作为抗骨质疏松药物的一线治疗药物和光谱药物，适应范围广，疗效明显，能有效提高椎体和髋部的骨密度和降低骨折的再发生率。

最后，对骨质疏松尤其是严重骨质疏松症的治疗应该是综合治疗，除了基础措施（包括饮食、运动、晒太阳、防摔倒等）、药物干预外还有低频脉冲磁场治疗作为辅助治疗，这能改善骨代谢，提高骨密度。同时此病症需要长期随访，适时调整治疗方案。

对于骨质疏松症的治疗，早发现、早治疗、早受益。虽然任何时候治疗都不算晚，但预防更重要！一旦发生第一次骨折（即前哨骨折），一定要重视并积极行抗骨质疏松干预治疗！

（王月供）

# 099　超高龄骨质疏松性骨折一例

## ☞ 患者基本信息

患者，女性，97 岁，身高 160 cm，体重 50 kg，已婚，退休。

[在院时间] 2019 年 11 月 26 日入院，2019 年 12 月 8 日出院。

[主诉] 外伤后腰背部疼痛约半个月。

[主要诊断] 重度骨质疏松伴椎体压缩性骨折。

## ☞ 病史摘要

[现病史] 患者约半个月前不慎摔伤，伤后感腰背部疼痛，翻身及下地行走困难，来我院就诊，行胸、腰椎 CT 示脊柱退行性改变，$L_1$ 骨折可能，椎体骨质疏松性改变。今日查腰椎 MRI 示 $L_1$ 新鲜压缩性骨折，为求进一步治疗，门诊遂以腰椎骨折收入我科。患者自受伤以来，精神尚可，食欲差，睡眠正常，体重无明显变化，稀便，滴尿，穿戴纸尿裤。

[既往史] 高血压病病史 30 余年，最高血压 160/100 mmHg，目前血压控制正常，自行口服药物治疗。听力下降伴耳鸣 3 年余。右膝关节曾行手术治疗。否认糖尿病、冠心病、慢性支气管炎等病史，否认肝炎、结核、疟疾等传染病史，否认外伤史，否认输

426

血史，否认药物、食物过敏史，预防接种随当地进行。

[**个人史**] 生于北京市，久居美国，近两年返回北京定居，否认疫区居住史，否认疫水、疫源接触史，否认放射物质、有毒物质接触史，否认毒品接触史，否认冶游史。

[**婚育史**] 无特殊。

[**家族史**] 无特殊。

## ☞ 入院检查

[**一般查体**] 体温 37.1 ℃，无皮疹，浅表淋巴结未触及肿大，咽喉部无红肿，双侧扁桃体无肿大，心肺查体未见异常，腹部平坦，无压痛及反跳痛，肝脾肋下未触及。

[**专科查体**] 平车推入病房，被动体位，四肢肌容积明显萎缩。胸腰段椎旁肌紧张，棘突及棘上韧带压痛阳性，无放射痛。胸腰段棘突及双侧椎旁叩痛阳性。腰椎活动明显受限。双下肢皮肤无明显感觉异常。肌力测定：双上肢综合肌力正常，双侧屈髋肌力 III 级，其余下肢综合肌力 IV ~ V 级。特殊检查：双侧肱二头肌腱反射、肱三头肌腱反射正常，双侧膝腱、跟腱反射减弱，双侧霍夫曼征阴性，双侧巴宾斯基征阴性。

[**实验室检查**] 白细胞（WBC）$13.80 \times 10^9$/L ↑↑、中性粒细胞百分比 78.90% ↑↑、中性粒细胞 $10.9 \times 10^9$ ↑↑，血沉（ESR）23 mm/h ↑、C-反应蛋白（CRP）62.03 mg/L ↑，活化部分凝血活酶时间（APTT）24.8 s ↓↓、纤维蛋白原含量（FIB）4.09 g/L ↑↑，D－二聚体 1164 μg/L，纤维蛋白原降解产物 9700 μg/L ↑↑。白蛋白（ALB）30.8 g/L，总蛋白 54.2 g/L，血钠 130.31 mmol/L，血钙 2.13 mmol/L。

[**影像学检查**] 腰椎 MRI 示 $L_1$ 椎体 $T_1$ 像低信号，抑制脂肪像高信号（提示 $L_1$ 较新鲜压缩骨折可能性大）（图 99.1）。腰椎 CT 示 $L_1$ 椎体骨皮质不连续，椎体轻度压缩性骨折（图 99.2）。

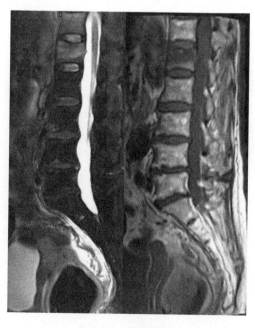

图 99.1　腰椎 MRI

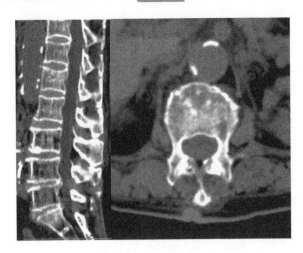

图 99.2　腰椎 CT

## ☞ 诊治经过

　　该患者为超高龄女性，轻微外伤后腰背部疼痛，进行性加重（VAS 评分 8 分），MRI 及 CT 证实 $L_1$ 新鲜压缩性骨折，骨密度检查提示 T 值 −3.6，因白细胞总数及中性粒细胞比例升高且伴有低热，入院后给予抗感染、抗凝及纠正营养不良治疗，同时进行抗骨质疏松药物治疗（碳酸钙 $D_3$，口服，1 片/次，1 次/日；骨化三醇胶丸，口服，0.25 μg/次，2 次/日；唑来膦酸注射液（密固达），静脉滴注，5 mg/次，1 次/年），情况稳定后在局麻下行经皮穿刺椎体成形术（PVP），术后患者腰背痛症状明显缓解（VAS 评分 2 分），佩戴腰围可自如下地活动。

　　出院前复查：白细胞（WBC）$4.70 \times 10^9$/L、中性粒细胞百分比 66%↑、中性粒细胞 $3.10 \times 10^9$/L，血沉（ESR）23 mm/h↑、C-反应蛋白（CRP）1.45 mg/L，活化部分凝血活酶时间（APTT）25.8 s↓、纤维蛋白原含量（FIB）3.48 g/L↑，D−二聚体 532 μg/L↑，纤维蛋白原降解产物 3200 μg/L。

　　术后影像见图 99.3，$L_1$ 椎体内骨水泥双侧弥散良好，无骨水泥渗漏及其他并发症。

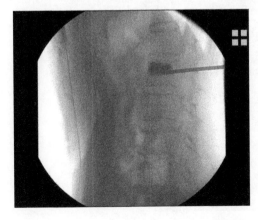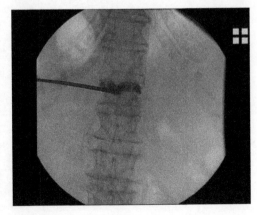

图 99.3　术后影像

## ☞ 出院诊断

①重度骨质疏松伴椎体压缩性骨折（$L_1$）；②营养不良；③高血压病；④耳鸣；⑤腹泻；⑥低蛋白血症。

## ☞ 出院医嘱及随访

出院后继续佩戴腰围下地活动 2 周以上，进行功能锻炼；继续抗骨质疏松药物规范治疗，定期复查血钙及肌酐，半年后复查骨密度及骨代谢标志物。随访 4 个月，未复发，预后良好。

## ☞ 病例小结

超高龄绝经后骨质疏松症患者，椎体骨折后短期卧床即出现卧床并发症：肺部轻度感染、血液高凝状态、食欲明显减退伴腹泻，患者整体精神状况进行性变差，濒临病危。

PVP 手术在局麻下即可进行，手术时间短，术后可即时明显改善患者疼痛症状，早期下地活动，改善卧床并发症，降低患者死亡率。

## ☞ 护理部分

### （一）护理评估

1. 摔伤后剧烈疼痛，VAS 评分 8 分。
2. Morse 评分 80 分，坠床风险评分 6 分。
3. 排便、排尿异常，Braden 评分 13 分。
4. 食欲差，白蛋白 30.8 g/L，MNA – SF 评分 8 分。
5. D – 二聚体 1164 μg/L，Autar 评分 16 分。

### （二）护理问题

1. 疼痛：VAS 评分 8 分，重度疼痛。
2. 有受伤的危险：高危跌倒、坠床风险。
3. 营养失衡：营养低于机体需要量。
4. 有皮肤完整性受损的风险：与围术期卧床及感觉异常有关。
5. 潜在并发症：深静脉血栓形成。

### （三）护理措施

1. 疼痛护理

（1）遵医嘱合理使用止痛药物及抗骨质疏松药物，严格把握药物剂量，密切观察用药后有无副作用，及时缓解患者疼痛。

（2）合理安排检查外出，减少不必要的搬动，转移及搬动中应注意保持脊柱在一条直线上，防止扭转或其他体位大幅度变化加重疼痛。

（3）术前嘱患者严格卧床，卧床期间协助患者取舒适卧位，酌情使用软枕进行支撑，维持肢体功能位。

（4）及时评估患者疼痛变化，根据评估结果调整疼痛管理方案，实施超前镇痛、多模式镇痛等手段有效缓解疼痛，减轻由疼痛引发的体征变化等。

（5）客观评估患者康复指征，合理安排康复锻炼，掌握康复的时机、内容和强度，避免锻炼过度加重损伤或疼痛不适。

2．安全护理

（1）动态评估患者存在的安全隐患及风险因素，采取针对性的防护措施，保证患者安全。

（2）向患者及家属说明患者存在的高危风险，要求家属 24 小时陪护，有异常情况及时呼叫医护人员。

（3）卧床及转运过程中合理使用床挡、安全带等保护措施，调整病床高度，防止患者发生意外。

（4）协助患者翻身或变换体位时应立于病床两侧进行保护，力度要适中，防止过度用力加重损伤，发生意外。

（5）需经过医师、康复师等多方面评估，确保病情平稳、下肢肌力恢复后，方可在医护指导下下床活动。

（6）下床活动过程中，应为患者选择大小、软硬适度的防滑鞋子，同时进行必要的辅助和保护，逐步增加活动范围和行走距离。

3．营养干预

（1）评估患者营养不良的风险及原因，遵医嘱监测白蛋白等营养相关指标，制定个体化的营养干预措施。

（2）调整食物形状，提供色香味俱全的饮食，保持口腔清洁，鼓励患者少食多餐，以增进食欲。

（3）在营养师指导下，通过计算患者每日所需总热量，结合患者饮食习惯，合理搭配三餐，可以由家属或共同生活人员为患者准备餐食。

（4）根据患者营养不良风险及监测的相关指标，及时调整营养干预方案，满足患者营养需求。

（5）给予心理疏导，缓解患者不良情绪对进食的影响，促进消化吸收，必要时给予蛋白粉等进行补充。

4．皮肤护理

（1）动态评估患者存在的皮肤压力性损伤风险，根据风险等级及危险因素采取预防保护措施。

（2）建立翻身卡，按时协助患者轴线翻身，观察受压部位皮肤情况，发现压红、变色等及时采取减压措施，防止进一步损伤。

（3）骨隆突处及易受压部位酌情使用减压敷料给予保护，遵医嘱使用气垫床，保持床单位及被服整洁，及时去除床上多余物品、渣屑等，防止损伤皮肤。

（4）及时清除分泌物及排泄物，保持皮肤清洁、干燥，必要时遵医嘱留置尿管。

（5）加强围术期营养干预，提高机体抵抗力，降低皮肤损伤风险。

5．并发症预防

（1）随病情变化，动态评估患者深静脉血栓形成风险，结合患者病情及风险等级采取物理及药物预防措施。

（2）卧床期间遵医嘱使用下肢静脉泵，促进下肢血液循环，防止血液瘀滞形成血栓。

（3）围术期遵医嘱注射低分子肝素进行药物预防，仔细查对药物剂量及注射时间，严格无菌操作。

（4）密切观察患者双下肢有无肿胀、疼痛等不适，进行药物预防期间注意观察皮肤黏膜有无出血点等，防止药物副作用发生。

（5）遵医嘱采取血标本，监测凝血指标变化，及时调整治疗方案，保证患者安全。

## （四）护理评价

1．患者术后疼痛明显缓解，VAS评分2分。
2．患者围术期未发生跌倒、坠床等意外事件。
3．患者住院期间食欲增强，营养状况改善。
4．患者围术期皮肤完整，未发生皮肤压力性损伤。
5．患者住院期间未发生深静脉血栓等并发症。

## （五）护理小结

患者为高龄女性，摔伤致腰椎骨折，排泄异常，加之既往高血压等慢性病史，入院时病情危重，经评估存在多种潜在护理问题和风险，在护理过程中，应主动与医师、康复师、营养师等沟通协作，共同解决患者围术期各种潜在的风险。患者久居国外，在制订护理计划的过程中应充分理解并尊重患者的饮食习惯等，注意保护患者隐私，多关心问候，帮助其快速适应医院环境，消除内心的顾虑，积极配合治疗和康复，提高诊疗效果。

（罗展鹏、杨雪）

# 100　重度骨质疏松伴椎体压缩性骨折一例

## 患者基本信息

患者，女性，88岁，身高156 cm，体重55 kg，退休。

[在院时间] 2018年5月26日入院，2018年6月2日出院。

[**主诉**] 外伤后腰背部疼痛 3 天。

[**主要诊断**] 重度骨质疏松伴椎体压缩性骨折。

## 👉 病史摘要

[**现病史**] 患者于 3 天前上楼梯滑倒，活动受限，无头昏及头痛，无气短，无腹胀及腹痛，为求进一步诊断，来我院门诊就诊，CT（2018 年 5 月 25 日，本院）检查示 $L_3$ 椎体楔形变，考虑压缩性骨折，$L_1$ 椎体骨水泥注入术后改变。为求进一步诊治来我院就诊，门诊以"腰椎压缩性骨折"收入我科，发病以来，患者一般情况好，精神、食欲可，无咯血、胸闷、气短及呼吸困难等症状。

[**既往史**] 2015 年曾因外伤致 $L_1$ 骨折，在局麻下行椎体强化术，术后恢复良好，目前仍口服碳酸钙 $D_3$，1 片/日。有高血压病病史 10 余年，最高血压 150/90 mmHg，目前血压平稳，自行口服药物治疗。否认糖尿病、冠心病及慢性支气管炎等病史，否认肝炎、结核、疟疾等传染病史，否认外伤史及手术史，否认输血史，否认药物、食物过敏史，预防接种随当地进行。

[**个人史**] 生于北京市，久居于本地，否认疫区居住史，否认疫水、疫源接触史，否认放射物质、有毒物质接触史，否认毒品接触史，否认冶游史，否认吸烟史，否认饮酒史。

[**婚育史**] 已婚，配偶体健，育 1 子 3 女，子女健康状况良好。16 岁月经初潮，经期正常，50 岁绝经。

[**家族史**] 无特殊。

## 👉 入院检查

[**一般查体**] 体温 36.8 ℃，无皮疹，浅表淋巴结未触及肿大，咽喉部无红肿，双侧扁桃体无重大，心肺查体未见异常，腹部平坦，无压痛及反跳痛，肝脾肋下未触及。

[**专科查体**] 平车推入病房，脊柱生理曲度存在，四肢肌肉明显萎缩。$L_3$ 棘突及棘上韧带压痛阳性，无放射痛。$L_3$ 棘突及双侧椎旁叩痛阳性。腰椎活动明显受限。双下肢皮肤无明显感觉异常。肌力测定：双上肢综合肌力正常，双侧屈髋肌力Ⅳ级，其余下肢肌力正常。特殊检查：双侧肱二头肌腱反射、肱三头肌腱反射正常，双侧膝腱、跟腱反射减弱，双侧霍夫曼征阴性，双侧巴宾斯基征阴性。

[**实验室检查**] 常规化验未见异常。女性肿瘤标志物未见异常。骨代谢标志物：1,25 - 二羟基维生素 $D_3$ 17.97 ng/mL，Ⅰ型胶原氨基前肽（P1NP）186.4 ng/mL，骨特异碱性磷酸酶（Bone ALP）19.03 μg/L，抗酒石酸酸性磷酸酶（5b）2.743 U/L。

[**影像学检查**] 第一次术前（2015 年 1 月 15 日）行全脊柱 MRI 示 $L_1$ 椎体 $T_1$ 像低信号，抑制脂肪像高信号，提示较新鲜压缩性骨折（图 100.1）。第二次术前（2018 年 5 月 25 日）行腰椎正、侧位 X 线示 $L_1$ 椎体内骨水泥弥散良好，椎体高度无明显丢失；$L_3$ 骨皮质不连续，骨折可能（图 100.2）。腰椎 MRI 示 $L_3$ 椎体 $T_1$ 像低信号，抑制脂肪像高信号，提示较新鲜压缩性骨折（图 100.3）。腰椎 CT 示 $L_3$ 椎体骨皮质不连续，椎体压缩性骨折（图 100.4）。

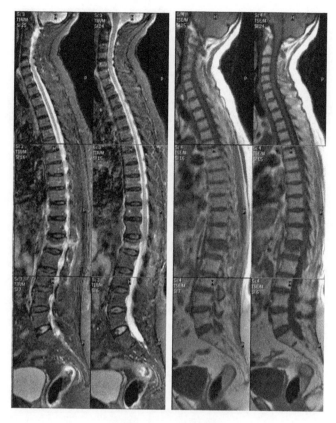

图100.1 全脊柱MRI

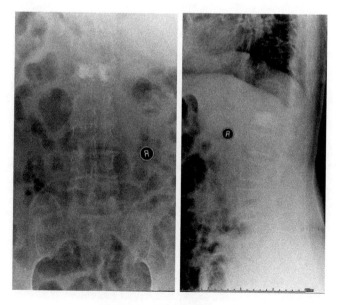

图100.2 腰椎正侧位X线

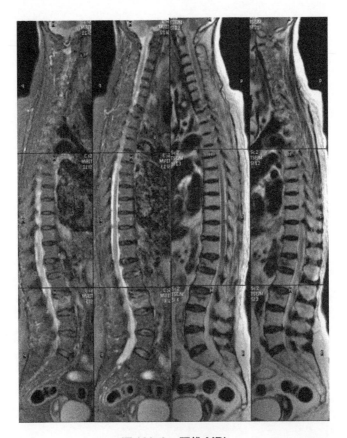

图100.3　腰椎MRI

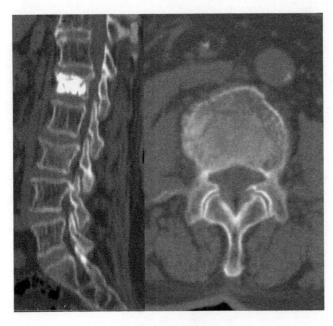

图100.4　腰椎CT

## ☞ 诊治经过

该患者为老年女性，摔伤后腰背部疼痛，进行性加重（VAS 评分 8 分），MRI 及 CT 证实 $L_3$ 椎体新鲜压缩性骨折，骨密度检查 T 值 −3.6，入院后给予抗骨质疏松药物治疗（碳酸钙 $D_3$ 口服，1 片/次，1 次/日；骨化三醇胶丸口服，0.25 μg/次，2 次/日；密固达，静脉滴注，5 mg/次，1 次/年），明确无手术禁忌，在局麻下行经皮穿刺椎体成形术（PVP），术后患者腰背痛症状明显缓解（VAS 评分 2 分），佩戴腰围可自如下地活动。

术中复查 X 线（2018 年 5 月 30 日）示 $L_3$ 椎体内骨水泥弥散良好，无明显骨水泥椎管内渗漏及其他并发症（图 100.5）。

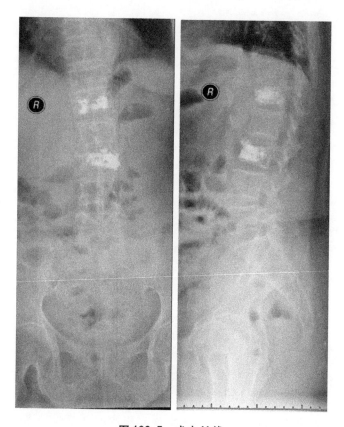

**图 100.5　术中 X 线**

## ☞ 出院诊断

①重度骨质疏松伴椎体压缩性骨折（$L_3$ 椎体，新鲜性）；②椎体成形术后（$L_1$）；③高血压病 Ⅱ 级。

## ☞ 出院医嘱及随访

出院后继续佩戴腰围下地活动 2 周以上，进行功能锻炼；继续抗骨质疏松药物规范治疗，定期复查血钙及肌酐，每半年复查骨密度及骨代谢标志物。随访至今，无新发骨折，预后良好。

## ☞ 病例小结

患者为老年绝经后骨质疏松症，多次发生脆性骨折，第一次发生 $L_1$ 骨折，曾行椎体 PKP 手术，手术后疼痛缓解理想。患者术后未遵医嘱进行规律抗骨质疏松药物治疗及复诊，只是坚持口服碳酸钙 $D_3$，骨质疏松症状态未纠正，导致轻微外伤后再次发生椎体脆性骨折。

手术只能改善骨折引起的疼痛症状，不能治疗骨质疏松症。预防骨质疏松性再骨折，需要药物治疗、功能锻炼及防跌倒训练等多管齐下才能奏效。

## ☞ 护理部分

### （一）护理评估

1. 外伤后腰背部疼痛，VAS 评分 8 分。
2. 平车推入病房，ADL 评分 45 分。
3. Morse 评分 40 分，中度跌倒风险。
4. 不了解骨质疏松骨折围术期注意事项。

### （二）护理问题

1. 急性疼痛：外伤后腰背部疼痛，VAS 评分 8 分。
2. 生活自理能力部分缺陷：如厕、进食、穿衣自理缺陷。
3. 有受伤的危险：中度跌倒风险。
4. 知识缺乏：缺乏骨质疏松骨折围术期保健知识。

### （三）护理措施

1. 疼痛护理

（1）术前嘱患者尽量卧床休息，外出检查等使用平车进行转运，避免加重疼痛诱因。

（2）必要时遵医嘱使用止痛药物，注意观察药物不良反应，严格把握给药时间和剂量。

（3）围术期积极配合医生进行抗骨质疏松治疗，预防新发骨折或病情进一步加重，完成术前准备和宣教，尽早实施手术治疗，从根本上解决疼痛。

（4）术后指导患者正确使用镇痛泵，动态评估患者疼痛原因及性质，密切观察病情变化，及时采取针对性的止痛措施。

（5）获得家属支持，共同参与患者疼痛管理，给予心理上的支持，耐心倾听患者主诉，对其表示理解，转移患者注意力。

2. 生活护理

（1）动态评估患者自理程度，根据评估结果结合患者病情给予必要的协助和指导。

（2）加强巡视，及时帮助患者完成如厕、进餐和更衣等自理项目，满足患者生活自理需求。

（3）协助患者取舒适卧位，按时协助患者翻身、变换体位，翻身时采取轴线翻身方法，保持脊柱在一条直线上，避免扭转等加重病情。

（4）提供干净整洁的休养环境，及时更换床单位，保持床单位整洁、无污渍，满足患者清洁需要。

（5）做好围术期基础护理，保持口腔、颜面及会阴清洁，保持伤口敷料清洁、干燥。

3．安全护理

（1）动态评估患者存在的高危风险，及时告知患者及家属评估结果，取得患者与家属的理解与配合，共同采取防范措施。

（2）告知家属应24小时陪伴，避免患者独自一人活动时发生意外，加重病情。

（3）卧床期间合理使用床挡等保护措施，协助患者翻身前先调整位置，留有足够空间，避免磕碰或跌落加重损伤。

（4）术后根据患者病情，指导患者正确佩戴支具，且在有人陪同下方可下床活动，首次离床活动时应在医生和康复师指导下进行。

（5）指导患者及家属选择防滑鞋子，离床活动时应遵循"三部曲"，避免突然起床导致头晕等不适引发意外。

4．健康教育

（1）责任护士及专科健康教育小组主动为患者讲解骨质疏松骨折防治知识，强调防跌倒的重要意义。

（2）耐心讲解药物作用及使用注意事项，输注密固达前后给予充分水化，密切观察体温变化，告知患者可能出现的不适症状及缓解方法，正确识别各种症状并采取有效干预措施。

（3）向患者及家属讲解骨质疏松综合防治要点，告知长期、系统的骨质疏松防治是预防骨质疏松骨折的根本。

（4）及时与医生沟通，主动告知患者诊疗方案，检查及治疗的目的与意义，取得患者合作，共同参与诊疗计划制订。

（5）告知患者围术期康复锻炼的意义及不同时期的康复要点，鼓励患者积极进行康复训练，提高肌力和平衡力，预防骨质疏松和骨折。

（6）做好出院指导与随访，给予居家安全指导，避免老人独居，家里物品摆放合理，防治再次受伤骨折。

## （四）效果评价

1．患者出院时主诉疼痛明显缓解，VAS评分2分。

2．患者住院期间生活自理需求得到满足，自理能力提升。

3．患者住院期间未发生跌倒或其他意外受伤情况，安全出院。

4．患者出院前能够掌握骨质疏松骨折的危险因素等知识。

### （五）护理小结

患者为老年女性，主因摔伤致再次骨折入院，在抗骨质疏松治疗同时需实施手术治疗，因此，护理过程中既要做好骨质疏松及骨质疏松骨折的健康教育，也要落实好围术期相关护理措施，针对患者存在的危险因素，采取针对性干预保证患者安全。患者丧偶后独居，独立意识较强，在出院后应积极随访，给予居家安全指导，反复强调日常生活注意事项，帮助患者提高自我防范意识，主动采取骨质疏松及骨质疏松骨折预防措施，提高治疗依从性，保证患者安全。

（罗晨鹏、杨雪）

# 101  阿德福韦酯相关低磷性骨软化一例

## ☞ 患者基本信息

患者，男性，24岁，身高170 cm，体重50 kg，已婚，工人。

[就诊时间] 2016年6月22日初次就诊，2019年2月20日末次就诊。

[主诉] 双足跟、腰部、右髋疼痛2个月。

[主要诊断] 阿德福韦酯相关低磷性骨软化。

## ☞ 病史摘要

[现病史] 患者于2016年4月无明显诱因逐渐出现双足跟、腰部、右髋疼痛，伴乏力，翻身起坐、变换体位时疼痛加剧，日常活动受限，行走困难，VAS评分6分。但无发热、关节红肿；亦无抽筋、下肢放射痛及麻木。就诊于当地医院，查腰椎、双髋及双足MRI示"$T_{11}$，$L_1 \sim L_5$椎体水肿信号，右侧髋关节腔内积液，双侧跟骨后缘可见骨髓水肿，查血常规、电解质正常，抗核抗体阴性，尿常规可见尿糖（+-）、尿蛋白（+-），肾功示肌酐115 μmol/L，肝功能检查示谷丙转氨酶（ALT）60 U/L，谷草转氨酶（AST）65 U/L，碱性磷酸酶（ALP）598 U/L，胆红素、白蛋白、球蛋白均正常，拟诊"骨质疏松症"转我院进一步诊治。患者自发病以来，无腹泻、皮疹及眼炎，无低热、盗汗及咳嗽，饮食尚可，睡眠欠佳，大小便正常，体重未见明显变化。

[既往史] 否认高血压、糖尿病、冠心病等病史，无肾结石病史，有慢性乙型肝炎病史，服用阿德福韦酯（ADV）3年，10 mg/d。否认外伤、手术史，否认输血史，否认药物及食物过敏史，否认激素使用史。预防接种史不详。

[个人史] 生于陕西省咸阳市，久居当地，否认疫区居住史，否认疫水、疫源接触史，否认放射物质、有毒物质接触史，否认毒品接触史，否认冶游史，否认吸烟及饮酒史。无特殊不良嗜好。

［**婚育史**］已婚未育，21 岁结婚，配偶有强直性脊柱炎。

［**家族史**］父母健在，身体健康，无兄弟姐妹，家族无遗传病史。

# ☞ 入院检查

［**一般查体**］体温 36.8 ℃，脉搏 82 次/分，呼吸 18 次/分，血压 100/60 mmHg，发育正常，营养可，轮椅推入诊室。神志清楚，表情痛苦，被动体位，查体欠合作。胸廓无畸形，两肺呼吸音对称，未闻及干、湿啰音，心脏各瓣膜听诊区未闻及病理性杂音。腹部平软，无压痛及反跳痛。

［**专科查体**］胸廓外形正常，无肋骨外翻及串珠样改变。胸骨无叩痛，肋骨无挤压痛。脊柱生理弯曲存在，无明显侧弯，$L_1 \sim L_4$ 棘突压痛阳性、叩痛阳性、椎旁肌紧张。四肢肌肉无明显萎缩，双下肢感觉正常。四肢肌力 V 级，肌张力正常，生理反射存在，无亢进。巴宾斯基征等病理反射未引出。

［**实验室检查**］血常规、便常规正常。尿常规：尿糖、尿蛋白( +－)。肝功能：碱性磷酸酶 526 U/L，余正常。肾功能：肌酐（CRE）116.3 μmol/L，血尿酸 145.4 μmol/L，胱抑素 C 1.46 mg/L，估算肾小球滤过率（eGFR）73.02 mL/(min·1.73 m²)。电解质：血钙 2.19 mmol/L，血磷 0.77 mmol/L，余正常。免疫检查：风湿三项 ASO、RF、CRP 均正常，*HLA－B27* 阴性，ENA 均为阴性。骨代谢标志物：甲状旁腺素（PTH）36.15 pg/mL，1,25－二羟基维生素 $D_3$ 10.57 ng/mL，血清 I 型胶原 C－末端肽交联（S－CTX）3.01 ng/mL），I 型胶原氨基前肽（P1NP）310.1 ng/mL；24 小时尿钙 3.9 mmol，24 小时尿磷 37.8 mmol。血气分析：pH 7.36，实际碳酸氢根 21.5 mmol/L，标准碳酸氢根 22.2 mmol/L，红细胞外液碱剩余 －3.9 mmol/L，全血碱剩余 －3.5 mmol/L；蛋白电泳未发现 M 蛋白，轻链 κ、λ 正常。

［**影像学检查**］腰椎 MRI（2016 年 6 月 16 日）(图 101.1) 示 $T_{11} \sim L_5$ 椎体上终板下缘骨质内可见横形线样长 $T_1$、短 $T_2$ 信号，抑脂序列未见明显异常，疑为终板下陈旧性骨折。

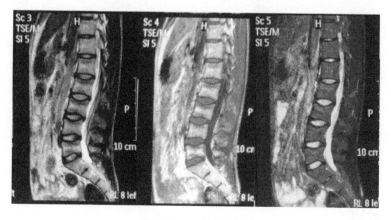

图 101.1　腰椎 MRI

双髋 MRI（2016 年 6 月 15 日)(图 101.2) 示右侧股骨颈可见横形线样低信号影，临近骨髓腔呈抑脂片样高信号，诊断考虑股骨颈骨折并水肿。

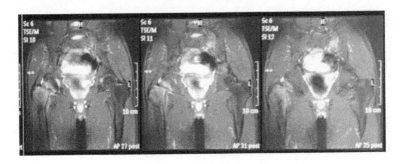

图 101.2　双髋 MRI

双足 MRI（2016 年 6 月 13 日）（图 101.3、图 101.4）示双侧跟骨可见斜纵形线样低信号影，临近骨髓腔呈抑脂片样高信号，诊断考虑双侧跟骨骨折并水肿，左侧偏重。

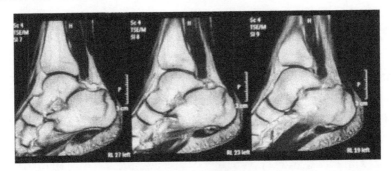

图 101.3　左足 MRI

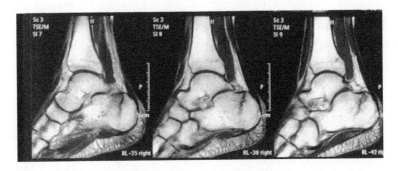

图 101.4　右足 MRI

DXA 骨密度（2016 年 6 月 22 日）示 BMD（$L_1 \sim L_4$）0.555 g/cm$^2$，Z 值为 -3.7（54%）。

骶髂关节 CT（2016 年 6 月 22 日）示双侧骶髂关节间隙正常，关节面光滑。

☞ **诊治经过**

患者为年轻男性，双足跟、腰部、右髋疼痛 2 个月，胸腰椎体、右侧股骨颈、双侧跟骨骨折信号，骨密度检查提示低骨量，骨转换指标偏高，碱性磷酸酶明显增高，血磷、1,25 - 二羟基维生素 $D_3$ 水平低，血钙正常低限，初步诊断为低磷性骨软化。

患者表现为足跟痛、腰髋痛，且为年轻男性，需要与强直性脊柱炎、腰椎间盘突出症进行鉴别。进一步查 *HLA - B27* 阴性，双侧骶髂关节 CT 正常，骨痛没有夜间、晨起重，活动后减轻等炎性腰背痛特点，可排除强直性脊柱炎；患者无下肢放射性疼痛，腰椎 MRI 提示腰椎间盘未见明显异常，排除腰椎间盘突出症。

患者表现为骨痛、低骨量合并多发骨折，需要与骨质疏松症、原发性甲状旁腺功能亢进症、多发性骨髓瘤、肾性骨病、转移性骨肿瘤进行鉴别。患者低骨量合并脆性骨折，首先考虑骨质疏松症，但其为年轻男性，ALP、S - CTX、P1NP 明显高，大于正常高限 2 倍以上，且有低磷，可排除。患者骨痛、血磷偏低，但 PTH 正常，无肾结石、胃溃疡病史，可排除原发性甲状旁腺功能亢进症；患者血常规正常，无高血钙及球蛋白升高，蛋白电泳及轻链 κ、λ 未发现异常，不考虑多发性骨髓瘤等血液系统疾病；患者虽有肌酐升高，但未见 PTH 升高，且血钙正常、血磷偏低，可排除肾性骨病；患者为年轻男性，且未见体重下降等恶病质，无高血钙，暂未考虑转移性骨肿瘤。

患者表现为骨痛、血磷偏低、低骨量合并多发骨折，符合低磷性骨软化症，进一步查血气分析提示代谢性酸中毒，两次尿常规检查提示尿糖、尿蛋白弱阳性，但血糖正常，血尿酸偏低，考虑范可尼综合征。仔细询问病史，患者因乙肝服用阿德福韦酯 3年，而阿德福韦酯主要通过肾小球滤过及肾小管分泌以原型形式经肾脏排泄，研究发现高剂量及低剂量的阿德福韦酯均有肾毒性，病理改变以小管间质病变和异型线粒体为主。肾小管功能受损会造成小分子蛋白质、葡萄糖、磷和氨基酸等多种物质重吸收障碍，尿磷增加。最终该患者诊断为阿德福韦酯相关低磷性骨软化，范可尼综合征。

治疗建议：①停用阿德福韦酯，更换抗病毒药物；②骨化三醇 0.25 μg/次，口服，每日 2 次；③碳酸钙 D$_3$ 片 600 mg/次，口服，1 次/日；④考虑患者血清磷水平降低不明显，暂未予中性磷溶液；⑤嘱定期复诊。

1 个月后患者复诊，抗病毒药物更换为恩替卡韦，骨痛开始减轻，VAS 评分 4 分，可缓慢行走，复查血气分析：pH 7.4，实际碳酸氢根 24.8 mmol/L，红细胞外液碱剩余 0.0 mmol/L，全血碱剩余 0.0 mmol/L，血磷 0.97 mmol/L，血钙正常。

2 个月后复诊，患者疼痛明显减轻，VAS 评分 2 分，行走、翻身、起坐不受限，复查血磷 1.07 mmol/L，血钙 2.33 mmol/L，ALP 544.8 U/L。

6 个月后复诊，患者症状缓解，无不适，实验室检查见表 101.1。

表 101.1　相关指标随访情况（停药前标记为 0）

| 检 查 项 目 | 6 个月 | 9 个月 | 31 个月 | 参考范围 |
| --- | --- | --- | --- | --- |
| 1,25 - 二羟基维生素 D$_3$（ng/mL） | 21.48 | 11.35 | 19.26 | 30 ~ 100 |
| CTX（ng/mL） | 2.89 | 1.61 | 1.12 | 0.043 ~ 0.78 |
| P1NP（ng/mL） | 300.4 | 349.1 | 83.93 | 9.06 ~ 76.24 |
| PTH（pg/mL） | 20.18 | – | 28.04 | 15 ~ 65 |
| ALP（U/L） | 420.6 | 359.6 | 126 | 45 ~ 125 |
| Ca（mmol/L） | 2.43 | 2.43 | 2.47 | 2.08 ~ 2.6 |
| P（mmol/L） | 1.11 | 1.49 | 0.97 | 0.85 ~ 1.51 |

此后患者门诊随诊，随访相关指标见表 101.1、表 101.2、图 101.5，末次就诊患者骨密度正常，但患者骨转换指标仍偏高，建议门诊随诊。

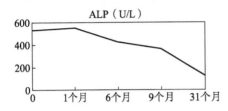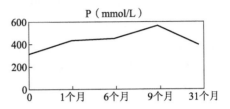

图 101.5　血 ALP 和血磷在停 ADV 前（标记为 0）和停 ADV 后水平

表 101.2　DXA 骨密度在停 ADV 前后随访情况（停 ADV 前标记为 0）

| | 0 | | 6 个月 | | 12 个月 | | 31 个月 | |
|---|---|---|---|---|---|---|---|---|
| | BMD ( g/cm² ) | Z 值 | BMD ( g/cm² ) | Z 值 | BMD ( g/cm² ) | Z 值 | BMD ( g/cm² ) | Z 值 |
| 腰椎 | 0.555 | -3.7 | 0.781 | -1.9 | 0.829 | -1.5 | 0.917 | -0.8 |

## ☞ 出院医嘱及随访

患者需换用抗病毒药物，建议在肝病科或消化科医生指导下，调整药物，并监测肝功能及病毒复制情况。

调整生活方式：加强营养，建议摄入富含钙、磷，低盐和适量蛋白质的食物，推荐每日元素钙摄入量 1000 ~ 1200 mg，蛋白质摄入量为 0.8 ~ 1.0 g/kg，如每天摄入牛奶 300 ~ 500 mL 或相当量的奶制品，鱼、肉类含磷及蛋白质，可增加食入量。

充足日照：建议上午 11：00 到下午 3：00 间，尽可能多地暴露皮肤于阳光下晒 15 ~ 30 分钟，每周两次以上，以促进体内维生素 D 的合成，尽量不抹防晒霜，以免影响日照效果。日照时间需根据季节和所处纬度调整，但需避免强烈阳光照射，以防灼伤皮肤。

避免不利于骨骼健康的生活方式，戒烟、限酒，避免过量饮用咖啡和碳酸饮料。

骨折期建议适当卧床，待症状改善可适当规律运动，有利于提高骨密度、肌力和平衡能力，预防跌倒。

教育患者治疗效果与依从性有关，建议定期门诊复诊，有问题及时调整治疗方案。

## ☞ 病例小结

低骨量伴多发脆性骨折，临床极易误诊为骨质疏松症。此病例为年轻男性，实验室检查提示血磷偏低，而尿糖尿蛋白阳性，血尿酸低，血气分析存在代谢性酸中毒，符合范可尼综合征特点。范可尼综合征可因遗传因素、某些疾病或者药物引发，我科室近些年已发现几十例阿德福韦酯导致的范可尼综合征，这些患者常以骨痛、活动受限为主诉就诊。凡因肝炎服用阿德福韦酯的患者，无论剂量大小，均应定期进行相关检查，观察血钙、血磷、碱性磷酸酶、尿常规和骨密度的变化，有助于早期发现阿德福韦酯导致的肾损伤和骨病。

## ☞ 康复治疗

针对患者存在的骨骼损伤和低骨量问题，康复治疗包括运动疗法、物理因子治疗、作业疗法等。

运动疗法：运动不仅可增强肌力与肌耐力，改善平衡、协调性，提高步行能力，还可增加骨密度、维持骨结构，降低跌倒与脆性骨折风险等。运动方式多样，包括负重运动及抗阻运动，如散步、健骨操等，但应少做躯干屈曲、旋转动作。运动要遵循循序渐进、长期坚持的原则。

物理因子治疗：脉冲磁场有促进骨折愈合增加骨量的作用。对此患者给予脉冲磁场30次，每天1次，40分钟共10次；隔日1次，40分钟共20次。

（曾玉红、李青梅）

# 102 库欣综合征合并多发胸腰椎骨折一例

## ☞ 患者基本信息

患者，女性，46岁，身高160 cm，体重59 kg，已婚，农民。

[就诊时间] 2015年12月23日初次就诊，2020年4月15日末次就诊。

[主诉] 间断腰背痛1年，加重2月。

[主要诊断] 库欣综合征合并多发胸腰椎骨折。

## ☞ 病史摘要

[现病史] 患者于1年前无明显诱因间断出现腰背痛，活动劳累时明显，休息后减轻，无下肢放射性疼痛及麻木，在当地医院就诊，拟诊为"腰椎间盘突出症"，给予活血药物（具体不详）症状可缓解。2个月前摔伤后腰背痛加重，翻身起床活动受限，VAS评分7分，遂于2015年12月20日再次就诊于当地医院，查CT报告示$T_8$、$T_9$、$T_{12}$、$L_1$椎体压缩性骨折，欲行手术治疗。因患者不愿接受手术，后经朋友介绍就诊于我科，发病以来患者身高变矮，乏力明显，但无发热、关节肿痛，亦无头晕、心慌及烦躁，自觉体重增加，饮食可，睡眠欠佳，大小便正常。

[既往史] 否认高血压、糖尿病、冠心病等病史，否认外伤、手术史，否认输血史，否认药物及食物过敏史，否认激素使用史。预防接种史不详。

[个人史] 否认疫区居住史，否认疫水、疫源接触史，否认放射物质、有毒物质接触史，否认毒品接触史，否认冶游史，否认吸烟及饮酒史。

[婚育史、月经史] 已婚已育，配偶体健，14岁初潮，3~5天/28~30天，44岁绝经，孕2产2。

[家族史] 父母健在，身体健康，1姐1弟，体健，家族无遗传病史。

## ☞ 入院检查

[一般查体] 体温 36.7℃，脉搏 78 次/分，呼吸 16 次/分，血压 120/70 mmHg。神志清楚，发育正常，慢性病容，满月脸，向心性肥胖，皮肤薄，下腹部可见皮肤淤斑、紫纹。胸廓正常无畸形，两肺未闻及干、湿啰音，心脏大小正常，各瓣膜听诊区未闻及杂音。

[专科查体] 脊柱生理曲度存在，略驼背，$T_8 \sim L_2$ 棘突处压痛、叩击痛阳性，四肢肌力Ⅳ级，肌张力正常，腱反射等生理反射存在，巴宾斯基征等病理反射未引出。

[实验室检查] 三大常规：血、尿、便常规均正常。生化：肝功提示碱性磷酸酶（ALP）242 U/L，余正常，肾功、电解质、血糖、甲状腺功能、肌酶谱均正常。骨代谢指标：甲状旁腺素（PTH）46.15 pg/mL（15~65），1,25-二羟基维生素 $D_3$ 4.47 ng/mL。血清Ⅰ型胶原 C-末端肽交联（S-CTX）0.873 ng/mL（绝经后 0.13~0.9），Ⅰ型胶原氨基前肽（P1NP）67.54 ng/mL（绝经后 21.32~112），蛋白电泳未发现 M 蛋白，轻链 κ、λ 正常。

[影像学检查] 胸椎侧位 X 线检查示 $T_8$、$T_9$、$T_{12}$ 椎体楔形变（图 102.1）。腰椎侧位 X 线检查：$T_{12}$、$L_1$ 椎体楔形变（图 102.2）。外院 CT 报告示 $T_8$、$T_9$、$T_{12}$、$L_1$ 椎体压缩性骨折。DXA 骨密度示腰椎（$L_1 \sim L_4$）0.630 g/cm²，T 值为 -3.1（65%），左髋 NECK 0.832 g/cm²，T 值为 0.3（103%），Total HIP 0.926 g/cm²，T 值为 0.5（106%）。

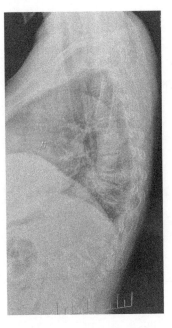

图 102.1　胸椎侧位 X 线

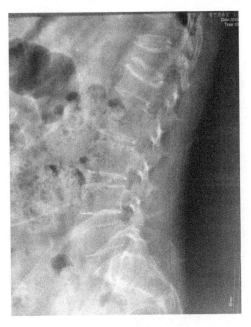

图 102.2　腰椎侧位 X 线

## ☞ 诊治经过

患者为绝经后女性，平素身体健康，以腰背痛、胸腰椎多发骨折就诊，骨密度检查提示骨质疏松，初步诊断骨质疏松症合并多发胸腰椎骨折。

绝经后女性出现腰背痛、胸腰椎骨折，首先考虑骨质疏松症，但确立诊断之前仍要排除其他代谢性骨病。患者出现症状 1 年，幼时无反复骨折，其父母姐弟亦无骨折史，患者本人无蓝巩膜及听力障碍，可排除成骨不全症。化验检查虽有维生素 D 水平低，但血钙、血磷在正常范围内，无腹泻等消化道疾病，可排除骨软化症。

患者虽为绝经后女性，原发性骨质疏松症可能性大，但仍需排除继发性骨质疏松症。在为患者查体过程中发现有满月脸，皮肤淤斑和紫纹，向心性肥胖，追问患者常有乏力，且体重增加体型改变，遂进一步查肾上腺激素水平，结果显示醛固酮 79.13 pg/mL，皮质醇 784.20 nmol/L（偏高），促肾上腺激素释放激素 < 0.22 pmol/L（轻度偏低），考虑库欣综合征。而库欣综合征可分为 ACTH 依赖性和非 ACTH 依赖性两类，加之促肾上腺激素释放激素偏低，初步考虑为非 ACTH 依赖性库欣综合征。行小剂量地塞米松抑制试验和肾上腺 MRI 检查，MRI 提示为右侧肾上腺腺瘤。故最终诊断为非 ACTH 依赖的库欣综合征（肾上腺瘤）。

继发性骨质疏松症可由多个系统病变引起，需进一步鉴别诊断。此患者乏力明显，查甲状腺功能正常，排除甲状腺疾病；肌酶谱正常，且无皮疹、肌痛，排除皮肌炎；患者无贫血，无高血钙，蛋白电泳及轻链 κ、λ 正常，排除多发性骨髓瘤；有乏力、体重增加，但尿常规、肾功能正常，排除肾性骨病；无肾结石及胃溃疡病史，饮食可，化验血钙、血磷和 PTH 正常，排除原发性甲状旁腺功能亢进症等。

治疗上，因腰背痛，多发椎体骨折，暂予依降钙素注射液 1 mL 肌内注射、3 日 1 次，骨化三醇胶囊 0.25 μg/次、口服、1 次/日；摄入富含钙食物；逐步完善检查并准备手术治疗。

2016 年 2 月转外院行肾上腺瘤切除，病理结果提示腺瘤，术后服用醋酸泼尼松 1 个月。术后半年患者来我科复诊，诉疼痛症状明显减轻，精神可，无满月脸，体型恢复正常，但复查骨密度仍低，骨转换指标偏高，按照绝经后原发性骨质疏松症处理原则，开始应用双膦酸盐，并定期随访。

患者定期复诊，目前接受唑来膦酸（5 mg 静脉滴注、1 次/年、共 4 次）及阿法骨化醇、钙剂治疗，定期复诊调药，随诊期间未有新发骨折，骨密度逐渐升高，结果监测如图 102.3。

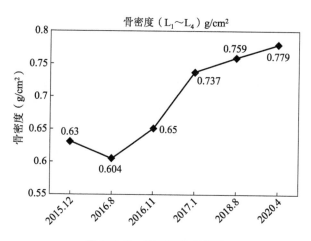

**图 102.3　骨密度改善情况**

注：2016 年 8 月 24 日就诊时，患者肾上腺腺瘤术后半年，服用醋酸泼尼松 1 个月（具体剂量不详）。

## ☞ 病例小结

库欣综合征是由多种病因引起的以慢性高皮质醇血症为特征的临床综合征，主要表现为满月脸、多血质外貌、向心性肥胖、痤疮、紫纹、高血压、继发性糖尿病和骨质疏松症等。生理情况下，由肾上腺皮质分泌的皮质醇是成骨性谱系细胞和破骨性谱系细胞分化和功能调节的必需激素。超过生理量的皮质醇及其类似物则对骨组织的发育、生长与代谢有明显不利影响。有几项评估内源性皮质醇增多症对骨骼影响的研究，结果显示内源性皮质醇增多症会引起骨密度的下降，包括亚临床皮质醇增多症。研究还发现大约有 30% ~ 50%% 的库欣综合征患者会经历骨折，库欣综合征患者主要影响松质骨，故骨折主要发生在脊柱，测量骨密度亦建议查腰椎骨密度。故对于骨质疏松合并多发胸腰椎骨折时，需注意化验皮质醇、促肾上腺激素释放激素，查找是否有库欣综合征的可能。如发现肾上腺腺瘤需手术切除，术后可按照糖皮质激素相关性骨质疏松治疗，使用抑制骨吸收药物双膦酸盐，或促骨形成的药物特立帕肽，从而提高骨密度，改善骨质量，预防再发骨折。

## ☞ 出院医嘱及随访

1. 调整生活方式：加强营养，建议摄入富含钙、磷、低盐和适量蛋白质的食物，如奶制品、豆制品、绿叶菜等。

2. 充足日照：患者维生素 D 严重缺乏，建议户外活动，多晒太阳，以促进体内维生素 D 的合成。

3. 避免不良生活习惯，如吸烟，饮酒、过量咖啡和碳酸饮料。

4. 骨折期，建议适当卧床，活动时佩戴支具。待症状改善，可适当规律运动，减少骨丢失，预防跌倒和骨折。

5. 教育患者定期门诊复诊，每 3 个月复查血钙、血磷、骨转换指标和检测维生素 D 水平，每年复查骨密度，根据结果及时调整治疗方案。

## ☞ 康复治疗

运动不仅可增强肌力与肌耐力，改善平衡、协调性与步行能力，还可改善骨密度、维持骨结构，降低跌倒与脆性骨折风险等，发挥综合防治的作用。骨折期使用降钙素缓解疼痛，尽早佩戴支具下地行走以减少卧床导致急性骨丢失。症状缓解、病情稳定后循序渐进调整运动方式，包括腰背肌训练，健身操等。

（曾玉红、李青梅）